DIE
KOHLENOXYDVERGIFTUNG

EIN HANDBUCH
FÜR MEDIZINER, TECHNIKER UND UNFALLRICHTER

VON

PROF. DR. L. LEWIN

MIT EINER SPEKTRENTAFEL

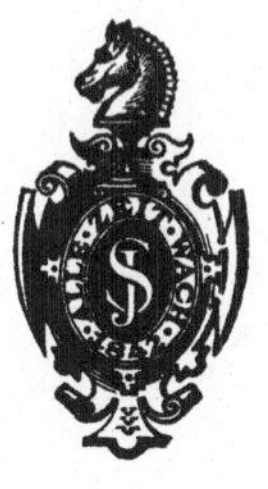

BERLIN

VERLAG VON JULIUS SPRINGER

1920

ISBN-13:978-3-642-90041-9   e-ISBN-13:978-3-642-91898-8
DOI: 10.1007/978-3-642-91898-8

Vorwort.

Wenn irgend ein Stoff aus der so überaus ausgedehnten Lehre von den Giften verdient in allen seinen Beziehungen zu lebenden Wesen geschildert zu werden, so ist es das Kohlenoxyd. Es ist das verbreitetste aller Gifte und dasjenige, das allein in weitem Umfange mit dem Dasein aller Menschen und mit der Arbeit von sehr vielen von ihnen aufs innigste verknüpft ist. Vom Bergschacht an, in dem die Kohle aus ihrem Gefüge gebrochen wird, bis zu den Vorrichtungen, die Wärme und Licht liefern, und bis zu den schier unübersehbar vielen, mit deren absolut notwendiger Hilfe jene hohen materiellen Werte geschaffen werden, die das moderne Leben erst ermöglichen, trifft man auf kohlenoxydhaltige Gasgemische mit ihrer starken biochemischen Energie. Sie vergiften unendlich viel häufiger als es allgemein bekannt wird, sowohl im jähen Ansturm als auch in langsamer stiller Minierarbeit gegen den Gesundheitszustand der ihnen einmal oder wiederholt ausgesetzten Menschen. Das Kohlenoxyd heischt alljährlich mehr Opfer an Gesundheit und Leben als irgend ein anderes Gift oder viele zusammen. Es greift in das Weltgetriebe ein. Darüber hinaus stellt es wissenschaftlich so umfassende, erkenntnistheoretisch, hygienisch und klinisch so tiefgreifende Fragen, daß an ihnen gearbeitet werden mußte. Seit Jahrzehnten ist dies mit Erfolg geschehen und trotzdem sind die reichen, praktisch verwertbaren Ergebnisse, wie ich in Akten und Abhandlungen festzustellen oft Gelegenheit hatte, Besitz von nur sehr wenigen. In den meisten Kliniken wird nur das banalste davon gelehrt, weil der überragende Wert besten toxikologischen Wissens dort noch nicht immer erkannt worden ist.

Der wissenschaftlichen, vor allem aber der krankmachenden gewerbehygienischen und unfallrechtlichen Bedeutung des Kohlenoxyds sollen die folgenden Blätter gerecht werden. Auf ihnen finden sich auch neue Bausteine, geformt aus eignem Material, das mir Experiment und praktische toxikologische Erfahrungen eines langen Arbeitslebens geliefert haben. Als geschlossenes Ganze bietet das Buch sich dem Leser dar. Ich habe es geschaffen in der Absicht und Hoffnung, daß es für viele Jahrzehnte das bleiben soll, was es heute ist: die umfassendste Darstellung des so weitschichtigen, praktisch bedeutungsvollsten Objektes der Toxikologie, die in jedem ihrer Teile nicht nur den gesamten Tatsachenstoff, sondern auch die für ihn erforderliche eingehende Kritik bringt. So wird es, wie ich hoffe, für den Forschenden, Gutachtenden und Lernenden ein geeignetes Werkzeug sein.

L. Lewin.

Inhalt.

Chemischer, technischer und allgemein toxikologischer Teil.

Seite

Die Geschichte der Kohlenoxydvergiftung 1
Erste Epoche bis zum 2. Jahrhundert n. Chr. 2
Zweite Epoche vom 2. bis zum Ende des 15. Jahrhunderts 4
Dritte Epoche vom Beginn des 16. bis zum Ende des 18. Jahrhunderts 10
Vierte Epoche. Das 19. Jahrhundert 23

Vorkommen und Gewinnung des Kohlenoxyds 27
  1. Das natürliche Vorkommen 27
    a) Das Vorkommen in Pflanzen 27
    b) Das Vorkommen in Tieren und Menschen 29
    c) Das Vorkommen in der Natur 31
  2. Vorkommen in gasigen Produkten aus menschlicher Hantierung 32
    a) Kohlendunst 32
    b) Rauch 35
    c) Brandgase 36
    d) Auspuffgase von Benzinmotoren, Automobilen und andersartigen Kraft-
       maschinen 38
    e) Acetylengas 38
    f) Leuchtgas 39
    g) Hochofengase 42
    h) Wassergas 43
    i) Generatorgas 45
    k) Halbwassergas 45
    l) Gase der Celluloidexplosion 46
    m) Explosionsgase 48
    n) Gase von anderen Nitrokörper enthaltenden Sprengstoffen 49
    o) Schlagwetterexplosionen 50
  3. Chemische Bildung und Darstellung 50

Physikalische und chemische Eigenschaften des Kohlenoxyds 53
  1. Physikalische Eigenschaften 53
  2. Das Verhalten von Kohlenoxyd unter chemischen Einflüssen 56

Elementares Verhalten des Kohlenoxyds zu Körperbestandteilen 60
  1. Die Beziehungen zu dem Blutfarbstoff 60
  2. Die Zustandsänderungen des Kohlenoxydhämoglobins innerhalb und außerhalb
    des Körpers. Die Ausscheidung des Kohlenoxyds 65
  3. Andere, geformte und ungeformte Blutbestandteile unter dem Einfluß des
    Kohlenoxyds 70
  4. Die Menge des bei Vergifteten im Blute gefundenen Kohlenoxyds 72

Der qualitative Nachweis des Kohlenoxyds im Blute 75
  1. Spektroskopisches Erkennen 75
  2. Chemisches Erkennen des Kohlenoxydhämoglobins 79

Seite

Die chemische Mengenbestimmung des Kohlenoxyds im Blut und in der Luft 86
    a) Schätzungsmethoden 86
    b) Titrations-, Wägungs-, Messungs- und spektrophotometrische Methoden 88
    c) Die Verbrennungsmethoden 93
Erleidet das Kohlenoxyd eine chemische Umwandlung in belebten Wesen? . 96
Erklärungsversuche für die Giftwirkung des Kohlenoxyds bei rotblütigen Tieren 98
Verhalten von nicht rotblütigen Tieren gegen Kohlenoxyd 109
Einwirkung des Kohlenoxyds auf niedere und höhere Pflanzen 110
Die Rolle der Individualität in der Vergiftung durch Kohlenoxyd 114
Die Empfindlichkeitsschwankungen von Menschen und Hämoglobin führenden
    Tieren auf bestimmte Kohlenoxydmengen 122
    a) Giftige Dosen für Menschen. 122
    b) Die Empfindlichkeit von Tieren für bestimmte Kohlenoxydmengen . . . 123
Die Aufnahmearten des Kohlenoxyds in den Körper 126
Entstehungsmöglichkeiten der Kohlenoxydvergiftung 131
    1. Das Wandern des Kohlenoxyds 131
        a) Ofengase. 131
        b) Gase aus glimmenden Balken und Schlacken 132
        c) Leuchtgas 134
    2. Kohlendunst aus Feuerstellen ohne geschlossenen Abzug . . . 137
        a) Offene Kohlenfeuer zur Heizung 137
        b) Offenes Kohlenfeuer im Gewerbe 139
        c) Offne Kokskörbe 140
        d) Vergiftung bei der Herstellung von Koks und Holzkohle 142
        e) Vergiftung durch kohlenoxydhaltigen Staub. 144
        f) Offne Öfen in Metallgießereien 145
        g) Vergiftung durch Kohlenoxyd in chemischen Betrieben 147
        h) Vergiftungen durch Rauch 147
        i) Brandgase 153
        k) Vergiftung durch Abgase von Benzin- und Petroleummotoren 153
    3. Kohlendunst, der aus geschlossenen mit Abzug versehenen Feuer-
        stellen falsche Wege nimmt. 155
        a) Hinderungen im Entweichen der Heizgase durch Gegenwirkungen oder
            Verschluß des Abzugsweges 155
        b) Hinderungen im Gasabzug durch athmosphärische Einflüsse 157
        c) Falsche Wege durch Undichtigkeiten oder Durchlässigkeit in Heizvor-
            richtungen 158
        d) Konstruktive Fehler in der Heizanlage, bzw. des Rauchabzuges 160
        e) Unglücksfälle durch bestimmte Ofenarten 161
            Dauerbrandöfen 161
            Öfen ohne Abzug 162
    4. Leuchtgas 163
    5. Giftigkeit von Gasen der Mineralöl- und Harzdestillation. . . 170
    6. Hochofengase 171
    7. Wassergas, Generatorgas, Mischgas 173
    8. Gasvergiftung durch Celluloidexplosion 177
    9. Vergiftungen durch Sprengstoffgase 178
    10. Die Kohlenoxydvergiftung in Minen und bei anderen Spren-
        gungen 181
    11. Schlagende Wetter 182
    12. Kohlenoxydvergiftung durch Kriegs-Sprengstoffe 184

Klinischer Teil.

Die akute Kohlenoxydvergiftung und ihre Folgen   186

Die allgemeine Symptomatologie der akuten Vergiftung   187
  Warmblütige Tiere   187
  Vergiftungsbilder und Verlaufsformen bei Menschen   189

  A. Typische Formen   189
  B. Atypische Formen   193
    1. Abortivformen   192
     a) Apoplektische Verlaufsformen   193
     b) Abortivformen mit schneller Wiederherstellung   194
    2. Rezidivformen   194
    3. Postmorbidformen   195
    Differentialdiagnose   196

Die spezielle Symptomatologie   199
  1. Störungen im Allgemeinbefinden und in den Stoffwechselvorgängen   200
   a) Das Kohlenoxydfieber   200
   b) Spezielle Stoffwechselstörungen   202
   c) Der Kohlenoxyddiabetes   207
  2. Die Erkrankungen der Haut   211
   a) Hautschweiße   211
   b) Ödeme   212
   c) Hautausschläge   214
  3. Krankheitssymptome seitens des Digestionsapparates   219
   a) Mund- und Rachenhöhle   219
   b) Störungen von seiten des Magens   221
   c) Störungen im Darm   223
  4. Die Beteiligung von Leber und Milz an den Vergiftungswirkungen   224
  5. Die Erkrankung der Nieren und des Geschlechtsapparates   225
   a) Die Nieren   225
   b) Der Geschlechtsapparat   228
  6. Störungen in der Atmung und in den Atmungsorganen   230
   a) Atmungsänderung zerebralen Ursprungs   230
   b) Materielle Erkrankungen der Luftwege   232
    1. Die Nase   232
    2. Kehlkopf und Trachea   233
    3. Die Bronchien   235
    4. Blutungen aus den Luftwegen   236
    5. Lungenödem   237
    6. Lungenentzündung   238
  7. Funktionsstörungen am Herzen und den Gefäßen als akute Vergiftungs-
     äußerung und als Nachleiden   244
   Die Veränderungen an den Blutgefäßen   248
  8. Funktionelle Störungen im Nervensystem mit ihren Folgen   248
   1. Störungen in der Empfindung   249
   2. Zustand der Reflexe   255
   3. Die Störungen der Bewegung   256
    a) Lähmungszustände   256
     α) Muskelschwäche   256
     β) Schwindel   257

Seite

    γ) Lähmung 258

    δ) Ausgänge der Lähmungszustände 264

  b) Motorische Reizzustände 265

    α) Zitterbewegungen und fibrilläre Zuckungen 265

    β) Krampfzustände 266

      Klonische und tonische Krämpfe. Reflexkrämpfe. Epilepti-
      forme und choreatische Zustände 266

4. Funktionsänderungen in den Sinnesorganen 271

  a) Störungen am Auge 271

    α) Conjunctiva und Cornea 271

    β) Die Funktionsstörungen an Augenmuskeln 272

    γ) Herpes zoster ophthalmicus 276

    δ) Sehstörungen durch Kohlenoxyd 276

    ε) Befunde am Augenhintergrunde und im Gehirn 282

  b) Funktionsstörungen im Gehör 283

  c) Geruch und Geschmack 284

  d) Störungen des stereognostischen und des Muskelsinnes 285

5. Störungen in der Geistestätigkeit 285

  a) Die akuten Bewußtseinsstörungen 285

  b) Die Amnesie 286

  c) Die Aphasie 290

  d) Die Kohlenoxydpsychosen 291

    α) Die Formen der durch Kohlenoxyd veranlaßten Geistes-
      störungen 296

    β) Die geistigen Erregungszustände 297

    γ) Geistige Depressivzustände 300

      Der Korsakowsche Typus 301

      Die Demenz 301

      Pseudoparalyse 303

    δ) Vergiftungsbilder, die von multipler Sklerose abzuleiten sind 305

Die chronische Kohlenoxydvergiftung 307

Pathologisch-anatomischer, forensischer und therapeutischer Teil.

Der Befund an Leichen Kohlenoxydvergifteter 314

1. Das äußerliche Verhalten der Leiche 314

2. Der Zustand des Blutes 315

3. Die Nachweisbarkeit des Kohlenoxyds in der Leiche 316

4. Befunde an Körperorganen 319

  a) Muskeln 319

  b) Verbrennungen 320

  c) Magen. Darm. Nieren 321

  d) Zirkulations- und Respirationsapparat. Verrußung 321

  e) Veränderungen an Nerven und Gehirn 323

Beziehungen der Kohlenoxydvergiftung zur gerichtlichen Medizin 333

1. Unfallfragen. Verantwortlichkeit für Kohlenoxydvergiftungen 333

2. Die Gesetzgebung in bezug auf Kohlenoxyd 336

3. Kohlenoxyd und Verbrechen 336

  a) Psychotische Gewalthandlungen Kohlenoxydvergifteter 336

  b) Familienvergiftungen 337

Seite

c) Grundlose Beschuldigungen und Anklagen wegen Vergiftung durch Kohlenoxyd 338

d) Falsche Selbstbeschuldigung eines Mordes in der Kohlenoxydpsychose . 340

e) Falsche Verurteilung wegen Giftmordes 340

f) Vortäuschung oder Vornahme einer Kohlenoxydvergiftung für verbrecherische Zwecke 341

Statistische Feststellungen über die Kohlenoxydvergiftung 343

Gesichtspunkte für die Prophylaxe der Vergiftung 348

Die Behandlung der Kohlenoxydvergiftung 350

1. Allgemeines 350

2. Die Methoden der Wiederbelebung 351

a) Reflektorisch wirkende Eingriffe 352

b) Methoden, die auf dem Prinzip der mechanischen, rhythmischen Lüftung
des Brustraumes beruhen 353

c) Methoden, die neben der Beeinflussung des Brustraumes noch anderes
leisten 353

d) Entgiftende und symptomatisch entgegenwirkende Einflüsse 354

Die Verwendung des Sauerstoffs 354

Aderlaß. Kochsalzinfusion. Bluttransfusion 357

Anderweitige Mittel 358

Register 360

Chemischer, technischer und allgemein toxikologischer Teil.

Die Geschichte der Kohlenoxydvergiftung.

Die Entstehungs- und Wirkungsmöglichkeit von Kohlenoxyd innerhalb des Rahmens des menschlichen Lebens und Tuns war stets und ist noch so groß wie bei kaum einem anderen Gifte. Von dem Augenblicke an, wo der Mensch in den Besitz des Feuers kam, mußte auch die Geschichte der Kohlenoxydvergiftung beginnen. Denn die Bedingungen für das Entstehen dieses Gases: Verbrennung von Kohle bei unzureichendem Luftzutritt und einem Überschuß kohlenstoffhaltigen Materiales erfüllen sich leicht. Was immer der Mensch verbrannte, ob Holz oder Kohle oder Torf, ob trockenes Gras oder trockenes Laub oder tierische Exkremente, um Wärme für irgendeinen der Zwecke zu erzeugen, die für seine Bedürfnisse unabweislich notwendig waren, oder ob er Leichname verbrannte oder Brände erzeugte — immer konnte das Eindringen des „Dunstes", Dampfes oder Rauches in die Lungen unter ungünstigen Bedingungen das an Krankheitssymptomen veranlassen, was der Ursache nach in früheren Epochen dem Menschheitsgeschlechte zeitweilig in manchen Ländern allgemein bekannt war und in anderen zu anderen Zeiten nur von Erfahrenen oder Einsichtigen richtig vermutet oder erkannt, von Unwissenden freilich auch oft verkannt wurde. Denn wie viele von den akuten Todesfällen oder den chronischen Siechtumszuständen, die in alten Zeiten als Teufelswerk gedeutet oder böswilligen Vergiftungen zugeschrieben wurden, mögen nichts anderes als Wirkungen des Kohlenoxyds gewesen sein? Dies konnte um so leichter von Unerfahrenen angenommen werden, als der Kohlendunst auch im Beginne der Vergiftung Erbrechen erzeugt, das, wenn es noch, wie gewöhnlich, mit Kopfschmerzen vergesellschaftet ist, den Eindruck von Wirkungen eines beigebrachten Giftes machen konnte.

Noch am Beginne des 18. Jahrhunderts gab es, wie FRIEDRICH HOFFMANN, der erste Kliniker seiner Zeit, mitteilte, nicht nur Laien, sondern auch Ärzte und „Medizinprofessoren", die so dem Aberglauben huldigten, daß sie überzeugt waren, daß zwei in Jena durch Kohlendunst umgekommene Schatzgräber, die in der Weihnachtsnacht Beschwörungen vorgenommen hatten, vom Teufel getötet worden seien.

Es hat nach alledem ein nicht geringes Interesse, die Geschichte gerade dieser Vergiftung, *die allein von allen in einer nahen Beziehung zu der Zivilisationsgeschichte der Menschheit steht*, rückwärts zu verfolgen. Nicht nur die vereinzelten darüber bisher veröffentlichten historischen Angaben werden dadurch richtiggestellt, sondern auch ein nicht unwichtiges Stück theoretischer und praktischer medizinischer Wissensentwickelung dargelegt. Denn wenn auch früher sehr oft an die Zurückführung gewisser dunkler Erkrankungen auf eine Kohlenoxydvergiftung aus Mangel an Wissen und Erfahrung nicht gedacht wurde, so liefern doch schon die zahlreichen alten Mitteilungen über richtig erkannte derartige Vergiftungsleiden des Belehrenden sehr viel. Vieles von Symptomen und Verlauf derselben ist bereits vor Jahrhunderten in einer ausgezeichneten Art geschildert worden, und manche Erscheinungsformen, die zu den ungewöhnlichen gehören, und die, wenn sie heute z. B. bei gewerblichen Vergiftungen vorkommen, bei manchen ungenügend unterrichteten Beurteilern noch Zweifel über ihren ursächlichen Zusammenhang mit einer überstandenen Kohlenoxydvergiftung erwecken würden, sind richtig ätiologisch gedeutet worden. Und nicht nur nach der praktischen Seite hin waren die Wissenden bestrebt, Aufklärung zu schaffen. Man findet auch Angaben über das körperliche Werden der Vergiftung, die die Wahrheit nicht ganz umfassen konnten, die aber trotzdem zeigten, wie man bemüht war, aus dem roh sinnlich Wahrnehmbaren auf bestimmte feinere Vorgänge zu schließen. Und in umfänglicher Weise wurden schon vor fast 150 Jahren auch Heilungsprinzipien für diese Vergiftung aufgestellt, von denen manche auch heute noch einen nicht geringen Wert beanspruchen.

Unsere Zeit bedarf dringend des vollen, also auch des alten Wissens über diesen Schädiger der menschlichen Gesundheit in allen seinen Wirkungsformen. Denn trotz weitgehender Erkenntnis und des bewußten Bestrebens, die hygienischen Forderungen aus einer solchen zu ziehen, heischt diese Vergiftung alljährlich noch viele Opfer und wahrscheinlich sehr viel mehr als zu irgendeiner vergangenen Zeit. Die Quellen für die Bildung von Kohlenoxyd fließen heute reichlicher als früher, weil der Mensch weit über die Grenzen seiner persönlichen Bedürfnisse hinaus von kohlenstoffhaltigen Beleuchtungsstoffen, Brennstoffen, Explosivstoffen u. a. m. Gebrauch macht. Die Weltindustrie allein erzeugt täglich viele Millionen von Kubikmetern kohlenoxydhaltiger Gase, und Tausende in solchen Industrien Arbeitende sind ihrem einmaligen jähen oder wiederholt einwirkenden Einflusse ausgesetzt. Derjenige, der dazu berufen ist in solchen Fällen prophylaktisch und kurativ zu helfen oder als ärztlicher Gutachter in dem Kampfe, den der Verletzte um ein angebliches Recht auf Entschädigung führt, dem Richter die Unterlagen für die Entscheidung zu liefern, wird auch aus dem, was die früheren Zeiten an Positivem geliefert haben, Stücke seines Rüstzeuges wählen können.

Die folgende historische Darstellung *ist die erste ihrer Art.* Sie ist durchweg nach den Quellen bearbeitet worden, die mir in Berlin und Paris zugänglich gemacht worden sind.

Erste Epoche bis zum 2. Jahrhundert n. Chr.

Eigentümlicherweise ist bisher niemals auf die älteste Erwähnung der Kohlendampfvergiftung hingewiesen worden. Beim Studium der kleinen naturwissenschaftlichen Schriften des ARISTOTELES stieß ich auf sie. Die Stelle lautet:

„Ebenso hat nun auch kein anderes Tier eine unangenehme Empfindung von dem Geruch des an sich Übelriechenden, wenn es nicht gerade etwas Schädliches ist. Von solchen schädlichen Gerüchen aber gehen die Tiere zugrunde, *wie die Menschen durch den Kohlendampf einen schweren Kopf bekommen und oft sterben* [1]).“

Es leuchtet ohne weiteres ein, daß in dieser so präzisen Fassung sich nicht eine persönliche, sondern eine damals schon alte, gesicherte griechische Erfahrung über diese Vergiftung widerspiegelt, die sich vielleicht nur deswegen nicht in hippokratischen Schriften findet, weil auch andere Vergiftungen in ihnen nicht oder nur andeutungsweise besprochen werden.

Die gleiche gesicherte Kenntnis der Giftwirkung des Kohlenoxydes spiegelt eine Ansicht wider, die GALEN von ERASISTRATUS (etwa 300 v. Chr.) berichtet: „Existimat Erasistratus propterea perire eos qui ... ex quodam carbonum odore extinguuntur, quod spiritus pro tenuitate contineri corpore nequeant.“ Hier wird also, unter der scheinbar allgemein bekannten Voraussetzung der Giftigkeit des Kohlendampfes, bereits eine Hypothese über die Ursache dieser Wirkung gegeben. Sie sollte in der durch den Dampf erzeugten Luftverdünnung liegen, die eine normale Atmung nicht mehr gestatte.

Die Kenntnis der Kohlenoxydvergiftung seitens italischer Völker läßt sich bis zum zweiten punischen Krieg, also etwa um das Jahr 200 v. Chr., zurückverfolgen. Denn im LIVIUS findet sich in bezug auf die Kampaner, welche es mit den Karthagern gegen die Römer hielten, die folgende Mitteilung: „Die Befehlshaber der Bundesgenossen und andere römische Bürger, welche teils durch eine Leistung des Kriegsdienstes in Anspruch genommen, teils in persönlichen Angelegenheiten beschäftigt waren, wurden plötzlich sämtlich von dem (kampanischen) Volke ergriffen und gleichsam zur Bewachung in den öffentlichen Bädern eingeschlossen, wo die Glut und die Hitze ihnen den Atem versetzte und sie auf eine gräßliche Weise umkamen [2]).“

Daß hier wesentlich das Kohlenoxyd dis Tötung veranlaßte, ergibt sich ohne weiteres daraus, daß alten Mitteilungen nach die glimmenden Kohlen in die Badestuben gebracht wurden. Dies geht noch klarer aus einer anderen Massenvergiftung in jener Zeit hervor. Es berichtet VALERIUS MAXIMUS [1]) das Folgende: „Hannibal veranlaßte die Einwohner von Nuceria je mit zwei Kleidern aus der Stadt zu gehen, worauf er Bäder bereiten und sie in denselben durch Dampf und Rauch ersticken ließ“ [3]).

Die tödlichen Wirkungen dieses Gases in der Form des Kohlendunstes wurden sogar zum Selbstmord nutzbar gemacht. Aus dem alten Rom wird zwar nur ein einziger solcher Fall berichtet, der aber immerhin genügend deutlich lehrt, daß man sich dieses Giftes für den genannten Zweck zu bedienen wußte. Als MARIUS im Jahre 86 v. Chr. alle nicht geflüchteten Optimaten beseitigen ließ, verschonte er auch nicht den LUTATIUS CATULUS, seinen früheren Amtsgenossen und Teilnehmer seines Triumphes über die Zimbern. Auf die Fürbitte für ihn erwiderte

---

[1]) . . . ὁμοίως δὲ καὶ τῶν ἄλλων ζῴων ὁτιοῦν οὐδὲν δυσχεραίνει τῶν καθ’ αὑτὰ δυσωδῶν τὴν ὀσμήν, ἄν μήτι τύχῃ φθαρτικὸν ὄν. ὑπὸ τούτων δ’ὁμοίως φθείρεται καθάπερ καὶ οἱ ἄνθρωποι ὑπὸ τῆς τῶν ἀνθράκων ἀτμίδος καρηβαροῦσι καὶ φθείρονται πολλάκις.

[2]) Nam praefectos sociûm civesque Romanos alios, partim aliquo militiae munere occupatos, partim privatis negotiis implicitos, plebs repente omnes comprehensos veluti custodiae caussa balneis includi jussit: ubi fervore atque aestu anima interclusa foedum in modum exspirarent.

[3]) VALERIUS MAXIMUS, lib. IX, Cap. 6, 2: Hannibal Nucerinos hortatu suo cum binis vestimentis urbem egressos vapore et fumo balineorum strangulavit.

Marius kein Wort als: „Er muß sterben.“ Catulus schloß sich daraufhin, wie Plutarch[1]) berichtet, in ein Zimmer ein und erstickte sich im Dampfe vieler glühender Kohlen.

Einige Jahrzehnte später äußert sich Lucrez[2]) nicht nur über die Giftwirkung des Kohlendampfes, sondern auch über seinen Angriffspunkt und die Prophylaxe der Vergiftung:

Carbonumque gravis vis atque odor insinuatur
Quam facile in cerebrum, nisi aquam praecepimus ante.

Zu Zeiten Ciceros scheint die Vergiftung durch Rauch *als Strafmittel* nicht ungewöhnlich gewesen zu sein. Dies geht aus einem Briefe an seinen Bruder Quintus hervor[3]).

Im Jahre 68 n. Chr. endete Seneca, der durch mehrere Mittel auf Geheiß von Nero Selbstmord vergeblich zu begehen versucht hatte, schließlich durch Kohlendunst der Badestube.

Zweite Epoche vom 2. bis zum Ende des 15. Jahrhunderts.

Ein großer Zeitraum trennt die vorige Epoche, in der durchaus richtig das Gehirn als der, sinnlich wahrnehmbar, zuerst und am stärksten in Mitleidenschaft gezogene Körperteil erkannt worden war, von der nächsten uns überkommenen. Erst wieder um das Jahr 130 n. Chr. wird die schädliche Wirkung des Kohlendampfes von Cassius in seinen „medizinischen Fragen“ erwähnt. Haben seine Vorgänger nur allgemein von den verderblichen, bzw. todbringenden Wirkungen dieses Giftes gesprochen, so hebt er zuerst ein für diese Vergiftung charakteristisches Symptom, die allgemeinen Kopfschmerzen, hervor. Diese Wirkung der glühenden Kohlen führt er jedoch nicht auf die sich entwickelnden Dämpfe, sondern auf die entwickelte trockene, verdichtende Hitze zurück. Irrtümlich nimmt er auch an, daß die Hitze der Holzkohlen keine Kopfschmerzen erzeuge, weil mit ihr ein gewisser Grad von Feuchtigkeit verbunden sei[4]).

Man kannte sicherlich um jene Zeit, d. h. um die Mitte des zweiten Jahrhunderts n. Chr., nicht nur das eben angeführte Symptom der Kohlendunstvergiftung, sondern auch viele andere. Denn man hatte ja Gelegenheit, an ihr Menschen zugrunde gehen, d. h. auch ihre letzten Symptome sich entwickeln und beenden zu sehen. Innerhalb der damals vorhan-

---

[1]) „Κάτλος δὲ Λουτάτιος Μαρίῳ συνάρξας καί συνθριαμβεύσας ἀπὸ Κίμβρων, ἐπεὶ πρὸς τοὺς δεομένους ὑπὲρ αὐτοῦ καὶ παραιτουμένους ὁ Μάριος τοσοῦτον μόνον εἶπεν „Αποθανεῖν δεῖ“ κατακλεισάμενος εἰς οἴκημα καί πολλοὺς ἄνθρακας ἐκξωπυρήσας ἀπεπνίγη.“
Dasselbe Ereignis berichtet auch Valerius Maximus, Dictor. factorumque memorabilium libri IX, Francof. 1627, p. 321. Er fügt nur hinzu, — was natürlich für die Vergiftung völlig gleichgültig ist —, daß das Zimmer frisch geweißt gewesen sei (recenti calce illito). Diese Hinzufügung findet sich auch bei Vellejus Paterculus, Histor. Roman. libri duo, Francof. 1607, p. 32.

[2]) Lucretius, De rerum natura libr. sex. Ed. Th. Creech, lib. VI, Vers. 802.

[3]) „illum crucem sibi ipsi constituere ex qua tu eum ante detraxisses, te curaturum fumo ut combureretur tota plaudente provincia.“

[4]) Cassii Iatrosophistae naturales et medicin. quaestiones. Tigur. Helvet. 1562, p. 36 und Ed. Ideler, Phys. et med. graec. minor. I: Διά τι ἡ ἐκ τῆς ἀνθρακίας θέρμη ὡς ἐπίπαν κεφαλαλγίας ἐστὶ ποιητική, ἡ δὲ τῶν ξύλων οὐ τοιαύτη; ὅτι ἡ μὲν ἀπὸ τῶν ἀνθράκων ὑπερβάλλουσα θέρμη πυκνοῖ κατά τινα ξηρότητα· ἡ δὲ ἐκ τῶν ξύλων ἔχει καὶ ἰκμάδα τινά, ἥτις δηλοῦται καὶ ἐξ αὐτοῦ τοῦ καπνοῦ· ὁ γὰρ καπνὸς τῆς ἐν τοῖς ξύλοις ὑγρασίας ἐστὶ δηλωτικός·

denen medizinischen Gedankenkreise war es jedoch unmöglich, sich eine auch nur halbwegs zutreffende Vorstellung von den nächsten und letzten Ursachen dieser Symptome zu bilden. Dies vermochte man ja selbst über siebzehn Jahrhunderte später noch nicht. Aber man dachte darüber nach. Und von wem in jener Epoche konnte man ein solches Nachdenken eher erwarten, als von dem niemals übertroffenen GALEN, dessen allgemeine medizinische Erkenntnis viel länger als anderthalb Jahrtausende Richtschnur für ärztliches Denken und Tun war, und der vielleicht, uns unbewußt, auch heute noch in mancher Beziehung uns Lehrer ist? ERASISTRATUS hatte angenommen, daß die durch den Kohlendunst erzeugte Luftverdünnung die Giftwirkung bedinge. Eine so dünne Luft würde „von den Arterien" weder aufgenommen noch festgehalten, sondern leicht ausgestoßen, so daß das Lebewesen durch Mangel an Luft zugrunde ginge. Demgegenüber betont GALEN, daß dies nicht die wahre Ursache der Giftwirkung sein könne, weil kein Umstand zu erweisen sei, der unter solchen Verhältnissen die Atemluft verdünne und veranlasse, daß sie von dem Atmenden nicht aufgenommen oder behalten werde. Durch den Kohlendampf werde im übrigen die Luft nicht dünner, sondern schwerer. Es sei natürlicher, anzunehmen, daß so wie es unter den Nahrungsmitteln solche gäbe, die dem menschlichen Körper ihrer ganzen Natur nach zuträglich, andere aber schädlich seien, so es auch einerseits eine natürliche Beschaffenheit der Luft gäbe, die für die Atmung förderlich und notwendig und andererseits eine Zusammensetzung derselben, die körperfremd und gesundheitsschädigend sei [1]).

Vergiftungsvorkommnisse durch Kohlenoxyd in diesen ersten Jahrhunderten sind nicht selten. Berichtet wird über die Verwendung von Rauch zu Selbstmord und als Strafmittel. AVIDIUS CASSIUS, ein Feldherr unter LUCIUS VERUS, der sich im Jahre 172 zum Kaiser ausrufen ließ, strafte folgendermaßen: Er ließ einen 80—100 Fuß hohen Stamm errichten, daran die Verurteilten von unten bis oben herauf anbinden und unten ein Feuer anmachen, „so daß die einen die Flammen, die anderen der Rauch und die obersten die Angst tötete" [2]).

Den Tod durch Erstickung in Rauch verhängte auch ALEXANDER SEVERUS, z. B. gegen den bestechlichen, prahlerischen TURINUS mit den Worten: Durch Rauch soll *er* sterben, der Rauch verkauft hat. Es wurde möglichst grünes, viel Rauch lieferndes Holz dafür gewählt [3]). Mehrere solcher Tötungen finden sich in der Geschichte der Märtyrer aus der Zeit des SEPTIMUS SEVERUS und des DIOCLETIAN. So starben u. a. der Presbyter FELIX und die Diakone FORTUNATUS und ACHILLES in Valence [4]) und die heilige MACRA.

LUCIAN erzählt, wie PEREGRINUS sich habe töten wollen: „Einen Scheiterhaufen von Feigenholz, je grüner desto besser zusammengetragen und sich in Rauch und Qualm ersticken zu lassen [5])."

---

1) Galeni Opera Basil. 1561; de usu partium lib. VII, p. 317. — De utilitate respirat. Cap. IV, p. 450. „.... ita putare aëris qualitatem quandam, aliam quidem familiarem et amicam spiritui ipsius animalis, aliam vero alienam ac corrupticem."

2) VOLCATIUS, AVIDIUS CASSIUS IV, in Histor. augustae Lugd. 1671, t. I. p. 451.

3) AEL. LAMPRIDIUS, Histor. august. t. I, p. 949: „ad stipitem illum ligari praecepit, et fumo apposito quem ex stipulis adque humidis lignis fieri jusserat necavit, praecone dicente, Fumo punitur qui vendidit fumum."

4) Martyrologium romanum, Romae 1914, p. 74.

5) LUCIAN, PEREGRINUS, Cap. XXIV.

Erst wieder um die Mitte des 3. Jahrhunderts findet sich bei Caelius Aurelianus[1]) eine Angabe über zwei der wichtigsten Kohlenoxydsymptome, nämlich die Störungen der Bewegung und der Empfindung und zugleich eine prognostische Bemerkung: „Non facile sese resumere perspiciuntur hi qui odore carbonum sensuum oppressione vel torpore adficiuntur." Dieses wahrscheinlich nicht nur überkommene, sondern auch auf eigenen Beobachtungen beruhende klinische Ergebnis, daß diejenigen Menschen nicht leicht wieder zu sich kommen, welche von dem Geruche der Kohlen ihrer Empfindung und Bewegung beraubt worden sind, ist als durchaus zutreffend zu bezeichnen.

Da die Vergiftung mit Kohlenoxyd schon allein der ganzen Art der in alten Zeiten möglichen, bzw. beliebten Heizung nach vorkommen konnte, so darf es nicht wundernehmen, daß auch Vornehme einmal derselben ausgesetzt waren und ihr zum Opfer fielen.

Hierfür gibt es drei Beispiele an römischen Cäsaren. Julianus Apostata (361—363) erzählt in seinem Misopogon, der köstlichen Satire gegen die Einwohner von Antiochia, ein Erlebnis, das ihn selbst traf. Er lag im Winterquartier in Paris und litt schließlich so unter der Kälte, daß er nur einige angezündete Kohlen in sein Zimmer bringen ließ, „um nicht viel Feuchtigkeit aus den Wänden austreten zu lassen". Aber so gering auch das Feuer war, „es ließ doch einen Dampf von den Wänden ausströmen", der ihm den Kopf angriff und ihn einschlafen ließ. Er fürchtete zu ersticken. Man trug ihn bewußtlos hinaus. Die Ärzte ließen ihn erbrechen und danach trat Besserung ein Er schlief die Nacht ruhig und konnte am nächsten Tage wieder tätig sein[2]).

Um das Jahr 358, als Julian von dem Kaiser Constantius nach Gallien geschickt worden war, vergiftete man den 25 Jahre alten Cäsar Crispus auf falsche Beschuldigungen. seiner Stiefmutter, der Kaiserin Fausta, hin. Die Tücke wurde aufgedeckt und zur Strafe Fausta durch Kohlendampf im Bade erstickt.

Der Nachfolger des Julian, der Kaiser Jovianus (363 n. Chr), fiel gleichfalls dem Kohlenoxyd zum Opfer.

Von ihm gibt Hermias Sozomenos[3]), etwa um das Jahr 430, in seiner Fortsetzung der Kirchengeschichte des Eusebius das Folgende an: „Nachdem Jovianus etwa acht Monate regiert hatte, starb er plötzlich auf der Reise nach Konstantinopel in Dadastana, einem Dorfe Bithyniens, das an der Heerstraße gelegen ist, entweder dadurch, daß er, wie einige meinen, unmäßig gespeist hatte, oder durch den Geruch des frisch geweißten Schlafzimmers, in dem er sich zur Ruhe begeben hatte. Viele Kohlen waren in demselben, der Heizung wegen, da es Winterszeit war,

---

[1]) Caelius Aurelianus, Acut. morb. libr. III ed. A. v. Haller, 1774, t. I. lib. II, cap. X, p. 118.

[2]) „ὡς δὲ ὁ χειμὼν ἐπεκράτει καὶ ἀεὶ μείζων ἐπεγίνετο, θερμῆναι μὲν οὐδ᾿ ὡς ἐπέτρεψα τοῖς ὑπηρέταις τὸ οἴκημα, δεδιὼς κινῆσαι τὴν ἐν τοῖς τοίχοις ὑγρότητα, κομίσαι δ᾿ ἔνδον ἐκέλευσα πῦρ κεκαυμένον καὶ ἄνθρακας λαμπροὺς ἀποθέσθαι παντελῶς μετρίους. οἱ δὲ καίπερ ὄντες οὐ πολλοὶ παμπληθεῖς ἀπὸ τῶν τοίχων ἀτμοὺς ἐκίνησαν ὑφ᾿ ὧν κατέδαρθον. ἐμπιμπλαμένης δέ μοι τῆς κεφαλῆς ἐδέησα μὲν ἀποπνιγῆναι, κομισθεὶς δ᾿ ἔξω, τῶν ἰατρῶν παραινούντων ἀπορρῖψαι τὴν ἐντεθεῖσαν ἄρτι τροφήν, οὔτι μὰ Δία πολλὴν οὖσαν, ἐξέβαλον, καὶ ἐγενόμην αὐτίκα ῥᾴων, ὥστε μοι γενέσθαι κουφοτέραν τὴν νύκτα καὶ τῆς ὑστεραίας πράττειν ὅτιπερ ἐθέλοιμι."

[3]) Hermiae Sozomeni, Hist. ecclesiast. lib. VI, cap. VI, Paris 1864. — Patrologiae Graecae tom. LXVII, p. 1307.

entzündet *und dadurch ein Dampf erzeugt worden.* Dazu kam, daß auch die Wände übermäßig feucht waren[1].“

Ammianus Marcellinus[2]) gab die gleichen Meinungen über des Jovianus Tod wieder, hebt aber als Kohlendampfwirkung noch ein Symptom hervor: „fertur enim recenti calce cubiculi illiti ferre odorem noxium nequivisse, vel *extuberato capite perisse succensione prunarum immensa* ..“

Aus diesen Mitteilungen geht ohne weiteres hervor, daß bereits auch Laien der damaligen Zeit die vergiftende und tötende Wirkung des Kohlendunstes kannten, und wenn dieses Wissen nicht bei allen vorhanden gewesen ist, so wird dies vielleicht im Verhältnis nicht anders wie heute gewesen sein, wo nicht wenige Gebildete weder über die Giftigkeit noch über die Giftwirkungen mancher gewöhnlicher Giftsubstanzen unterrichtet sind. Daß bei den Ärzten des 4. und der folgenden Jahrhunderte bis zur arabischen Zeit, z .B bis Oribasius, Aetius von Amida, Alexander von Tralles und Paulus von Aegina, über diese Vergiftung, soweit ich feststellen konnte, nichts zu finden ist, spricht durchaus nicht gegen ihr damaliges Nichtgekanntsein, bzw. ihr Vergessenwordensein; denn, abgesehen von anderem, kannten alle diese Ärzte ihren Galen gut und reproduzierten teilweise seine Schriften, und da er über die Kohlendunstvergiftung gut unterrichtet war und davon Kunde gab, so war dieses Wissen Allgemeingut geworden.

Durch Aristoteles und Galen und durch eigene Erfahrungen war diese Vergiftung auch ausgiebig den in praktischer Beziehung so wunderbar findigen und Positives leistenden *arabischen Ärzten* bekannt, deren therapeutisches Können zu keiner Zeit übertroffen worden ist.

Um das Jahr 990 schrieb Haly, wie bei de Gradibus und bei Donatus angeführt wird: „qui autem cum fumo fuerit suffocatus et dissolutus si ex ejus ore spuma exierit nulla est ad ejus salutem via.“ In den mir zur Verfügung gewesenen Ausgaben des Haly[3]) steht jedoch — was mir nicht richtig scheint — „qui autem *fune* suffocatus et dissolutus ..“ Es würde, wenn der Tod durch Erhängen gemeint wäre, eine andere Ausdrucksweise, als die natürlichere, gewählt worden sein.

Nicht viel später als Haly beschäftigte sich Avicenna mit der Kohlendunstvergiftung. In der von Arnoldus von Villanova[4]) übersetzten Abhandlung „de medicinis cordialibus“ findet sich die folgende Stelle: „Carbones causant odorem calefacientem et exiccantem, et *laedunt, et debilitant virtutem cerebri* secundum qualitatem venenosam, non secundum qualitatem tangibilem.“

Auch hier begegnet man mithin der Auffassung, daß der Kohlendunst ein Gehirngift darstelle, was ja insofern eine gewisse praktische Berechtigung hat, als die Vergiftungssymptome seitens des Gehirnes die sinn-

---

[1]) Ὁ δὲ Ἰουιανὸς ἀμφὶ ὀκτὼ μῆνας ἐν τῇ βασιλείᾳ διαγενόμενος ἀπιὼν ἐπὶ τὴν Κωνσταντινούπολιν, ἐξαπίνης ἐν Δαδαστάνοις χωρίῳ τῆς Βιθυνίας καθ’ ὁδὸν ἐτελεύτησεν· ἢ ἀφειδέστερον ὥς τινες λέγουσι, δειπνήσας· ἢ ὑπὸ τῆς ὀδμῆς τοῦ οἰκήματος ἐν ᾧ ἐκάθευδεν, ασφέστῳ προσφάτως ἐγχρισθέντος. Ἐπιγενέσθαι γὰρ ἰκμάδα, καὶ νοτίσθηναι τοὺς τοίχους ἀμέτρως, πολλῶν ἀνθράκων αὐτόθι καιομένων, ὡς ἐν ὥρᾳ χειμῶνος διὰ τὴν ἀλέαν.

[2]) Ammiani Marcellini, Rer. gestar. libr. decem et octo, Lugd. 1552, p. 486.

[3]) Haly filius abbas, Lib. tot. Medicin. necess, ed. Stephanus 1523; Practic. lib. VI, Cap. IV, fol. 321, und in der Regalis disposit. Venet. 1492, fol. 135 vers.

[4]) Libellus Avicennae de medicinis cordialibus transl. ab Arnaldo de villa nova, Tract. sec. fol. 581 in der Ausgabe des Avicenna: Venetiis 1582.

fälligsten und das ganze Vergiftungsbild beherrschenden darstellen. Vielleicht liegt hier sogar in dem besonders betonten Gegensatz zwischen „qualitas venenosa" und „qualitas tangibilis" die Absicht, die Gehirnwirkungen als allgemeine sekundäre und nicht als primäre Berührungswirkungen zu kennzeichnen, was einen hohen Grad von Einsicht bedeuten würde.

Avicenna gibt aber nicht nur die Tatsache der vergiftenden Eigenschaft des Kohlendunstes, sondern auch therapeutische Hinweise. Wenngleich ihnen keine sonderliche praktische Bedeutung zukommt, so tritt in ihnen doch das unbewußte Bestreben zutage, wesentlich durch peripherische Erregungsimpulse für das Gehirn dem vorhandenen Lähmungszustande zu begegnen: „Cura talis nocumenti est odorare fructus, praecipue stipticos, ut ingrossentur spiritus cum eo, quod eis convenit: et odorent camphoram et sandalos et combustionem corticum granatorum et citoniorum. Quod si homo laedatur ex odore carbonum et perveniatur ad sodam, juvatur cum vomitu, et cum aqua calida effusa super cerebrum, et exibeatur ei alleum, et assiduet attractionem aquae dulces per nares et abluatur nasus, et addatur attractio aquae rosatae per nares. Et de rebus convenentioribus in corpore repleto est abstinentia a cibo[1])."

Erst gegen Ende des 14. Jahrhunderts wird wieder, aber ziemlich eingehend, dieser Vergiftung Erwähnung getan. In dem Kapitel „de squinantia" seiner „Practica" beschreibt sie Johannes Mattheus de Gradibus[2]), und zwar auch nach eigenen Beobachtungen. In der entsprechenden Randnote bezeichnet er als Kapitelinhalt: „de cura praefocationis propter fumum et praecipue a carbonibus elevatum ut *saepe vidi accidere*". Hierdurch wird klar zum Ausdruck gebracht, daß alle Arten von Rauch, bzw. Verbrennungsdünsten als Erstickung erzeugende anzusehen seien, und ferner, daß um die angegebene Zeit, also vor über fünf Jahrhunderten, die Kohlendunstvergiftung häufig gewesen ist. Bemerkenswert ist auch, daß diese Vergiftung unmittelbar nach der Erstickung im Wasser abgehandelt ,also hier wie dort die Unmöglichkeit der Atmung in einem hindernden Medium als Todesursache angesehen wird. In der Abhandlung selbst wird ausgeführt, daß die Vergiftung durch „Rauch" zustande komme, wenn Menschen in geschlossenen Räumen demselben ausgesetzt seien, wie es z. B. in der Winterszeit, nächtens, bei „Laboranten" vorkäme, die ein Kohlenfeuer anmachen. So wären zu seiner Zeit zwei Gehilfen eines Mailänder Apothekers umgekommen. In der Kontroverse zwischen Erasistratus und Galen bezüglich der Wirkungsursache des Kohlendunstes scheint er sich auf die Seite von Galen zu stellen und auch das prognostische Zeichen des Haly für richtig zu finden. Seine therapeutischen Maßnahmen: Gurgelungen, Einführung von warmem Wasser und fetten Stoffen, Fernhalten von Geräuschen von dem Kranken, Räucherungen mit aromatischen Stoffen usw , die teilweise an die Verordnungen des Avicenna erinnern, sind an sich kaum geeignet, eine wirkungsvolle Beeinflussung der Vergiftung herbeizuführen Als neue Maßnahme empfiehlt er einen wiederholten Aderlaß, der

---

[1]) Einer alten Angabe nach soll sich bei Avicenna auch ein Sektionsbericht eines durch Kohlendunst Gestorbenen finden. Es war mir nicht möglich, dies festzustellen.

[2]) Practica Magistri Joannis Matthei de Gradi, Venetiis 1502, fol. 133 v.

auch heute noch als ein sehr zweckmäßiger Eingriff angesehen werden muß[1]).

Aus dem Ende des 15 .Jahrhunderts sind uns über die Kohlendunstvergiftung Angaben erhalten, die es weiter erhärten, daß die Ärzte jener Zeit, wenn auch nicht über das Wesen, so doch über die Entstehung und Symptomatologie dieses Leidens gut unterrichtet waren

So erzählt SYMPHORANUS CAMPEGIUS (SYMPHORIEN CHAMPIER), daß zu seiner Zeit zwei Kaufleute auf der Reise nach Lyon zur Winterszeit in einer Herberge Rast gemacht und, um das Zimmer zu erwärmen, Kohlen auf einer Feuerstätte (vielleicht auf einer Kohlenpfanne) entzündet und sich zu Bett begeben hätten. Am Morgen seien beide tot aufgefunden worden. Die hinzugezogenen Ärzte hätten nicht die außerordentlich große Kälte auf der Reise, sondern den Kohlendampf als Todesursache erklärt, weil dieser seiner Natur nach tödlich und verderbenbringend sei[2]).

MARSILIUS FICINUS (1433—1499), der diesen Bericht wiedergibt, fügt seinerseits seinem Werke „de vita“ hinzu, daß alle Kohlen leicht Kopfschmerzen erzeugen, wie auch (brennender) trockener Rasen. Größerer körperlicher Schaden würde aber durch gelöschte Kohlen veranlaßt, weil ein übler Dunst in ihnen zurückbleibe[3]).

---

[1] „Fit autem aliquoties suffucatio cum fumo:

Quando scilicet corpora situantur in domibus undique clausis: et cum postea fit iumus carbonum et ut dicant quidam maxime cerri ut solent facere laborantes nocte in hyeme: qui faciunt ignem de carbonibus: unde si tunc contigat quod domus sit bene clausa suffocantur sicut contigit tempore meo mediolani in duobus famulis unius apothecarii qui mortui sunt illo modo. Et causam hujus mortis dicebat Erasistratus quod tales moriuntur propter non posse spiritum in corpore contineri prae nimia subtilitate. Sed dicebat Galenus quod melius est dicere quod sicut cibariorum quorundam ut panis olerum et similium familiaris nobis est qualitas: et quorundam ut cantaridum ut leporis marini: et similium extranea nobis est qualitas: ita similiter existimare oportet aeris esse aliquam qualitatem nobis familiarem et amicam spiritui et aliquam extraneam et corruptivam spiritus ut hujus: sed quomodocunque sit quia forte etiam ex alio fumo non corruptivo posset fieri praefocatio. Circa haec dicit Haly .... qui autem cum fumo fuerit suffocatus et dissolutus si ab ejus (ore) spuma exierit nulla est ad ejus salutem via. Cui autem non sic violarum gargaric (gargarizationem?) et oleum; et aquam tepidam sorbitionesque accipiat quae fit ex everi id est simile furfuri, atque clamore arceatur et verbis multis: calidorum quoque impinguantium correctione ciborum id est multum nutritivorum: quia ut dicit sic sanabitur. Spero etiam quod convenientissime fiet si fiat suffumigium cordiale cum aromaticis ut supra aliquibus mixtis frigidioribus ut papavere nenuphare parum propter qualitatem manifestam fumi de caliditate et siccitate: si etiam post duos vel tres dies fiat phlebotomia sicut dictum est in praecedenti credo convenit ad iterationem.“
(In dieser Transkription des reich mit Abkürzungen und Wortzeichen versehenen Textes kann vielleicht eine unwesentliche Unrichtigkeit vorhanden sein.)

[2] „.... quem miserabilem casum non tam frigori immenso, quod per iter sustinuissent quam carbonibus esscripserunt medici, *quorum fumus natura lethalis sit ac pestifer.*“

[3] Marsilii Ficini de vita libri tres Basil. 1541. p. 428. „... Carbones omnes capiti facili dolores inferunt sicuti cespites quoque quamlibet desiccati. Tametsi majus apparet imminere nocumentum a carbonibus extinctis, quod in eis prava quaedam et nidorosa qualitas remanserit.“ Man würde diese hervorgehobene Besonderheit vielleicht als Wirkung von *Wassergas* deuten können.

In einem Exemplar der Basler Ausgabe des Werkes vom Jahre 1541, das aus der Bibliothek der Augustiner Chorherren zu Breslau stammt, fand ich die handschriftliche, sehr alter Zeit entstammende Bemerkung, daß der Besitzer des Exemplares von einer tödlichen Vergiftung durch Kohlendunst im Jahre 1525 Kunde bekommen habe.

Dritte Epoche vom Beginn des 16. bis zum Ende des 18. Jahrhunderts.

Vom 16. Jahrhundert an nehmen die Beobachtungen von Kohlenoxydvergiftungen und auch die Erklärungsversuche über die Art ihres Zustandekommens an Zahl beträchtlich zu. Es läßt sich unschwer in diesem Zeitraume eine bedeutende Förderung in der Erkenntnis feststellen. Die Symptomenreihe dieser Vergiftung wird vollständiger. Man nimmt wahr, daß sie nicht nur bei schlechter Heizungsart entstehen kann, sondern auch überhaupt überall da, wo Kohlen beim Glimmen Dampf liefern, der vom Menschen eingeatmet werden kann, also auch im Gewerbebetriebe. Ja selbst auf die toxikologisch und pathologisch-anatomisch so wichtige Gefäßerweiterung, die der Kohlendunst erzeugt, wird hingewiesen. Gewisse bedeutungsvolle Symptome werden als Nachleiden richtig auf diese Ursache bezogen und die therapeutischen Maßnahmen fangen an, zweckmäßiger als bisher zu werden.

Diese Epoche leitet einer der praktisch und theoretisch hervorragendsten Ärzte des 16. Jahrhunderts, der jüdische Arzt Amatus Lusitanus, ein, dessen Bedeutung für die Medizin bisher noch nicht gewürdigt wurde. Er berichtet nicht nur über den Tod von drei Menschen, die in einem Raum schliefen, in dem glimmende Kohlen sich fanden[1]), sondern beobachtete auch, daß eine Frau, die glühende Kohlen in einem Gefäße auf dem Kopfe aus einer Glashütte zu tragen pflegte, Epilepsie bekam[2]). Er bezeichnet den Kohlendunst als dem menschlichen Leben feindlich, wenn er nicht durch die atmosphärische Luft gehörig entfernt würde.

Über diese Vergiftung erweist sich auch Baco von Verulam unterrichtet. In ihrer Verderblichkeit für den Menschen stellt er den Kohlendunst aus Holz- und fossilen Kohlen in geschlossenen Räumen einander gleich. Bedeutungsvoll ist sein Hinweis, daß kein übler Geruch auf die Gefahr hinzuweisen braucht. Mit Bedacht spricht er deswegen auch, wie mir scheint, nicht wie die meisten seiner Vorgänger von „fumus", sondern von „vapor carbonum". Unbeachtet erzeuge er Mattigkeit und veranlasse den Tod ohne erkennbares Zeichen von Erstickung[3]). Irrt er auch in letzter Beziehung, weil er einen mit Kohlendunst vergifteten Menschen wohl nie vor dem Tode gesehen hat, so gibt er doch weiter eine zutreffende Schilderung manchmal so sich zeigender, leichter initialer Vergiftungssymptome in dem Berichte über Belgier, die in Novaja Semlia überwinterten und in Ermangelung von Holz mit „fossilen" Kohlen heizten. Bald seien sie in dem Raume still geworden, weil jeder eine unüberwindliche Abneigung gegen das Sprechen gehabt hätte und einer der Männer, wahrscheinlich ein körperlich Schwächerer, sei ohnmächtig geworden.

---

[1]) Amati Lusitani Curat. Medicin. Centur. VII. „. . . Ad viam absque exitu, Romanis fundulam dictam, in fornice, sine testudinea camera, tres viri noctu dormiebant. Qui simul eadem nocte, ob semiaccensos in prunario relictos carbones, omnes mortui sunt."

[2]) „. . . Sed mulier quae ignitas prunas vasculo super caput ex vitri fornace portare solebat, in epilepsiam lapsa est."

[3]) Baconis de Verulamio Sylva sylvarum siv. histor. natur. Lugd. Batav. 1648, p. 565. „. . . periculosior est, quod nullus foetor cautionis admoneat, sed latenter subrepentem languorem, nullo manifesto suffocationis indicio in mortem continuet."

Weil einige die Tür öffneten und frische Luft einließen, wären alle mit dem Leben davongekommen.

Die rettende Wirkung, die in der Zuführung frischer atmosphärischer Luft liegt, stellte durch persönliche, wie es scheint, reiche Erfahrung auch CHRISTOPH VON VEGA[1]) fest, ebenso wie er über Symptome, Verlauf und Nachleiden der akuten Vergiftung sich gut unterrichtet zeigt. „Vidi non paucos qui in cubiculo conclusi cum carbonibus nuper accensis coenam vomuerunt cum magna mentis perturbatione et syncopi, quorum quidam *statim obierunt* antequam ipsi aut medici mali conscii fierent, alios inveni adhuc vomentes, qui apertis fenestris et januis *solo aëris libero ingressu et respiratione ejus* fuerint liberati, *quibusdam febris remansit* cessante symptomate, quibusdam vero capitis dolor qui sponte deinde cessavit aut apposito rosaceo." Unter anderem wird hier zuerst auf ein Fieber hingewiesen, das tatsächlich in manchen Fällen vorkommt und einen ziemlich hohen Grad erreichen kann. Auch die besondere Betonung der Gehirn- und Brechwirkung des Kohlendunstes als integrierende Bestandteile der Vergiftungssymptomatologie, sowie die Beobachtung des bisweilen schnell eintretenden Todes lassen erkennen, wie gut VEGA den Zustand zu beurteilen vermochte.

Vielleicht noch tiefer drang in die hierhergehörigen praktischen und theoretischen Fragen MARCELLUS DONATO, ein in der zweiten Hälfte des 16. Jahrhunderts in Mantua wirkender Arzt ein. Er hat verhältnismäßig viele Kohlenoxydvergiftungen gesehen, hat eigenes Nachdenken an sie, wie an manche anderen medizinischen Fragen geknüpft und ist dabei zu überraschenden Resultaten gelangt.

Historisch führt er an, daß ZOE, die Frau des Märtyrers NICOSTRATES, die von dem heiligen STEPHAN zum katholischen Glauben bekehrt wurde, dadurch den Tod erlitt, daß sie, an den Haaren aufgehängt, im Kohlenrauch erstickte.

Er selbst beobachtete den Tod zweier Jünglinge, die in einem frischgeweißten und zum Zwecke des schnelleren Austrocknens mit Kohlen geheizten Zimmer sechs Stunden geschlafen hatten. Man fand sie empfindungs- und bewegungslos. Ein Rest von Leben war aber noch in ihnen, da Puls vorhanden war und die Farbe des Gesichtes lebensvoll erschien[2]). Diese wich allmählich. Der Tod erfolgte durch „Apoplexie". Hier findet sich zum ersten Male in der Geschichte der Kohlenoxydvergiftung der zweifellose *Hinweis auf die eigenartige Hautfärbung, die oft bei Kohlenoxydvergiftungen gesehen wird,* und die nichts anderes darstellt als das Produkt der gleich zu Beginn der Einwirkung zustande kommenden Gefäßlähmung und des in den erweiterten Gefäßen fließenden hellroten Kohlenoxydblutes.

Den gleichen Befund machte er noch in zwei weiteren Fällen. Ein Hutmacher hatte zur Winterszeit über Holzformen Hüte gestreckt und, um sie schnell zu trocknen, in der Werkstatt ein Kohlenfeuer angezündet. Seine zwei Lehrjungen begaben sich nach dem Abendessen in die Werkstube, um sich zu wärmen und blieben in ihr die ganze Nacht. Am Morgen

---

[1]) CHRISTOPH A VEGA, Opera Lugd. 1576. De arte medendi lib. III, Sect. V, Cap. V, p. 444.

[2]) Marcelli Donati, De medica hist. mirab. Venetiis 1588, fol. 61. „. . . aliquali tamen vitae residuo remanente, ut ex pulsu et *vivido faciei colore* deprehendebatur..."

fand sie der Meister ohne Empfindung und Bewegung. Dem Gesichte nach machten sie den Eindruck von Schlafenden und nicht von Toten. DONATO sah sie in diesem Zustande. Obwohl ein Puls noch vorhanden war, stellte er eine schlechte Prognose, zumal die lebensfrische Gesichtsfarbe bald wich[1]). Am Abend trug man sie zu Grabe.

Besser erging es einem Studenten in Bologna, der in seinem Zimmer Kohlen entzündete, Fenster und Tür gut verschloß und zu arbeiten begann. Als seine Genossen ihn zur Mahlzeit abholen wollten, fanden sie ihn nach Eröffnung der Tür bewegungs- und empfindungslos auf der Erde hingestreckt, mit Schaum vor dem Munde. Die hinzugerufenen Ärzte wandten am Hinterhaupte ein Glüheisen an. Bewegung und Empfindung stellten sich danach wieder ein und schließlich auch Genesung.

Wie mannigfaltig die Umstände sein können, die zu der Entstehung einer Kohlendunstvergiftung führen, geht aus einem weiteren Berichte des DONATO hervor: Im Jahre 1556 saßen vier Menschen in Mantua in einem engen Gefängnis. Um demselben zu entfliehen, versuchten sie die eisernen Gitterfenster durch glühende Kohlen, die sie der Winterkälte wegen bekommen hatten, zu beseitigen. Da indessen noch ein Holzfenster von außen das Gitter abschloß, füllte sich das Gefängnis mit Kohlendampf und die Insassen brachen zusammen. Einer derselben starb bald. Ein anderer verblieb benommen, sprachlos und unbeweglich 23 Stunden lang, einem Toten gleich, öffnete dann die Augen, war aber verwirrt und fing zu delirieren an. Er hatte unablässig Fieber, Schmerzen in der Seite und einen sehr quälenden Husten und starb[2]). Die beiden letzten mußten lange behandelt werden, ehe sie wieder hergestellt wurden.

Außer den akuten funktionellen Gehirnstörungen wird hier eine Symptomengruppe als Nachleiden geschildert, die in unserer Zeit bei im Gewerbebetriebe oder bei Feuersbrünsten durch Rauch vergifteten Menschen häufig vorkommt, nämlich eine Bronchopneumonie, an der die Reizwirkung gewisser, im Rauche vorhandener, unverbrannter, aromatischer Kohlenprodukte beteiligt ist. Die Hauptwirkung entstammt, meiner Überzeugung nach, der akuten Störung der Gewebsernährung durch das kohlenoxydhaltige Blut[3]). Die Beteiligung der Kondensationsprodukte des Rauches an diesem Zustande hat der scharfsinnige DONATO klar erkannt: „Non tamen negandum nonnullus *quibus sensus et motus restitutus est* condensatis vaporibus crassis, et in catarrhum versis ad pleuram membranam decumbentibus pleuritidem vel ad fauces anginam excitare potuisse, sicque tandem patientes graviter affectos neci tradere." Die hier geschilderte Entstehungsart einer Lungenaffektion durch Gifte,

---

[1]) „...hos ego, cum invisissem, non penitus pulsu destitutos inveni, tamen brevi morituros penitus pronuntiavi, malum enim altius radices egerat paulatim vero *vivido colore faciei deficiente*...“

[2]) „...hinc omnes tetro illo vapore male affecti concidere, quorum unus penitus resolutus mortuus est, alter vero, qui dolosi hujus inventi author extiterat, sine loquela stupidus, ac immobilis per horas viginti tres facie mortuo persimilis permansit, tandem apertis oculis, confusus et sine ratione resolutus fere totus delirans loqui cepit, sed postea febre indeficiente, laterisque dolore, et *tussi molestissima subsequente* extinctus fuit...“

[3]) L. LEWIN, Amtliche Nachrichten des Reichs-Versicherungsamts vom 15. Dezember 1908.

die primär die oberen Luftwege katarrhalisch entzünden und diesen Prozeß auf die tieferen Abschnitte vorrücken lassen, ist durch neuere Vergiftungsfälle, von denen ich selbst mehrere zu begutachten hatte, sichergestellt. DONATO sieht trotzdem, in Übereinstimmung mit seinen Vorgängern, den wesentlichen Angriffspunkt für die Kohlendunstwirkung im Gehirn: „ex fumi carbonum ad intra corpus ingressu vitiari naturalia, spiritualia et animalia membra, ut ita loquar, magis tamen cerebrum unde apoplectici tandem motu et sensu destituti concidunt, servata interdum respiratione aliquali nunc majori nunc obscuriori, prout validior, vel imbecilior fuit affectio." Die funktionellen Gehirnstörungen drängen sich bei dieser Vergiftung so sehr in den Vordergrund, daß diese Stellungnahme dadurch verständlich wird. Um so weniger kann dies verwundern als ja heute, trotz des Bekanntseins der verderblichen Rolle, die das kohlenoxydhaltige Blut in dem Ernährungsleben der Zellen spielt, einige Forscher noch immer die Gehirnwirkung des Giftes als eine primäre annehmen, die neben der Blutveränderung sich ausbilde. Die Alten verlegten diese „apoplektischen" Gehirnstörungen ursächlich in die Gefäße, Neuere fassen sie, meiner Meinung nach. irrtümlich, als eine chemische, an der Gehirnmasse selbst ablaufende auf.

Das 17. Jahrhundert hat wohl die Symptomatologie und die Entstehungsmöglichkeiten dieser Vergiftung erweitert, aber, wie nicht anders zu erwarten ist, die Auffassung der früheren Zeit über die Wesensursache unverändert übernommen.

MERCURIALIS [1]) ist der Meinung, daß schlechte Kohlen, „carbones male praeparati", daran schuld seien, daß Menschen in ihren Schlafzimmern sterben, wenn sie eine dadurch verunreinigte Luft einatmeten. Diese irrige Meinung bildet in der angegebenen Epoche eine Ausnahme. Die Aufklärung über diese Frage war in ihr im allgemeinen zu weit gediehen, um noch einmal große Rückschläge erfahren zu können.

So läßt sich denn auch der Clevische Leibarzt SOLENANDER über die Entstehungsart dieser Vergiftung richtig folgendermaßen aus: Zur Genüge mache man die Erfahrung, daß sowohl natürliche als künstliche Kohlen, angezündet, einen schlechten Dampf liefern, wodurch die Menschen, die dem ausgesetzt seien, nicht nur Kopfschmerzen bekämen und ohnmächtig würden, sondern auch Störungen am Magen und dem Herzen erführen. Zu seiner Zeit wären einige auf diese Weise unter Schwindel, Erbrechen, Ohnmachten und Herzschwäche gestorben. Er selbst erlebte auf einer Reise, die er als Leibarzt des Herzogs von Cleve durch Polen unternahm, den folgenden Fall: Da in diesem Lande die Schlafzimmer weder elegant noch mit guten Heizeinrichtungen versehen waren, es aber kalt war, so wurden abends in dem Frauengemach Kohlen angezündet. Viel hätte nicht gefehlt, so wären alle Beteiligten zugrunde gegangen. Zufällig war aber die Webemagd zur Beendigung einer Arbeit länger wachgeblieben. Als auch sie Atemstörungen bekam und schwindlig wurde (cum spiritum aegrius ducere, vertiginesque jam rotari occiperet), kamen durch die von ihr erzeugten Geräusche die in der Nähe schlafenden Zofen in Bewegung. Sie sahen fast leblose Menschen daliegen, und trugen sie, nachdem schnell Türen und Fenster

---

[1]) MERCURIALIS, De venenis et morbis venenosis Venetiis 1601, fol. 17.

geöffnet worden waren, aus dem Raume heraus. Mit Mühe gelang es
alle wieder herzustellen [1]).

SOLENANDER war der Meinung, daß die geschilderte außerordentliche
Giftigkeit nicht nur dem Kohlendunste bzw. Holzrauche, sondern auch
den Teer- und Pechdämpfen, sowie dem Dampfe brennenden Fettes zu-
käme — das letztere eine aristotelische Ansicht, die, soweit sie in allen
diesen Fällen die gleiche Ursache voraussetzt, natürlich falsch ist.

Todesfälle durch Kohlendunst beobachtete auch FORESTUS [2]): „Sic
quidam a carbonibus male olentibus non tantum capitis dolore correpti
sunt imo syncopen aut mortem nonnulli incurrerunt." Einen tödlichen
Ausgang dieser Vergiftung erlebte gleichfalls FABRICIUS HILDANUS [3]).
Er berichtet, daß ein Senator aus Lausanne sich in seinem Schlafgemach
einen Ofen bauen ließ und darin schlief, als man ihn durch starkes Heizen
austrocknete. Die sich entwickelnden Dämpfe töteten ihn: „adeo cerebrum vaporibus repletum fuit ut lethargo correptus fuerit." Hilfe war
hier vergeblich. FABRICIUS scheint zu glauben, daß die Wasserdämpfe
an der Giftwirkung beteiligt gewesen seien.

Es kann nicht wundernehmen, daß auch *forensisch-medizinisch* diese
Vergiftungen eine praktische Bedeutung schon frühzeitig erlangten. Den
ersten derartigen Fall teilte, wie mir scheint, NICOLAUS FONTANUS [4]) mit.
Zwei Brüder von 9 bzw. 10 Jahren wurden in ihrem Schlafzimmer tot
gefunden. Man beschuldigte die Magd den Knaben *Gift beigebracht* zu
haben und führte sie vor den Richter. Da aber in den Leichen keine
Spur einer Giftwirkung, dagegen unter dem Bettgestelle eine Kohlenpfanne gefunden wurde, sprach man die Angeklagte frei. Drastisch fügt
FONTANUS hinzu, daß, wer seiner fünf Sinne mächtig sei, einsehen müsse,
daß hier der schlimme, bösartige Kohlendunst die Todesursache ab-
gegeben habe.

Etwa um die gleiche Zeit teilte RUMLER mit, daß ein Küster, der
vor der Mahlzeit sich an einem offenen Kohlenfeuer gewärmt und nachher etwas gierig gespeist hatte, plötzlich erkrankte. Da die Erscheinungen
schwer waren, nahm man an, daß er, *vielleicht im Salat, ein Gift aufgenommen habe.* Er hatte so starke Kopfschmerzen, daß er glaubte, den
Verstand verlieren zu müssen und daß die Augen ihm ausgerissen würden.
Der hinzugerufene Arzt nahm auch an, daß eine Vergiftung durch in den
Magen gelangtes Gift vorläge und verordnete ein Brechmittel. Hiernach
ließ der Kopfschmerz nach und der Kranke schlief kurze Zeit. Um Mitternacht kehrte er aber wieder. Erst nach Anwendung eines Klistiers und
nach einem Aderlaß trat Genesung ein.

---

[1]) SOLENANDRI, Consil. medicin. Hanoviae 1609, Sec. V, Cons. V, p. 461: „Nonne
experimur carbones tam fossiles quam factitios, accensos mephitim et graveolentiam
exhalare, qua assidentes animi deliquio aut cephalalgia subinde periclitantur?" Und
weiter: „carbonum graveolentia non solum caput tentat sed et os ventriculi et cor
ipsum in pulmonibus oblaedit..."

[2]) FORESTUS, Observat. et curat. medicinal, lib. XXVIII, Francof. 1614; lib. IX,
Obs. IV, p. 255.

[3]) FABRICII HILDANI, Observ. et curat. chirurgic. Centur. Lugduni 1641, Cent. IV,
Obs. XI, p. 22.

[4]) NICOL. FONTANI, Observat. varior. Anal. Amstelod. 1641, Cap. XXI, p. 66:
„Fumum illum carbonum tetrum et malignum hujus mali causam fuisse, venenum
minime, praecipue cum angustum clausumque fuerit cubiculum, qui mentis suae com-
pos est, non negabit".

Der Aderlaß spielte, wie man aus dem Bisherigen ersieht, in der Behandlung dieser Vergiftung die Hauptrolle. Daß dies mit Recht geschah, sehen wir heute ein. Man bestrebte sich aber auch, neue therapeutische Maßnahmen einzuführen, von denen eine oder die andere wieder in Vergessenheit geriet und später von neuem entdeckt wurde. Als ein Bauer eine Nacht in einem Schlafraume zugebracht hatte, in dem ein frisch aufgerichteter Ofen mit Kohlen angeheizt worden war, fand man ihn fast tot, ohne Puls, Bewegung und Empfindung, mit kalter Haut und Schaum vor dem Munde. PANAROLUS[1]) ließ zuerst an den beiden Ellenbogen zur Ader. Da das Blut nicht recht fließen wollte, ließ er mit Erfolg in heißes Wasser getauchte Tücher auf den Einschnitt legen. Etwa zwei Pfund Blut wurden entleert. An den Schenkeln applizierte man anfangs Schröpfköpfe, dann schmerzhafte Schnürungen und Suppositorien: „applicatis interim coxis et cruribus primo cucurbitalis postea ligaturis dolorificis atque eodem tempore in anum suppositoria glande inmissa." Alsdann ließ man ihm kalte Luft mit einem Fächer anfächeln und kaltes Wasser oft anspritzen „flabello refrigerari aerem juxta os suum mandavi, dum alius saepe frigidae aquae aspersione a longe vultum percutiebat". Nachdem der Puls sich gebessert hatte, wurde noch ein cauterium im Nacken angebracht. Es trat Genesung ein.

Eine weitere arzneiliche Maßnahme erwähnt NARDIUS im Jahre 1656 in seinen „Noctes geniales". Die Einatmung von warmem Essigdampf hatte sich ihm persönlich als Heilmittel gegen die Kohlendampfvergiftung erwiesen, so daß er sie dringlich empfahl: „quapropter hoc memori et vos mente tenete, Auditores, si quando infortunium hoc *frequentissimum* vobis accidat, quod Deus avertat, aut occurant semisuffocati a carbonum fumo quos vel solo aceti calido vapore restituetis egregie."

Der Gedanke durch Reizung der Nasenschleimhaut reflektorisch auf den Zustand der Bewußtlosigkeit einzuwirken, fand auch noch in anderer Form eine praktische Betätigung. Bei einem durch Kohlendampf bereits fast leblosen Menschen ließ man, wie REUSNER mitteilt, den Dampf von auf glühende Kohlen geworfenem Zimt einatmen, worauf sofort Lebenszeichen sich einstellten ... et protinus apparuerunt vitae superstitis indicia.

Nicht nur in therapeutischer Beziehung kam man auf neue Wege. Die klinischen Tatsachen wurden gleichfalls vermehrt, wenn auch nicht immer die Erkenntnis ihrer Bedeutung zum Ausdruck kam. Dies gilt z. B. *von dem Einflusse der Individualität* auf die Schwere und den Verlauf der Kohlendunstvergiftung. So berichtete OLAUS BORRICHIUS, was in unserer Zeit oft festgestellt wurde, daß von zwei Menschen, die einen Ofen ihres Schlafzimmers mit Kohlen geheizt hatten, einer am Morgen tot, der andere aber nur schwer vergiftet gefunden wurde. Eine Erklärung hierfür zu geben, war man damals ebensowenig imstande wie heute.

Eine Bereicherung der Symptomatologie erfuhr dieses Kapitel der Vergiftungen auch nach der Seite der *Feststellung subjektiver Empfindungen* durch VAN HELMONT[2]). Er ist auch der erste, der von einem *Kohlengas* spricht: „Perinde enim atque carbonum Gas, stomachum com-

---

[1]) PANAROLUS, Iatrologismorum s. medic. Observ. Pentecostae Hanov. 1654, Obs. 18, p. 10.

[2]) VAN HELMONT, Opera Lugd. 1667, Pars II, p. 172.

movet, vomitum ciet, doloris capitis imo etiam syncopem". Er selbst erlitt einmal eine solche Vergiftung, deren Schilderung, zumal soweit *nervöse Störungen als akute und Nachleiden* in Frage kommen, der klinischen Bedeutung nicht ermangeln: „Ich war in meiner Studierstube in Betrachtung versunken bei ziemlich kalter Zeit / und hatte einen Glut-Scherben von wenig glüenden Kohlen ziemlich weit von mir stehen / die gar hefftige Winters-Kälte nur ein wenig dadurch zu lindern. Es kam aber einer von meinen Leuten eben zu rechte und sagte mir / daß die Kohlen einen Gestanck gäben / und that den Scherben alsobald hinweg. Ich aber befand gleich umb den Magen-Mund / als ob ich ohnmächtig werden wolte; und als ich nun aufstund und hinausgehen wolte / fiel ich einen Augenblick so lang als ich war / auf das steinerne Pflaster darnieder: Und weil ich nicht nur in der Ohnmacht lag / sondern auch hinten einen harten Schlag auf den Kopff gethan / trug man mich vor todt hinweg. Doch kam ich über eine Viertel-Stund wieder zu mir selbst und gab Anzeigen, daß ich noch bey Leben ... So hatte ich allen Geschmack und Geruch verloren und es klang mir ohne Unterlaß hefftig in den Ohren. So offt ich auch ferner auf etwas denken wolte / gieng alsobalden der Kopff vor Schwindel gantz mit mir umb / ob ich gleich die Augen zu hatte. Darauf begunten mir ferner alle Nerven biß in die Wadenhinab weh zu tun ... Der Schwindel plagte mich etliche Monate lang."

Die letzte Bemerkung stellt einen weiteren Beitrag zur Kenntnis der *Nachleiden* der akuten Kohlendunstvergiftung dar, von denen früher schon eins oder das andere berichtet wurde.

Auch Lossius[1]) teilt mit, daß sich an eine solche Vergiftung zweier Knaben von 12 und 14 Jahren, die zur Bewußtlosigkeit und zum Verlust der Bewegungsfähigkeit geführt hatte, lange anhaltende Kopfschmerzen angeschlossen hätten, nachdem das akute Stadium durch Zufuhr frischer Luft überwunden worden war. Für die Vergiftung selbst machte er die Ungeeignetheit der dem Ofen entweichenden Luft, Herz und Atmung genügend zu versorgen, verantwortlich[2]). In einem dritten von ihm beobachteten Falle war die Erkrankung plötzlich eingetreten (subito attonitus procidebat), nachdem der Kohlendampf frei in einem geschlossenen Zimmer auf das betreffende Individuum hatte einwirken können.

Gerichtlich-medizinisch wurde in dieser Zeit der Kohlendunstfrage gewissermaßen offiziell Beachtung geschenkt. Zacchias[3]) läßt sich freilich nur sehr kurz darüber aus: „Fumum carbonum multos sustulisse quis ignoret?" Und an einer anderen Stelle wiederholt er nur die uralte Meinung, daß die Kohlendunstvergifteten gleich denen durch Kloaken- und Brunnenausdünstungen Gestorbenen durch Apoplexie endeten.

Das nun folgende Jahrhundert war, besonders in seinem letzten Teile, nicht nur reich an praktischen Beobachtungen über erfolgte Kohlendunst-

---

[1]) Lossius, Observat. medicin. Londini 1672, Obs. XXVI, p. 72.

[2]) „... cum non pateret alicubi aut per caminum aliquem exitus, aër conclusus, effervefactus cordis calori ventilando et animali spiritui reficiendo minime sufficiebat, imo plane ineptus erat; unde suffocationem sequi necesse est."

[3]) Zacchias, Qaestionum medico-legalium, Opus lib. II, Tit. II, Quaestio XI, p. 228 und lib. V, Tit. II, Quaestio XII, p. 439.

vergiftungen, sondern ließ auch deutlich bei den hervorragendsten Ärzten das Bestreben erkennen, dem Wesen des Leidens durch *Tierversuche* erkenntnistheoretisch näher zu kommen und für seine Heilung neue Wege zu finden. Manche der sich darbietenden Schwierigkeiten vermochten sie nicht zu überwinden, weil gewisse physikalische und chemische Erkenntnisse als Vorbedingungen für den Erfolg, nach dem Stande der damaligen Wissenschaft, noch unerfüllt waren, und mit anderen, noch größeren, konnten sie ebensowenig fertig werden wie wir heute, weil sie an der Grenze des menschlichen Erkenntnisvermögens liegen. Daß neben solchen strebenden Geistern eine ärztliche Masse vorhanden war, die nicht einmal das Elementare über die Kohlendunstvergiftung wußte, kann nicht wundernehmen. So durfte FRIEDRICH HOFFMANN aussprechen, daß „die Medici, welche um die Ursach (der Krankheit) befragt und ihr Gutachten erfordert worden, nicht die geringste Reflexion auf die Kohlen gemacht, sondern entweder keine Ursach anzugeben gewußt, oder bald dieses bald jenes wider die Wahrheit vorgewendet".

Und doch hatte RAMAZZINI bereits im Beginn dieser Zeit eingehend *die gewerblichen Vergiftungen* durch Kohlendunst geradezu als alltägliche Vorkommnisse geschildert: „Eine sehr häufige Ursache zu heftigen Krankheiten und, was noch mehr ist, zu schnellen Todesfällen, welcher sich die Künstler und Handwerker, die im Feuer häufig arbeiten, aussetzen müssen, gibt der Dampf von den Holz- und Steinkohlen ab, wenn er unvorsichtig aufgenommen wird." Mehrfache Belege aus einzelnen Gewerben werden für diese allgemeinen Feststellungen gegeben, z. B. für den Betrieb der Konditoren und der Scheidekünstler: „Sehr groß ist auch der Nachteil, den der Kohlendampf der Gesundheit des Scheidekünstlers bereitet, wenn er sich nicht die geflissentlichste Mühe bei der Anlegung seines Werkraumes und der Öfen gegeben hat, demselben hinlängliche Auswege ohne daß er schaden kann, zu verschaffen."

Viele Jahrzehnte hindurch sind diese Wahrheiten, die für das leibliche Wohl des arbeitenden Volkes so bedeutungsvoll sind, nicht in diejenigen Kreise gedrungen, die in erster Reihe davon Nutzen ziehen konnten. Wie weitere Berichte von zeitgenössischen Ärzten zeigen, wußte das Volk nichts von den Gefahren, die Kohlendunst bzw. Rauch in sich bergen, oder schätzte sie so gering ein — wie dies leider heute, nach 200 Jahren, vielfach auch noch der Fall ist.

So berichtet LANCISIUS[1]) von einem bleichen, schwachen, und zur Zeit des Unfalles an einer Rachenentzündung kranken Diener, der sich im Zimmer in die Nähe eines Kohlenfeuers legte, alsbald Schwäche im Kopfe und in der Stirn, dann Atemnot und Herzbeklemmung empfand und schließlich synkoptisch zugrunde ging.

In einem anderen Falle handelte es sich, nach der Beobachtung von CHESNEAU, um einen Augustinermönch, der in einem Winkel seines ungedielten Schlafgemaches vor dem Zubettgehen ein Kohlenfeuer entzündet hatte. Als ein Bruder ihn am nächsten Morgen vergeblich durch Klopfen an der Tür zu wecken versucht hatte, öffnete man die Tür gewaltsam und fand den Mönch bewußtlos im Bett. Was alle Anwesenden besonders staunen ließ, war, daß Singvögel, die in dem Zimmer gehalten

---

[1]) LANCISII, De subitaneis mortibus, Romae 1709 und De repentinis morbis ibid., p. 252.

worden waren, in verschiedenartigen Stellungen tot aufgefunden wurden[1]).
Meines Wissens ist dies der erste Bericht über eine *Koinzidenz von Men-
schen- und Tiervergiftung* durch Kohlendunst. Keiner der zur Hilfe Ge-
rufenen kam auf die Ursache der Erscheinung. Selbst an einen Dämon,
der den Mönch überfallen habe, wurde gedacht[2]). Die Wahrheit erschien,
als man die Kohlenasche im Zimmerwinkel fand. Durch Zufuhr frischer
Luft konnte die Rettung des Scheintoten bewerkstelligt werden. Eine
längere Einwirkung des schädlichen Dampfes in einem kleineren Raum
als dem saalartigen, in dem der Unfall sich ereignete, würde einen so
günstigen Ausgang, nach der richtigen Meinung von CHESNEAU, nicht
zugelassen haben.

Da schon Gebildete zu dieser Zeit eine solche Vergiftung nur für
Dämonenwerk erklären konnten, so ist es nicht verwunderlich, daß Leute
aus dem Volke sich unbedenklich dieser Schädlichkeit aussetzten. Die
Wissenschaft hat dadurch freilich einen Überblick über die Vielfältigkeit
der Vorkommnisse erhalten, die damals zu solchen Vergiftungen Anlaß
gaben. Und zu den interessantesten gehören die folgenden, von WEPFER[3])
im Jahre 1727 berichteten: Ein 30- und ein 18jähriger Mann waren abends
in ein in einem Turme gelegenes niedriges Stübchen gegangen, in dem
eine Art Ofen, die man damals als „fauler Heinrich" bezeichnete, mit
Kohlen geheizt, stand. Sie verschlossen die Tür, aber nicht das vorhandene Fensterchen, durch das sie auf Wölfe, denen sie einen Köder hingelegt hatten, schießen wollten. Am Morgen fand man sie beide tot,
den älteren am offenen Fensterchen, völlig starr, Mund und Zähne fest
geschlossen, die oberen Zähne unverrückbar über die unteren greifend,
bleich, den anderen dicht an der Tür, gleichsam als wenn er bei dem
Versuche zu entfliehen zusammengesunken wäre, mit fest geschlossenen
Kiefern, aber Schaum vor dem Munde. *Sein Gesicht und seine Brust
waren intensiv rot.*

*Dies ist in der Geschichte der Kohlenoxydvergiftung der zweite, besser
als der erste begründete Hinweis auf die Veränderung der Blutfarbe durch
dieses Gift. Aber auch Trismus wird hier zuerst deutlich gekennzeichnet
und ebenso der Eintritt der Lähmung zu einer Zeit, wo noch Wille und
Vernunft normal sind, aber keinen entscheidenden Einfluß mehr auf die
Bewegung haben:* „Alter humi prostratus supinus jacebat et videbatur
occidisse dum exitum ex hoc loco moliebatur."

In die gleiche Zeit fallen die Veröffentlichungen von FRIEDRICH
HOFFMANN[4]), über die Kohlendunstvergiftung. In theoretischer und
klinischer Beziehung stellen sie einen Fortschritt dar. Schon die spezielle
Beschäftigung mit ihr und das wiederholte Zurückkommen auf sie an
verschiedenen Stellen seiner Werke stellt eine bemerkenswerte Tatsache
dar. Für ihn war sie mehr als ein interessantes, klinisches Beobachtungs-

---

[1]) CHESNEAU, Observationum med. libri quinque Lugduni 1719, p. 78. „. . . Quod
omnes attonitos detinebat unum erat; aves scilicet quamplures, circa cubiculum gratia
cantus in caveis detentas corporis varia compositione jacentes mortuas . . ."

[2]) „. . . Neminem in mentem venire poterat quid hoc rei esset: Quidam daemonem
quendam intrasse in cubiculum credebant; Alii alia affirmabant . . ."

[3]) Wepferi Observat. med. pract. de affectibus capitis, Scaphusii 1727, Obs. 97,
p. 360.

[4]) FR. HOFFMANN, Medicina consultatoria, Teil 5. — Medic. rat. systema, Halae
1720, t. II, § 7. — Operum omnium supplem. II, Genevae 1760, p. 770 etc.

material. Er behandelte sie als ein Problem, das er so weit löste, als dies mit den Mitteln damaliger Erkenntnis möglich war.

Er sagte von sich, daß ihm in seinem Leben gar viele solcher Vergiftungsfälle vorgekommen seien, in denen Menschen „bei angezündetem Kohlenfeuer in Ohnmachten und ‚affectus soporosos‘ gefallen, ja tot geblieben seien“. Als allgemeines Wirkungscharakteristikum bezeichnete er die Erzeugung einer Narkose[1]). Hierbei leitete ihn, wie manchen Beobachter vor ihm, die sinnfälligste, frühzeitig eintretende Bewußtlosigkeit mit Gliederlähmung. Aber klar sprach er es auch bereits aus, daß die Atmungsluft dadurch ihre physiologische Funktion nicht mehr erfüllen könne. Der Kohlendunst mache: 1. die Luft, wenn sie mit ihm angefüllt sei, untüchtig zum Atemholen, „da es denn ebensoviel ist, als wenn einem Tiere vermittelst der Lufft-Pumpe die Luft benommen wird, daß es sterben muß“, und 2. wirke er giftig, „weil er ein narkotisches schweflichtes Principium bei sich führet, welches sich durch die Nase und den Mund und die nervösen Teile des Hauptes insinuieret und eine große *atoniam und gleichsam paralyticam resolutionem, in denen Blut-Gefäßen* des Kopfs und cerebri zuwege bringet, daß das Blut und die Säffte nicht fortgetrieben werden, sondern stehen bleiben …“. Die Blutstauung und „die Absonderung von Feuchtigkeit aus dem Blute“ bedingen nach ihm eine „paralytica membrorum affectio“. Mithin erklärte HOFFMANN die zerebralen Erscheinungen als indirekte Wirkungen der, wie jetzt erwiesen ist, tatsächlich entstehenden Gefäßlähmung[2]) — eine Auffassung, die auch einmal in unserer Zeit in ähnlicher Weise zum Ausdruck kam. Den Kohlendunst hält er auch für ungeeignet, die Lunge arbeiten zu lassen[3]). Erkenntnistheoretisch konnte er nicht weiter kommen, aber man muß es füglich doch bewundern, daß seine Vermutungen ihn so tief in das Gebiet der Wahrheit geführt haben.

So lehrreich wie seine theoretischen Abstraktionen sind auch die Fälle von Kohlendunstvergiftungen, die er beschrieb. Besonders verdient hervorgehoben zu werden, daß er zuerst in deutscher Sprache in einer Abhandlung, die als Streit- und Belehrungsschrift bezeichnet werden kann, im Gegensatze zu anderen ununterrichteten Zeitgenossen den Kohlendampf als Ursache des Todes mehrerer Menschen bezeichnete, die in Jena im Jahre 1715 sich demselben ausgesetzt hatten[4]). „Einige Personen hatten sich in einem nahe gelegenen Weinbergs-Häuslein in der Heil. Christ-Nacht zusammen gefunden, um daselbst Geister zu be-

---

[1]) „… spectat fumus carbonum accensorum angusto conclavi inclusus ad venena quae narcotica dicuntur …“

[2]) „… Porro cum vapor ille narcoticae virtutis poris vasorum et membranarum per nares, fauces, et pulmones mox altius sese insinuet, more aliorum narcoticorum statim elaterem et systolen arteriarum quae in meningibus sunt tenuissimae, infringit et tandem penitus tollit, unde ob deficientem arteriolarum capitis systolen sanguis ibi stagnat et congeritur, unde sopor, torpor, mentis alienatio et omnium sensuum privatio, animi quoque defectio non secus a narcoticis contingunt.“

[3]) „… susceptus intra tracheam et visiculas pulmonales vapor destituitur potentia illa elastica qua aër vesiculas istas et vasa pulmonalia expandit ut liberior sanguini pateat transitus. Deinde hoc vapore repletur totus pulmo ob impenetrabilitatem et resistentiam difficulter aëris etiam purioris illapsum admittit …“

[4]) HOFFMANN, Medicin. consultatoria, t. V, S. 187. — Gründliche Anweisung, wie ein Mensch … seine Gesundheit erhalten … könne, Halle 1718, Th. IV, S. 593. — Wahre Eröffnung der Jenaischen Christnachtstragödie, Jena 1716 (mit Abbildung des Raumes und der Vergifteten).

schweren, eine Probe, um einen Schatz daselbst zu heben, zu machen, auch Hecke-Taler zu erlangen. Weil sie nun vor dem Actu conjurationis Kohlen, um dabey sich zu wärmen, angezündet, wurde der einem und rechten Haupt-Person bald nach Anzündung der Kohlen so übel, daß sie die Conjuration zum dritten mahle nicht vollbringen können; zwey andere Personen verfuhren schleuniges Todes. Die Haupt-Person wurde am heiligen Christ-Tage nach Mittages ohne Bewegung liegend gefunden." Auf den Kohlendampf als Ursache kam niemand. „Die Herren Geistlichen nebst den gemeinen Mann fielen gar auf den Teufel und meynten, derselbe hätte diese Leute durch göttliches Verhängniß umgebracht, daß auch hin und wieder, ja überall, diese Geschicht als ein besonder Exempel der Macht und Gewalt des Satans ausgegeben und von den Cantzeln declamiret, und auch deshalb die Cörper der Verstorbenen als ein Abscheu durch den Hencker hinausgeschleppt und verscharret wurden." Für „unmittelbares" Teufelswerk hielten diese Vergiftung übrigens auch „Medici, ja, Medicinae Professores selbst auf berühmten Universitäten".

Das geschilderte Vorkommnis hat nicht nur eine kulturhistorische, sondern auch eine medizinische Bedeutung, weil sich daran allgemein verständliche Warnungen vor dem Kohlendunst anschlossen und auch praktische Hinweise auf die Möglichkeit des Entstehens von solchen Vergiftungen gegeben wurden, z. B. bei Frauen, die sich im Winter *durch untergesetzte Kohlentöpfe* erwärmen wollen und überhaupt „wenn solcher Dunst in ein Gemach eingeschlossen, und da er sich nicht in die freye Lufft vertheilen kann, sondern unter dem Othemholen eingezogen wird". Weiterhin weist der Bericht über die Besichtigung der Leichen der umgekommenen Beschwörer die wichtige Angabe auf, daß an einer derselben blaue *und rote Flecken und Striemen* gesehen wurden. Es ist dies historisch *die dritte Erwähnung der Blutveränderung in den durch Lähmung erweiterten Gefäßen.*

Erwähnenswert sind unter den übrigen von HOFFMANN berichteten Fällen zwei weitere, die manchem auch heute noch vorkommenden ähneln.

Vier Soldaten zündeten in einem Windofen ihrer Stube Holzkohlen an, um ihre naßgewordenen Monturen zu trocknen und legten sich dann zu Bett. Am anderen Morgen fand man sie alle tot. *Man glaubte, daß sie durch Gift gestorben seien.* Man fand indessen keine auffallenden Veränderungen an ihnen. Einer der Sachverständigen, geleitet durch HOFFMANNS Mitteilungen, kam auf die richtige Todesursache. Er fand bei der näheren Untersuchung, daß das Abzugsrohr des Ofens so mit Ruß verstopft war, daß der Dampf nicht abziehen konnte, sondern in die Stube zurückkehren mußte.

Der folgende Fall ist der erste, in dem *als Nachkrankheit* der Kohlendunstvergiftung nicht nur eine lähmungsartige Schwäche in einer bestimmten Nervenbahn, sondern auch *ein Hautleiden* erschien. Erst die Neuzeit hat mehr derartige Vorkommnisse kennen gelehrt:

Ein Geistlicher ließ der Kälte wegen ein großes Geschirr mit glühenden Kohlen in sein Schlafgemach stellen und legte sich, als dieselben meistenteils verglimmt waren, zur Ruhe. Als er am anderen Morgen nicht in die Kirche kam, suchte man ihn und fand ihn in seinem Bett gewaltig röchelnd und mit weißem „Gesch" vor dem Munde. Kein Zeichen von Bewegung oder Empfindung bestand. Man ließ ihn brechen. Der Puls war „durus und tremulus", das Gesicht nebst den Adern am Halse auf-

gelauffen *und ganz roth* und die Augen „stunden vor den Kopf". Ein
Aderlaß ließ „das Geblüt sehr schwarz und dick kommen". Ein zweiter
Aderlaß von etwa einem halben Liter brachte etwas Bewußtsein. Am
nächsten Morgen erwachte er, wie es schien, völlig gesund, bis auf einen
wüsten Kopf. Als er aber aufstehen wollte, merkte er, daß ihm *der linke
Fuß und die Lende bis an die Hüfte sehr schwer* und ganz taub waren, und
als man danach sah, erschien der Fuß ganz angelaufen, sonderlich „um
die Knorren", wiewohl ohne Schmerz und Röte, und „oben im metatarso"
zeigte sich ein talergroßer braunroter Fleck, auf dem *viele kleine Bläschen*
sich fanden. Schweißmittel, Roborantien u. a. m. wurden angewandt
Alle Erscheinungen schwanden ohne Nachkrankheiten.

Wenig Neues und Förderndes brachten andere Mitteilungen über diese
Vergiftung, die etwa zur Zeit Hoffmanns oder etwas später erschienen.
Die Beobachtungen von Boerhave machen freilich hiervon eine Ausnahme.
Er stellte durch Versuche fest, daß alle glühenden, vegetabilischen Stoffe,
Kräuter, wie Holz und Kohlen, etwas ausdünsten lassen, was ein Tier
schnell töten kann, wenn es ihm in einem engen Raume ausgesetzt ist[1]).
Das aus den glühenden Kohlen Entströmende sei subtil und unsichtbar:
„fumum exhalant tenuem inivsibilem". *Er stellte mit ihm Tierversuche
an.* Wenn er in ein großes Gefäß, das so weit luftleer gemacht worden
war, daß ein Tier in ihm gerade noch atmen konnte, Luft einließ, die über
gerade rauchende Kohlen geleitet worden war, so starb das Tier nicht,
wohl aber, wenn die Luft über schon ganz glühende Kohlen gestrichen
war[2]).

Auch an sich selbst erfuhr er die Wirkungen kleiner Mengen des
Kohlendunstes akut als Neigung zum Schlafe, starken Kopfschmerz,
Übelkeit und Erbrechen, und als Nachleiden hatte er noch tagelang einen
eingenommenen Kopf. Nichts anderes gab auch van Swieten in seinen
Kommentaren zu Boerhave an. Er läßt den Kohlendampf auf das
Gehirn als primären Angriffspunkt wirken, aber nicht auf die Werkzeuge
des Atemholens[3]). Kopfschmerzen, Gliederschwäche und in schweren
Fällen Atemnot werden in allen Berichten dieser Zeit als Hauptsymptome
angegeben[4]).

*Das Ende des 18. Jahrhunderts lieferte wieder eine bedeutende Er-
weiterung und Vertiefung der Kenntnisse über die Kohlendunstvergiftung.*
Von Frankreich gingen sie aus. Hier, wo damals die große, geistige, bis
in unsere Zeit noch nachwirkende Bewegung für Wissensförderung und
Wissensverbreitung entstand, setzte auch eine frische, medizinische Forschung ein, von der ebenfalls Toxikologie und Hygiene Nutzen zogen.
Die Stadt Paris traf eine Einrichtung für die Wiederbelebung Ertrunkener

---

[1]) Boerhave, Elementa Chemiae, t. I, Lips. 1732, p. 257: „fundit interim toto
hoc tempore exhalationem, quae loco clauso accepta omne animal cito, sine sensu
necat; et non refert herbas, ligna, cespites bituminosos ita tractaveris."

[2]) „ . . . equidem animalia posita fuerunt intra vas ingens, inde dein aër fuit
eductus ut animalia potuerint adhuc in illo aëre, licet rariore, vivere-aliquamdiu.
Postea aër transmissus in hoc tale vacuum, qui ducebatur per infundibulum actus
per carbones adhuc fumantes, non occidit animal. Dum autem agebatur ille idem
aër per carbones jam penitus ignitos, tum occidebantur suffocata uno momento quam
citissime animalia."

[3]) van Swieten, Commentarii in Boerhave, Op. t. VI, p. 38 und t. III, p. 278.

[4]) Lindestoipe, Liber de venenis 1739, p. 93. — Heucher, Opera t. I, 1745,
p. 429 etc.

und in weiterer Ausdehnung auch aller Scheintoter, und da die allgemeine Aufmerksamkeit auf häufige, auch tödliche Unglücksfälle gelenkt wurde, die nur auf den Kohlendunst als Ursache zurückgeführt werden konnten, so trat bald eine so umfangreiche, bis dahin nie dagewesene Kasuistik zutage, daß nicht nur die Kenntnis der Möglichkeiten für das Entstehen einer Kohlendunstvergiftung sehr erweitert und die Symptomatologie mehr ausgebaut wurde, sondern daß auch die experimentelle Forschung dadurch Anregungen erfuhr und systematisch einsetzen konnte. Sie zeitigte Ergebnisse, die bisher fast unbekannt geblieben sind, bzw. viel später arbeitenden Forschern als ersten zugeschrieben wurden.

Aus der Kasuistik sei nur einiges angeführt. Man lernte die Möglichkeit kennen, daß der Kohlendampf durch *Zuleitung aus einem entfernten Orte* her vergiften könne. So erstickte ein Ehepaar, in dessen Schlafzimmer der Dampf aus einem undichten Rohr entwich, das aus einer im Erdgeschoß liegenden Badestube kam.

Der Kreis der *gewerblichen Vergiftungen* durch dieses Gift erweiterte sich: Man teilte solche z. B. von Klempnern mit, die in einem Brunnenraume Lötungen bei dem üblichen Kohlenfeuer vornehmen mußten, von Mädchen, die Wäsche in einem mit Kohlen geheizten Zimmer trocknen sollten, von Buchdruckern, Köchen u. a. m.

Manche bisher nur vereinzelt angegebene Symptome erwiesen sich jetzt als mehr oder minder häufige Vergiftungsäußerungen, z. B. die „Purpurröte mancher Hautteile, das Erbrechen, auch von Blut, die Muskellähmung, der Trismus, die allgemeinen Krämpfe". Ja mehr als dies! Bereits im Jahre 1776 wurden Verlaufsarten der Vergiftung nach den drei Stadien beschrieben, nämlich: 1. Erbrechen oder Brechreiz, starke Kopfschmerzen, asthmaartige Atemstörungen, 2. Verlust der Bewegung und Empfindung und tonische, bzw. klonische Krämpfe, 3. Schwellung und Hellrotfärbung des Gesichtes, Erstickung.

Die Therapie wurde methodisch. Neben der Entfernung des Kranken aus der vergifteten Atmosphäre, der Zufuhr frischer Luft, dem fortdauernden Anspritzen des Bewußtlosen mit sehr kaltem Wasser, wurde die Nasenschleimhaut durch Papierröllchen, die man mit verdünntem Ammoniak befeuchtet hatte, gereizt, wurden purgierende Klistiere angewendet und ein Aderlaß dann gemacht, wenn das Bewußtsein zurückgekehrt war und Klagen über heftige Kopfschmerzen bestanden.

Die größte Bedeutung muß aber den *Tierversuchen mit Kohlendunst* beigelegt werden. Man leitete das Gasgemisch in Glaskästen, in denen sich die Tiere befanden. TROJA beschrieb im Jahre 1778 die Vergiftungssymptomatologie völlig richtig nach den drei stets zu beobachtenden Stadien: der Lähmung, den Krämpfen und der Erstickung. Er stellte auch fest, daß viele kaltblütige Tiere sehr lange in einer solchen giftigen Atmosphäre leben können, und daß es eine individuelle größere oder geringere Empfindlichkeitsgröße für dieses Gift auch bei Tieren gäbe: „il y a même de la différence entre deux animaux avec toutes les circonstances égales."

Ganz allgemein wird heute angenommen, daß *die kirschrote Farbe des Kohlenoxydblutes* zuerst um die Mitte des vorigen Jahrhunderts von CL. BERNARD entdeckt sei. Ich habe schon in meiner Toxikologie darauf hingewiesen, daß dem nicht so sei, und daß früher schon, im Jahre 1826, PIORRY hierauf aufmerksam gemacht habe. Es muß aber jetzt als sicher

angenommen werden, *daß Troja der erste gewesen ist, der diese Blutver-*
färbung beschrieben hat: „... si on allume du charbon dans l'intérieur
de la cuisse ou on renferme l'animal, on trouve le sang, même très longtems
apres la mort d'une couleur de pourpre.“

Mit diesen in Frankreich gemachten Beobachtungen und Versuchen
war dasjenige an Erkenntnis erzielt worden, was damals und noch viel
später — nämlich bis etwa zum Jahre 1860 — dem Stande der Wissenschaft
nach wesentlich erzielt werden konnte.

Das klinische Wissen war jetzt endlich Allgemeingut der Ärzte geworden, und auch Laienkreise zeigten ein Interesse für diese die Menschen
so mannigfaltig bedrohende Gefahr. Dies fand auch eigentümlicherweise
seinen Ausdruck in einem Gesetzesparagraphen des „Allgemeinen Land-
rechts für die Preußischen Staaten“ vom Jahre 1794 — der folgendermaßen
lautete:

§ 731. „Der unvorsichtige Gebrauch der Kohlen in verschlossenen Gemächern, wo der Dampf den darin befindlichen Personen
gefährlich werden könnte, ist, wenn auch kein Schade geschehen
wäre, mit drey bis zehn Thaler Geld oder willkührlicher Gefängnis-
strafe zu ahnden.“

Vierte Epoche. Das 19. Jahrhundert.

Ein Verbot des unvorsichtigen Gebrauches der Kohlen in von Menschen
bewohnten Räumen konnte selbstverständlich in damaligen Zeiten die
Kohlendunstvergiftungen nicht verhindern, da die Möglichkeiten für
deren Zustandekommen, auch schon mit Rücksicht auf die unausgebildete
Feuerungstechnik zu zahlreich waren. Und so stellten sie sich nach wie
vor ein, auch trotz der mannigfaltigen Aufklärungen, die darüber in die
große Masse gedrungen waren, bzw. die man in Wort und Schrift zu geben
versuchte. Zu den zufälligen derartigen Vergiftungen gesellten sich schon
zu Beginn dieser Epoche auch *Selbstmorde* mit Kohlendunst. Sie erweiterten den Entstehungskreis und bald auch beträchtlich, bis in unsere
Zeit hin stetig zunehmend, die Zahl dieser Vergiftungen.

Das Bedeutungsvolle, was in diesem Zeitabschnitte, der reich und
überreich an Einzelbeobachtungen und dadurch ermöglichter Erweiterung
der Kenntnisse, der Vergiftungssymptome ist, geschaffen wurde, bezieht
sich auf das entscheidende giftige Prinzip des Kohlendunstes und seine
Beziehungen zum Menschen. Am Ende des 18. Jahrhunderts hatte
Humboldt[1]) die Vermutung ausgesprochen, „daß der Kohlenstoff gleich
anderen acidifiablen Basen, verschiedene Grade der Verbindungen mit
dem Sauerstoff eingehe“, daß „es wahrscheinlich nach verschiedenen
Graden der Sättigung mit den Oxyden verschiedene Arten der Kohlensäure gebe“, daß sich unter bestimmten von ihm auch angegebenen Verhältnissen „eine unvollkommene Kohlensäure (oxide de carbone)“ bilde.
Das Wesentliche seiner Mutmaßungen, nämlich die Existenz einer anderen
Verbindung des Kohlenstoffs mit Sauerstoff als Kohlensäure sie dar-

---

[1]) A. v. Humboldt, Versuche über die gereizte Muskel- und Nervenfaser, 1797,
Bd. II, S. 318 und 327.

stellt, erwies sich als wahr. Schon vor ihm, im Jahre 1776, hatte DE LAS-SONE[1]) durch Glühen von Zinkoxyd mit Kohle *das Kohlenoxyd* erhalten, dessen Brennbarkeit er bereits kannte: „Du mélange d'une demie-once de chaux de zinc et d'un gros de poudre de charbon mis dans un canon de pistolet j'ai extrait au feu de forge quatre-vingt-seize pouces cubiques d'un gras aërien, qui s'enflamme rapidement sans détoner, la flamme en est bleue." Aber erst PRIESTLEY lehrte intimere Eigenschaften dieses Gases kennen, und CRUICKSHANK wies im Jahre 1801 nach, daß es sich um ein Oxyd der Kohle in Gasform handele, das aus Kohlenstoff und Sauerstoff — CO — bestehe.

Schon ein Jahr später erkannte man die Giftigkeit dieses Gases. DESORMES und CLEMENT[2]) gaben im Jahre 1802 bei einer chemisch-physikalischen Unfersuchung dieses rein dargestellten Gases kurz an: „Il fait périr sur le champ les animaux."

In einem Selbstversuche, den WITTER[3]) anstellte, ergaben sich noch andere als die bisher bekannten Symptome: Nach mehrfachem tiefen Einatmen schwanden Bewußtsein und Willenskraft schnell. Er fiel bewegungslos hin und blieb bewußtlos eine halbe Stunde lang liegen. Da Ärzte bei dem Versuche zugegen waren, wurden sofort *Sauerstoffein-blasungen* in die Lungen vorgenommen. Darauf traten alsbald Wieder-belebung unter starken Kopfschmerzen, konvulsivischen Bewegungen und Unregelmäßigkeit des Pulses ein. Als das Bewußtsein wieder voll vorhanden war, bestanden *gänzliche Blindheit*, Übelkeit und Schwindel. Am folgenden Tage waren diese Symptome geschwunden. In mehreren Beziehungen war dieser Versuch interessant. Er lehrte zuvörderst die hohe Empfindlichkeit eines bestimmten Menschen gegen diesen wirk-samsten Bestandteil des Kohlendunstes kennen und bestätigte somit die gleichen Erfahrungen, die in früheren Jahrhunderten bei Vergiftungen mit dem letzteren gemacht worden waren. Er eröffnete ferner die Kennt-nis einer neuen Reihe von Störungen, nämlich seitens des Sehvermögens, die jetzt in ihrer Mannigfaltigkeit und auch in ihrem Wesen einigermaßen gekannt sind[4]), und er lehrt, wie frühzeitig man bereits den in unserer Zeit so überaus gerühmten Sauerstoff als Wiederbelebungsmittel ange-wandt hat.

Die besonders ungünstige Beeinflussung der Atmung wurde von NYSTEN[5]) an Tieren festgestellt, denen er das — wie er meinte nur in-direkt schädliche — Gas in die Venen einließ. Eigentümlicherweise be-schreibt er die Farbe des Blutes als braun. Gerade hier hätte die Forschung mit dem Kohlenoxydgas schon damals eine wesentliche Bereicherung der Erkenntnis zutage fördern können, wenn man die lange zuvor festgestellten Tatsachen der blutverändernden Wirkung des Kohlendampfes beherrscht hätte. Ich habe auf den vorstehenden Blättern den Nachweis erbracht, daß bereits am Ende des 16. Jahrhunderts von DONATO und in den

---

[1]) DE LASSONE, Histoire de l'Académie royale des sciences, Année 1776, Paris 1779, p. 68—91.

[2]) DESORMES et CLÉMENT, Journ. de l'Ecole politechnique, t. IV, Messidor an X, p. 322.

[3]) WITTER, Philosophic. Magazine and Journ., vol. XLIII, 1814, May, p. 367.

[4]) LEWIN in LEWIN und GUILLERY, Die Wirkung von Arzneimitteln und Giften auf das Auge, 2. Aufl. Bd. I, S. 721.

[5]) NYSTEN, Recherches de Physiol. et de Chimie pathol., Paris 1811.

Jahren 1716 und 1727 von HOFFMANN, sowie von WEPFER an Menschen, die durch Kohlendunst zugrunde gegangen waren, eine auffallende diffuse bzw. fleckige oder streifige Rotfärbung beobachtet worden war, die, wie wir jetzt wissen, nur der Einwirkung des Kohlenoxyds zuzuschreiben ist, und ich habe ferner festgestellt, daß im Jahre 1778 die „Purpurfarbe des Blutes" bei mit Kohlendunst vergifteten Tieren geradezu als charakteristisch von TROJA beschrieben wurde.

Im Jahre 1826 wurde diese Beobachtung von PIORRY bei Experimenten erneut gemacht: „Tribus in suffocatis canibus, quos interfecerat carbo ignem concipiens, *plane rubrum et rosaceum invenimus sanguinem, omniaque organa rubebant.*" Ja, noch viel mehr! Er erkannte bereits — was auch heute noch als die wichtigste Wahrheit über diese Vergiftung bezeichnet werden muß, daß nur die Blutveränderung die Ursache der weiteren Kohlendunstsymptome darstellt: „*Wenn man das aus brennenden Kohlen entwickelte Gas durch Injektion in das Venensystem mit dem kreisenden Blute in Berührung bringt, so entstehen allgemeine Erscheinungen, die man der direkten Wirkung des Gases auf das Blut und infolgedessen der Einwirkung des letzteren auf die Hauptzentren zuschreiben muß.*"

Keine der späteren Mitteilungen über Veränderungen des Blutes durch Kohlendunst, die mit bloßem Auge erkennbar sind, hat mehr und bessere Aufklärung, als die vorstehend angeführten, geliefert. Bei Menschen wurde die Rotfärbung des Blutes hernach noch oft festgestellt, z. B. durch OLLIVIER[1]), der das Blut in vier tödlich verlaufenden Fällen „hochrot" fand. Die Erkenntnis der Wesenheit dieser Veränderung brauchte jedoch noch lange Zeit für ihr Inslebentreten. CLAUDE BERNARD[2]) hat für sie wenig geleistet. Er weiß nur noch, daß mit Kohlenoxyd vergiftete Tiere hellrotes Blut bekommen: „Il est remarquable que, dans l'action de l'oxyde de carbone sur le sang, cette coloration rutilante, que nous avons déjà fait connaître dans nos leçons, il y a environ dix ans, soit le seul effet produit d'une manière appréciable." Seine Deutung des Vergiftungsmechanismus können wir heute nicht als zutreffend anerkennen: „L'oxyde de carbone empoisonne en empêchant le sang artériel de devenir veineux. Il ne l'empêche pas de devenir artériel dans le passage du sang à travers le poumon: il n'asphyxie donc pas, c'est-à-dire qu'il n'empêche pas d'abord l'oxygène d'être absorbé."

Eine richtige Deutung konnte man erst geben, als es gelungen war, die Ursache der eigenartigen Blutfärbung zu erkennen. HOPPE-SEYLER hat die wissenschaftlichen Fragen, die sich an die Kohlendunstvergiftungen knüpfen, von dem Standpunkte, auf dem sie sich im Jahre 1778 bzw. 1826 fanden, wesentlich bis zu der möglichen, auch heute noch gezogenen Grenze gefördert. Er fand im Jahre 1857, daß die rote Farbe des Kohlenoxydblutes weder durch langes Schütteln mit atmosphärischer Luft, noch durch Stehen an der Luft, noch durch Kohlensäure, noch durch Wärme, noch durch Berührung mit faulenden Körpern, oder im Vakuum unverändert wird, sondern eine dauernde Veränderung des Hämoglobins veranlaßt, und daß der so veränderte Blutfarbstoff nicht mehr fähig ist, als Träger des Sauerstoffs seine lebenswichtigen Funktionen

---

1) OLLIVIER, Annales d'hygiène, 1838, juillet, p. 114.
2) CL. BERNARD, Leçons sur les effets des substances toxiques et médicamenteuses. Paris 1857, p. 181.

zu erfüllen.   Zu dieser Erkenntnis gesellten sich nach einigen weiteren Jahren die spektralen Feststellungen, die für klinische und noch mehr für forensisch-medizinische Zwecke eine so große Tragweite gewonnen haben. Die Bindung des Kohlenoxyds an den roten Blutfarbstoff, die spektroskopisch am besten nachweisbar ist, erwies sich nicht nur als die Ursache der akuten Funktionsstörungen, sondern auch der chronischen und der Nachleiden, die nach akuten Vergiftungen bei manchen Menschen, oft als unheilbare, zum Tode führende auftreten.

Viele Wandlungen haben nach alledem die an das Kohlenoxyd sich knüpfenden Fragen im Laufe der Zeiten erfahren.   Selbst dann, als man schon glauben durfte, daß die über sie gewonnene Erkenntnis Gemeingut, mindestens der wissenschaftlichen Männer geworden sei, gab es immer wieder Rückfälle in alte Irrtümer.   Lange nachdem man es besser wußte, behauptete noch Berzelius, daß das Gift des Kohlendunstes weder Kohlenoxyd noch Kohlensäure sei, sondern „ein brenzlicher gasiger Stoff".   Im Jahre 1842 hatte Leblanc es außer Zweifel gesetzt, daß Kohlenoxyd das wirksame Prinzip sei, und Tourdes schon 1841 richtig erkannt, daß auch das Leuchtgas diesem Stoffe seine Giftigkeit verdanke.   Trotzdem erklärte noch im Jahre 1852 die wissenschaftliche Deputation in Preußen in einem Gutachten: „Was das dem Steinkohlengase beigemengte Kohlenoxydgas betrifft, so ist keine Erfahrung bekannt, nach welcher durch diese Beimengung das Leuchtgas schädlich geworden wäre; denn schon aus Ökonomie und wegen Feuersgefahr wird jeder Gasverlust durch Ausströmen zu vermeiden gesucht, und wenn Arbeiter zufällig von dem Steinkohlengas zu viel eingeatmet haben, so haben sich bei den der Deputation bisher bekannt gewordenen Fällen die Folgen von Einatmung eines giftigen Gases nicht gezeigt."   Hier paarte sich Unwissenheit mit hohler Anmaßlichkeit.

Der wichtigste Fortschritt in der toxikologisch bedeutungsvollsten Lehre von der Kohlenoxydvergiftung ist erst in neuerer Zeit, freilich, man kann sagen, nach langen Kämpfen erzielt worden: nämlich die Erkenntnis und Anerkennung, daß es Nachleiden derselben gäbe, die von den ebenso sich gebenden idiopathischen Leiden meistens nicht zu unterscheiden sind.   Nur vereinzelt findet man in den so weitschichtigen Mitteilungen früherer Zeit über diese Vergiftung Hinweise darauf, aber mehrfach sogar Bezweiflungen.   Es ist jetzt hierin anders geworden, und wo die letzteren sich hier und da in Unfallgutachten noch breit zu machen versuchen, da werden sie durch besseres Wissen gut Unterrichteter schnell in ihr Nichts zurückgebracht.

*   *   *

Die Kenntnis der Kohlenoxydvergiftung, die neben den Nahrungsmittelvergiftungen als die wichtigste, vom Beginn des Menschengeschlechtes an durch alle Stadien der Zivilisation Menschen nicht nur hat leiden lassen, sondern auch die denkenden Geister des Morgen- und Abendlandes Jahrtausende hindurch beschäftigt hat, ist vorläufig wissenschaftlich und praktisch zu einem gewissen Abschluß gekommen.   Dieser Abschluß ist begreiflicherweise kein endgültiger.   Die Entstehungsmöglichkeiten von Kohlenoxyd und damit auch die Vergiftungsmöglichkeiten von Menschen wachsen. Von dem Jahre 1830 an, wo die erste Leuchtgasvergiftung beschrieben wurde, bis jetzt ist eine stetige Zunahme an Vergiftungen durch Kohlenoxyd feststellbar, weil in den Dienst der Menschen immer mehr Methoden der Verwertung von Kohle und kohlenstoffhaltigen Produkten gestellt werden, die bei ihren vielgestaltigen Verwendungsformen unter Entwickelung von Kohlenoxyd Wärme, Licht und Kraft liefern. Schon heute schaffen diese neuen Quellen für die Vergiftung auch manche bisher unbekannte Vergiftungsbilder. Der Klinik und der gerichtlichen Medizin wird in Zukunft auf diesem Gebiete noch weiteres, vor allem diagnostisches Forschungsmaterial geliefert werden können. Auch die prophylaktische und kurative Therapie dieser Vergiftung kann und wird sich noch weiter entwickeln, sobald mehr als bisher intelligente Kräfte an diese Aufgaben mit dem Bewußtsein der hohen ethischen Werte, die in dem schließlichen Erfolge liegen, herantreten.

Ob die Erkenntnis der feinsten Vorgänge der Vergiftung, die das kranke Blut nicht nur im Gehirn, sondern auch an den mannigfaltigsten anderen Geweben des Körpers in der Gestalt selbst bösartiger Ernährungsstörungen veranlaßt, in absehbarer Zeit weiter gefördert werden wird, darüber kann füglicherweise, nach Analogien, begründeter Zweifel geäußert werden.

Vorkommen und Gewinnung des Kohlenoxyds.

1. Das natürliche Vorkommen.

a) Das Vorkommen in Pflanzen.

Der naheliegenden Frage, ob Pflanzen aus der von ihnen aufgenommenen Kohlensäure Kohlenoxyd bilden können, ist man mehrfach bei dem Suchen nach dem „ersten Assimilationsprodukt" nähergetreten. Als Hypothese wurde ausgesprochen[1]), daß in den Pflanzen die aufgenommene Kohlensäure eine Spaltung erführe. Das Sonnenlicht sollte sie, wie es bei hoher Temperatur, unter dem Einflusse von Radiumemanation oder durch ultraviolettes Licht, geschieht, in Kohlenoxyd und Sauerstoff zerlegen, und das Chlorophyll das freigewordene Kohlenoxyd ev. so binden wie es der Blutfarbstoff tut. Auch das Wasser sollte eine Spaltung in seine Elemente erfahren und dann weiter Formaldehyd und durch Kondensation desselben Zucker entstehen.

Schematisch würde sich der Vorgang so darstellen lassen:

$$\begin{cases} 1. & CO_2 = CO + O \\ 2. & H_2O = H_2 + O \end{cases}$$
$$3. \quad CO + H_2 = \underline{CH_2O}$$
$$\text{Formaldehyd}$$
$$4. \quad 6\,(CH_2O) = \underline{C_6H_{12}O_6}$$
$$\text{Zucker}$$

Die Hypothese der Kohlenoxydbildung aus Kohlensäure zu stützen, ist man nicht imstande, wenngleich Formaldehyd in Hainbuchenblättern zu etwa 0,00008 % nachgewiesen worden ist. Diese verschwindend kleinen

---

[1]) v. BAYER, Ber. der Deutsch. chem. Gesellsch. Bd. III, 1870, S. 63.

Mengen können noch einen anderen Ursprung haben. Neuere Untersuchungen ergaben, daß die Annahme nicht allein von sauren, sondern von irgendwelchen frei vorkommenden Zwischenprodukten, die sauerstoffreicher als Formaldehyd sind, in Widerspruch steht mit den Verhältnissen des assimilatorischen Gaswechsels. Diese lassen erkennen, daß der von den chlorophyllhaltigen Gewächsen entbundene Sauerstoff nicht durch Zersetzung von Wasser entstanden ist, sondern aus der Kohlensäure stammt. Kolloidales Chlorophyll bildet mit Kohlensäure ein dissoziierendes Additionsprodukt. Das absorbierte Licht leistet im Chlorophyllmolekül selbst, dessen Bestandteil die Kohlensäure durch ihre Anlagerung an den Magnesiumkomplex wird, seine chemische Arbeit, indem es durch eine Neugruppierung der Valenzen die Kohlensäure in eine für freiwilligen Zerfall geeignete Form isomerisiert[1]).

Das Suchen nach Kohlenoxyd selbst im Pflanzenwachstum hat keine befriedigenden Resultate gegeben. BOUSSINGAULT hatte zwar bei seinen überaus sorgfältigen Untersuchungen über den Gasstoffwechsel von Pflanzen, z. B. von Zweigen von Pinus maritima oder der ganzen Anemone aquatica, die er unter Wasser gehalten und mit der Sonne hatte belichten lassen, angeblich gefunden, daß nach der Absorption von Sauerstoff und Kohlensäure in dem Übrigbleibenden neben Stickstoff und Sumpfgas noch Kohlenoxyd vorhanden war, gab aber selbst zu, daß, solange man nicht bei Pflanzen, die unter ihren natürlichen Lebensbedingungen gehalten werden, das gleiche Resultat erzielen könnte, man vom Kohlenoxyd als einem normalen Lebensprodukt der Pflanze nicht reden dürfte[2]). In der Tat zeigte sich, daß Blätter und Zweige von Luftpflanzen unter natürlichen Verhältnissen Sauerstoff exhalieren, in denen keine Spur eines brennbaren Gases vorhanden ist[3]).

Man untersuchte, um noch größere Sicherung dieses Ergebnisses zu erhalten, die Luft eines Kamelientreibhauses auf Kohlenoxyd mittels einer durch Salpetersäure angesäuerten, ev. mit Silbernitrat versetzten schwachen Permanganatlösung, die durch dieses Gas entfärbt werden sollte. Diese Reaktion trat nicht ein[4]).

Man kann heute als wahr bezeichnen, was durch korrekte Analysen festgestellt wurde, daß die von den Blüten oder Blättern einer Pflanze am Tage oder während der Nacht, im Sonnenlicht oder im Schatten ausgehauchten Gase kein Kohlenoxyd enthalten, selbst dann nicht, wenn die Pflanzen im Sonnenlicht die Kohlensäure rasch absorbieren[5]). Kohlenoxyd wird, selbst wenn man eine Pflanze einem Übermaß von Kohlensäure aussetzt, nicht von ihr ausgeschieden. Auch der an der Luft faulende Dünger entwickelt nicht Kohlenoxyd. Es ist weiter sicher, daß die grünen Blätter im Sonnenlicht weder reines noch mit Wasserstoff gemischtes Kohlenoxyd zersetzen. Die Pflanze vermag offensichtlich Kohlenoxyd nicht zu verarbeiten, und schon deswegen ist es unwahrscheinlich, daß es in der Pflanze entsteht. Auch ein Gemisch von Kohlenoxyd mit Wasserstoff vermag die Kohlensäure nicht zu ersetzen[6]).

---

[1]) WILLSTAETTER u. STOLL, Ber. der Deutsch. chem. Gesellsch. 50, S. 1777.
[2]) BOUSSINGAULT, Annal. de Chimie et de Physique [3], tom. LXVI, 1862, p. 295.
[3]) BOUSSINGAULT, Compt. rend. de l'Acad. des Sciences, tom. LVII, 1863, p. 412.
[4]) MERMET, Compt. rend. de l'Acad. tom. CXXIV, p. 621.
[5]) CORENWINDER, Compt. rend. de l'Acad. tom. LX, 1865. p. 1002.
[6]) STUTZER, Ber. der chem. Gesellsch. 1876, Bd. 9, S. 1570.

Im Betriebsstoffwechsel der Anaeroben sollen von Gasen unter anderen zuweilen Methan und auch Kohlenoxyd vorkommen[1]). In dem faulenden Schlamm der Pariser Kloaken will man ein Gasgemenge mit 2% Kohlenoxyd gefunden haben, was bis auf weiteres als nicht zutreffend bezeichnet werden muß.

b) Das Vorkommen in Tieren und Menschen.

Verschiedentlich wurde das naturgemäße Vorkommen von Kohlenoxyd in Tieren behauptet: so bei der Darmrespiration des Schlammpeizgers (Cobitis fossilis) und in den Gasen des Magens, zumal bei Pferden. Auch im Darmkanal des aufgeblähten Rindviehs sollte es — vielleicht durch Gärungsvorgänge bei der Zersetzung vegetabilischer Substanzen — erzeugt werden[2]). REISET wies dagegen in solchen Gasen nur Kohlensäure, Methan und Stickstoff nach. Völlige Sicherheit hierüber würden nur die heutigen vervollkommneten Gasanalysen geben können. In Spuren will man das Gas im Blute des Meeraals gefunden haben[3]). Es wurde ferner behauptet, daß *normales Blut von Tieren*, die auf offenem Meer oder auf dem Lande oder in großen Städten gelebt haben, stets, mit gewissen Mengenunterschieden, Kohlenoxyd enthalte[4]), z. B. solches von Kaninchen 0,025—0,04 Vol.%, Hunde 0,04—0,08 Vol.%. Hunde in Paris, dessen Luft Kohlenoxyd im Verhältnis von 2 : 100 000 besitzt[5]), sollen davon 0,15 Vol.% in ihrem Blute bergen. In 100 Teilen *Blut von Menschen* aus Städten will man als normal 0,2 ccm, und in solchen vom Lande 0,1 ccm nachgewiesen haben. Selbst im Nabelblut des neugeborenen Menschen soll sich das Gas in Mengen von 0,05—0,14, im Mittel zu 0,11 Vol.%, finden.

Der Nachweis ist unter anderem dadurch angeblich erbracht worden, daß man normales Blut im luftleeren Raum bei Gegenwart von Essigsäure auffing und die entweichenden Gase auf Jodsäureanhydrid bei 100—150° C wirken ließ. Das sich abspaltende Jod wurde colorimetrisch bestimmt. Ausdrücklich hob man hervor, daß das Kohlenoxyd im Blute solcher Tiere präexistiere und nicht erst durch Behandlung desselben mit organischen Säuren entstünde[6]). Diese Erkenntnis würde dadurch sichergestellt, daß man das Blut zweimal evakuierte. Beim ersten Male würden alle übrigen Gase entfernt, beim zweitenmal — das bei Gegenwart von Weinsäure stattzufinden habe — würde das Kohlenoxyd erhalten. Bei einmaliger Evakuierung des Blutes gäbe die Bestimmung des Kohlenoxyds durch sein Reduktionsvermögen zu hohe Werte, z. B. die vorstehend angeführten. An sich wird jedoch hier das normale Vorkommen

---

[1]) PFEFFER, Pflanzenphysiologie. Bd. 1, S. 540.

[2]) PFLÜGER, Archiv f. die ges. Naturlehre Bd. 9, 1832, S. 98.

[3]) NICLOUX, Compt. rend. de la Soc. de Biol. tom. LIV, 1902, p. 1169.

[4]) NICLOUX, Mém. de la Soc. de Biologie tom. LII, 1901. — NICLOUX et DESGREZ, Compt. rend. de l'Acad. des Sciences tom. CXXVI, p. 758.

[5]) MÜNTZ et AUBIN, Compt. rend. de l'Acad. t. XCIX, p. 871 haben die in der Atmosphäre befindlichen brennbaren Kohlenstoffverbindungen (Sumpfgas, Kohlenoxyd usw.) ermittelt und dieselben in den Monaten Okt., Nov. und Dez. im Mittel zu 3,3 Vol. in 1 Mill. Luft gefunden. — GOUTAL (Annales de Chimie analyt. appliq. T. XV, 1910, p. 1) fand im Jardin du Luxembourg an Kohlenoxyd 2:1 Million, im Raum, der durch elektrisches Licht beleuchtet war, 5:1 Million und in dem mit Incandescenzlicht beleuchteten Laboratorium 7:1 Million Luft.

[6]) DE SAINT-MARTIN, Compt. rend. de l'Acad. des Sciences, tom. CXXVI, p. 533.

des Kohlenoxyds nicht bezweifelt. Die toxikologische Überlegung führt
aber notwendig zu dem Schluß, daß nur Untersuchungsfehler die großen
und die kleinen Werte geschaffen haben, und daß die genannten Lebewesen von Natur frei von Kohlenoxyd sein müssen. Dies ist nun auch
chemisch erwiesen worden. *Kohlenoxyd ist kein normaler Bestandteil der
Blutgase*[1]). Die geringen Mengen von Jod, die in den angeführten Versuchen entstanden, sind die Folgen der Zersetzung des Jodpentoxyds bei
der Versuchstemperatur von 150° C und ev. durch die organische Säure.

Es ist auch ferner nicht richtig, daß etwa, analog der angeführten
Zersetzung des Chloroforms im Glase unter der Einwirkung von wässe-
rigem Alkali, im menschlichen oder tierischen Körper sich *bei der Narkose*
Kohlenoxyd bildet[2]), bzw. eine Zunahme des angeblich normalen Kohlenoxydgehaltes vor sich geht. Sollte doch ein Mensch während einer zweistündigen Narkose 26 ccm[3]), also eine toxische Menge erzeugen können!
Für die Nachwirkung der Chloroformnarkose sollte dies Kohlenoxyd
nicht in Frage kommen.

Die aprioristischen Zweifel über die Zuverlässigkeit dieses Ergebnisses
sind nun als begründet erwiesen worden. Chloroform wird im Blute nicht
unter Bildung von Kohlenoxyd zersetzt. Das angeblich positive Ergebnis
wurde zu einem Teile dadurch vorgetäuscht, daß Jodpentoxyd durch die
Chloroformdämpfe, die im Blute enthalten sind, Jod sich abspalten ließ,
hauptsächlich aber stammte das gefundene Kohlenoxyd von derjenigen
Menge, die aus Chloroform entsteht, wenn man die Blutgase, um sie von
Kohlensäure zu befreien, über Kaliumhydroxyd leitet[4]).

Ebenso irrtümlich wie die soeben angeführten Angaben über Kohlen-
oxydvorkommen, muß auch diejenige sein, die das Gas im Blute gewisser
anämischer Individuen betont. Der Ursprung desselben soll in der beim
normalen Menschen und besonders bei Anämischen und Kachektischen
vorkommenden Oxalsäure zu suchen sein. Versetzte man defibriniertes
Blut mit Kalium- und Natriumoxalat, so könne sich der vor diesem
Zusatz vorhandene „normale" Kohlenoxydgehalt des Blutes um das
Vierfache erhöhen. Injiziere man einem gesunden Hunde intravenös pro
Kilogramm Körpergewicht 0,02 g Oxalsäure in genau neutralisierter Form,
so nähme der Kohlenoxydgehalt des Blutes beträchtlich, in einigen Fällen
um das Acht- bis Zehnfache zu. Enthielte das Blut vorher z. B. 0,02 bis
0,05 ccm auf 100 ccm Blut, so hätte es nachher 0,2—0,4 ccm Kohlenoxyd.
Diese Zunahme träte nicht ein, wenn der Hund sich in Erstickungsnot
befinde. Die intravenöse Einspritzung von Weinsäure oder einer zwei-
basischen Säure rufe ebenfalls eine wenn auch weniger beträchtliche
Vermehrung des Kohlenoxydgehalts hervor. Milchsäure besitze nicht
die gleiche Wirkung. Die anormale Bildung von Oxalsäure, welche nach
der intravenösen Injektion einer Glykose- oder Lävuloselösung in der
Stärke von 4 g pro Kilogramm Körpergewicht einträte, habe ebenfalls
eine ziemlich beträchtliche Zunahme des Kohlenoxydgehalts im Blute
zur Folge[5]).

---

[1]) BUCKMASTER and GARTNER, Proceed. Roy. Soc. London, vol. 81, Ser. B, 515.
[2]) NICLOUX, Compt. rend. de l'Acad. des Sciences, t. CL, 1910, p. 1777.
[3]) NICLOUX et DESGREZ, Compt. rend. de l'Acad. des Sciences, t. CXXV, 1897, p. 973.
[4]) BUCKMASTER and GARDNER, l. c.
[5]) LÉPINE et BOULUD, Compt. rend. de l'Acad. des Sciences, t. 143, 1906,
p. 374—375.

Auf Grund von vielen Versuchen, die ich von der Meinung ausgehend anstellte, daß, wie außerhalb des Körpers vielleicht auch in ihm die Oxalsäure durch Wasserentziehung Kohlenoxyd liefern könne

$$(COOH)_2 = CO + CO_2 + H_2O$$

kann ich angeben, daß dies bestimmt nicht eintritt [1]). Ein Teil Oxalsäure wird durch den Harn ausgeschieden, ein anderer geht in oxalsauren Kalk über. Es findet auch keine Oxydation zu Kohlensäure im Organismus statt [2]).

c) Das Vorkommen in der Natur.

Kohlenoxyd wurde in *Meteoriten* nachgewiesen. GRAHAM hatte behauptet, daß Kohlenoxyd nur in tellurischem Eisen vorwaltet, während für Meteoriten Wasserstoff charakteristisch sei. Demgegenüber wurde in den durch Erhitzen des Meteoreisens im Vakuum erhaltenen Gasen Kohlenoxyd festgestellt. Aus 124,589 Eisen schieden sich 36,33 ccm Gas ab, das in drei Portionen, getrennt, in verschiedenen Zeiten gesammelt wurde. Man fand [3]):

Kohlenoxyd	Kohlensäure	Wasserstoff
15,99	7,85	22,12
11,12	1,02	10,52
11,22	0,88	3,19

Demgegenüber kann die Feststellung interessieren, daß im *Stahl* sich Gase finden, die, der Hauptsache nach, aus Wasserstoff mit 10—30 % Stickstoff bestehen. Kohlenoxyd ist darin entweder gar nicht oder nur in sehr geringen Mengen:

	a) *Bessemerstahl* vor Spiegelzusatz	b) *Bessemerstahl* nach Spiegelzusatz	c) *Martinstahl*	d) *Roheisen* vom Cupolofen
Kohlenoxyd	0,7	—	2,2	2,5

In Spuren findet sich Kohlenoxyd in den brennbaren Gasen, die durch Vermischen mit atmosphärischer Luft *schlagende Wetter* bilden und zu Explosionen Anlaß geben. Man wies es darin durch eine Lösung von salzsaurem Kupferchlorür nach [4]).

In der Luft einiger *Steinkohlengruben* des Pas de Calais wurden im Mittel 0,002 Vol. %, im Maximum 0,004 % (an einer Förderstelle), im Minimum 0,0 % gefunden. Diese Mengen sind als normaler Bestandteil der Grubenluft anzusprechen [5]). Praktische Erfahrungen an vergifteten Menschen ergeben, daß auch in „matten Wettern" das Gas sich findet. Es stammt aus den Kohlen. In Gaskohlen und Braunkohlen wurde es festgestellt. Grubengase, welche sich auf der vereinigten Glückhilfgrube in Schlesien aus Gaskohlen entwickelten und sich im Gegensatz zu anderen

---

[1]) L. LEWIN, Lehrbuch der Toxikologie. 2. Aufl., S. 189.
[2]) GAGLIO, Arch. für exp. Path. u. Pharmakol. Bd. 23, S. 233.
[3]) MALLET, Proceedings Roy. Soc. London, vol. XX, p. 365.
[4]) PRECHT, Ber. d. chem. Gesellsch. 1879, S. 358.
[5]) MAHLER, Compt. rend. de l'Acad. t. CL, 1910, p. 1521. — MAHLER et DENET, ibid. CLI, p. 654.

schlagenden Wettern durch ein höheres spezifisches Gewicht auszeichneten, enthielten in Prozenten[1]):

Kohlenoxyd	Kohlensäure	Methan
—	41,49	32,65
1,87	41,49	—

Gase, die sich in *Braunkohlen* eingeschlossen fanden, hatten die folgende Zusammensetzung[2]):

	Kohlenoxyd	Kohlensäure
Böhmische Patentkohle	1,80	89,66
" "	3,00	82,40
Erdige Braunkohle	1,04	83,99

Aus einer *Fumarole* des Mont Pelée auf Martinique wurden einige Zeit nach der Eruption Dämpfe aufgefangen, die, neben 15,38% Kohlensäure und 5,46% Grubengas 1,6% Kohlenoxyd enthielten. Die hohe Giftigkeit der Dämpfe, denen viele Menschen zum Opfer fielen, wird mit Recht auf das Kohlenoxyd zurückgeführt[3]).

Erdgase, Naturgase, entweichen aus Bohrlöchern in Erdöl tragenden Gegenden oder in Steinkohlenbergbauen unter hohem Druck. Im Jahre 1910 wurden in Amerika 14,41 Milliarden cbm Naturgas verwendet. Manche enthalten unter anderem Kohlenoxyd. So liefern in Prozenten:

	Kohlenoxyd	Kohlensäure	Grubengas
Pennsylvanische Erdgase	0,6	0,3—0,6	67—94
Kaukasische Erdgase	2—4	—	60—93

2. Vorkommen in gasigen Produkten aus menschlicher Hantierung.

Die fruchtbarste Entstehungsquelle des Kohlenoxyds ist der ungenügende Luft- bzw. Sauerstoffzutritt oder ein großer Überschuß von Kohle bei der Verbrennung von Kohlen oder kohlenstoffhaltigen Substanzen. So liefert z. B. unvollkommen brennendes Cyan neben Stickstoff noch Kohlenoxyd und Kohlensäure. Verbrennt ein Kohlenwasserstoff mit n Atomen Kohlenstoff und mit n Atomen Sauerstoff, so erfolgt die Reaktion nach:

$$CnHx + On = nCO + \frac{x}{2} H_2.$$

Die praktisch-toxikologischen Ereignisse bauen sich überwiegend oft auf dem so entstandenen, nicht genügend abgeleiteten und deswegen in die Atemluft der Menschen gelangten Kohlenoxyd auf.

a) Kohlendunst.

Der Kohlendunst, das Produkt der unvollkommenen Verbrennung von irgendwelchen in der Welt vorkommenden kohlenstoffhaltigen Massen ist toxikologisch im wesentlichen ein Gemisch von Kohlenoxyd und

---

[1]) POLECK, 60. Jahresb. Schles. Ges. f. vat. Kultur, 1883.
[2]) ZITOWITSCH, Journ. f. pr. Chemie [2] Bd. 6, S. 79.
[3]) MOISSAN, Compt. rend. de l'Acad. t. CXXXV, p. 1085.

Kohlensäure, das schwerer als atmosphärische Luft ist. An sich sollte er, ebenso wie Kohlenoxyd, geruchlos sein. Er verrät sich aber gewöhnlich, zumal im Beginn seiner Entwicklung, infolge von Beimengung von riechenden, brenzligen Produkten und mehr oder minder großen Mengen von Rauch, durch einen brandigen, die Luftwege reizenden, beklemmenden Geruch. Bisweilen verbreitet sich mit ihm im Raume freier Ruß, der sich an der Nasenöffnung oder den Lippen bzw. den Mundwinkeln niederschlagen kann.

Seine Zusammensetzung muß natürlich uneinheitlich sein. Nicht nur das Verbrennungsmaterial (Steinkohle, Braunkohle, Holz, çellulosehaltige Stoffe wie Pappe, Papier, baumwollhaltige Stoffe, Kleider, Lumpen, Mehlarten usw.) an sich, sondern auch mehr noch die äußeren Verbrennungsbedingungen haben auf seinen Kohlenoxydgehalt einen entscheidenden Einfluß. Daraus erklären sich die Verschiedenheiten der analytischen Zahlen, die einzelne Untersucher erhalten haben.

In der Luft eines Zimmers, in welchem vier *Kohlenbecken* anderthalb Stunden gebrannt hatten, und in der ein Hund nach 52 Minuten gestorben war, fand ORFILA[1])

Kohlenoxyd	0,45 %
Kohlensäure	5,57 „

Hier ist das Verhältnis von Kohlenoxyd zu Kohlensäure 1 : 12.

Glühende Steinkohlen ergaben in sieben Analysen ihrer Gase in Proz.[2]):

Kohlenoxyd	0,16	0,19	0,26	0,3	0,44	0,56	0,62
Kohlensäure	5,16	5,29	7,46	5,05	6,98	9,65	1,47

Bäckerkohle, die in einem Zimmer verbrannte, in dem sich ein Hund befand, lieferte[3]) beim Tode des Tieres nach 25 Minuten:

Kohlenoxyd	0,54 %
Kohlensäure	4,61 „
Sauerstoff	19,19 „
Stickstoff	75,62 „
Kohlenwasserstoff	0,04 „

Das Verhältnis von Kohlensäure zu Kohlenoxyd betrug mithin 8 : 1. Ein Licht erlosch in dem betreffenden Raum nach 35 Minuten.

Holzkohle von leichtem Holz, die in einem Kohlenbecken glühte, gab im Mittel aus acht Analysen[4]):

Kohlenoxyd	0,34 Vol.%
Kohlensäure	6,75 „
Sauerstoff	13,19 „
Stickstoff	79,72 „

Andere Analysenergebnisse des Kohlendunstes aus *Holzkohle* waren im Mittel aus acht Analysen[5]):

Kohlenoxyd	2,54 %
Kohlensäure	24,68 „

---

[1]) ORFILA, Lehrb. der Toxikologie, übers. v. KRUPP, 5. Aufl., Bd. 2, S. 600.
[2]) BIEFEL u. POLECK, Zeitschr. f. Biol. Bd. 16, 1880, S. 291.
[3]) LEBLANC, Recherches sur la composition de l'air confiné, 1842.
[4]) BIEFEL u. POLECK l. c.
[5]) EULENBERG, Die schädl. Luftarten 1865, S. 108.

Braunkohle, in der Form der Briketts, lieferte bei der langsamen Verbrennung[1]):

Kohlenoxyd   10 %
Kohlensäure 90 „

Koks hält von seiner Bereitung her große Mengen von Gasen zurück, und zwar so fest, daß sie auch mit der Luftpumpe nur schwer erhältlich sind. Selbst nach dem Glühen im Ofen gelang es noch, die Gase durch die Luftpumpe herauszuziehen. Es lieferten unter diesen Umständen 20 g Koks:

Nach Stunden	Gasmenge in ccm	Kohlenoxyd in %	Kohlensäure in %	Wasserstoff in %
2½	301,5	13,49	22,8	50,0
7	586	3,30	3,1	93,45

Ein harter Koks aus verschiedenen Steinkohlensorten lieferte bei zweistündigem Erhitzen unter der Luftpumpe:

42,4 ccm Gas mit sogar 28,56 % Kohlenoxyd[2]).

Bei der Verkokung der Kohle werden je nach Beschaffenheit verschiedene Mengen von Gasen erhalten. So lieferten die Tonne Kohle von der Zeche Matthias Stinnes 298,2 cbm und von der Zeche Deutschland 296,7 cbm Koksgas mit einem Gehalt von:

Kohlenoxyd   7,1 % bzw. 3,9 %

Koksgase aus anderen Kohlen enthielten:

Kohlenoxyd   6,1 % bzw. 6,3 %
Kohlensäure 3,6 „   „ 2,2 „

Bei der Destillation nicht völlig vergasten, als Brennmaterial dienenden *Pechkoks*, dem Destillationsprodukt des Teerpechs, wird Gas erhalten. Darin fanden sich[3]):

Kohlenoxyd   10,7 Vol.%
Kohlensäure   1,2   „
Wasserstoff 64,0   „
Stickstoff   23,0   „

Die Bestimmung des Kohlenoxyds, das sich *aus offenen, brennenden* Kokskörben entwickelte, ergab[4]):

a) Im Laboratoriumsversuch in der nur 15—25 cm über dem brennenden Koks befindlichen Luftschicht bei guter Ventilation und Verwendung von mittelgroßem Gaskoks

0,83—1,4 Vol.%00,

in schlecht ventiliertem Raum

1,3—1,6 Vol.%00.

Man fand 70 cm über dem Fußboden und 80 cm seitlich vom Kokskorb in schlecht ventiliertem Raum einen Kohlenoxydgehalt von 1,46 %00. Das frische Aufschütten von Koks sowie die Verwendung besonders großer, und namentlich sehr kleiner Koksstücke, steigerte den Kohlenoxydgehalt der Rauchgase bis auf etwa 3 %00.

---

[1]) CAZENEUVE, Ann. d'hyg. publ. Sér. III, t. XXXII, 1894, p. 394.
[2]) PARRY, Chemical News, vol. XXV, 1872, March, p. 98.
[3]) GREIFF, Vierteljahrschr. f. ger. Medizin, Bd. 52, 1890, S. 362.
[4]) SPITTA, HEISE, Mitteil. aus dem Reichsgesundheitsamt, 1910, Bd. 34, S. 109.

b) Der praktische Versuch in einem Neubau führte zu folgenden Ergebnissen: In den mit Kokskörben besetzten Versuchsräumen fanden sich die größten Kohlenoxydmengen stets an der Decke, wegen des durch die Hitze des brennenden Koks erzeugten Auftriebes der Rauchgase. Hier betrug der höchste gefundene Wert bei guter Ventilation etwa 0,3$^0/_{00}$. Auch in Kopfhöhe wurde einmal diese Zahl bestimmt. In geringer Höhe über dem Fußboden dagegen wurde mehr als 0,05$^0/_{00}$ Kohlenoxyd nicht festgestellt. In den Seitenräumen war der höchste gefundene Wert 0,06$^0/_{00}$ unter der Decke.

In Kopfhöhe wurden 0,015$^0/_{00}$, und unmittelbar über dem Fußboden nicht bestimmbare Mengen Kohlenoxyd gefunden.

Nach einer Bestimmung von GRÉHANT waren in den Verbrennungsgasen eines offenen Koksfeuers an Kohlenoxyd 1:3500—1:474 Luft.

b) Rauch.

Als Träger des Kohlenoxyds liefert der Rauch, der sich unter ungeeigneten Verbrennungsbedingungen als fester Rückstand aus kohlenstoffhaltigen Stoffen entwickelt je nach seiner Herkunft verschiedene Gase und Dämpfe: Kohlensäure, Säuren, Blausäure, Acrolein, Kohlenwasserstoffe (Acetylen, Methan), Formaldehyd, Phenole, Pyridinbasen u. a. m. Alle diese Produkte sind gegenüber dem Kohlenoxyd toxikologisch von untergeordneter Bedeutung.

Analysiert wurde, aus Anlaß der Vergiftungen von Eisenbahnpersonal damit, der *Rauch von Lokomotiven* beim Durchfahren durch den Tunnel von Ronco der Linie Turin—Genua[1]). Er enthielt an:

Kohlenoxyd bis zu 3,6 %, im Mittel 1,9 %.

Wurde die Oxydation der Heizkohle durch Einleiten von Sauerstoff gesteigert, so enthielt der Rauch nur noch 0,6 % an Kohlenoxyd. Luftproben, die teils während des Durchfahrens eines Zuges durch den Tunnel von der Plattform der Lokomotive aus, teils während längerer oder kürzerer Verkehrspausen an verschiedenen Stellen des Tunnels gesammelt worden waren, ergaben einen Gehalt derselben an 0,8—0,9 % Kohlenoxyd. Nur eine Probe, die 2$^1/_2$ Stunden nach dem Passieren des letzten Zuges in der Nähe eines Luftschachtes aufgefangen wurde, erwies sich bis auf bloße Spuren frei von dem gefährlichen Gase, während eine andere, die etwa in der Mitte des Tunnels, drei Stunden nach Unterbrechung allen Verkehrs, und gleichfalls bei einem Luftschacht genommen war, noch immer 0,1 % enthielt.

Ähnliche Untersuchungen, die in dem Fulton- oder Baltimore- und Potomac-Tunnel der Pennsylvania-Bahn, sowie in dem Tunnel mit elektrischem Betrieb zwischen Camden und Mount Royal der Baltimore- und Ohio-Eisenbahn von SEIDELL und MESERVE angestellt wurden, ergaben beträchtlich geringere Werte von Kohlenoxyd:

	Fulton-Tunnel	Elektr. Tunnel
Im Durchschnitt	59 : 1 Million	10 : 1 Million
Höchster Wert	267 : 1 Million	25 : 1 Million
Kleinster Wert	4 : 1 Million	3 : 1 Million

[1]) BENEDICENTI, L'aria nella galleria ferroviaria di Ronco, in: MOSSO, La respirazione nelle gallerie e l'azione dell'ossido di carbonio, Milano 1900.

3*

Die Unterschiede gegenüber den höheren im italienischen Tunnel erhaltenen Zahlen werden auf die schlechtere Ventilation in diesem zurückgeführt. Die Menge der gleichzeitig im Fulton-Tunnel sich mit dem Rauche verbreitenden *schwefligen Säure* belief sich im Durchschnitt auf 5 : 1 Million.

Der Rauch, den Tabak lieferte, wies in den einzelnen Untersuchungen noch größere Schwankungen auf, die vor allem von der Art der Versuche und der Methode des Nachweises abhängen.

So erhielt GRÉHANT[1]) aus einem Gramm Tabak 83 ccm Kohlenoxyd, und in einer nach bester Methode ausgeführten neueren Bestimmung[2]) liefert ein Gramm in der Pfeife verrauchter Tabak 53—109 ccm von diesem Gase.

Auch geringere Werte wurden erhalten. Eine mittlere Zigarre von 5,5 g liefert im Durchschnitt etwa 3,5 l Rauch. In ihm ist, nach Versuchen, die Menge der Kohlensäure fast genau viermal so groß als die Menge Kohlenoxyd. Es liefert 1 g künstlich verrauchter Zigarre bei verschiedenen Sorten im Mittel[3]):

	Rauchzeit	*Kohlensäure*	*Kohlenoxyd*
Havanna	10,4	48,3 ccm	13,1 ccm
Kuba	10,0	65,6 „	13,6 „
Portoriko	12,3	77,2 „	19,3 „
Virginia	22,9	62,3 „	17,4 „

Die angeführten Zahlen bezeichnen im ganzen und großen die Grenzwerte nach unten und oben, die in Versuchen mit künstlicher Verrauchung des Tabaks erhalten worden sind.

Wenn das Brennen des Tabaks unter normalen Verhältnissen, d. h. der Praxis entsprechend, vor sich geht, so soll der Rauch von 1 g Tabak nur 0,1—0,3 ccm Kohlenoxyd liefern.

Beim tatsächlichen Verrauchen von 100 g *Zigarettentabak* wurden 4124 ccm Kohlenoxyd festgestellt. Eine Zigarette (russische Papyros) mit 0,436 g Tabak lieferte davon 18 ccm[4]). Der Betrag an Kohlenoxyd für 1 g Zigarettentabak kann bis 80 ccm gehen.

Beim Verrauchen einer Zigarre soll der Rauch aus den ersten zwei Dritteln weniger Kohlenoxyd enthalten als der des letzten Drittels[5]).

In der durch Rauchen von Zigarren *verunreinigten Luft* eines Zimmers wurde gleichfalls der Kohlenoxydgehalt bestimmt. Zwei Personen rauchten je eine Zigarre in 30—40 Minuten. Die Analyse der Luft ergab in dem einen Falle 0,132⁰/₀₀, im zweiten 0,1295⁰/₀₀. Auf den ganzen Luftraum gerechnet betrug die Menge 842 ccm, mithin würde jede Zigarre 421 ccm Kohlenoxyd geliefert haben[6]).

c) Brandgase.

Unter geeigneten Bedingungen liefern, wie schon auseinandergesetzt wurde, alle brennbaren kohlenstoffhaltigen Materialien Kohlenoxyd. Eine besondere Bedeutung hat diese Erkenntnis für Brände im Bergbau.

[1]) GRÉHANT, Annal. d'hyg. publ. t. II, 1879, p. 115.
[2]) MARCELET, LÉVY et PÉCOUL, Bullet. Soc. Chim. de France [4] tom. 3, p. 556.
[3]) HABERMANN, Zeitsch. f. phys. Chemie 1901, Bd. 33, S. 55.
[4]) PONTAG, Zeitschr. f. Unters. d. Nahrungs- u. Genußm. 1899, Bd. 2, S. 798.
[5]) REINSBERG, Zeitschr. der böhmischen Ärzte 1901, Nr. 23.
[6]) SPITTA, Arch. f. Hygiene Bd. 49, S. 310.

In Oberschlesien kamen von 1900—1909 über 400 Grubenbrände vor, von denen mehr als drei Viertel auf Selbstentzündung der Kohle beruhten.

Man bezeichnet die in einem Brandfelde abgedämmten Gase als Brandgase. Treten diese in den Wetterstrom (Entlüftungsstrom) der Grube, so spricht man von Brandwettern. Die letzteren sind reicher an Kohlenoxyd als die ersteren[1]). Oft entstehen solche Brände durch Entzündung der Grubenverzimmerung. Wenn das Grubenholz in größerem Umfange an dem Brande beteiligt ist, kann mit der Anwesenheit von Kohlenoxyd in den Grubengängen gerechnet werden. Man nimmt an, daß seine Bildung hohe Temperaturen, und demgemäß eine bereits vorgeschrittene Entwicklung des Brandes bei gleichzeitiger Beschränkung des Sauerstoffzutritts voraussetzt. Aus den Analysen muß man entnehmen, daß der Kohlenoxydgehalt namentlich zu Anfang des Brandes, also vor, bei und unmittelbar nach der Abschließung des Brandfeldes am höchsten ist. Allmählich geht er dann zurück. Die Kohlenoxydbildung hört auf und das vorhandene Kohlenoxyd verbrennt allmählich zu Kohlensäure. Praktisch bedeutet dies, daß der Kohlenoxydgehalt besonders groß während des Bekämpfungsstadiums, also gerade dann ist, wenn die Belegschaft den Brandgasen am meisten ausgesetzt ist.

Die oberschlesischen Brandgase sind reicher an Kohlenoxyd als die im rheinisch-westfälischen Reviere. In Oberschlesien finden sich größere Grubenräume. Dadurch sind für den Brand die Bedingungen zu schneller Entwicklung gegeben, und dies ist die wesentlichste Voraussetzung zur Bildung von Kohlenoxyd.

Beim Grubenbrand geraten nur selten Steinkohlen allein in Brand und Destillation, sondern fast immer auch Grubenholz. Die Destillationsgase des Holzes zeichnen sich, wie ich schon anführte, durch einen besonders hohen Kohlenoxydgehalt aus. Die Entstehung des Kohlenoxyds fällt bei der Destillation von Holz in ein früheres Stadium als bei Steinkohle. Beim Holz beginnt sie schon, je nach der Holzart, zwischen 200 und 280°. Deshalb ist anzunehmen, daß der wesentlichste Teil des bei einem Grubenbrand entstehenden Kohlenoxyds auf Rechnung des Grubenholzes zu setzen ist.

Die Explosion von Grubenbrandgasen soll sich nicht auf Kohlenoxyd zurückführen lassen, sondern durch Kohlenwasserstoffe bedingt werden. Das Kohlenoxyd soll bei Grubenbrand gar nicht in solchen Mengen entstehen, wie es zum Zustandekommen eines explosiven Gemisches nötig ist, denn die untere Explosionsgrenze eines Kohlenoxyd-Luftgemisches liegt erst bei einem Gehalt von 15%. Die Zusammensetzung der Brandgase schwankt. Der Sauerstoffgehalt sinkt unter Umständen auf 0%, der Kohlensäuregehalt kann bis auf 14% und der Stickstoffgehalt auf 89% steigen. Kohlenoxyd soll nicht immer, sondern nur etwa in 25% der Fälle vorhanden sein. Sein Gehalt beträgt dann 0,1—1% und nur in einzelnen Fällen bis zu 3%. Wenn es auftritt, pflegt auch Methan vorhanden zu sein — in schlagwetterfreien Gruben kaum 1—2% übersteigend[2]).

---

[1]) KNOCHENHAUER, Zeitschr. des oberschles. Berg- und Hüttenmänner-Vereins Bd. XLIX, 1910, S. 569.

[2]) HERBST u. HEISE, Bergbaukunde, Teil 1, S. 446.

d) Auspuffgase von Benzinmotoren in Automobilen und andersartigen Kraftmaschinen.

Die durch unvollständige Verbrennung von Benzin in den Motoren der Automobile, speziell im Vergaser entstehenden Gase, sind kohlenoxydhaltig. Dies konnte man schon aprioristisch erschließen. Der quantitative Nachweis des Kohlenoxyds ergab beträchtliche Werte. Die untersuchten Auspuffgase entstammten sowohl leichtem (spez. Gewicht unter 715) als auch schwerem Benzin. Man entnahm sie stehenden Automobilen bei unbelastetem, und teils langsam, teils schnell laufendem Motor. Man fand[1]):

Kohlenoxyd	Kohlensäure	Sauerstoff	Stickstoff
$3,7\%$	$4,9\%$	$5,3\%$	$5,8\%$

Dazu kommen noch Geruchstoffe von schweren Kohlenwasserstoffen, geringe Mengen von Methan und Aldehyden, darunter Acrolein. Das letztere wurde mit meinem Reagens[2]) nachgewiesen, das noch etwa 0,025 mg Acrolein in 1 l Luft erkennen läßt. Hält man eine Porzellanplatte, auf der sich ein Tropfen Piperidin mit einem Tropfen blaß gefärbter Lösung von Nitroprussidnatrium befindet, in den Auspuff eines Automobils, so färbt sich die Mischung blau.

Der Gehalt der Gase an Kohlenoxyd steigt unter Umständen bei fahrenden Automobilen ganz erheblich, so daß wahrscheinlich viele Wagen herumfahren, die bis zu 7% Kohlenoxyd an die Luft abgeben.

Es ist selbstverständlich, daß auch anderen Zwecken dienende Benzin- bzw. Petroleummotoren in den Abgasen Kohlenoxyd liefern. So stellte man fest, daß dieselben z. B. im Tauerntunnel bis zu 6% frei werden ließen.

e) Acetylengas.

⟨Das aus Carbiden, gewöhnlich aus Calciumcarbid gewonnene Acetylengas besitzt bei einem Drucke über zwei Atmosphären explosive Eigenschaften. Für das Gemisch von Acetylengas mit atmosphärischer Luft beginnt die Explosivität bei dem Verhältnis von 1 Vol. Acetylen auf 1,25 Vol. Luft und erreicht bei 1 Vol. Acetylen auf 12 Vol. Luft ihr Maximum. Bei der Explosion bildet sich reiner Wasserstoff und feine voluminöse Kohle. Die Entflammungstemperatur ist nur 480°, liegt also unter derjenigen der meisten brennbaren Gase, die Verbrennungstemperatur ist sehr hoch. Ein Gemisch von Luft und Acetylen unter 7,74% verbrennt zu Kohlensäure und Wasser. Enthält das Gemisch bis zu 17,37%, so entsteht Kohlensäure, Kohlenoxyd, Wasserstoff und Wasser. Wächst der Gehalt des Gemisches an Acetylen weiter, so bleibt ein Teil des letzteren unverbrannt und es bildet sich Kohlenoxyd, Kohle und Wasserstoff.

Wichtig ist, daß unter den Verbrennungsbedingungen, die durch den Mischbrenner für Acetylen-Sauerstoff beim Schweißen usw. gegeben sind und besonders beim Zurückschlagen der Flamme desselben, Kohlenoxyd und Kohlensäure entstehen können[3]).

---

[1]) KORFF-PETERSEN, Zeitschr. f. Hygiene Bd. 69, 1911, S. 137.
[2]) L. LEWIN, Ber. der deutschen chem. Gesellsch. Bd. XXXII, 1899.
[3]) L. LEWIN, Medizin. Klinik 1917, S. 1353.

Auch bei der Zersetzung von Calciumcarbid mit der geringst möglichen Wassermenge wurde neben anderen gasigen Produkten in sehr verschiedenen Mengen erhalten an:

Kohlenoxyd

Gramm im cbm		0,08		0,572		1,19		1,486

Solchen Mengen kommen Vergiftungswirkungen nicht mehr zu.

f) Leuchtgas.

Werden nichtflüchtige Kohlenstoffverbindungen bei Luftabschluß erhitzt, trocken destilliert, so entstehen durch Neugruppierung der Elemente neue Kohlenstoffverbindungen von einfacherem Bau neben Kohlenoxyd, Kohlensäure, Wasser. Kohle bleibt zurück. Die qualitative und quantitative Zusammensetzung der erhaltenen Produkte, z. B. aus *Kohlen*, hängt von der Natur der angewendeten Materialien sowie von den Verarbeitungsmethoden ab.

a) Durch die Versuche von ST. CLAIRE DEVILLE ist erwiesen worden, daß *Steinkohlen* einen verschiedenen Sauerstoffgehalt haben, und daß mit der Höhe desselben u. a. auch die Menge der Kohlensäure und des Kohlenoxyds wächst. Die flüchtigen Destillationsprodukte der Kohle liefern das *Leuchtgas*. Es ist ein Gemenge flüchtiger, lichtgebender Kohlenwasserstoffe: Methan (30—45%), Äthylen, Propylen, Acetylen, Butylen usw. mit aromatischen Stoffen: Benzol (0,6—1,3%), Toluol, Xylol, Naphthalin, Pyridin usw., sowie mit Kohlenoxyd, Kohlensäure, Ammoniak, Blausäure (0,1—0,7 : 1 cbm), Schwefelwasserstoff usw. Das Gas hat einen durch Acetylen, Benzol und organische Schwefelverbindungen bedingten charakteristischen Geruch. Es werden davon 0,01—0,02 in 1000 Teilen Atemluft noch wahrgenommen.

Das Maximum der Explosivität von Steinkohlengas liegt bei einem Mischungsverhältnis mit dem sechsfachen Luftvolumen.

Es lieferte bei der im Durchschnitt etwa vier Stunden dauernden trocknen Destillation:

	Kohlenoxyd	*Kohlensäure*
Saarkohle	8,5 Vol.%	2,5 Vol.%
Westfäl. Kohle	7,1 „	1,2 „
Böhmische Kohle	10,25 „	2,2 „
Sächsische Kohle	9,5 „	2,0 „

Der Gehalt des *Leuchtgases* deutscher und fremder Darstellung an Kohlenoxyd und Kohlensäure zeigt zum Teil nicht geringe Abweichungen von diesen Kohlenoxydwerten. Die Kohlenart beeinflußt natürlich auch dieses Ergebnis. So liefert z. B. die an Wasserstoff sehr reiche, an Sauerstoff sehr arme, leicht entzündliche und mit lebhafter Flamme fortbrennende Cannelkohle ein Leuchtgas, das in einigen Analysen sehr geringe Mengen von Kohlenoxyd und Kohlensäure aufwies.

	Kohlenoxyd	*Kohlensäure*
Cannelkohle:		
Schottische	4,0 %	3,0 %
Amerikanische	4,7 „	1,8 „
Bunsen erhielt aber	6,6 „	3,6 „

Aus den vorhandenen Analysen des Leuchtgases deutscher Städte berechnet sich der Durchschnitt für:

Kohlenoxyd 7,3 %
Kohlensäure 1,6 „

Es wurde ferner angegeben für das Leuchtgas in:

	Kohlenoxyd	*Kohlensäure*
Paris	5—6,6	3,6
Bordeaux	10—12	—
London	6,8—7,5	—
„	4,06	0,03
Boston	6,8	0,4

b) *Die Verbrennungsprodukte des Leuchtgases.* Aus normal funktionierenden Lampen sollte Leuchtgas kein Kohlenoxyd in den Raum entsenden. In einem *Argandbrenner* nimmt das brennende Gas Sauerstoff auf und liefert Kohlensäure und Wasser. So lieferte ein solcher Brenner[1]

Kohlensäure	*Sauerstoff*	*Stickstoff*
11,5 %	11,6 %	84,1 %

Nur wenn die Apparate nicht alles Gas verbrennen, könnte das Kohlenoxyd entweichen. Dies scheint vorzukommen, da man in der Verbrennungsluft leuchtender Gasflammen 1,1 % Kohlenoxyd nachgewiesen hat[2]. Einen solch hohen Betrag fand man nicht wieder, dagegen in einem Raume, in dem ein Argandbrenner eine halbe Stunde gebrannt hatte, 1 Kohlenoxyd auf 75 000 Luft.

Anders stellten sich die Ergebnisse bei der in der gleichen Richtung vorgenommenen Prüfung der von dem *Auerbrenner* gelieferten gasigen Produkte. Die erhaltenen einzelnen Werte für Kohlenoxyd in diesen Abgasen liegen zum Teil weit auseinander. Gréhant erhielt davon ungefähr 0,005 %, andere 0,003—0,02 %[3].

Ein Auerbrenner brannte $2\,^1/_4$ bzw. $2\,^3/_4$ Stunden in einem Raum von 6,5 cbm. Danach wurden darin gefunden 0,068 bzw. 0,078 %$_{00}$ oder, auf den ganzen Luftraum berechnet, 442 bzw. 507 ccm Kohlenoxyd. Mithin hatte der Brenner stündlich geliefert 196 bzw. 184 ccm Kohlenoxyd. Das Verhältnis der Kohlensäure zum Kohlenoxyd betrug in diesen Versuchen 263 : 1[4].

Eine neue Feststellung über die Abgase aus Beleuchtungskörpern, wie der *Invertlampe*, des *stehenden Auerbrenners*, der *Petroleumlampe* und der *Kerze* ergab: Alle diese Flammen haben einen sehr geringen Kohlenoxydgehalt derselben Größenordnung: 0,2—0,4 % des Kohlensäuregehalts. Bei ungenügender Primärluftzufuhr steigt derselbe auf 1,7—2 % des Kohlensäuregehaltes — mithin belanglose Mengen bei 1 Vol. % Kohlensäure in der Luft[5].

---

[1] Gréhant, Bullet. de l'Acad. de Médec. 1888, Séance du 18. sept. — Annales d'hygiène, 3. Sér., t. I, p. 183.

[2] Lewes, in Schillings, Journ. für Gasbeleuchtung, 1894.

[3] Geelmuyden, Journ. für Gasbeleuchtung, 1894, S. 588. — Bunte, Wissensch. Unters. aus dem chem. techn. Institut der Techn. Hochschule, Karlsruhe.

[4] Spitta, Arch. f. Hygiene Bd. 46, 1903, p. 309.

[5] Terres, Journ. f. Gasbeleucht. Bd. 57, 1913, S. 605.

Ein stündlich mit 1,6 cbm Leuchtgas unter 24 mm Druck gespeister Bunsenbrenner liefert beim Brennen unter einem Sandbade, wenn der innere Konus der Flamme das Metall berührt, etwa 0,6 cdm Kohlenoxyd[1]) in der Stunde.

c) *Braunkohle.* Das durch Destillation böhmischer Braunkohle gewonnene Gas enthielt 8,2% Kohlenoxyd und 6,2% Kohlensäure.

d) *Holzgas.* Verschiedene Hölzer werden zur Gewinnung der dabei entstehenden Produkte der trocknen Destillation unterworfen. Das entstehende Brenngas ist frei von Ammoniak und Schwefelverbindungen, und reich an Kohlenoxyd. Gereinigt enthält es im Durchschnitt:

Kohlenoxyd 33—40%.

Speziell liefern:

	Kohlenoxyd
Buchenholzgas	41,94%
Tannenholzgas	38,25 „
Lärchenholzgas	40,28 „

Der Betrag an dem Gase kann bis 61,8% gehen.

Bei der Vergasung in Generatoren wurden auch viel kleinere Werte gefunden, z. B.

	Kohlenoxyd	*Kohlensäure*
Eichenabfälle	13,9%	16,0%
Tannenholz, frisch	12,9 „	18,4 „

e) *Torfgas.* Es enthält Kraftgas, das durch direkte Vergasung aus Torf in besonderen Generatoren hergestellt wird:

	Kohlenoxyd	*Kohlensäure*
Aus Torfbriketts	13,7%	14,3%
„ Torf	15,6 „	12,2 „
„ nassem Torf	9,5 „	15,0 „

Andere Analysen ergaben als Zusammensetzung von *Torf-Kraftgasen:*

Kohlenoxyd	17 %
Kohlensäure	11,2 „
Kohlenwasserstoff	6,2 „
Wasserstoff	5,9 „
Stickstoff	59,4 „
Sauerstoff	0,3 „

Vergleichsweise lieferten bei der Vergasung die Trockenmassen von:

	Torf	*Braunkohle*	*Steinkohle*
Kohlenoxyd	21	22	22
Kohlensäure	9	6	6
Kohlenwasserstoff	2	2	2
Wasserstoff	8	8	9
Stickstoff	60	62	61

Der Kohlenoxydgehalt des durch Torfvergasung erhaltenen Kraftgases kann auch auf über 30% steigen, und die aus 1 kg Torf erzeugte Gasmenge 1,5—2 cbm betragen[2]).

---

[1]) THORPE, Proceedings Chem. Soc. vol. XIX. — Journal Chem. Soc. London, vol. LXXXIII, p. 221. — Vgl. auch das Kapitel über Vergiftung durch Rauch.
[2]) HAUSDING, Handb. der Torfgewinnung. 3. Aufl. 1917.

f) *Ölgas.* Aus Mineralölen, Braunkohlenteer, Schieferschwefelteer und Paraffinölen, Rüböl, verbrauchten Schmierölen, Seifen aus den Waschwässern der Kammgarnfabriken usw. stellt man auf dem Wege der Destillation Gasöl dar. Durch Verdampfung des Öls und Überhitzen der Öldämpfe bei 700—800° in Retorten, die wie Leuchtgasretorten erhitzt werden, gewinnt man das Ölgas. Das zu vergasende Öl wird mittels einer Pumpe durch eine Düse auf den Koks des Generators gespritzt und hierbei zerstäubt. Der entstehende Öldampf durchstreicht die Kokssäule von oben und unten und wird hierdurch in ein permanentes Gas umgewandelt, das die folgende Zusammensetzung hat:

Kohlenoxyd	*Kohlensäure*	*Wasserstoff*	*Methan*
9—15—17,47 %	1—2 %	43—50 %	23—26 %

Ölgas dient zur Beleuchtung von Eisenbahnwagen, Seezeichen usw.

Blaugas wird erzeugt, indem man Gasöl vergast, reinigt und unter Einspritzung von Wasser verdichtet. Es findet u. a. für die Kleinbeleuchtung Verwendung.

g) *Harzgas.* Dieses farblose, an Schwefelkohlenstoff oder Mercaptan erinnernde Gas, das schwerer als atmosphärische Luft ist und sich bei der Destillation von Rückständen der Terpentinöldarstellung bildet, ergab in zwei Analysen[1]:

Kohlenoxyd	*Kohlensäure*
10,6 %	54,2 %
39,1 „	31,6 „

g) Hochofengase.

Die Reduktion der nach dem Rösten der Erze entstehenden Metalloxyde, die im Hochofenbetrieb erfüllt werden muß, vollzieht sich sowohl durch Kohlenstoff (jetzt wird meist Koks benutzt):

$$Fe_2O_3 + 3C = 2Fe + 3CO,$$

als auch durch das beim Verbrennen der Kohle entstehende Kohlenoxyd:

$$Fe_2O_3 + 3CO = 2Fe + 3CO_2.$$

Dieser letztere Vorgang ist umkehrbar:

$$Fe_2O_3 + 3CO \rightleftarrows 2Fe + 3CO_2,$$

d. h. sobald eine gewisse Menge von Eisen und Kohlensäure gebildet ist, zersetzt sich die letztere wieder und es entstehen von neuem Eisenoxyd und Kohlenoxyd. So muß Kohlenoxyd notwendig in den Gichtgasen erscheinen. Die reduzierende Wirkung des Kohlenoxyds beginnt schon bei 200°. Bei 400° ist sie bereits zwanzigmal, bei 800°—900° sechzigmal so stark wie bei der niederen Temperatur.

Für jede Tonne erzeugtes Roheisen entstehen rund 4500 cbm Gichtgas. Sein Heizwert wird nutzbar gemacht. Man verschließt die Gicht, d. h. die obere Öffnung des Hochofens, durch einen Glocken- oder Trichterverschluß. Die geschlossenen Verschlüsse (Gasfänge) haben Fülltrichter

---

[1] Bachem u. Möckel, Arch. f. exper. Pathol. Bd. 57, 1907, S. 224. — Eulenberg, Die Lehre von den schädlichen Gasen, 1865, S. 159.

zur Aufnahme der Beschickung und werden nur für so lange geöffnet, als die frischen Massen in den Ofen rollen. Durch die Verschlüsse werden die Gichtgase gezwungen in das Gasableitungsrohr und von dort in die Gasleitungen zu ziehen. Von hier aus wird es nach entsprechender Reinigung von Flugasche usw. zu etwa 30—40% zum Erhitzen der Wärmapparate für den in den Hochofen einzulassenden Wind und zu etwa 55—60% für Dampfkessel, Gaskraftmaschinen usw. verwendet.

Die Gasleitungen müssen von Zeit zu Zeit durch einsteigende Arbeiter von dem abgesetzten Gichtstaub gereinigt werden. Man hat versucht, die Gichtgase durch Parfümierung mit dem zu teuren Carbialin oder Mercaptan sich bemerkbar machen zu lassen. Das beste ist das Arbeitenlassen in der Gasleitung mit Atmungsapparaten. Kalte Gichtgase können sich leicht weit verbreiten, da sie fast das gleiche spezifische Gewicht wie atmosphärische Luft haben.

Die Zusammensetzung der dem Generatorgas nach der Gewinnungsart und der Zusammensetzung nahestehenden Gichtgase schwankt je nach der Beschaffenheit, dem Gange und der Beschickung der Öfen:

Kohlenoxyd in Vol.%	*Kohlensäure* in Vol.%	*Wasserstoff* in Vol.%	*Grubengas* in Vol.%	*Stickstoff* in Vol.%
24...	12...	2...	2...	60
24,88	9,99	0,97	—	55,76
25,24	11,58	2,48	—	60,70
25,97	7,77	6,73	3,75	55,53 [1]

Mit steigendem Kokssatz kann die Kohlenoxydmenge auch bis 31% gehen.

h) Wassergas.

Zwischen glühender Kohle und Wasserdampf verläuft bei hoher Temperatur die Reaktion nach der Formel:

$$C + H_2O = CO + H_2 ,$$

bei niederer nach der Formel:

$$C + 2H_2O = CO_2 + 2H_2 .$$

Beide Reaktionen sind nicht durch scharfe Temperaturgrenzen getrennt, zumal die Reaktion

$$2CO \rightleftharpoons C + CO_2$$

reversibel ist und für jedes Temperatur- und Druckverhältnis zu Gleichgewichten führt, die sich für niedere Temperaturen zum Vorwalten von Kohlensäure, für hohe zu dem von Kohlenoxyd verschiebt. Es entstehen:

	Kohlenoxyd	*Kohlensäure*
Bei 500°	7,1%	16,7%
„ 600°	9,7 „	15,1 „
„ 700°	23,1 „	6,9 „
„ 800°	29,9 „	2,8 „
„ 900°	34,0 „	0,2 „

Nach der ersten Gleichung benötigen theoretisch 12 kg Kohlenstoff 18 kg Wasserdampf, mithin 1 kg 1,500 kg Wasserdampf, und es entstehen

---

[1] Steinkohlengichtgas (BUNSEN u. PLAYFAIR).

28 kg Kohlenoxyd und 2 kg Wasserstoff, also für 1 kg Kohlenstoff 2,500 kg Wassergas. Da 1 kg Kohlenstoff 1,86 cbm Kohlenoxyd liefert, und da beim Wassergasprozeß ein dem Kohlenoxyd gleiches Volumen Wasserstoff entsteht, so beträgt die aus 1 kg Kohlenstoff entstehende Wassergasmenge 3,73 cbm. Nach der zweiten Gleichung entstehen aus 12 kg Kohlenstoff 44 kg Kohlensäure und 4 kg Wasserstoff, mithin aus 1 kg Kohlenstoff 1,86 cbm Kohlensäure und 3,7 cbm Wasserstoff.

Das so entstehende brennbare Gemisch hat eine Flammentemperatur von ca. 2800° C. Im Gegensatz zum Generatorgas, dessen Bildung exothermisch erfolgt, ist die Wassergasentstehung eine endothermische. Sie erfordert Wärme. In eisernen, mit feuerfesten Steinen ausgekleideten Generatoren wird als erste Phase Anthracit oder Koks durch Einblasen von Luft erhitzt. Dieses „Warmblasen“ oder „Heißblasen“ dauert etwa 11 Minuten. Es wird ein Teil Kohlenstoff zu Kohlensäure verbrannt, bis die Kohle zum Glühen kommt. Das entstehende Gas wird für sich abgeleitet (Kohlensäure + Stickstoff). Darauf erfolgt als zweite Phase die eigentliche Wasserstoffgasherstellung, das „Gasmachen“, das etwa 4 Minuten dauert: Nach Abstellung des Gebläsewindes wird in den oberen Abschnitt des Generators Wasserdampf eingelassen, der die Koksschichten von oben nach unten durchströmt und Wassergas (Kohlenoxyd + Wasserstoff) liefert. Beide Operationen wechseln sich dauernd ab. Die kontinuierliche Gasentwicklung wird erzielt, indem man zwei Generatoren aufstellt, die sich in umgekehrter Phase befinden. Das Gas wird in Skrubbern und durch andere Hilfsmittel gereinigt.

Das Wassergas brennt mit farbloser, sehr heißer Flamme. Es hat ein spez. Gewicht von 0,5181. Es wird zur Erzeugung hoher Hitzegrade oder auch nach der *Carburierung durch schwere Kohlenwasserstoffe* oder uncarburiert für Auerbrenner als Beleuchtungsmittel verwendet. Der Heizwert beträgt 2500—2800 Kal. pro Kubikmeter.

Die Explosionsgrenze des Wassergases liegt bei 12—18 Vol.% Wassergehalt der Atmosphäre. Das Gas ist geruchlos. Damit es, wenn es aus Undichtigkeiten ausströmt, wahrgenommen wird — was wegen seiner überaus hohen Giftigkeit wichtig ist —, werden ihm 5—10% einer alkoholischen Lösung von Äthylmercaptan hinzugefügt. Es reichen 0,5 l zur „Parfümierung“ von 35 000 cbm Wassergas aus. Der Geruch des Mercaptans verliert sich aber durch Kondensierung. Auch mit Steinkohlengas wurde es riechbar gemacht. Der Kohlenoxydgehalt schwankt sehr in den einzelnen Sorten:

Kohlenoxyd	*Kohlensäure*	*Wasserstoff*	*Methan*
25,233	3,402	34,548	21,699
28,98	0,3	27,09	25,82
35,38	2,05	52,76	4,11
39,0	5,0	49,0	0,7
41,0	4,0	50,0	—

Ölcarburiertes Wassergas gewinnt man durch heißes Carburieren des Wassergases mit Gasöl oder kaltes mit Benzol. Seine Kosten sind hoch. Es enthält[1]:

Kohlensäure	2— 3,5 %
Kohlenoxyd	36—42,1 „

____

[1] BUNTE, Journ. f. Gasbeleuchtung 1912, 174.

i) Generatorgas.

Das Luftgas oder Siemensgas (Gaz pauvre) wird in Generatoren, d.h. Apparaten zur Gaserzeugung hergestellt. Sie stellen im wesentlichen Schachtöfen dar, in denen das Brennmaterial in hoher Schicht verbrennt, während Luft von unten eingeblasen oder angesaugt wird. Die Vergasung des Kohlenstoffs zu Kohlenoxyd erfolgt nach der Gleichung $C + O = CO$, d. h. es liefern theoretisch 12 kg. Kohlenstoff und 16 kg Sauerstoff 28 kg Kohlenoxyd. Ein kg Kohlenstoff braucht demnach 1 kg Sauerstoff oder 5,79 kg bzw. 4,44 cbm Luft (mit 23 Gew.% Sauerstoff) zur Vergasung. Da das Molekulargewicht eines jeden Gases in Kilogramm den Raum von 22,41 cbm einnimmt, so liefern, entsprechend der angegebenen Gleichung 12 kg Kohlenstoff 22,41 cbm Kohlenoxyd und 1 kg 1,86 cbm Kohlenoxyd. Ein Volum Kohlenoxyd ist äquivalent $^1/_2$ Volum Sauerstoff, mithin sind die 1,86 cbm Kohlenoxyd $= 0,934$ cbm Sauerstoff. Zu diesem gehören in der Luft (im Verhältnis von 21 : 79 Vol.%) 3,514 cbm Stickstoff. Es liefert also 1 kg Kohlenstoff theoretisch (1,868 + 3,514 cbm) 5,38 cbm Generatorgas. Das theoretische Generatorgas würde 34,72 Vol.% Kohlenoxyd und 65,28 Vol.% Stickstoff besitzen, was in der Praxis unerreichbar ist.

Nur in den untersten Schichten verbrennt die Kohle vollständig zu Kohlensäure. Gleichzeitig entstehen durch trockne Destillation flüchtige Kohlenwasserstoffe (Leuchtgas usw.). Die Kohlensäure steigt aufwärts durch die Schicht glühender Kohlen und erfährt hierbei eine Reduktion zu Kohlenoxyd:

$$CO_2 + C = 2\,CO.$$

Aus dem Wasserdampf wird Wasserstoff gebildet. Der Stickstoff bleibt unverändert.

Analysen des Generatorgases ergaben:

Kohlenoxyd	Kohlensäure	Wasserstoff	Methan	Stickstoff
22,84	6,99	10,30	2,99	56,88
26,01	5,50	8,2	2,46	58,01

In trocknen *Generatorgasen aus Holz* stieg der Kohlenoxydgehalt bis 34,5% bei 11,6% Kohlensäure und 0,7% Methan.

Generatorgas aus Koks enthielt an Kohlenoxyd 33,8%, Kohlensäure 1,5%, Wasserstoff 0,1% und Stickstoff 64,8%.

k) Halbwassergas.

Das Halbwassergas (Dawson-Gas, Mischgas, Generatorwassergas), ein zwischen dem Generatorgas und Wassergas stehendes Heizgas, entsteht, wenn man in den mit Brennstoffen beschickten Generator durch Dampfstrahlinjektoren Wasserdampf und Luft gemischt einführt. Der Wasserdampf wird von den glühenden Kohlen im Generator zersetzt, und die Zersetzungsprodukte mischen sich dem gewöhnlichen Generatorgas zu. Das sehr viel angewendete Halbwassergas besteht mithin im wesentlichen aus Generatorgas und Wassergas. Es ist nach seiner Reinigung verwendbar. Es verbrennt rußlos, ist billiger als Leuchtgas und hat als

„Kraftgas" eine größere Heizkraft als das gewöhnliche Generatorgas. Die Analysen ergaben:

Kohlenoxyd	Kohlensäure	Wasserstoff	Methan	Stickstoff
23,0	6,0	17,0	2,0	52,0
25,07	6,57	18,73	0,31	48,98
26,8	7,2	18,4	0,6	47,0

In *Sauggas-Generatoren* wird Mischgas zum Betrieb von Motoren hergestellt. Der Eintritt der mit Wasserdampf gesättigten Luft in den Generator erfolgt hier durch den Ansaughub des Motors. Das Gas wird zur Gebrauchsfertigkeit noch durch einen mit Koksstückchen gefüllten Waschturm (Skrubber), zwecks Reinigung durch Wasser, und dann zur Trocknung und Befreiung von Staub in den mit Sägemehl beschickten Reiniger geleitet. Seine Zusammensetzung wechselt je nach der Apparatur und dem kohlenstoffhaltigen Material. Es enthält:

	Kohlenoxyd	Kohlensäure	Wasserstoff	Grubengas
Aus Anthracit	23,3 %	5,5 %	17,4 %	2,0 %
„ Braunkohlenbriketts	16,4 „	11,5 „	27,0 „	2,8 „
„ Torf	12,3 „	16,0 „	22,4 „	1,9 „

Als *Mondgas* wird ein Mischgas bezeichnet, das durch Einblasen von überhitztem Wasserdampf in Kohlen bei niedriger Temperatur gewonnen wird, wobei gleichzeitig Ammoniak entsteht. In besonderen Generatoren wird die Herstellung vorgenommen. Der Mond-Generator wie die Generatoren von Wilson und Duff liefern die gleichen Mengen Kohlenoxyd und Kohlensäure:

	Kohlenoxyd	Kohlensäure
Mondgas	11,0 %	16,5 %
Wilsongas	10,0 „	16,0 „
Duffgas	11,0 „	15,5 „

Bei den modernen Generatoren (Morgan-Generatoren usw.) werden die Kohlen in einen oberen Trichter aufgegeben, mittels eines zweiten Verschlußdeckels nach dem exzentrischen, durch einen Zahnradkranz sich ständig drehenden Streutrichter abgelassen und von diesem gleichmäßig über die ganze Fläche des Generators verteilt. Der Generator hat keinen Rost und steht mit dem unteren Teile in einem Wasserbad, in welches die sehr gut ausgenutzten Kohlen allmählich als feine Asche oder kleine Schlacke hinabsinken. Die Einführung von Dampf und Luft erfolgt durch eine eigentümliche, tellerförmig ausgebildete Düse, die unten in der Mitte über dem Wasserbad angebracht ist.

l) Gase der Celluloidexplosion.

Celluloid ist eine unter Druck verdichtete, leicht entzündliche Mischung von Nitrocellulsose (Schießbaumwolle) und Campher, die hauptsächlich aus Dinitrocellulose besteht. Am besten eignen sich für die Herstellung des Celluloids die sieben- bis neunfach nitrierten Cellulosen mit einem Stickstoffgehalt von 10—12%. Zu seiner Zersetzung ist kein Sauerstoff erforderlich. Eine brennende Celluloidstange zersetzt sich, auch nachdem sie ausgelöscht worden ist, noch weiter, wenn sie in ein mit Kohlensäure oder Wasserdampf gefülltes Gefäß gebracht wird. Daher kann ein Celluloidbrand mit chemischen Löschapparaten überhaupt nicht und mit Wasser nur sehr schwer gelöscht werden[1]). Die flammenlose Zersetzung beginnt bei etwas über 100° C. Die weißen Dämpfe, welche bei der Zersetzung auftreten, geben, mit Luft gemischt, ein explosibles Gemisch. Die Produkte der flammenlosen Zersetzung sind Gase, Flüssigkeiten und ein kohliger Rückstand. Die ersteren enthalten u. a. Kohlenoxyd. Im flüssigen Anteil findet sich der Campher in Verbindung mit Salpetersäure.

Je nach der Art des Celluloids liefert ein Gramm Celluloidstaub beim Verpuffen in der Druckbombe bei 160° ca. 300—600 ccm brennbares Gas von folgender Zusammensetzung in Prozenten[2]):

Kohlenoxyd	*Kohlensäure*	*Kohlenwasserstoffe*	*Wasserstoff*
45,7	14,8	19,4	10,8

Die Analyse der durch Verbrennen von *Films* unter Luftabschluß erhaltenen Gase ergab in Prozenten[3]):

Kohlenoxyd	*Kohlensäure*	*Kohlenwasserstoffe*	*Wasserstoff*	*Stickstoffdioxyd*
26,3	7,3	0,7	—	28,5

Übereinstimmend lehrten die bisherigen Untersuchungen, daß beim Verpuffen des Celluloids unter allen Umständen Kohlenoxyd entsteht. So wurden durch Verpuffung unter Luftabschluß aus 100 g Celluloid bei 0° und 760 mm Druck 17—18 l Gas erhalten, die sich folgendermaßen verteilen:

Kohlenoxyd	*Kohlensäure*	*Stickoxyd*	*Blausäure*
4—7 l	3—4 l	7—9 l	0,7 g

Daneben waren in den Zersetzungsprodukten noch Acrolein und Campher nachweisbar.

Bei Verbrennung von Celluloid unter beschränktem Luftzutritt erhielt man größere Mengen Blausäure als bei der Verpuffung: aus 100 g 1,2 g Blausäure.

Beim Verpuffen von Celluloid unter Luftzutritt enthalten die Verpuffungsdämpfe statt Stickoxyd, Stickstoffdioxyd und Stickstofftetroxyd[4]).

Bei Bränden in Lagerungsstätten von Celluloidmassen wird die Luftzufuhr stets beschränkt sein, so daß man mit dieser Beurteilungsgrundlage allein zu rechnen, d. h. das im Laboratoriumsversuch festgestellte Fehlen von Kohlenoxyd beim Verbrennen unter Luftzutritt — wobei nur Kohlensäure, Wasser und Stickstoff entstehen — nicht zu erwarten hat. Mit Recht wurde darauf hingewiesen[5]), daß auch die Zusammensetzung der Endprodukte bei einer Celluloidexplosion und bei Verbrennung des Celluloids stark variieren je nach den Verbrennungsbedingungen, analog wie dies von den Sprengstoffen erwiesen ist[6]).

---

[1]) PANZER, Chemiker-Zeitung 1910, S. 621.
[2]) WILL, Zeitschr. f. angew. Chemie 1906, S. 1377.
[3]) Minutes of Evidence and Appendices of the Departemental committee on Celluloid, London 1913, p. 322.
[4]) PFYL u. RASENACK, Arbeit aus dem Kaiserl. Gesundheitsamt Bd. 32, H. 1.
[5]) v. SCHULTHESS RECHBERG, Erfahrungen bei einer Celluloidexplosion, Zürich 1916.
[6]) L. LEWIN u. POPPENBERG, Archiv f. exper. Pathologie, Bd. 60, 1909.

m) Explosionsgase.

Die Wirkung einer jeden Explosion wird durch die bei der Zersetzung des Sprengstoffs entstehenden Gase veranlaßt. Diese Vergasung des Sprengstoffs liefert neben biologisch indifferenten Stoffen auch Kohlenoxyd. Die Sprengstoffe lassen sich, bezüglich ihrer normalen Zersetzung bei der Explosion, in zwei Gruppen einteilen. Sprengstoffe, in deren Molekül oder in deren Komposition sich genügend Sauerstoff befindet, um den gesamten Kohlenstoff in Kohlensäure, den gesamten Wasserstoff in Wasser überzuführen, werden als Explosionsprodukte im wesentlichen Kohlensäure, Wasser und Stickstoff bilden. Die Menge des möglicherweise entstehenden Kohlenoxyds ist in diesem Falle so gering, daß sie bezüglich ihrer toxikologischen Wirkung nicht in Betracht kommt. Enthalten die Sprengstoffe weniger Sauerstoff, kann also der gesamte Kohlenstoff nicht in Kohlensäure und der gesamte Wasserstoff nicht in Wasser übergeführt werden, so bildet sich im wesentlichen ein von der Explosionstemperatur und Abkühlungsgeschwindigkeit abhängiges Gleichgewicht zwischen Kohlensäure, Wasserstoff, Kohlenoxyd und Wasser, das bei großem Explosionsdruck durch Methanbildung (CH_4) beeinflußt wird.

In Fällen, in denen der Sprengstoff aus irgendwelchen Gründen z. B. durch vorherige Entzündung infolge schlecht angebrachter Zündleitung oder durch nicht richtiges Laden des Sprengstoffs, durch zu geringe Initialzündung nicht zur vollkommenen Detonation kommt, verläuft die Zersetzung — mit Auskochen der Sprengladung bezeichnet — unter Bildung von Stickoxyden. Die Menge der Stickoxyde richtet sich natürlich nach dem Verhältnis des explodierenden und langsam verbrennenden (auskochenden) Sprengstoffs. Es können bei vollkommenem Auskochen, z. B. von Guhrdynamit, bis ca. 48 % Stickoxyd entstehen.

Ein regelmäßiger Begleiter des Kohlenoxyds in den Explosionsgasen ist die Kohlensäure. Mit zunehmender Dichte der Explosionsgase wächst die Menge der letzteren und mindert sich die des Kohlenoxyds[1]) z. B. bei

0,01 Dichte:	33 Kohlenoxyd	15 Kohlensäure	
0,2 „ :	26 „	22 „	
0,3 „ :	0 „	nur „	

Einen Einblick in die Vergiftungsgefahr durch Explosionsgase erhält man durch die folgenden analytischen Ergebnisse:

Schwarzpulver

Kohlenoxyd	*Kohlensäure*	*Schwefelwasserstoff*	*Stickstoff*
3,6 %	27,5 %	1,0 %	11,2 [2]) %
3,88 „	52,67 „	0,6 „	41,12 „
5,0 „	53,0 „	—	42,0 „
9,26 „	61,34 „	2,31 „	25,46 „

---

[1]) Sarrau et Vielle, Compt. rend. de l'Acad. des Sciences T. XC, p. 1058.
[2]) Scott, The Lancet, 1896, p. 217 (Gase einer Pulverexplosion).

Nach der Zersetzungsgleichung des Schwarzpulvers[1]):

$$20\,KNO_3 + 10\,S + 30\,C = 6\,K_2CO_3 + K_2SO_4 + 3\,K_2S_3 + 14\,CO_2 + 10\,CO + 10\,N_2$$

bestehen die Explosionsprodukte zu

> 56,4 % aus festen Stoffen (Rückstand, Rauch)
> 43,6 „ aus Gasen.

Da jedes Molekulargewicht eines Gases in Grammen bei 0° und 760 mm Druck einen Raum von 22,32 l einnimmt, so ergeben sich folgende Gasmengen:

> 14 Mol. Kohlensäure = 312,5 l Kohlensäure
> 10 Mol. Kohlenoxyd = 223 l Kohlenoxyd

oder für 1 kg Schwarzpulver:

> Kohlenoxyd   82,5 l
> Kohlensäure   115,5 l

Der Betrag an Kohlenoxyd kann aber je nach der Zusammensetzung des Pulvers auch beträchtlich höher oder geringer sein.

Knallquecksilber (Fulminat). Zur Entzündung von Schieß- und Sprengstoffen (Initialzündung) wird Knallquecksilber — für Sprengkapseln in Mischung z. B. mit chlorsaurem Kalium (85 % : 15 %) — verwendet. Seine Zersetzungsgleichung lautet:

$$HgC_2N_2O_2 = Hg + 2\,CO + N_2.$$

n) Gase von anderen Nitrokörper enthaltenden Sprengstoffen[2]).

	Kohlen-oxyd in %	Kohlen-säure in %	Wasser-stoff in %	Gruben-gas in %	
. Nitrocellulose (Pyroxylin)	46,87	16,8	20,44	1,26	1 kg liefert 850 l Gas
Gelatinedynamit	34,0	32,68	10,0	0,75	
Kohlencarbonit	36,0	19,2	27,6	2,8	1 kg liefert 210 l Kohlenoxyd und 149 l Kohlensäure
Pikrinsäure (Melinit, Lyddit, Shimose)	61,05	3,46	13,18	1,02	
Trinitrotoluol	57,01	1,93	20.45	—	
Ammonal	23,74	6,09	36,28	0,17	

Trinitrokresol (Kresolyt), das der Pikrinsäure homologe Produkt bzw. sein Ammoniumsalz (Ekrasit), liefern gleichfalls beträchtliche Mengen von Kohlenoxyd.

Minengase, die nach Sprengungen in Bergwerken, Tunnels, Minen sich entwickeln, wirken wesentlich durch ihren Gehalt an Kohlenoxyd. Der Gehalt daran schwankt zwischen 0,01 und 0,05 %. Ist viel Schwefelwasserstoff — nach Pulverexplosionen — in die Minenluft gelangt, so kann auch dieser sich an der Giftwirkung beteiligen.

---

[1]) NOBEL u. ABEL in HEISE u. HERBST, l. c.
[2]) L. LEWIN und O. POPPENBERG, Arch. f. exper. Pathol. Bd. 60, 1909. — Zeitschr. f. das ges. Schieß- und Sprengstoffwesen, Jahrg. 5, 1910.

o) Schlagwetterexplosionen.

Ganz reine Schlagwetter, d. h. solche, die nur durch Grubengas (Methan) und Luft zustande kommen, also ohne Mitwirkung von Kohlenstaub verlaufen, sollen Kohlenoxyd nicht auftreten lassen. Tatsächlich ist jedoch bei allen größeren Grubenexplosionen der Kohlenstaub beteiligt, so daß, da zu dessen vollkommener Verbrennung der vorhandene Sauerstoff nicht ausreicht, stets Kohlenoxyd in sehr großen Mengen zu erwarten ist. So fand man in den Nachschwaden von gemischten Explosionen, also Schlagwetterexplosionen, unter Mitwirkung von Kohlenstaub[1]):

Kohlenoxyd	*Kohlensäure*	*Sauerstoff*	*Stickstoff*
0,5—1,5 %	4—7 %	12—17 %	80—85 %

Es verlaufen Verbrennung und Explosion etwa nach folgender Umsetzungsgleichung:

$$\underbrace{1\,CH_4 + 2\,O_2 + 8\,N_2}_{11\ \text{Raumteile}} = \underbrace{\underbrace{1\,CO_2 + 8\,N_2}_{9\ \text{Raumteile}} + 2\,H_2O}_{11\ \text{Raumteile}}$$

Wird 1 Volumen Methan mit 2 Volumen Sauerstoff vermischt und entzündet, so verbrennt es unter heftiger Explosion. Ebenso, jedoch mit geringerer Heftigkeit, explodiert es, wenn es mit 10 Volumen atmosphärischer Luft gemischt wird, welche 2 Volumen Sauerstoff entsprechen. Wenn die beigemengte Luft weniger als das sechsfache oder mehr als das vierzehnfache Volumen des Grubengases beträgt, so findet eine Explosion nicht statt. Es wurde schon angeführt, daß Untersuchungen der Luft einiger Steinkohlengruben Kohlenoxyd darin ergeben haben. Das Maximum von Kohlenoxyd korrespondierte mit dem Minimum (0,00 %) an schlagenden Wettern, das Minimum an Kohlenoyxd mit dem Maximum an solchen[2]).

3. Chemische Bildung und Darstellung.

Kohlenoxyd kann rein gewonnen werden durch Zersetzung von organischen Säuren (Mandelsäure, Äpfelsäure, Citronensäure usw.), deren Salzen und Estern, von komplexen Cyaniden und vielen anderen organischen Körpern[3]) mit Schwefelsäure. So liefert, auch bei Erhitzung auf 200° C,

$$\underbrace{CH_2O_2}_{\text{Ameisensäure}} = \underbrace{CO}_{\text{Kohlenoxyd}} . = \underbrace{H_2O}_{\text{Wasser}}$$

oder

$$\underbrace{C_2H_2O_4}_{\text{Oxalsäure}} = CO + \underbrace{CO_2}_{\text{Kohlensäure}} + H_2O .$$

---

[1]) HEISE u. HERBST, l. c. S. 468.

[2]) MAHLER et DENET, Compt. rend. de l'Acad. des Sciences t. CLI, p. 645.

[3]) BISTRZYCKI u. SIEMIRADZKI, Berichte der deutsch. chem. Gesellsch. Jahrg. XXXIX, 1906, H. 1, S. 51, teilen die Kohlenoxydabspaltungen aus gewissen organischen Körpern unter dem Einfluß von Schwefelsäure in 7 Gruppen: 1. Abspaltung aus *Ameisensäure* und ihren Derivaten, 2. aus α-*Oxysäuren* und ihren Derivaten, darunter die Milchsäure, 3. aus *Oxalsäuren* und ihren direkten Abkömmlingen, 4. aus *weiteren Dicarbonylverbindungen*, 5. aus *tertiären Säuren*, 6. aus *sekundären* und *primären Säuren*, darunter die Palmitinsäure, 7. aus *Ketonen* und *Aldehyden*, darunter der Rohrzucker. — BISTRZYCKI u. LANDTWING, ibid. Bd. 41, 1908, S. 686 und Bd. 41, S. 1665, Abspaltung aus Acylchloriden. — BISTRZYKI u. FELLMANN, ibid. Bd. 43, S. 772, Bildung aus Aldehyden.

Das bei der letzteren Spaltung mitentstehende Kohlendioxyd muß durch Natronlauge entfernt werden.

Der menschliche Körper vermag nicht die Oxalsäure in dieser Art zum Zerfall zu bringen.

Fein gepulvertes Blutlaugensalz liefert mit heißer, 70%iger Schwefelsäure reichlich Kohlenoxyd, wobei der Cyanwasserstoff in Kohlenoxyd und Ammoniumsulfat zerfällt.

$$\underset{\text{Gelbes Blutlaugensalz}}{K_4FeCy_6} + \underset{\text{Schwefelsäure}}{6\,H_2SO_4} + \underset{\text{Wasser}}{6\,H_2O} = \underset{\text{Kaliumsulfat}}{2\,K_2SO_4} + \underset{\text{Ammoniumsulfat}}{3\,(NH_4)_2SO_4}$$
$$+ \underset{\text{Eisensulfat}}{FeSO_4} + \underset{\text{Kohlenoxyd}}{6\,CO}$$

Hierbei entstehen aus 15 g Blutlaugensalz 4 l Kohlenoxyd.

Läßt man konz. Schwefelsäure auf 98%iges stückiges Cyankalium einwirken, so erhält man das Gas fast rein.

Es bildet sich auch bei der Zersetzung von Chloroform oder Bromoform durch konzentrierte wässerige oder alkoholische erwärmte Kalilauge:

$$CHCl_3 + KOH = KCl + 2\,HCl + CO, \text{ oder}$$
$$CHCl_3 + 3\,KOH = CO + 3\,KCl + 2\,H_2O.$$

Bei der Narkotisierung durch Chloroform entsteht kein Kohlenoxyd. Hefezellen sollen es aus Chloroform bilden können[1].

Oxydiert man Cellulose mit Chromtrioxyd und Schwefelsäure, so entsteht das Gas.

Es bildet sich auch in geringen Mengen bei der Oxydation von Pyrogallussäure, Gallussäure, Gerbsäure bei Gegenwart von Alkali. Die Mengen schwanken zwischen 2—4 Vol.% des Sauerstoffs, je nach der Konzentration der Lösung der Pyrogallussäure.

Die trockne Destillation von Kohle und vielen organischen Verbindungen liefert um so mehr Kohlenoxyd und Kohlensäure, je reicher an Sauerstoff sie sind.

Beide entstehen ferner bei der energischen Oxydation der Kohle, z. B. durch eine mit Osmiumtetroxyd aktivierte Chloratlösung bei Wasserbadtemperatur.

Zur Bildung von Kohlenoxyd führt auch das Glühen von Stoffen, welche nur bei hoher Temperatur Sauerstoff abgeben, z. B. gewisser Metalloxyde (Zinkoxyd, Ferrioxyd, Manganoxyd) mit Kohle oder Graphit:

$$\underset{\text{Zinkoxyd}}{ZnO} + C = Zn + CO,$$

oder

$$\underset{\text{Siliciumoxyd}}{SiO_2} + 3\,C = \underset{\text{Siliciumcarbid}}{SiC} + 2\,CO.$$

Ebenso verhalten sich Erdalkalisalze:

$$\underset{\text{Calciumcarbonat}}{CaCO_3} + C = \underset{\text{Calciumoxyd}}{CaO} + 2\,CO.$$

---

[1] Bouchard, Compt. rend. de l'Acad. des Sciences, t. CL, p. 177.

4*

Calciumcarbonat gibt beim Erhitzen mit Kohle auf 650° 78% Kohlenoxyd und 22% Kohlensäure, Bariumcarbonat bei 800° 95% Kohlenoxyd und 5% Kohlensäure. Beide Gase entstehen auch beim Glühen von Ferrocarbonat (Spateisenstein) unter Luftabschluß.

Kohlenoxyd bildet sich bei der Herstellung von Salzsäure aus Chlor:

$$Cl_2 + 3 H_2O + 2 C = C_2O + CO + 2 HCl + H_2 \,.$$

Wird die Reaktion mit überschüssigem Kohlenstoff bei 1000° vorgenommen, so wird die Kohlensäure reduziert, und das Endresultat entspricht der Umsetzung:

$$Cl_2 + H_2O + C = 2 HCl + CO \,.$$

Aus Phosgen entsteht durch Bestrahlung im ultravioletten Licht (Quecksilberquarzlampe) Kohlenoxyd[1]).

Geht der elektrische Lichtbogen unter Wasser zwischen Kohlenspitzen über, so bilden sich Kohlenoxyd und Wasserstoff.

Wirkt überschüssige Kohle bei Glühhitze auf Natriumsulfat ein, so verläuft der Vorgang so:

$$Na_2SO_4 + 4 C = Na_2S + 4 CO \,.$$

Äthylalkohol wird durch dunkelrotglühende Kohle in gleiche Volumina Kohlenoxyd, Methan und Wasserstoff zersetzt. Der gleiche Einfluß läßt aus Phenol oder Kresol Kohlenoxyd entstehen:

$$C_6H_5(OH) + C = CO + C_6H_6 \,.$$

Das Gas bildet sich auch, wenn Äthylalkohol unter den Einfluß von Zinkstaub bei 300° oder von Aluminiumpulver bei Rotglut gebracht wird. Methylalkohol liefert hierbei Kohlenoxyd und Wasserstoff.

Bedeutungsvoll ist die Einwirkung des Wasserdampfes auf glühende Kohlen. Sie verläuft bei hoher Temperatur — 1000—1200° — nach der Gleichung

$$C + H_2O = CO + H_2$$

oder unter 1000° so:

$$C + 2 H_2O = 2 H_2 + CO_2 \,.$$

Im ersteren Falle verwandeln sich Kohle und Wasserdampf in Kohlenoxyd und Wasserstoff. Durch diese für Theorie und Praxis der Heizgase so wichtigen Umsetzungen werden unendlich große Mengen von Kohlenoxyd täglich in Großbetrieben erzeugt und geben damit die Möglichkeit für Vergiftung.

Entzieht man der Kohlensäure dadurch Sauerstoff, daß man sie z. B. über glühende Kohlen leitet, so entsteht schon bei 600° aus ihr Kohlenoxyd; bei 950° werden 94% umgesetzt und bei 1006° ist die Reduktion vollendet:

$$CO_2 + C \rightleftarrows = 2 CO \,.$$

Dieser letztere Vorgang, der für die Hochofenprozesse eine praktisch wichtige Bedeutung hat, ist umkehrbar. Über 1000° verläuft die Reaktion wesentlich in der Richtung des oberen Pfeiles, bei 445° jedoch bilden

---

[1]) Coehn u. Becker, Chemisches Zentralblatt Bd. 81, 1910, S. 501.

sich aus dem Kohlenoxyd wieder Kohlenstoff und Kohlensäure, so wie es der untere Pfeil andeutet.

Beim Überleiten von trockner Kohlensäure in heller Rotglut über Holzkohle, porösen und dichten Koks bilden sich durch den Oberflächeneinfluß verschiedene Mengen von Kohlenoxyd[1]).

Holzkohle   *Poröser Koks*   *Dichter Koks*
64,80 %   30,19 %   5,44 %

Die Reduktion des Kohlendioxyds findet auch statt, wenn man es durch eine mit Zinkstaub gefüllte und zur Rotglut erhitzte Glasröhre leitet:

$$CO_2 + Zn = ZnO + CO.$$

Statt der Kohlensäure kann man Magnesiumcarbonat oder Kreide mit Zinkstaub in einer Retorte erhitzen. Im späteren Verlaufe der Einwirkung entweicht reines Kohlenoxyd:

$$Zn + CaCO_3 = Zn + CaO + CO.$$

Aus Kohlensäure wird durch Erhitzen mit Schwefelwasserstoff Schwefel und Kohlenoxyd gebildet:

$$CO_2 + H_2S = S + CO + H_2O.$$

Unter dem Einflusse von Radiumemanationen oder durch den Induktionsstrom, oder durch ultraviolette Strahlen wird ebenfalls aus Kohlensäure Kohlenoxyd gebildet[2]).

Physikalische und chemische Eigenschaften des Kohlenoxyds.

1. Physikalische Eigenschaften.

Kohlenoxyd ist ein farbloses, geruch- und geschmackloses, brennbares Gas. Es enthält prozentisch 57,13 Sauerstoff und 42,87 Kohlenstoff. Von ihm wiegen bei 0° und 760 mm Barometerstand 1 l 1,2507 g, 1 cbm 1,255 kg. Es ist das Gas mithin 0,96702mal so schwer als Luft (Luft = 1). Ist es mit Kohlensäure und Kohlenwasserstoffen beladen, so wächst seine Schwere gegenüber der atmosphärischen Luft beträchtlich. Sein Molekulargewicht beträgt 27,998 (O = 16). Es ist schwer kondensierbar. Die Verflüssigung erfolgt bei sehr niedriger Temperatur. Seine kritische Temperatur liegt bei — 135,9° Der kritische Druck beträgt 35,5 Atmosphären. Der Siedepunkt liegt bei — 190°. Bei noch niedrigerer Tem-

---

[1]) Bell, Principles of the manufacture of iron and steel, London 1884.
[2]) Hoffmann u. Buff, Annal. d. Chemie, Bd. 113, 1860, 140. — Deville, Jahrb. der Chemie, 1865. — Herchfinkel, Le Radium, 1909, p. 228. — Loeb, Zeitschr. f. Elektrochemie, Bd. 12, 1906.

peratur — 211° — (Abkühlen mit flüssigem Wasserstoff) erstarrt das flüssige Kohlenoxyd. Flüssiges Kohlenoxyd ist farblos und durchsichtig. Wasser löst vom Kohlenoxyd:

Bei der Temperatur von	0°	5°	15°	20°
Volumen Kohlenoxyd	0,0328	0,0292	0,0243	0,0231

Bei 38° beträgt der Absorptionskoeffizient für:

Wasser	0,0182
Blutplasma	0,0177
Blut	0,0167

Die Löslichkeit im Blutserum ist vergleichsweise[1]):

Temperatur	In 100 ccm Wasser	In 100 ccm Serum
0°	3,53 ccm	2,5 ccm
15,5°	2,5 „	—

Kohlenoxyd verbrennt an gewöhnlicher feuchter Luft mit bläulicher Farbe zu Kohlendioxyd. Diese Flamme erlischt, wenn man sie in trocknen Sauerstoff überträgt, während sie in feuchtem weiterbrennt. Das Gas ist nicht imstande, die Verbrennung zu unterhalten. Brennende Körper erlöschen in ihm. Beim Verbrennen soll es zunächst Carbonylsuperoxyd bilden, das mit Wasser Wasserstoffsuperoxyd liefert.

Ein Magnesiumfaden erlischt zwar in Kohlenoxyd, doch brennt entzündetes Magnesiumpulver in Kohlenoxyd heftig weiter unter Abscheidung von Kohle und Magnesiumoxyd.

Die Verbrennungswärme des Kohlenstoffs zu Kohlenoxyd beträgt für 1 Grammatom oder 12 g Kohlenstoff 29 300 Kal., mithin für 1 g Kohlenstoff 2440 Kal., für 1 kg 2440 Kal. Die Verbrennungswärme des Kohlenoxyds ist für 1 Mol. oder 28 g = 68 400 Kal., mithin für 1 g Kohlenoxyd 2440 Kal., für 1 kg 2440 Kal., also das gleiche wie für 1 g bzw. kg Kohlenstoff.

Kohlenoxyd liefert mit Sauerstoff oder Luft ein Knallgas: Kohlenoxyd-Knallgas, $CO + O_2$

$$\underbrace{2\,CO}_{2\,\text{Vol.}} + \underbrace{O_2}_{1\,\text{Vol.}} = \underbrace{2\,CO_2}_{2\,\text{Vol.}}$$

Dieses Knallgas verbrennt weniger heftig als Knallgas aus Wasserstoff und Sauerstoff, weil die Geschwindigkeit der Fortpflanzung des Vorganges der Verbrennung im ersteren kleiner ist als im letzteren. In völlig trocknem Zustande erfolgt die Explosion des Kohlenoxydknallgases nicht, oder ev. nur durch eine heiße Flamme oder den sehr starken Induktionsfunken. Eine Spur Feuchtigkeit macht das Gemenge leicht entzündbar und brennbar, weil das Kohlenoxyd sich zunächst mit Wasserdampf zu Kohlensäure und Wasserstoff umsetzt:

$$CO + H_2O = CO_2 + H_2$$

und dieser dann mit Sauerstoff wieder zu Wasser verbrennt.

Die Entflammbarkeit von Kohlenoxyd-Luftmischungen liegt zwischen 15,9 und 74,5 Vol.% in weiter Röhre (über 40 mm). In enger Röhre ist das Gebiet der Entflammbarkeit ein viel kleineres, und in solchen von 2,3 mm Weite erfolgt überhaupt keine Entflammung mehr, ebenso bei Drucken unter 8) mm.

---

[1]) MANCHOT, Annalen der Chemie Bd. 370, 1904.

Das günstigste Explosionsverhältnis besteht, wenn ein Raumteil Kohlenoxyd mit zweiundeinhalb Raumteilen Luft gemischt ist, d. h. wenn das explosible Gemisch 28,6 % Kohlenoxyd enthält. Die unterste Grenze der Explosionsfähigkeit bei gewöhnlicher Temperatur liegt bei 15—16 % Kohlenoxyd in dem Gemische. Bei 400° genügen schon 14,2 %, bei 490° nur 9,3 % und bei 600° schon 7,4 % in der Luftmischung für das Entstehen der Explosion. Es wird als ausgeschlossen angesehen, daß im Bergbetriebe derartige explosible Gemische vorhanden sind. Wo Brandgase zu Explosionen Anlaß gaben, dürften Schwelgase die Hauptrolle gespielt haben[1]).

Der Absorptionskoeffizient für Hämoglobinlösungen ist geringer als der für reines Wasser. Bei 20,24° beträgt das absorbierte Gasvolumen 3,748 und der Absorptionskoeffizient 0,02217.

Alkohol löst 7—8mal mehr Kohlenoxyd als Wasser, nämlich zwischen 0° und 25° 0,20443 Vol.

Holzkohle nimmt das Gas durch Adsorption auf. Bei gewöhnlicher Temperatur zu 1:21,2 Vol. %.

Koks hält es so fest zurück, daß erst durch sein Glühen im Vakuum beträchtliche Mengen davon und von Kohlensäure gewonnen werden können.

Kohlenoxyd durchdringt Schmiedeeisen bei Rotglut in geringer Menge, mehr Gußeisen. Eisen absorbiert bei dunkler Rotglut 4,15 Vol. Kohlenoxyd, das durch Glühen im luftleeren Raum wieder entfernt werden kann. Die zwischen den Wänden eines auf dunkle bis helle Rotglut erhitzten gußeisernen Ofens und einem denselben umgebenden eisernen Mantel zirkulierende Luft enthielt bis 0,132 % Kohlenoxyd[2]). Es ist an der Tatsächlichkeit der Durchgängigkeit von rotglühenden eisernen Röhren für Kohlenoxyd, trotz negierender Angaben, nicht zu zweifeln.

Das Spektrum des Kohlenoxyds umfaßt im sichtbaren Teil 14 Banden. In der Verlängerung des Spektrums konnten mehrere Banden gleicher Struktur wiedergefunden werden. Ihre Hauptlinien entsprechen den Wellenlängen 722,5, 744,2, 792,5, 836,8, 881[3]).

Kohlenoxyd zersetzt sich bei gewöhnlicher Temperatur unter einem Druck von 800 Atmosphären noch nicht, wohl aber bei 320—330° unter 400 Atmosphären Druck innerhalb 10 Stunden, rascher noch, wenn der Druck auf 600 Atmosphären gesteigert wird. Neben Kohlensäure entsteht eine Abscheidung von fein verteiltem Kohlenstoff[4]). Die Bildung von solchem wurde nicht beobachtet, wenn völlig trocknes Kohlenoxyd Temperaturen von 560—1250° ausgesetzt wurde. Dabei entstand wenig Kohlensäure[5]).

Unter dem Einflusse der dunklen elektrischen Entladungen und auch durch ultraviolette Strahlen wird Kohlenoxyd durch Wasserstoff zu Formaldehyd:

$$CO + H_2 = HCOH$$

und durch Wasser zu Ameisensäure:

$$CO + H_2O = HCOOH,$$

---

1) HEISE u. HERBST, l. c. Bd. 1, S. 448. — Vgl. auch TAFFANEL u. LE FLOCH, Compt. rend. de l'Acad. des Sciences t. CLVII, p. 469.

2) C. H. SAINTE-CLAIRE DEVILLE et TROOST, Compt. rend. de l'Acad. des Sciences t. LXVI, 1868, p. 83.

3) CROCE, ibid. t. CL, p. 1672.

4) BRINNER u. WROCZYNSKI, Compt. rend. de l'Acad. des Sciences t. CL, p. 1324.

5) GAUTIER, ibid. t. CXXXII, 1910, p. 189.

durch Ammoniak zu Formamid, und durch Methan zu Acetaldehyd verwandelt.

Radiumemanationen lassen es in Sauerstoff, Kohlensäure und Kohlenstoff zerfallen. Werden Gemische von reinem Kohlenoxyd und Wasserstoff unter einem Druck von 1471 mm Quecksilber der Einwirkung von Radiumemanation unterworfen, so wird hierbei das Kohlenoxyd zuerst zu Formaldehyd reduziert, welches seinerseits weiter in Methan übergeht[1].

Eine Wasserstoffflamme von 5 oder 10 mm Höhe zeigt in Luft, die brennbare Gase enthält, eine blasse aber deutliche Haube. In 0,25% Kohlenoxyd enthaltender Luft besitzt die 10 mm hohe Flamme eine 13 mm hohe Haube[2]. Diese Erscheinung wurde für den quantitativen Nachweis des Kohlenoxyds empfohlen, ist aber hierfür unbrauchbar.

2. Das Verhalten von Kohlenoxyd unter chemischen Einflüssen.

Das Kohlenoxyd ist ein reaktionsfähiges Gas. Was es in dieser Beziehung leisten kann, tritt jedenfalls mehr bei höherer als bei niedriger Temperatur zutage. Die beträchtliche Energie, die bei der Bindung des Sauerstoffs an Kohlenoxyd aktiv wird, macht dieses zu einem starken Reduktionsmittel. Es entzieht bei geeigneter Temperatur vielen Oxyden Sauerstoff. Bei der Reduktion des Eisens aus seinen Erzen spielt das im Hochofen gebildete Kohlenoxyd eine wichtige Rolle.

Bei gewöhnlicher Temperatur nimmt Kohlenoxyd keinen freien Sauerstoff auf[3], beim Erhitzen zerfällt es aber leicht in Kohlenstoff und Kohlendioxyd:

$$2\,CO \rightleftharpoons C + CO_2\,.$$

Da oben schon dargetan wurde, daß Kohlendioxyd durch Kohle in Kohlenoxyd verwandelt werden kann, so ist der eben genannte Prozeß umkehrbar. Der Nachweis ist zu erbringen, daß sich derselbe bei schwacher Rotglut im wesentlichen von links nach rechts, bei lebhafter Rotglut von rechts nach links abspielt. Daraus geht hervor, daß in Öfen hauptsächlich Kohlenoxyd über den glühenden Kohlen vorhanden ist.

Bei Gegenwart von Palladiumwasserstoff und Wasser wird auch bei gewöhnlicher Temperatur Kohlenoxyd durch den Luftsauerstoff in Kohlendioxyd übergeführt. Selbst wenn der Luftsauerstoff völlig fehlt, geht dies vor sich, wofern nur katalysierendes Palladiumschwarz und Wasser vorhanden sind. Der freiwerdende Wasserstoff wird dabei vom Palladium aufgenommen[4]. Die Reaktion verläuft nach dem einfachen Schema:

$$CO + H_2O = CO_2 + H_2\,.$$

Das erste Produkt der Reaktion ist Ameisensäure. Palladiumschwarz bewirkt daher eine Addition von Wasser an Kohlenoxyd.

---

[1] SCHEUER, ibid. t. CLVIII, 1887, p. 1914.
[2] CLOWES, Chemical News vol. LXXIV, p. 188.
[3] POTAIN et DROUIN, Journ. de Pharmac. et de Chimie, t. VII, 1898, p. 495 geben an, daß Kohlenoxyd in abgeschlossenen Luftmengen sich freiwillig zu Kohlensäure oxydiert.
[4] WIELAND, Ber. der deutsch. chem. Gesellsch. 1912, 45, S. 679.

Bei gewöhnlicher Temperatur entzieht das Kohlenoxyd einigen Stoffen ihren Sauerstoff, falls sie ihn in großer Menge enthalten.

Eine Palladiumchlorürlösung ($PdCl_2$) wird durch das Gas unter Abscheidung von braunem, kolloidalem Palladium, besser noch bei Gegenwart von Natriumacetat, eine Goldchloridlösung unter Abscheidung von Gold reduziert, und aus schwach ammoniakalischer Silberlösung scheidet es, langsam in der Kälte, schneller beim Erwärmen Silber ab.

Durch mäßig konzentrierte Chromsäurelösung wird Kohlenoxyd bei Zimmertemperatur zu Kohlensäure oxydiert. Das gleiche geht durch die Einwirkung von gelbem Quecksilberoxyd bei 100° vor sich, oder wenn man Kohlenoxyd über glühendes Kupfer leitet, oder auch bei der Einwirkung von Jodpentoxyd unter Freiwerden von Jod.

Ein Gemisch gleicher Volumina Kohlenoxyd und Sauerstoff, welches 9,4 ccm Sauerstoff enthielt, wurde über ein Jahr lang mit einer konzentrierten Kalilauge aufbewahrt. Nach dieser Zeit war das gesamte Kohlenoxyd in Lösung gegangen unter Bildung von Kaliumformiat, der Sauerstoff dagegen intakt geblieben. Es bildete sich also kein Carbonat[1]).

Wird Kohlenoxyd über mäßig erhitzte Hydroxyde der Alkali- oder Alkalierdmetalle oder deren Lösungen unter Druck bei 120° geleitet, so entstehen gleichfalls ameisensaure Salze:

$$CO + KOH = \underbrace{HCOOK}_{\text{ameisens. Kalium}}$$

$$2\,CO + Ca(OH)_2 = \underbrace{(HCOO)_2Ca}_{\text{ameisens. Calcium}}$$

Bei hoher Temperatur entsteht dagegen aus Kohlenoxyd und Calciumhydroxyd Wasserstoff und Calciumcarbonat:

$$Ca(OH)_2 + CO = CaCO_3 + H_2$$

und ebenso, wenn Kohlenoxyd und Wasserdampf über erhitzten Ätzkalk, zweckmäßig bei Zusatz von Eisenpulver, geleitet wird:

$$CaO + H_2O + CO = CaCO_3 + H_2.$$

Calciumhydrür (CaH_2) reduziert Kohlenoxyd bei 400° und darüber zu Methan[2]).

Mit Chlor vereinigt sich das Gas im Sonnenlicht direkt zu Chlorkohlenoxyd (Phosgengas)

$$CO + Cl_2 = COCl_2.$$

Mit Schwefeldampf bildet es, wenn beide durch eine rotglühende Röhre geleitet werden, Kohlenoxysulfid (COS), und aus diesem kann Kohlendioxyd und Schwefelkohlenstoff werden:

$$2\,COS = CO_2 + CS_2.$$

Bei Weißglühhitze setzt es sich mit Aluminium zu Tonerde und Kohlenstoff um, der sich in der Form amorpher Kohle abscheidet:

$$2\,Al + 3\,CO = Al_2O_3 + 3\,C.$$

[1]) BERTHELOT, Annal. de Chimie et de Physique [7], t. XXI, p. 205.
[2]) MAYER u. ALTMAYER, Ber. d. chem. Gesellsch. Bd. 41, 1908, S. 3074.

Als nicht gesättigtes Molekül vermag es durch Addition Verbindungen zu bilden, namentlich mit gleichfalls ungesättigten Metallsalzen. So wird es von salzsaurer Kupferchlorürlösung absorbiert. Die maximale Menge entspricht ungefähr dem Verhältnis von

$$1\,CuCl : 0{,}87\,CO.$$

Beim Erhitzen gibt die Kupferchlorürlösung wieder alles Kohlenoxyd ab. Die Absorption geht auch in verdünnter ammoniakalischer Kupferlösung vor sich. Das Kohlenoxyd bildet mit Kupferchlorür eine krystallinische Verbindung[1] $Cu_2Cl_2 . CO . 2H_2O . CO$, die nicht dem Metallsalz zukommt, sondern erst durch Zusammentreten des Kupferchlorürs mit Wasser oder anderen Molekülen erfolgt.

Eine mit Schwefelsäure angesäuerte Lösung von übermangansaurem Kalium absorbiert Kohlenoxyd, indem gleichzeitig Sauerstoff entwickelt wird. In alkalischer Lösung absorbiert das Kaliumpermanganat gleichfalls Kohlenoxyd unter Bildung von Kaliumcarbonat und Mangansuperoxyd:

$$3\,CO + 2\,KMnO_4 = 2\,MnO_2 + K_2CO_3 + 2\,CO_2.$$

Kohlenoxyd löst sich nicht in Kupfer bis 1520° C.

Kohlenoxyd reagiert auf gelöstes Kaliumferricyanid im Rohr bei 130° unter Bildung von Carbonylferrocyankalium ($K_3FeCOCy_5$), ohne daß Kaliumferrocyanid als Zwischenprodukt entsteht[2].

Fein verteiltes Nickel verbindet sich bei 100° mit Kohlenoxyd zu Kohlenoxydnickel (Nickeltetracarbonyl)

$$Ni + 4\,CO = NiC_4O_4.$$

Es enthält 66%, also 1 g 500 ccm Kohlenoxyd. Es ist eine farblose, bei 43° siedende, bei — 25° krystallinisch erstarrende Flüssigkeit, die, in Alkohol und Chloroform löslich, durch Säuren und Alkalien nicht zersetzbar ist. Bei 60° zersetzen sich aber die Dämpfe unter Explosion. An der Luft verbrennen sie mit rußender Flamme.

Leitet man ein Gemenge von Wasserstoff und Kohlenoxyd über reduziertes, erhitztes Nickel, so beginnt bei 190—200° die Reaktion, die bei 250° nach der Gleichung verläuft[3]:

$$CO + H_6 = CH_4 + H_2O.$$

Kalium wirkt schon bei 80° auf Kohlenoxyd ein. Es addiert sich, ebenso wie das Nickel, direkt zu dem Gase. Das Kohlenoxydkalium (Hexaoxybenzolkalium) hat jedoch andere Eigenschaften als Kohlenoxydnickel:

$$6\,K + 6\,CO = \underbrace{K_6C_6O_6}_{\text{Kohlenoxydkalium.}}$$

Bei der Kaliumgewinnung durch Destillation eines innigen, durch Verkohlen von Weinstein bereiteten Gemenges von Kaliumcarbonat und Kohle in Retorten bei Weißglut entsteht auch diese explosive Verbindung.

---

[1] Manchot u. Friend, Liebigs Annalen Bd. 359.
[2] Müller, Bullet. de la Soc. de Chimie, Paris, Sér. 3, t. XXIX, p. 24.
[3] Sabatier et Senderens, Compt. rend. de l'Acad. des Sciences t. CXXXII, p. 210.

Platinchlorür geht gleichfalls eine Verbindung mit Kohlenoxyd ein, wenn es darin auf 150° erhitzt wird, oder wenn Kohlenoxyd und Chlor bei 250° über Platinschwamm geleitet wird:

$$PtCl_2 + CO$$
$$PtCl_2 + 2\,CO$$
$$PtCl_2 + 3\,CO\,.$$

Diese Verbindungen bilden gelbe Nadeln, die durch Wasser in Platin, Kohlensäure und Salzsäure zersetzt werden.

Mit Wasserstoff gemischt, soll Kohlenoxyd unter dem Einfluß elektrischer Entladungen Methan liefern. Sicher entsteht dies beim Überleiten von Wasserstoff und Kohlenoxyd über fein verteiltes Nickelmetall:

$$3\,H_2 + CO = CH_4 + H_2O\,.$$

Mit Natriummethylat und Natriumäthylat wandelt es sich zu essigsaurem bzw. propionsaurem Natrium um:

$$CO + 2\,NaC_2H_5 = CO[C_2H_5]_2 + Na_2\,.$$

Erhitzen von Kohlenoxyd und Wasserstoff liefert bereits bei 200° unter Rotglut Wasser und Kohlensäure. Bei 900—1000° entspricht die Umsetzung der Gleichung:

$$4\,CO + 2\,H_2 = 2\,H_2O + CO_2 + C\,.$$

Der Kohlenstoff scheidet sich nicht ab, sondern bildet Methan[1]).
Wurde ein Gemisch aus gleichen Volumina Kohlenoxyd und ozonisiertem Sauerstoff in geschlossenen Röhren sich selbst überlassen und waren die Gase absolut trocken, so bildeten sich bei Lichtabschluß innerhalb 8 Tagen 0,88, im Tageslicht 2,83 Teile Kohlensäure, bezogen auf 100 Teile Sauerstoff. Bei Gegenwart einer Spur Wasser entstanden in einem Tage im Licht 3,67 Teile Kohlensäure. Nach den Versuchen war immer noch Ozon vorhanden[2]). Temperatur und Konzentration sollen gleichfalls einen Einfluß auf das Oxydationsvermögen des Ozons für Kohlenoxyd ausüben[3]). Dem Sauerstoff der Luft wird die Fähigkeit zugeschrieben, Kohlenoxyd bei Tageslicht zu Kohlensäure zu oxydieren. Dieses Verhalten soll das Nichtvorhandensein von irgend erheblichen Kohlenoxydmengen in der Luft außerhalb der Städte erklären[4]).
Das Kohlenoxyd geht mit dem Blutfarbstoff eine chemische Verbindung ein. Dies ist nicht, wie man überklug meinte, eine Verteidigungserscheinung, sondern eine notwendige chemische Reaktion, die auf der Affinität beider Kontrahenten beruht. Das daraus resultierende Kohlenoxydhämoglobin hat einen deutlichen Ton nach Rosa, während normales Blut eine mehr gelblichrote Farbe zeigt. Die Unterschiede werden

[1]) GAUTIER, Compt. rend. de l'Acad. t. CL, p. 1383.
[2]) CLAUSMANN, ibid. t. CL. 1910.
[3]) JONES, Americ. Chem. Journ. vol. XXX. — WATERS, ibid. p. 50, verwendete eine HOLTZsche Maschine, die mittels eines Elektromotors getrieben wurde und sehr kräftige Entladungen gab.
[4]) POTAIN et DROUIN, Compt. rend. de l'Acad. t. CXXVI, p. 938.

in dem nach dem Schütteln der entsprechenden Lösungen auftretenden
Schaum für den Geübten deutlich. Man kann Kohlenoxydhämoglobin in
dem Oxyhämoglobin isomorphen, etwas schwerer als dieses löslichen,
pleochromatischen, ins Bläuliche gefärbten, doppeltbrechenden Krystallen
erhalten, die bei Berührung mit Wasser rasch amorph werden. Es
ist, wie Oxyhämoglobin und Methämoglobin diamagnetisch[1]). Ebenso
bildet es, gleich dem Hämoglobin und den Nucleinen, eine Ausnahme von der Regel, daß die Eeiweißkörper linksdrehend sind. Mit
Hilfe eines LIPPICHschen Halbschattenpolarimeters wurde für Hämo-
globin-, Oxyhämoglobin- und Kohlenoxydhämoglobinlösungen gefunden
$[\alpha]$ c $= + 10,4°$[2]).

Eine dem normalen Blutfarbstoffgehalt des Blutes entsprechend konzentrierte wässerige Lösung von Kohlenoxydhämoglobin koaguliert um
11° höher als eine Oxyhämoglobinlösung von derselben Konzentration.
Temperaturkoeffizient 1,16[3]).

Durch eine poröse Tonzelle diffundiert weder Oxyhämoglobin noch
Kohlenoxydhämoglobin[4]).

Elementares Verhalten des Kohlenoxyds zu Körperbestandteilen.

1. Die Beziehungen zu dem Blutfarbstoff.

Als im Jahre 1778 in Frankreich das Experiment als Ergebnis geliefert
hatte, daß nach der Vergiftung von Tieren mit Kohlendampf deren Blut
nicht nur bei der Leichenöffnung purpurrot erschien, sondern noch sehr
lange nachher diese Farbe beibehalte[5]), war die Beteiligung einer Blutveränderung an der Kohlenoxydvergiftung zuerst als eine fundamentale
Wahrheit hervorgetreten. Viele Jahrzehnte später erst gab diese Erkenntnis den Anlaß chemische, physikalische und toxikologische For-
schungen an sie zu knüpfen und bis zu der jetzigen Grenze weiter auszu-
bauen, die in absehbarer Zeit kaum viel weiter hinausgeschoben werden
dürfte.

Nachdem weiter der Nachweis geführt worden war, daß der im Blute
enthaltene Sauerstoff zum weitaus größten Teile nicht im eigentlichen
Sinne des Wortes absorbiert, sondern chemisch, wenngleich sehr locker
gebunden sei[6]), fand man durch Untersuchung von Ochsenblut, das durch
Kohlenoxyd kirschrot geworden, sowie von Blut, das von durch Kohlendampf erstickten Menschen entnommen worden war, daß diese Färbung
unter verschiedenen äußerlichen Einwirkungen aus dem Grunde keine
Veränderung erleidet, weil das Kohlenoxyd auf den roten Blutfarbstoff

---

[1]) GAMGEE, Proceedings Royal Soc. London, vol. LXVIII, p. 503.
[2]) GAMGEE u. HILL, Ber. d. chem. Gesellsch. Bd. 36, 1903, S. 913.
[3]) HARTRIDGE, Journ. of Physiol. t. XLIV, 1912, p. 314.
[4]) PICTON and LINDNER, Journ. Chemic. Soc. 1892, p. 148.
[5]) Vgl. TROJA, S. 23.
[6]) LOTHAR MEYER, Zeitschr. f. rat. Medizin, N. F. Bd. VIII, S. 256.

einwirke[1]). Diese Veränderung wurde als eine chemische erkannt. Die im Jahre 1859 hierauf durch gasanalytische Untersuchungen gefundenen Fundamentalsätze lauteten[2]):

Die Menge des vom Blute aufgenommenen Kohlenoxydgases ist in ähnlicher Weise vom Druck unabhängig wie dies vom Sauerstoff bewiesen wurde. Das Kohlenoxyd wird im Blute durch chemische Kräfte zurückgehalten.

Ein und dasselbe Blut, mit Kohlenoxyd oder mit Sauerstoff geschüttelt, verschluckt gleiche Volumina dieser Gase. Es stehen demnach die vom Blute aufgenommenen Mengen Sauerstoff und Kohlenoxyd im einfachen Atomenverhältnis.

Der im Blute chemisch gebundene Sauerstoff kann durch Kohlenoxyd vollständig ausgetrieben und durch ein gleiches Volumen dieses Gases ersetzt werden.

Schon um die gleiche Zeit wurde es wahrscheinlich gemacht, daß es das Hämoglobin, und zwar der eisenhaltige Teil desselben sei, der die dissoziable Verbindung mit dem Kohlenoxyd eingehe. Die maximal in das Hämoglobin eintretbare Kohlenoxydmenge wird von den einen als begrenzt, von anderen als inkonstant angenommen. Praktische Vergiftungsvorkommnisse veranlassen mich, das letztere für richtig zu halten.

Biologisch ausgedrückt bedeuten diese Funde nichts anderes, als daß dieses Gas mit dem Sauerstoff der Luft den Kampf um den Besitz des Hämoglobins führt, und, da seine Affinität zu diesem größer ist, es die Oberhand behält und vergiften kann. Modifizierend für eine derartige Fassung des Vorganges wirken mehrere andere Umstände ein. Die Temperatur hat, wie es scheint, einen Einfluß auf die durch Kohlenoxyd von dem Hämoglobin gebundenen Mengen. Je höher sie ist, um so weniger soll bei gleicher Kohlenoxydspannung gebunden werden[3]). Etwa 40% mehr an Kohlenoxyd soll erforderlich sein, um einen bestimmten Sättigungsgrad bei 38° als bei 13° zu erzielen[4]).

Gleich der Temperatur beeinflußt die Konzentration die Bindung des Gases an den Blutfarbstoff. Sowohl das reduzierte als auch das natürliche, mit Sauerstoff gesättigte Blut bindet in verdünntem beträchtlich mehr als in unverdünntem Zustande.

Auch für die Bindungsfestigkeit des Kohlenoxyds an die Hämoglobinlösung kommt deren Konzentration in Frage. Je geringer die letztere ist, um so fester soll die Bindung sein.

Das Bindungsvermögen des Blutes für Kohlenoxyd nimmt noch zu, wenn der Sauerstoff ausgetrieben worden ist. Als Ursache hierfür wird sein Kohlensäuregehalt angesehen[5]).

Sind im Blute (Blutserum) freies Hämoglobin neben roten Blutkörperchen, so nehmen diese das Kohlenoxyd leichter auf als das erstere. Das frei im Blutserum enthaltene Hämoglobin verbindet sich erst später mit dem Kohlenoxyd[6]).

---

[1]) Hoppe-Seyler, Arch. f. path. Anatomie Bd. XI, 1857, 3 und Bd. XIII, 1858.

[2]) L. Meyer, Zeitschr. f. rat. Medizin, 3. Reihe, Bd. 5, 1859, S. 86.

[3]) Bock, Zentralbl. f. Physiologie 1894, Bd. 8.

[4]) Douglas u. Haldane, Journ. of Physiol vol. XLIV, p. 280.

[5]) Manchot, Annal. d. Chemie Bd. 370, S. 258.

[6]) Foa, Arch. ital. de Biologie t. XXXIV, 1900, p. 415.

Die Vorstellung der Einheitlichkeit des inneren Bestandes und der Reaktionsfähigkeit des roten Blutfarbstoffs, die mit der Bindung desselben an das Kohlenoxyd zusammenhängt, wird wahrscheinlich modifiziert werden müssen. Gerade das Verhalten von Blut verschiedener Herkunft zum Kohlenoxyd spricht eindringlich genug für die Annahme weiter, in dieser Beziehung bestehender, wenn auch analytisch noch nicht sicher erkennbarer Unterschiede. Man kann schon je nach der Art der Darstellung Hämoglobinpräparate von verschiedenem Gasbindungsvermögen erwarten [1]. Nicht krystallisiertes Hämoglobin scheint Kohlenoxyd anders zu binden als krystallinisches und krystallinisches anders als Blut [2]. Ich habe ferner die Überzeugung, daß, so wie man „Artzellen" mit verschiedenen Reaktionsfähigkeiten annehmen muß, es auch individuelle Blutverschiedenheiten gibt, die Unterschiede in dem Gasbindungsvermögen und damit auch in der Vergiftungsgefahr ergeben.

Die Bindung erfolgt, allem Anscheine nach, an dem eisenhaltigen Kern des Blutfarbstoffs [3]. Sie geht auch noch nach der Abspaltung vom Eiweiß vor sich [4]. Auf ein Atom Eisen sollte ein Molekül des Gases kommen. Diese bisherige Annahme muß aufgegeben werden. Das Bindungsvermögen überschreitet den Wert von einem Molekül Gas auf ein Atom Eisen ganz beträchtlich und nähert sich bei acht- bis zehnfacher Verdünnung dem Grenzwert von zwei Molekülen auf ein Eisen [5].

In dem Bestreben, ein System von dem eigentümlichen Gasbindungsvermögen des Blutfarbstoffs mit Hilfe eines Eisensalzes kennen zu lernen, fand man, daß die Salze des Ferropentacyanammins, z. B. das Trinatriumferropentacyanammin: $Na_3Fe(CN)_5NH_3 + 6\,H_2O$, ein Einwirkungsprodukt von Ammoniak auf Nitroprussidnatrium in wässeriger Lösung ziemlich glatt und quantitativ Kohlenoxyd bei gewöhnlicher Temperatur aufnehmen, wobei das Ammoniak verdrängt wird. Die Bindung ist nur bei großer Verdünnung eine vollständige. Säurezusatz und Temperaturerhöhung fördern die Absorption. Einmal gebunden, ist das Kohlenoxyd ganz fest am eisenhaltigen Molekül fixiert. Die entstandene Kohlenoxydverbindung hat sich als identisch mit der Carbonylferrocyanwasserstoffsäure (H_3FeCy_5CO) erwiesen.

Bedeutungsvoll ist die Frage *nach der Bindung des Kohlenoxyds an gelöstes Hämoglobin bei gleichzeitigem Vorhandensein von Sauerstoff.* Präzis ausgedrückt lautet sie: Wieviel wird von einer gewissen Menge von gelöstem Blutfarbstoff bei einem bestimmten Kohlenoxydgehalt eines damit geschüttelten Luftvolumens an Kohlenoxyd, und wieviel an Sauerstoff gebunden? Die Antwort hierauf ist für den Fall gegeben worden, daß Blut bzw. eine Lösung von Hämoglobin in einem abgeschlossenen Glasgefäße mit einem aus Sauerstoff und Kohlenoxydgas bestehenden Gasgemische geschüttelt und dann spektrophotometrisch oder auf einem anderen analytischen Wege untersucht wurde. Jedes der Gase wird, da sie beide ein starkes Bindungsverlangen nach dem Blutfarbstoff haben, von diesem je nach der Masse, in der es selbst vorhanden und nach der Größe

---

[1] MANCHOT, l. c. S. 260.
[2] BOCK, l. c.
[3] HOPPE-SEYLER, Zeitschr. f. phys. Chemie Bd. 13, 1889, S. 477.
[4] HÜFNER u. KÜSTER, Arch. f. Anat. u. Physiol. 1904, Suppl. II, S. 387.
[5] MANCHOT, Sitzungsber. der physik.-med. Gesellsch. Würzburg 1909.

einer spezifischen Konstante, die ihm eigentümlich ist, an sich reißen[1]). Wenn dies geschehen ist, wird chemisches Gleichgewicht bestehen, das sich durch die Gleichung ausdrücken läßt:

$$kv_0h_c = k'v_ch_0,$$

wo v_c und v_0 die in 1 ccm gelösten Mengen Kohlenoxyd und Sauerstoff, h_c und h_0 die in der gleichen Volumeneinheit gelösten Gewichtsmengen Kohlenoxydhämoglobin und Sauerstoffhämoglobin und k und k' Konstanten bezeichnen, die von dem Bindungsverlangen des Kohlenoxyds und Sauerstoffs zum Hämoglobin abhängig sind. Danach ist:

$$\frac{k}{k'} = \frac{v_c}{v_0} \cdot \frac{h_0}{h_c}$$

oder, wird $\dfrac{k}{k'} = x$ gesetzt, dann ist

$$x = \frac{v_c}{v_0} \cdot \frac{h_0}{h_c}.$$

x wurde zu 0,005 ermittelt. Hiermit wird ausgedrückt, daß, wenn man das Bindungsverlangen zwischen Sauerstoff und Hämoglobin gleich 1 setzt, dasjenige zwischen Kohlenoxyd und Hämoglobin gleich 200 ist. Mit Hilfe dieser Zahl kann die Verteilung des gelösten Blutfarbstoffs zwischen den beiden Gasen für jedes mögliche Verhältnis, in welchem sie in der Lösung des Blutfarbstoffs absorbiert oder frei in der überstehenden Atmosphäre vorhanden sind, berechnet werden. Nimmt man an, daß *ein* Gasmolekül an das Hämoglobin tritt, so ist das Mengenverhältnis von Sauerstoffhämoglobin zu Kohlenoxydhämoglobin gleich dem Verhältnis der Partialdrucke beider Gase. Sollen, wie man auch wollte, zwei Moleküle sich mit je einem Molekül Hämoglobin binden, so entsprechen die Mengen dem Quadrat des Verhältnisses der Partialdrucke. Das erstere ist das Wahrscheinliche[2]). Temperatur sowie Kohlensäure haben für die Verteilung von Sauerstoff und Kohlenoxyd auf den Blutfarbstoff angeblich keine Bedeutung[2]), wohl aber die Belichtung und vor allem individuelle Verhältnisse[3]). Die bisherigen Feststellungen über das Bindungsverlangen von Kohlenoxyd zum Hämoglobin schwanken, wohl wegen der Verschiedenheiten in den Versuchsanordnungen zwischen 100 : 1, 130 : 1, 140 : 1 und 154 : 1. HÜFNER hat, um die folgende Tabelle über gleichzeitige Kohlenoxyd- und Sauerstoffbindung an Hämoglobin feststellen zu können, eine verdünnte Blut- oder Hämoglobinlösung mit dem kohlenoxydhaltigen Gasgemisch geschüttelt, die relativen Mengen des Kohlenoxydhämoglobins festgestellt und hieraus die Konstante der benutzten Massenwirkungsformel berechnet. Die Konstante selbst benutzte er zur Errechnung der prozentigen Sättigung des Hämoglobins mit dem in verschiedenen Mengen in der Luft vorhandenen Kohlenoxyd.

---

[1]) HÜFNER, Arch. f. exper. Pathol. u. Pharmakol. Bd. 48, 1902, S. 90. — HÜFNER u. KÜLZ, Journ. f. prakt. Chemie Bd. 28, S. 256 u. Bd. 30, S. 68. — Die gleichen Überlegungen stellte später NICLOUX an: Compt. rend. de l'Acad. des Sciences t. CLIII, 1913, p. 1428.

[2]) HALDANE u. SMITH, Journ. of Physiol. vol. XXV, 1896.

[3]) DOUGLAS u. HALDANE, Journ. of Physiol. vol. XLIV, 1912, p. 275.

Bei einem Gehalt der Luft an Kohlenoxyd in Vol.%	beträgt die Menge des Sauerstoffs in Vol.%	bildet sich Kohlenoxydhämoglobin in Gew.% der Gesamtmenge an Blutfarbstoff
0,005	20,959	3,54
0,01	20,958	6,83
0,025	20,955	15,50
0,050	20,950	27,00
0,100	20,939	42,40
0,200	20,918	59,50
0,300	20,897	69,00
0,400	20,876	74,66
0,500	20,855	78,65
0,600	20,834	81,57
0,700	20,813	83,79
0,800	20,792	85,54
0,900	20,771	86,96
1,000	20,750	88,10
1,250	20,698	90,25
1,500	20,646	91,78
1,750	20,593	92,89
2,000	20,541	93,72

Die folgende Kurventafel veranschaulicht unmittelbar den Zusammenhang zwischen dem Kohlenoxydgehalt der Luft und der Menge des gebildeten Kohlenoxyds:

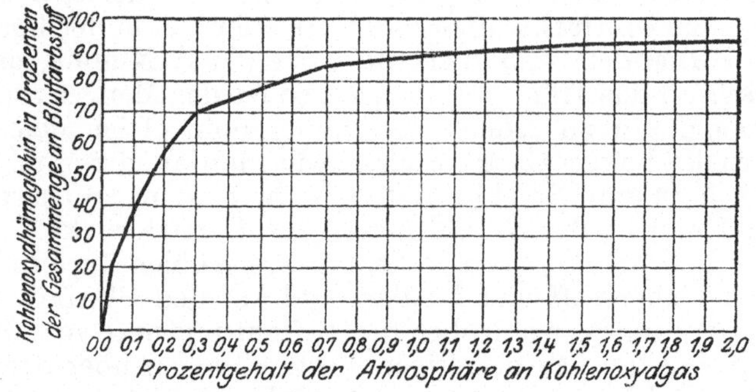

Anderen, in derselben Richtung unternommenen Untersuchungen liegen direkte Bestimmungen eines jeden Wertes zugrunde. Man schüttelte z. B. eine bestimmte Blutlösung (1%ig) mit einer Mischung von atmosphärischer Luft, der verschiedene Mengen Kohlenoxyd prozentisch zugemischt worden waren. Die Menge des gebildeten Kohlenoxydhämoglobins wurde colorimetrisch gegen eine Carminlösung geschätzt[1]). Die Werte fielen anders als die vorstehenden aus. Das gleiche gilt für die auf spektrophotometrischem Wege erhaltenen Zahlen[2]). Die von HÜFNER gefundenen Zahlen stimmen überein oder nähern sich den von den anderen Untersuchern bei halb so großer Spannung des Kohlenoxyds gefundenen.

Alle solche auf dem Wege des Versuches an totem Blut gewonnenen Ergebnisse können an sich als zuverlässig angesehen werden, da sie mit

[1]) HALDANE u. SMITH, Journ. of Physiol. vol. XXII, 1898, p. 231.
[2]) ST. MARTIN, zit. bei SPITTA, Arb. aus dem Reichsgesundheitsamt, Bd. 44, 1910, S. 108.

den besten Hilfsmitteln erlangt sind und die zurzeit überhaupt durchführbare beste Forschungsmöglichkeit widerspiegeln. *Sie gestatten aber keineswegs eine unmittelbare Übertragung auf den durch Kohlenoxyd vergifteten lebenden menschlichen Organismus.* Was z. B. im Glase restlos zu erreichen ist, nämlich die innige Berührung des Gases mit der Blutfarbstofflösung, vollzieht sich hier nicht immer in dem gleichen Umfange und in den gleichen Zeiten, wie man vielleicht glaubt erwarten zu dürfen. Wäre dies der Fall, so würden sich die Verlaufsarten der Vergiftungen mit Kohlenoxyd rechnerisch im voraus bestimmen lassen, *während tatsächlich weder die Kenntnis der gesamten eingeatmeten Gasmenge und ihrer Konzentration noch das Wissen über die mitaufgenommenen Sauerstoffmengen einen Schluß auf Form und Verlauf der Vergiftung zu machen gestatten könnten.*

Das Schicksal des Vergifteten liegt wesentlich in seiner eigenen lebensenergetischen Gestaltung. Dies geht, neben manchem anderen noch Wichtigerem, aus den Erfahrungen hervor, daß bei verschiedenen Tieren und Menschen unter sonst, unserem Erkennen nach, gleichen Vergiftungsbedingungen die von dem Hämoglobin gebundenen Kohlenoxydmengen beträchtlich voneinander abweichen. Es braucht nur daran erinnert zu werden, daß kleine Vögel schon in 3 Minuten zugrunde gehen, wenn sie eine Luft mit 0,5 % Kohlenoxyd einatmen, daß, um ein Meerschweinchen in 2 Minuten empfindungslos zu machen, es einer 2 %igen Mischung bedarf, und, daß von zwei Menschen, die in der gleichen giftigen Atmosphäre geatmet haben, der eine sterben und der andere mit nur geringem Schaden davonkommen kann.

2. Die Zustandsänderungen des Kohlenoxydhämoglobins innerhalb und außerhalb des Körpers. Die Ausscheidung des Kohlenoxyds.

Die Verbindung des Kohlenoxyds mit dem Blutfarbstoff ist lösbar. Es können dies andere, dem Blutfarbstoff gegenüber chemisch indifferente oder differente Gase bewerkstelligen. Auch diese so naheliegende Wahrheit hat langer Wege für ihre Feststellung bedurft. Als man zuerst nach dem Durchleiten von Sauerstoff durch Kohlenoxydblut in einer vorgelegten Palladiumchlorürlösung die Kohlenoxydreaktion erhalten hatte, zog man diese unbegreiflicherweise sogar als Beweis dafür an, daß Kohlenoxyd keine Verbindung mit dem Hämoglobin eingehe, weil es diesen sonst nicht durch einen so leichten Eingriff verlassen haben könnte. Leitet man durch defibriniertes, mit Kohlenoxyd gesättigtes Blut Wasserstoff oder Sauerstoff oder Stickstoff, so läßt sich durch das austretende und als solches nachweisbare Kohlenoxyd die Zerlegung des Kohlenoxydhämoglobins erweisen. Dieser Prozeß soll selbst bei einer Temperatur von 0° C vor sich gehen[1]). Die Temperatur hat jedoch immerhin einen gewissen besonderen Einfluß auf die Entbindung des Kohlenoxyds, der am stärksten sich äußert, wenn Wasserstoff, weniger wenn Sauerstoff sie veranlaßt.

---

[1]) Donders, Arch. f. die ges. Physiol. 1872, Bd. 5, S. 20. — Gréhant, Compt. rend. de l'Acad. des Sciences t. LXXVI.

Sauerstoff, Kohlenoxyd und Stickoxyd werden durch indifferente Gase mit abnehmender Leichtigkeit ausgetrieben. Jedes von ihnen wird durch die in der Reihe folgenden viel leichter verjagt als durch ein indifferentes, und anscheinend wird auch ein jedes durch die in der Reihe vorhergehenden etwas leichter als durch indifferente Gase entwickelt[1]. Ein letzter Rest von Kohlenoxyd haftet dem Hämoglobin hartnäckig an, so daß selbst nach zwölfstündigem Durchleiten von Sauerstoff noch immer Kohlenoxyd entbunden wird[2]. Durch Evakuieren kann dies ebenfalls aus seiner Verbindung abgetrennt werden.

Stand Kohlenoxydblut einige Zeit, so gibt es sein Kohlenoxyd immer schwieriger beim Luftdurchleiten ab, bis es schließlich fast unmöglich wird, auf diesem Wege es ganz auszutreiben. Es kann als wahr angenommen werden, daß die Spaltung des Kohlenoxydhämoglobins um so leichter erfolgt, je frischer es ist.

Das Licht hat auf die Spaltung dieser Verbindung einen starken Einfluß, Kohlensäure nicht[3].

Schon ein- bis anderthalbstündiges Umschütteln frischen Kohlenoxydblutes mit wiederholtem Umgießen der Flüssigkeit von Gefäß in Gefäß läßt das Kohlenoxyd aus ihm verschwinden. Frei an der Luft stehendes Kohlenoxydblut gibt gleichfalls Kohlenoxyd ab in einem Verhältnis zu der Größe seiner der Luft ausgesetzten Oberfläche, der Dicke der Flüssigkeitsschicht, ihrer eventuellen Bewegung und vielleicht auch der Wärme und der Belichtung. Angaben, die diese Umstände unberücksichtigt lassen, haben nur einen geringen Wert. Sie weichen begreiflicherweise bedeutend voneinander ab. Während der eine noch nach 2 Monaten Kohlenoxyd in einem Blute, das sich in einem offenen Gefäß befunden hatte, nachzuweisen vermochte, vermißte der andere es schon nach 14 Tagen. Unter sehr günstigen Bedingungen, in der Wärme, kann das Gas schon nach 24—48 Stunden aus der Verbindung entwichen sein. In dicht verschlossenen bzw. zugeschmolzenen Glasgefäßen hält sich die Verbindung, wofern Fäulnis ferngehalten worden ist, jahrelang, ja selbst bis zu einem und zwei Jahrzehnten. Unter einem solchen Schutz kann angeblich auch kohlenoxydhaltiges Leichenblut über ein Jahr lang sein Gas bewahren[4].

In faulendem Blut muß unter anderem die Zersetzung des Kohlenoxydhämoglobins in einem Verhältnis zu den chemischen Wandlungen stehen, die der Blutfarbstoff durch den Fäulnisprozeß erfährt, und die ihn von seinem Normalzustande entfernen. Da das Gas sich nur mit Hämoglobin verbindet, so wird *des letzteren Übergang in andere Formen* auch ein Freiwerden des ersteren notwendig werden lassen. Wirkt z. B. irgendeine Säure auf den Blutfarbstoff im Kohlenoxydhämoglobin, so entsteht Hämatin und das Kohlenoxyd wird frei. Die äußeren und inneren Bedingungen für den Ablauf der Fäulnis beeinflussen demnach auch das Freiwerden des Kohlenoxyds. Gegenüber der Angabe, daß man in frei faulendem Kohlenoxydblut noch nach einigen Monaten, oder wenn es faulend $1\,^1/_2$ Jahre lang in einem nur mit Wattepfropfen

<hr>

[1] Podolinsky, Arch. f. die ges. Physiol. Bd. VI, 1872, S. 555.
[2] Wachholz, ebenda Bd. 74, 1899, S. 174.
[3] Haldane, Journ. of Physiology vol. XX, Nr. 6, p. 521.
[4] Greiff, Vierteljahrschr. f. ger. Medizin Bd. 52, 1890, S, 362.

verschlossenen Gefäße gehalten wird [1]), noch Kohlenoxyd erweisen könne [2]), kann ich auf Grund von sehr vielen in einem Zeitraum von fast vier Jahrzehnten ausgeführten Vorlesungsversuchen aussagen, daß es nur selten einmal gelingt, in offenen oder geschlossenen, noch Luft enthaltenden Gefäßen stehendes Blut vergifteter Tiere oder außerhalb des Körpers mit dem Gase versehenes Blut als kohlenoxydhaltig zu erkennen, sobald einmal die Fäulnis umfangreich in denselben Platz gegriffen hat. Es ist mir wiederholt vorgekommen, daß schon nach 14 Tagen ein solches Blut frei von Kohlenoxyd war.

Meine Beobachtungen stimmen auch nicht mit der Behauptung überein, daß in spontan aufgetrocknetem Blut das Kohlenoxyd erst nach 5 $\frac{1}{2}$ Monaten fehlte. Im Uhrglasversuche war die Dissoziation des Kohlenoxydhämoglobins gewöhnlich schon nach 8—10 Tagen vollzogen.

Daß der *Atmungsprozeß* den Bestand des Kohlenoxydhämoglobins gefährden muß, bedarf keiner Begründung. Das Verschwinden des Gases aus dem Blute Überlebender ist dem in den Lungen sich abspielenden Dissoziationsvorgang zuzuschreiben. Sein Verlauf bei verschiedenen Vergifteten läßt keine allgemeinen gesetzlichen Abstraktionen machen. Weder die Vergiftungsdauer noch der Gehalt der Atemluft an dem giftigen Gase, noch die Art des Vollzuges der Vergiftung haben einen nachweisbaren konstanten Einfluß auf die Schnelligkeit und Vollständigkeit der Zerlegung, wenngleich die Möglichkeit einer solchen Beeinflussung zugegeben werden muß [3]). Von Bedeutung sind allein *die Individualität des Vergifteten und das Wiederatmen in normaler Luft.* Die Ausscheidungskurve zeigt nicht nur Verschiedenheiten zwischen warmblütigen Tieren und dem Menschen auf, sondern auch innerhalb des Kreises verschiedener Tiere und mehr noch der gleichen Tierart und der Menschen. Wie überall spielen auch hier unerkennbare Verhältnisse der inneren Organisation eine Rolle. *Die Konstitution eines Lebewesens, seine immanente Lebensenergie, machen jeden Versuch illusorisch, auf induktivem oder deduktivem Wege Normen für reaktive biologische Vorgänge zu schaffen.* Dieser Satz hat meiner Überzeugung nach allgemeine Geltung für alles körperliche Geschehen und somit auch für die Zerlegung des Kohlenoxydhämoglobins. Mag man in diesem oder jenem Falle kleine Erklärungsnotbehelfe, wie z. B. die Verschiedenheit der Lungenkapazität, heranziehen — eine wirkliche Erkenntnis der oft geradezu Staunen erregenden Abweichungen im Verhalten verschiedener Lebewesen gegenüber gewissen toxischen Einflüssen auf Lebensvorgänge kann nicht und wird nicht geschaffen werden.

Die Dissoziation des Kohlenoxydhämoglobins muß sich überall da im Körper vollziehen, wo irgendwo ein belangreicher Sauerstoffaustausch stattfindet. Die Zerlegung soll bei Gegenwart von Sauerstoff durch die Lungengewebe und speziell durch ein Nucleohiston derselben befördert werden [4]). Ich halte das letztere für mehr als unwahrscheinlich.

Die Ausscheidung des Gases muß wesentlich durch die Lungen vor sich gehen, wie dies für alle im Körper entstandenen oder in ihn von

---

[1]) KRATTER, Archiv f. Kriminalanthropologie Bd. 14, 1904.
[2]) WACHHOLZ u. LEMBERGER, Vierteljahrschr. f. ger. Medizin Bd. XXIII, 1902, S. 223.
[3]) GAMGEE, Journ. of Anat. and Physiol. 1867, II, p. 322. — MICHEL, Vierteljahrschr. f. ger. Medizin 3. F. Bd. XIV.
[4]) MONTUORI, Gaz. internat. di Medicina t. VII, 1904, p. 311.

außen hineingelangten Gase die Regel ist. Nach zuverlässigen Feststellungen ist der Betrag des ausgeschiedenen Gases auf mindestens 88—90% der eingeführten Menge zu schätzen. Die Ausscheidung erfolgt im Beginne der Vergiftung sehr stark, weiterhin nimmt sie ab, und von der dritten Stunde an vollzieht sie sich nur in einem unbedeutenden Umfange[1]. Mit der Vervollkommnung der chemischen Bestimmungsmöglichkeit minderte sich auch die Menge des nicht nachweisbaren Kohlenoxydrestes, so daß man bei Tieren, die in kohlenoxydhaltiger Luft bis zur Betäubung geatmet·hatten, die aufgenommene Gasmenge fast quantitativ mit einer Fehlerquelle von 2—4% nachweisen konnte[2].

Die Ausscheidung durch die Lungen ist nach Vergiftung durch Leuchtgas oft an dem eigentümlichen Geruch erkannt worden, der diesem Gasgemische zukommt. Man darf nicht annehmen, daß nur die riechenden Stoffe mit der Exhalationsluft abgeschieden werden. Sie begleiten das aus dem Blute durch Dissoziation frei werdende Kohlenoxyd und sind für dieses ein Index. Diese riechende Exhalation kann stundenlang vom Beginn der durch das Gift veranlaßten Symptome an, bis über die ganze Dauer der Behandlung hinaus, ev. bis zum Tode anhalten[3].

In Tierversuchen suchte man die Ausscheidungskurve des Kohlenoxyds festzulegen. Die Verschiedenheiten, die sich hier ergaben, sprechen lebhaft für den Einfluß innerlicher körperlicher Verhältnisse auf den Vorgang. Einige Beispiele werden dies erhärten. Ließ man einen Hund 2 l Luft mit 50 ccm Kohlenoxyd während 2 Minuten atmen, so enthielten 10 Minuten später 100 ccm Blut aus der Arteria femoralis 2 ccm Kohlenoxyd, und weitere 100 ccm, dem gleichen Blutgefäß entnommen, nach 6 Stunden nur 1,33 ccm des Gases. Nach 3 Tagen vermochte man das Gas auch nicht in Spuren in 300 ccm Blut zu erweisen[4]. Ein anderer Hund, der ein Gemisch von 9 l Sauerstoff mit 100 ccm Kohlenoxyd eingeatmet hatte, besaß von dem letzteren 11,2%. 4 Stunden nachdem diese Feststellung gemacht worden war und das Tier an der Luft geatmet hatte, besaß das Blut nur noch 1,9% Kohlenoxyd. Zwischen der 4. und 5. Stunde enthielt die Exspirationsluft nicht mehr davon als 0,0012%[5].

Ein anderes Bild liefert ein Versuch am Hunde, der 1 Stunde lang eine Mischung von 1 : 2000 Luft eingeatmet hatte. Nach dieser Zeit fanden sich 4 ccm Kohlenoxyd in 100 ccm Blut, nach 2 Stunden 7,8 ccm, und nachdem er an der Luft 1 Stunde geatmet hatte, nur noch 2,3 ccm.

Die sukzessive Substitution von Sauerstoff an die Stelle von Kohlenoxyd im Hämoglobinmolekül lehrt der folgende Versuch an einem Kaninchen. Das mit dem Gase vergiftete, auf der Seite liegende Tier hatte unmittelbar nach der Vergiftung 50,1% Oxyhämoglobin. Eine nach 20 Minuten — als das Tier sich schon wieder auf seinen Beinen halten konnte — entnommene Blutprobe ergab 91,5% an normalem Blutfarb-

---

[1] DE MARTIN, Compt. rend. de l'Acad. des Sciences t. CXV, 1892, p. 835, t. CXVII, p. 260. — GRÉHANT, L'oxyde de carbone 1903.

[2] GAGLIO, Arch. f. experim. Pathol. u. Pharmak. Bd. 22, 1887, S. 235.

[3] ZIELER, Über Nachkrankheiten der Leuchtgasvergiftung. Halle 1897. — SCHOTT, Vierteljahrschr. f. ger. Medizin Bd. 26, 1903, S. 58. — PLENIO, D. Arch. f. klin. Medizin Bd. 43, 1888, S. 299. — CLARK, N. York med. Journ. 1883, p. 148. — KOCH, Zur Encephalomalazie ... Greifswald 1892.

[4] CL. BERNARD, Leçons sur les Anesthésiques 1875, p. 451, 452.

[5] GRÉHANT, Gaz. méd. de Paris 1879, p. 472.

stoff[1]). Das Tier hatte durch eine bald nach der Entnahme der ersten Blutprobe einsetzende, äußerst energische Atmung die Dissoziation des Kohlenoxydhämoglobins veranlaßt.

Die Uneinheitlichkeit der Ergebnisse über die Schnelligkeit der Zerlegung des Kohlenoxydhämoglobins geht aus manchen anderen Tierversuchen hervor. So fand man bei Kaninchen und Katzen, die, auch sehr akut, Leuchtgas unter einer Glocke geatmet hatten, schon nachdem sie nur 15—41 Minuten frei an der Luft gewesen waren, kein Kohlenoxyd mehr im Blute[2]).

Nicht viel anders sprechen die Untersuchungsergebnisse *an Menschen*. Bei zwei mit Leuchtgas Vergifteten, die eine Zeitlang in normaler Luft geatmet hatten, ließ sich in einem Falle deutlich, in einem anderen kaum noch Kohlenoxydhämoglobin nachweisen[3]). Bei einigen Vergifteten soll noch 5 Stunden nach der Entfernung aus der kohlenoxydhaltigen Atmosphäre[4]), ja, selbst nach 10 und mehr Stunden[5]) der Nachweis des Gases im Blute gelungen sein. Demgegenüber ergab die Erfahrung, daß bei leichteren Vergiftungen schon ein kurzdauerndes Atmen der frischen Luft genügte, um jede nachweisbare Spur von Kohlenoxyd verschwinden zu lassen, und daß auch bei schwereren Vergiftungen schon nach 6, 12 oder mehr[6]) Stunden das Kohlenoxydhämoglobin dissoziiert war und das Gas den Körper verlassen hatte.

Selbst in vollster Bewertung des machtvollen Einflusses individueller Eigenschaften muß ich die Nachweisbarkeit des Kohlenoxydhämoglobins bei einem Individuum, das einen Tag und länger in reiner Luft geatmet hat, in einem oder dem anderen Falle infolge von besonderen Umständen zwar nicht als unmöglich, im allgemeinen aber als sehr unwahrscheinlich bezeichnen. Es liegen Nachrichten darüber vor, daß unter solchen Bedingungen noch nach 24 und 48 Stunden[7]), nach 3 Tagen — wo angeblich noch 5 % des Hämoglobins mit Kohlenoxyd belegt gewesen sind[8]) —, ja, nach 4[9]) oder 7[10]) oder gar 9[11]) Tagen das Gas im Blute noch nachgewiesen sein soll. Die Atmung als stärkstes körperliches Mittel für die Zustandsänderung des Kohlenoxydhämoglobins schließt in der Regel, wofern die Herztätigkeit in genügendem Maße für den Blutumlauf im Gange ist, ein langes Bestehenbleiben dieser Verbindung aus. Hierbei bleibt es zulässig, nach praktischen Erfahrungen anzunehmen, daß, wie später noch eingehender dargelegt werden soll, durch eine zeitlich nicht genügende

---

[1]) DRESER, Arch. f. exper. Pathol. u. Pharmak. Bd. 29, S. 126.

[2]) WESCHE, Vierteljahrschr. f. ger. Medizin Bd. 25, 1876, S. 278. — MICHEL, ibid. 3. Folge, 1897, Bd. 14, S. 36.

[3]) HOFMANN, Lehrb. d. ger. Medizin 3. Aufl., S. 666. — WESCHE, l. c. S. 278.

[4]) STOLPER, Zeitschr. f. Medizinalbeamte 1897 S. 176.

[5]) BIRCH-HIRSCHFELD, Lehrb. der path. Anatomie. — POUCHET, Annales d'hygiène 3. Sér., 1888, t. XX, p. 361. — KOCH, l. c.

[6]) STOLPER, l. c. S. 211. — MÜNZER u. PALMA, Zeitsch. f. Heilk. 1894. — L. LEWIN, Persönliche Erfahrungen aus dem Jahre 1907. — KISSINGER, Monatsschr. f. Unfallheilk. 1908, S. 261 usw.

[7]) KOCH, l. c. S. 41. — MICHEL. l. c.

[8]) SMITH, Brit. med. Journ. 1899, 1. Apr., p. 780. — POSSELT, Wien. klin. Wochenschr. 1893, 21, 22.

[9]) MARTHEN, Arch. f. path. Anat. 1894, 136.

[10]) WACHHOLZ, Vierteljahrschr. f. ger. Medizin Bd. XXIII, 1902, S. 231. — RUNEBERG, l. c.

[11]) Med. Korrespondenzblatt f. württ. Ärzte 1909, Bd. 79, S. 862.

Sauerstoffeinwirkung auf gewisse Lagerungsstellen des Kohlenoxydhämoglobins, z. B. in Extravasaten oder in Muskeln, eine Zustandsänderung desselben langsamer erfolgt als etwa im zirkulierenden Blute in großen Gefäßen. Als sicher kann aber jedenfalls angenommen werden, daß das Verschwinden des Kohlenoxyds aus dem Blute weit langsamer vor sich geht als seine Aufnahme.

3. Andere, geformte und ungeformte Blutbestandteile unter dem Einfluß des Kohlenoxyds.

Das TYNDALLsche Experiment, die Gegenwart suspendierter Teilchen durch die Polarisation des von diesen reflektierten Lichtes nachzuweisen, wenn ein intensives Lichtbündel in die Flüssigkeit geleitet wird, fällt bei dem Kohlenoxydblut so positiv aus wie bei normalem, sauerstoffhaltigem.

Auch noch auf andere Weise suchte man Unterschiede zwischen den beiden Blutarten zu erkennen. Versuche mit dem *Viscosimeter* lehrten, daß totes, mit Kohlenoxyd versetztes Blut etwas langsamer als normales floß, daß aber die Vergiftung mit dem Gase keinerlei Einfluß auf die Viscosität ausübte.

Während ferner der beginnende *Blutfarbstoffaustritt* für normales Blut in einer Chlornatriumlösung von 0,62 % zustande kam, trat er bei Blut, das mit Kohlenoxyd oder Leuchtgas behandelt worden war, erst in Chlornatriumlösung von 0,6 und 0,59 % ein. Auch der Grad der Hämolyse war bei dem normalen Blut stärker als im Kohlenoxydblut[1]). Diese Unterschiede sind an sich so geringfügig, daß sie als bedeutungslos angesehen werden müssen. Bei Menschen, die durch das Gas vergiftet wurden, kommt es *nicht zur Hämolyse*, da das Kohlenoxydhämoglobin durch den Atmungssauerstoff gespalten, das Kohlenoxyd ausgeatmet, der Blutfarbstoff wieder normal wird und die roten Blutkörperchen in ihren alten Zustand gelangen und wieder funktionsfähig werden. Keinerlei Zeichen des Herausgehens des Blutfarbstoffs aus ihnen ist bisher bei der Kohlenoxydvergiftung klinisch nachgewiesen worden. Es gehen *rote Blutkörperchen* nicht zugrunde. Ihre Zahl bleibt bei Vergiftungen so wie sie vor diesen war. Man vergiftete Kaninchen und Meerschweinchen schwer und auch wiederholt, z. B. täglich, 7 Tage nacheinander, bis zur Betäubung. Die Blutkörperchenzählung ergab bei ihnen keine Unterschiede gegenüber der Norm[2]). Ganz vereinzelt wurde das Gegenteil angegeben, und zwar für zwei von drei Fällen einer unter dem Bilde der perniziösen Anämie verlaufenden Erkrankung von drei Geschwistern, die ein Kohlendunst abgebendes, sogenanntes Wärmenecessaire benutzt hatten. Es fanden sich kaum eine Million Blutkörperchen bei der einen und 1 700 000 bei der anderen Kranken[3]). Dieser Befund beweist nicht eine Einwirkung des Kohlenoxyds auf die Blutkörperchen. Er ist durch andersartige Erkrankungsvorgänge bedingt gewesen, an denen, wie die Obduktion erwies, auch die Milz teilnahm. Es ist ferner darauf hinzu-

---

[1]) BUBANOVIC, Biochemische Zeitschr. Bd. 37, S. 139.
[2]) DRIESSEN, Über die Einwirkung wiederholter Kohlenoxydvergiftung auf die roten Blutköperchen 1889.
[3]) KOREN, Norsk Magazine 1891, p. 550.

weisen, daß selbst eine leichte Verminderung der Durchschnittszahl der Blutkörperchen gar nichts beweist, da man nicht wissen kann, wie groß ihre Zahl bei dem betreffenden Individuum vor der Vergiftung war. Wie voller Widersprüche die ganze Frage der Beeinflussung der roten Blutkörperchen durch Kohlenoxyd ist, ersieht man aus der Angabe, daß durch dieses sogar eine Vermehrung dieser Blutelemente entstehen könne[1]).

Es sollte auch ihre *Gestalt* verändert werden. Bei Kaninchen sollte das Gas sie unregelmäßig und sternförmig machen und den normalerweise in der Mitte vorhandenen Schatten „meistens" aufheben. Ich habe sehr oft in meinen Vorlesungen das Blut akut durch Kohlenoxyd getöteter Tiere untersuchen lassen, ohne jemals eine Formveränderung an den Blutkörperchen gefunden zu haben. Hiermit stimmt die alte Beobachtung von CLAUDE BERNARD überein, der im Kohlenoxydblut von Menschen die Blutkörperchen viel länger ihre normale Gestalt bewahren sah als im unvergifteten Blute und deswegen geradezu riet, Kohlenoxyd zur Konservierung desselben zu benutzen.

Angeblich sollen auch einmal bei zwei Vergifteten die Blutkörperchen eine stechapfelförmige Zackung besessen und ihre geldrollenförmige Anlagerung verloren haben. Auch dies hat sich sonst ebensowenig bewahrheitet wie die Angabe, daß die Zahl der *Blutplättchen* sich verringere.

Die gleiche Bedeutungslosigkeit wie alle diese hier und da einmal angeblich vorgekommenen Veränderungen an den roten Formbestandteilen des Blutes haben die Angaben über *die weißen Blutkörperchen*. Wie nach Aufnahme vieler chemischer Stoffe in vergiftender oder nicht vergiftender Dosis kann auch Kohlenoxyd gelegentlich eine Hyperleukocytose verursachen. Ein Beobachter sah sie in fünf Fällen zweimal. Sie ist diagnostisch und nosologisch nichtssagend. So muß auch bewertet werden, was über das völlige oder doch fast völlige Verschwinden der „eosinophilen Zellen" aus dem menschlichen Blute und dem Blute von Meerschweinchen für 24 Stunden angegeben wurde. Besagen schon diese Zellen und was sonst ihrer Art an namenbelegten Zerfallsprodukten im Blute sich gelegentlich finden kann, biologisch und nosologisch nichts, und ist, was darüber an Positivem ausgesagt wird, freie Phantasie, die sich dreist in den Mantel der Wissenschaftlichkeit und Wirklichkeit hüllt, so ist es geradezu unerfindlich, wie man ihr Sein oder Nichtsein als einen „typischen Befund" bei der Kohlenoxydvergiftung ansehen mag, um so mehr, als man sie auch vermehrt gesehen haben will.

Kohlenoxyd soll auch eine Einwirkung auf das *Blutserum* äußern. Man fand es bei einem vergifteten Manne, der, comatös, mit 140 Pulsschlägen und 40° Körperwärme in das Krankenhaus geliefert, am gleichen Tag gestorben war, rosa gefärbt, seinen Gehalt an Serin vermehrt und an Globulin vermindert. Nach Neutralisation und Abtrennung des Acetoglobulins trat erst bei 70° Koagulation ein, während das normale Serum bei 64° ein starkes Koagulum liefert. Auch für andere Eiweißkörper des Serums waren die Gerinnungstemperaturen verschoben[2]). Obschon diesen Veränderungen keine große Bedeutung beigelegt wurde, glaubte man doch, daß bei der Kohlenoxydvergiftung außer der Einwirkung auf das

---

[1]) NAEGELI, Blutkrankheiten und Blutdiagnostik 1908.
[2]) PATEIN, Compt. rend. de la Soc. de Biologie t. LXV, 1908, Nr. 35. — Journ. de Pharmac. et de Chimie t. XXIX, 1909, p. 417.

Hämoglobin noch eine quantitative und qualitative Veränderung der Eiweißkörper des Serums zustande käme, „als Ausdruck der tiefen Veränderung in der Blutmischung". Weitere Untersuchungen hierüber liegen nicht vor und sind auch nicht sehr ermutigend, weil schon mit Rücksicht auf die geringe Aufnahmefähigkeit des Blutplasmas oder des Blutserums für Kohlenoxyd[1]) und der rapiden Veränderung des Blutfarbstoffs unter der Einwirkung des letzteren eine chemische Beeinflussung des Serums im Sinne der Bildung von giftigen oder auch nur ernährungsuntüchtigen Stoffen nicht zu denken ist, selbst wenn man annehmen wollte, daß das kohlenoxydhaltige Plasma mehr an Zellgebilde, Nerven usw. gebracht werden kann[2]).

4. Die Menge des bei Vergifteten im Blute gefundenen Kohlenoxyds.

Das lebende Tier nimmt aus einer, irgendwelche Mengen Kohlenoxyd enthaltenden Atemluft das Gas in sein Blut auf, z. B. noch aus einer solchen, die davon 1 : 5000—10 000, ja selbst nur 1 : 25 000 Luft besitzt. Auf gesetzmäßig stets gleiche analytische Zahlen kann man in Vergiftungsversuchen nicht rechnen, da vorzugsweise innerliche, nur in geringem Grade äußerliche, nicht in Rechnung stellbare Umstände die Ergebnisse nicht einheitlich sein lassen. In geeigneter Anordnung ließ man einen Hund ein Gemisch von Kohlenoxyd mit Luft aus einem 300 l enthaltenden Kautschuksack einatmen und untersuchte das Blut im Grisoumeter. Es ergab sich das Folgende[3]):

Enthielt die Luft an Kohlenoxyd	so absorbierten 100 ccm Blut an ccm Kohlenoxyd in				
	1 Stunde	2 Stunden	3 Stunden	4 Stunden	5 Stunden
1 : 1000	8	10	18,3	17,4	16,8
1 : 2000	4,1	7,8	—	—	—
1 : 4000	3,0	4,2	—	—	—
1 : 6000	1,6	3,3	—	—	—
1 : 12000	1,6	1,63	—	—	—
1 : 15000	0,59	1,18	—	—	—
1 : 30000	0,44	0,88	—	—	—
1 : 60000	0,22	0,45	—	—	—

Der Hund, der durch die Vergiftung 7,8 ccm Kohlenoxyd in 100 ccm Blut aufgewiesen hatte, besaß, nachdem er 1 Stunde an der Luft geatmet hatte, davon nur noch 2,3 ccm. Ein lange dauerndes Einatmen der hohen Gasverdünnungen kann die schließlich im Blute fixierte Menge beträchtlich werden lassen trotz der stetig bei normaler Atmung vor sich gehenden Dissoziation des Kohlenoxydhämoglobins. Die Vergiftung erfolgt, wenn diese nicht Schritt hält mit den in das Blut dringenden Kohlenoxydmengen.

---

[1]) MANCHOT, l. c.

[2]) NICLOUX, Volume jubilaire du Prof. RICHET 1912, p. 293.

[3]) GRÉHANT, Compt. rend. de l'Acad. des Sciences t. CXXV, 1897, p. 736. — GRÉHANT, L'Oxyde de carbone, Paris 1903. — BROUARDEL, Asphyxies par les gaz 1896, p. 23.

Man bestimmte bei einem Hunde, der Luft mit 1% Kohlenoxyd einatmete, neben der in gewissen Zeiten aufgenommenen Kohlenoxydmenge auch die des Sauerstoffs. Es waren enthalten in 100 ccm Blut:

	Kohlenoxyd	*Sauerstoff*
Nach 6 Min.	9,9	9,2
Nach 12 „	15,5	6,7
Nach 18 „	19,3	6,1

Nach 22 Minuten trat der Tod des Tieres ein. Bezeichnet man als Vergiftungskoeffizienten das Verhältnis zwischen Kohlenoxydhämoglobin, also der durch Kohlenoxyd unbrauchbar gewordenen Hämoglobinmenge des Blutes, zu dem Absorptionsvermögen des gleichen Blutes für Sauerstoff, so würde er in diesem Falle betragen haben:

$$\frac{9,9}{9,2}, \text{ bzw. } \frac{15,5}{6,7}, \text{ bzw. } \frac{10,3}{6,1}.\text{[1]}$$

Nach Einatmen eines Gemenges von 1 l Leuchtgas auf 299 l Luft wies man in 100 ccm Luft eines Tieres noch 4 ccm Kohlenoxyd nach, d. h. eine etwa den vierten Teil der tödlichen betragende Menge.

Für ein Kaninchen sind resorbierte 22 ccm Kohlenoxyd tödlich. Die Untersuchung des Blutes ergab, daß von dieser Menge 18 ccm im Blute vorhanden waren, so daß für die Gewebe nur 4 ccm übrigblieben[2].

Ließ man solche Tiere eine Luft einatmen, die Kohlenoxyd nur im Verhältnis von 1 : 5000 bzw. 1 : 10 000 enthielt, so besaßen an Kohlenoxyd:

100 ccm Blut nach 1 Stunde	2,2 ccm	(1 : 5000)
100 „ „ „ 1 „	1,12 „	(1 : 10000)
100 „ „ „ 5 „	3,1 „	
100 „ „ „ 9 „	1,42 „	

Würden sich sämtliche rote Blutkörperchen eines Menschen mit Kohlenoxyd sättigen, so könnten etwa 1,1 l dieses Gases aufgenommen werden. Da aber der Tod viel früher erfolgt, ehe eine so vollständige Bindung desselben mit dem Blutfarbstoff eintritt, so sind die wirklich vorhandenen, erweislichen Mengen von Kohlenoxydhämoglobin beträchtlich geringer. Eine Konstanz in dem Gehalt des *Leichenblutes* an dieser Verbindung besteht nicht.

In Leichen von Menschen, die in Kohlengruben durch Kohlenoxyd starben, und die sich durch auffälliges, wie lebendiges Aussehen auszeichneten, war das venöse Blut zu 79—83 % mit Kohlenoxyd gesättigt[3]. Das Blut eines Ziegelarbeiters, der in seiner Schlafkammer durch Gas getötet worden war, das in dieselbe durch einen Ofen der Ziegelhütte geströmt war, besaß nur mehr noch 36 % Sauerstoffhämoglobin, mithin 64 % Kohlenoxydhämoglobin[4].

---

1) Als Vergiftungskoeffizient bezeichnete man auch das Verhältnis des im vergifteten Blute absorbierten Kohlenoxyds zu dem bei der völligen Sättigung darin enthaltenen. Er wurde — eine schon alte Wahrheit — zu 0,6—0,66 festgestellt, d. h. der Tod tritt ein, wenn 2/3 des Hämoglobins mit Kohlenoxyd gesättigt sind, oder anders, wenn der Organismus nur noch über 1/3 der normalen Sauerstoffmenge verfügt (BALTHAZARD u. NICLOUX, Compt. rend. de l'Acad. des Sciences t. CLII, 1911, p. 1787).

2) DRESER, l. c.

3) HALDANE, l. c.

4) DRESER, Arch. f. exper. Path. u. Pharmak. Bd. 29, 1892, S. 134.

Bei einem Menschen, der durch Hochofengas gestorben war, fanden sich 61,79 ccm an auspumpbaren Gasen. Davon waren[1]:

Kohlenoxyd 12,56 ccm
Sauerstoff   0,96 „
Kohlensäure 48,27 „

Fünf Menschen, die eine Mischung von Leuchtgas mit 40% Wassergas eingeatmet hatten, von denen das erstere 6% und das letztere 16% Kohlenoxyd besaß, starben dadurch. Die Bestimmung des Kohlenoxydhämoglobins ergab, daß in vier der Fälle über die Hälfte des Hämoglobins an Kohlenoxyd gebunden war. Man fand:

Kohlenoxydhämoglobin 83,0 %
        „   76,6 „
        „   69,5 „
        „   57,0 „

Im fünften Falle handelte es sich um ein Kind, das noch lebend im gleichen Schlafzimmer mit dem vierten Individuum gefunden worden und trotz aller Eingriffe, besonders der künstlichen Atmung, nach 3 Tagen gestorben war. Es hatte nur 5% Kohlenoxydhämoglobin in seinem Blute.

Nicht viel mehr davon, nämlich 7%, fanden sich in dem Blute eines Kutschers, der, wegen der Kälte, während einer Wartezeit sich in seinen mit präparierter Kohle geheizten und daher Kohlenoxyd enthaltenden Wagen gesetzt hatte[2]). Im Leichenblute von Emile Zola, der einer Kohlenoxydvergiftung in seinem Schlafzimmer zum Opfer fiel, fand man auf dem Wege des Auspumpens, Eliminierens der Kohlensäure und des Sauerstoffs, Absorbierenlassens des Kohlenoxyds von Kupferchlorür und quantitativer Bestimmung des aus dem letzteren gewonnenen Gases 6 ccm in 100 ccm Blut. In noch einem anderen Falle betrug die Kohlenoxydmenge 7,8 ccm in 100 ccm Blut.

Alle diese Verschiedenheiten haben, wie sich von selbst versteht, ihre gesetzmäßigen Gründe, die in den inneren Lebensbedingungen des Individuums oder in äußeren, mit der Vergiftungsart zusammenhängenden Verhältnissen liegen. Es ist auch ohne weiteres anzunehmen, *daß das vergiftete Blut, das verschiedenen Körperstellen entnommen wird, nicht immer in dem Gehalte an Kohlenoxyd übereinstimmen wird.* Bei Kindern, die durch einen von ihnen angelegten Brand umgekommen waren, fand man[3]) im Blute der Venae crurales: 4,8 ccm Kohlenoxyd in 100 ccm Blut, und im Blute der Hirnleiter: 2,08 ccm in 100 ccm Blut. Es ist dies nicht nur nicht befremdlich, sondern entspricht sogar einer landläufigen und richtigen pharmakologischen Ansicht, daß nicht nur Gase, sondern auch in den Körper eingeführte andersartige Arzneimittel und Gifte im Blute und in den Geweben ungleichmäßig verteilt zirkulieren und später ev. ungleichmäßig verteilt gefunden werden. Gerade dieses Verhalten konnte u. a. auch immer als Grund für eine ungleichmäßige Wirkung eines energievollen Arzneistoffes auf zwei symmetrisch erkrankte Körper-

[1]) GARNIER, Compt. rend. de la Soc. de Biol. 1903, t. LV, p. 761.
[2]) BROUARDEL, Bullet. de l'Acad. de Médec. 3. Sér., t. XXXI, 1894, p. 76.
[3]) WACHHOLZ, Vierteljahrschr. f. ger. Medizin 1914, Suppl., S. 205.

teile herangezogen werden. Daher dürften völlig zuverlässige, einheitliche Werte des Kohlenoxyds im Blute vergifteter Lebewesen nur durch möglichste Entblutung derselben zu erzielen sein. Andere Gründe für die Erklärung so verschiedener Gehalte des Blutes von Vergifteten an diesem Gase gibt es nicht. Eine Behauptung, wie z. B. die, daß bei Leuchtgasvergiftung die im Blute enthaltenen Mengen des Kohlenoxyds geringer seien als bei mit Kohlendunst Vergifteten, „weil bei Leuchtgasvergifteten der Tod schneller einzutreten scheint"[1]), ist abzuweisen, weil die Prämisse ebenso falsch ist wie der Nachsatz.

Der qualitative Nachweis des Kohlenoxyds im Blute.

1. Spektroskopisches Erkennen.

Schon in kleinen Mengen ist der Unterschied zwischen Kohlenoxyd- und Sauerstoffhämoglobin leicht erkennbar im spektroskopischen Verhalten. Das Kohlenoxydhämoglobin zeigt bei geeigneter Verdünnung — 1—1,5 Teile Blut auf 100 Teile Wasser in etwa 1 cm dicker Schicht — zwei Absorptionsstreifen zwischen den FRAUENHOFERschen Linien D und E, fast identisch mit der Lage derjenigen des Sauerstoffhämoglobins. Unter Benutzung besonders von mir und meinen Mitarbeitern mit Isokoll sensibilisierter photographischer Platten und der besten Meßmethoden gelang es[2]), die Lage dieser Streifen im Spektrum festzulegen. Auf Grund von 112 bzw. 50 Messungen von Spektrogrammen verschiedenen Blutes[3]) wurde gefunden:

Normale Blutlinien	*Kohlenoxyd-Blutlinien*
$\lambda = 577$	$\lambda = 570$
$\lambda = 537$	$\lambda = 542$

Man ersieht hieraus, daß im Kohlenoxyd-Blutspektrum die Absorptionsstreifen einander etwas näher gerückt sind und mehr nach dem brechbaren Ende des Spektrums zu liegen. Der helle Zwischenraum zwischen den beiden Absorptionsgebieten ist schmäler als beim normalen Blut. Die bloße Beobachtung durch das Spektroskop läßt jedoch diese Unterschiede nicht erkennen. Nur besondere Einrichtungen gestatten diese Feststellung.

Dagegen ist für jeden der weitere Nachweis des Vorliegens von Kohlenoxydblut dadurch möglich, daß man dem Blute ein Reduktionsmittel — als bestes einige Tropfen gelb gewordenen Schwefelammoniums — unter

---

[1]) WACHHOLZ, l. c. S. 212.

[2]) LEWIN, MIETHE und STENGER, Compt. rend. de l'Acad. des Sciences, 9 juillet 1906. — Arch. f. die ges. Physiologie, Bd. 118, S. 80. Nur uns gebührt diesen Fortschritt in der Aufnahmemöglichkeit der Blutabsorptionsspektren erzielt zu haben. Nacharbeiter, die sich erst bei uns Rat holten, haben den Versuch gemacht, sich dieses Verdienst anzueignen und Kompilatoren, die sogar, die von uns gefundenen Wellenlängen, z. B. für Kohlenoxyd, benutzt haben, halfen bei dieser Verschiebung der Wahrheit.

[3]) Die ersten derartigen Originalspektrogramme haben wir dem Britischen Museum in London und dem Reichsmuseum in München als Dokumente einverleiben lassen.

Umschütteln zusetzt[1]) und etwa 6—8 Minuten wartet. Hierbei wird Kohlenoxydhämoglobin nicht verändert, während Sauerstoffhämoglobin dadurch reduziert wird: seine beiden Absorptionsstreifen schwinden und dafür erscheint der verwaschene Absorptionsstreifen des Hämoglobins bei der Wellenlänge

$$\lambda = 559 \, .$$

Es bedarf kaum des Hervorhebens, daß, wenn — wie immer im Blute der mit Kohlenoxyd vergifteten Lebewesen — neben dem Kohlenoxydhämoglobin noch Sauerstoffhämoglobin sich findet, das letztere durch die Reduktion mit Schwefelammonium einen zwischen den bleibenden Kohlenoxyd-Absorptionsstreifen sich lagernden Schatten von Hämoglobin liefern muß, der mit der Menge des vorhandenen Sauerstoffhämoglobins an Intensität zunimmt. Dadurch kann unter ungünstigen Umständen der Nachweis des Kohlenoxydhämoglobins sehr erschwert oder gar unmöglich werden. So soll z. B. wenn eine verdünnte Blutlösung (1:40) unter 48,5—49% Kohlenoxydhämoglobin, daneben aber etwa 50% Oxyhämoglobin enthält, der Absorptionsstreifen des Hämoglobins so stark sein, daß die beiden Kohlenoxyd-Absorptionsstreifen kaum mehr erkennbar sind[2]). Trifft diese Wertbegrenzung auch nicht zu, so liegt doch zweifellos in der gleichzeitigen Anwesenheit und Reduktionsfähigkeit von normalem neben Kohlenoxydblut ein Nachteil des spektroskopischen Nachweises, der besonders dann noch verstärkt wird, wenn der Vergiftete außerhalb der Kohlenoxydatmosphäre noch einige Zeit geatmet hat. Trotzdem ziehe ich für die Feststellung von Kohlenoxyd im Blute diese Methode anderen dem Arzte empfohlenen direkten chemischen Blutreaktionen vor. Denn sie ist von subjektiven Schätzungen von Farbenunterschieden, wie sie besonders die noch zu erwähnenden Fällungsnachweise im Blute voraussetzen, unabhängig. *Überdies wächst auch bei diesen mit der Menge des Oxyhämoglobingehalts des Blutes in gleicher Weise die Schwierigkeit des Erkennens.* Der spektroskopische Nachweis setzt freilich wie jedes derartige exakte Arbeiten Übung in der Hantierung voraus. Meine eigenen, über Jahrzehnte sich erstreckenden praktischen Erfahrungen an vergifteten Menschen und Tieren berechtigen mich zu hoher Bewertung dieser Methode, die für das Blut unzweifelhaft die beste ist. Andere, selbst KUNKEL[3]), der die so gerühmte Tanninprobe angab, kommen zu dem gleichen Schluß.

Bezüglich ihrer Schärfe gehen die Ansichten weit auseinander. Man hat hierüber nicht zutreffende Behauptungen aufgestellt, so z. B., daß sie nicht die wichtigste sei, weil sie nur zum Ziele führe, wenn nicht mindestens etwa 27%, also mehr als der vierte Teil des Gesamtblutes, mit Kohlenoxyd gesättigt wäre[4]). Daß diese Behauptung, die immer wieder in der Literatur bei Empfehlern eigener oder Nachprüfern anderer Methoden auftritt, völlig falsch ist, habe ich schon angegeben. Zu ver-

---

[1]) Eine gleichfalls reduzierend wirkende ammoniakalische Ferrotartratlösung ist weniger empfehlenswert.

[2]) KREIS, Arch. f. d. ges. Physiol. Bd. 26, S. 408.

[3]) KUNKEL, Lehrb. d. Toxikologie, Bd. 1, S. 331. — DOEPNER, Zeitschr. f. Medizinalbeamte Bd. 22, 1909, S. 287, fand gleichfalls, daß zum Nachweis des Kohlenoxyds im Blute die spektroskopische Methode mindestens ebenso viel leistet, wie die besten der chemischen Niederschlagsmethoden.

[4]) KRATTER, Arch. für Kriminalanthropologie Bd. XIV, 1904, S. 229.

wundern ist nur, mit welcher Sicherheit sie verbreitet wird. Hierbei wird auch nicht das unter solchen Verhältnissen übliche „es ist bekannt" gespart[1]), so daß jeder Unerfahrene sich eine Blöße zu geben glaubt, wenn er dann noch wagen wollte Zweifel zu hegen. Nähme man aber selbst das Falsche als wahr an, so ergibt sich bei näherem Zusehen, daß 27% Kohlenoxydhämoglobin schon gebildet werden können, wenn die Luft nur 0,05 oder sogar nur 0,025[2]) Vol.% Kohlenoxyd enthält — Giftkonzentrationen der Atmungsluft, die in dem übergroßen Teil aller derartigen Vergiftungen vorauszusetzen sind. Da ferner bei einem Gehalt der Luft an Kohlenoxyd von nur 0,025 Vol.% und 20,9Vol.% Sauerstoff sich 15,5% Kohlenoxydhämoglobin von der Gesamtmenge des in Reaktion tretenden Blutfarbstoffs bilden, und solche und sehr viel niedrigere Mengen völlig sicher spektroskopisch erwiesen werden können, so ist diese Nachweisart die sicherste von allen.

Ein zweiter Einwurf besagt, daß das Spektrum des Kohlenoxydhämoglobins vor der Behandlung mit reduzierenden Substanzen selbst für den Kenner vom Oxyhämoglobinspektrum und sogar vom Spektrum des Hämochromogens nicht sicher zu entscheiden sei. Das letztere ist ebenfalls unzutreffend, da das Hämochromogenspektrum in seiner Eigenart mit einem anderen Absorptionsspektrum zu verwechseln unmöglich ist. Sein Aussehen und die Lage seiner so überaus charakteristischen Absorptionen ist so völlig anders, daß auch ein nur oberflächlicher Blick genügt, um sie richtig zu erkennen.

Die Erfahrungen sprechen laut genug davon, daß viel kleinere als.die angegebenen prozentischen Mengen von Kohlenoxydhämoglobin auf dem gewöhnlichen Reduktionswege spektroskopisch nachweisbar sind. In meinen Vorlesungen habe ich wiederholt 7—10% davon haltendes Blut als noch nachweisbar demonstriert. Eine solche Menge würde sich bilden, wenn ein Mensch in einer Atmosphäre mit etwa 0,018% Kohlenoxyd geatmet hätte — also unter einer Bedingung, die bei jeder Vergiftung a priori als völlig sicher angenommen werden kann.

Die spektroskopische Nachweisbarkeit des Kohlenoxydhämoglobins liegt aber noch sehr weit unter einem Gehalt des Blutes von 10%. Welche große Empfindlichkeit sie nach der reduktiven Behandlung des Blutes besitzt, geht aus den Untersuchungen hervor, *Kohlenoxyd mit Hilfe von Blut in einem Raume nachzuweisen.* Schon wenn man eine mit Wasser gefüllte Flasche von nur 100 ccm Inhalt in dem das Gas enthaltenden Zimmer entleert, dann 2—3 ccm eines sehr stark mit Wasser verdünnten Blutes, welches eben noch einen Stich ins Rote, dabei aber die Absorptionsstreifen des Oxyhämoglobins zeigt, hinzusetzt und einige Zeit umschüttelt, läßt sich auf Zusatz von Schwefelammonium das Kohlenoxydhämoglobin noch deutlich bei einem Gehalt der Luft von nur 0,25% Kohlenoxyd nachweisen[3]). Schärfer gelingt dieser Nachweis, wenn man mehr Luft zur Untersuchung nimmt, also z. B. in eine Flasche von 6—10 l Inhalt etwas sehr verdünntes Blut (5—10 : 50 Wasser), von dem eine

---

1) WACHHOLZ, Vierteljahrschr. f. ger. Med. Bd. 31, 1896, S. 18. Hier wird auch berichtet, daß die spektrale Untersuchung bei Vorhandensein von 20% Kohlenoxydhämoglobin „*stets negativ ausfällt*".

2) HALDANE u. SMITH, Journ. of Physiol., Vol. XXII, p. 231.

3) VOGEL, Ber. der Deutsch. chem. Gesellsch. Bd. 21, S. 3131, u. Prakt. Spektralanalyse 1877, S. 187.

Kontrollprobe zurückbehalten wird, gießt, die zu untersuchende Luft mittels Blasebalges einbläst, die Flasche verschließt, etwa 20—30 Minuten lang Blut und Luft durchschüttelt und das Blut wie angegeben der Reaktionsprobe unterwirft.

Die Grenzen der spektroskopischen Nachweisbarkeit des Kohlenoxyd im Blute wurden noch viel weiter durch Einwirkenlassen großer Luftmengen mit völlig genau gekanntem Kohlenoxydgehalt auf totes und lebendes Blut hinausgerückt[1]). Man ließ Mäuse 1—2 Stunden lang in einem Raume atmen, der aus zwei mit dem größten Durchmesser gegeneinander stoßenden und an der Berührungsfläche mit einem breiten Gummiband vereinigten Glastrichtern gebildet war. Die Ausflußrohre der Trichter waren durch Gummischläuche mit den Gasometern und etwaigen Absorptionsapparaten verbunden. Der Gasstrom wurde so reguliert, daß den Apparat 10 l Gas in 1—2 Stunden passierten. Bei einzelnen Versuchen wurde noch vor oder hinter dem Tier ein LIEBIGscher Kaliapparat mit frischem, stark verdünntem Blut angebracht. Es ergab sich durch die spektroskopische Untersuchung des Blutes der getöteten Tiere wie auch des toten Blutes, daß, wenn der Gehalt der Luft an Kohlenoxyd nur 0,05 % betrug, der Nachweis durch das gebildete Kohlenoxydhämoglobin noch mit Leichtigkeit ohne irgendwelchen Zweifel zu führen war. Die Grenze der Nachweisbarkeit mittels einer Maus lag bei 0,03 %, in verdünntem Blute bei 0,05 %. Bei der genannten Versuchsanordnung zeigten sich Vergiftungssymptome, wenn die Atmungsluft der Tiere 0,05 % Kohlenoxyd enthielt.

Die Anwendung der Maus als Versuchstier zur Entscheidung der Frage, ob eine Luft toxische Mengen Kohlenoxyd enthalte, ist oft, so auch in den Minen von North Staffordshire, mit Erfolg in Anwendung gebracht worden. Es ist schon der Nachweis von Kohlenoxyd im Raumdurch einen solchen biologischen Versuch gelungen, wo die chemischen Proben versagten.

Das geschilderte einfache Verfahren des spektralen Nachweises von Kohlenoxydhämoglobin durch Reduktion bedarf keiner Modifikation. Immerhin mag erwähnt sein, daß man empfohlen hat, die Untersuchung dadurch an Schärfe gewinnen zu lassen, daß man dem mit Schwefelammonium versetzten Blute noch etwas 10 %ige Natronlauge hinzufügte. Das Kohlenoxydhämoglobinspektrum ändert sein Aussehen nicht, während im normalen Blut unter den gleichen Bedingungen Hämochromogen (reduziertes Hämatin) entsteht. Es könnte somit dessen Spektrum neben dem des Kohlenoxydhämoglobin erkennbar sein[2]). Ich halte diese Vorgehen für entbehrlich.

Ein anderer Vorschlag läuft darauf hinaus, dem Kohlenoxydblut etwas Formaldehyd und Schwefelammonium zuzusetzen. Während normales Blut bei einer solchen Behandlung neben den beiden Oxyhämoglobinstreifen noch einen dritten scharfen schwarzen Streifen aufweist, der nach einiger Zeit allein bestehen bleibt, soll Kohlenoxydblut durch den Eingriff unverändert bleiben[3]). Diese Methode ist unbrauchbar.

---

[1]) HEMPEL, Gasanalytische Methoden, 3. Aufl. 1900, S. 190 ff.

[2]) UFFELMANN, Archiv f. Hygiene Bd. 2, 1884, S. 207. — SZIGETI, Vierteljahrschr. f. ger. Mediz. Bd. 11, Heft 2, hat einen spektralen Nachweis angegeben, der auf Bildung von „Kohlenoxydmethämoglobin und Kohlenoxydhämatin" — überhaupt nicht vorhandenen Verbindungen — hinausläuft, die also auch keine besonderen Absorptionsspektren liefern können.

[3]) TOLLENS, Ber. d. Deutsch. chem. Gesellsch. Bd. 34, 1901, S. 1426.

2. Chemisches Erkennen des Kohlenoxydhämoglobins.

Das meistens so auffällig rote Aussehen des Kohlenoxydblutes führte dazu, auf dasselbe gewisse, das Bluteiweiß nicht fällende oder fällende Reagenzien einwirken zu lassen, um Farbenunterschiede mit in gleicher Weise behandeltem normalem Blute hervortreten zu lassen. Diese Unterschiede sollen auch dann noch sichtbar werden, wenn das bloße Auge in der Beurteilung der Kohlenoxydblutfarbe nicht ganz sicher ist.

1. Versetzt man kohlenoxydhaltiges Blut mit dem gleichen oder doppelten Volumen einer 10—15%igen *Natronlauge*, so entsteht eine zinnoberrote Farbe. Bei Vorhandensein von 25% Kohlenoxydhämoglobin soll der Nachweis noch möglich sein. Die Probe steht in der Wertigkeit nicht hoch. Nicht viel besser ist die folgende Modifikation:

2. Man verdünnt das fragliche Blut mit destilliertem Wasser auf das Zwanzigfache und setzt dazu das gleiche Volumen *Natronlauge* (1,34 spez. Gewicht). Kohlenoxydhaltiges Blut wird zuerst weißlichtrübe, dann lebhaft hellrot. Beim Stehen der Probe scheiden sich hellrote Flocken ab, die sich allmählich zusammenballen. Normales Blut wird bei dieser Behandlung schmutzigbräunlich[1]). Bei Vorhandensein von etwa 25% Kohlenoxydhämoglobin im Blute soll die Reaktion positiv ausfallen.

3. Durch gesättigtes *Schwefelwasserstoffwasser* ($^1/_2$—$^3/_4$ Vol.) wird normales Blut (50fach verdünnt) grünlich, kohlenoxydhaltiges Blut rot. Die Reaktion ist praktisch wertlos[2]).

4. Träufelt man 5 Tropfen des zu untersuchenden Blutes in ein Reagensglas, das ca. 15 ccm destillierten Wassers enthält, schüttelt die Mischung leicht um und setzt dazu 5 Tropfen *orangefarbenes Schwefelammon und 10 oder mehr Tropfen Essigsäure* (30%ig) bis zu schwach saurer Reaktion, dann wird Kohlenoxydblut hellzinnober bis rosenrot, normales dagegen grau, grüngrau bis rötlichgrüngrau[4]). Die Reaktion soll noch eintreten, wenn 1 Teil kohlenoxydgesättigtes bei 5 Teilen normalen Blutes vorhanden sind, ev. noch bei einem Verhältnis von 1 : 7, d. h. 12—16%[3]).

5. Oxydierende und reduzierende Stoffe: Zusatz von einem Tropfen 0,025%iger Lösung von *Kaliumpermanganat*. Nach Digerieren (20 Minuten) bei 40° bleibt Kohlenoxydblut rot, normales wird gelb. Das gleiche Ergebnis liefert die gleiche Behandlung mit 1%iger *Hydrochinon*- oder *Resorcinlösung*. Diese Reaktionen sind wertlos.

6. Fügt man zu einer Lösung von 3 ccm Kohlenoxydblut auf 100 ccm destillierten Wassers einige Tropfen Kalilauge und etwas wässerige Pyrogallollösung hinzu, schüttelt einmal um und verschließt das Gefäß; so bleibt Kohlenoxydblut rot, während normales Blut mißfarbig wird[4]).

7. Zum Nachweis von Kohlenoxyd im Blute wurde auch der *Traubenzucker* empfohlen, durch dessen reduzierende Einwirkung auf Sauerstoffhämoglobin mit Alkali versetztes gewöhnliches Blut dunkelschwarzrot, kohlenoxydhaltiges aber hellkirschrot werden soll. In ein Reagensglas werden 4—10 ccm gewöhnliches Blut·und in ein anderes ebensoviel

---

[1]) SALKOWSKI, Zeitschr. f. phys. Chem. 1888, Nr. 12.
[2]) SALKOWSKI, l. c. Bd. VII, 1882/1883, S. 114.
[3]) KATAYAMA, Arch. f. path. Anat. Bd. 114, 1888, S. 53.
[4]) LANDOIS, Deutsche Medizinalzeit. 1893, S. 256.

kohlenoxydhaltiges getan, zu jeder Probe einige Tropfen Alkalilauge und eine Messerspitze voll Traubenzucker gesetzt, die Gläser verschlossen, durchgeschüttelt und an einem kühlen Orte aufbewahrt. Nach 4—5 Stunden erkennt man die Farbenunterschiede, die sich viele Wochen erhalten und bei 16—12 % Kohlenoxyd sichtbar sind[1]). Die Methode steht anderen, z. B. der Tanninprobe, nach.

8. Wiederholt ist gelöstes *Formaldehyd* als Reagens auf Kohlenoxydblut, teils ohne, teils nach einer Vorbehandlung des Blutes[2]) benutzt worden. Als besonders auffallend wird hervorgehoben: daß mit Leuchtgas geschütteltes Blut und Blut von mit Leuchtgas vergifteten Tieren nach Zusatz von konzentrierter und verdünnter Formaldehydlösung (40—20 %) seine rote Farbe bedeutend länger als normales Blut, unter Umständen wochenlang behielte, und daß Organe solcher Tiere in 10 %iger Formaldehydlösung 60—100 Stunden lang rot blieben. Gewöhnliches Blut nähme nach Mischung mit Formalin schon nach kurzer Zeit eine schmutzigbraune Farbe an. Der Versuch gelänge im Reagensglas wie an einem mit Blut getränkten Filtrierpapierstreifen, der aber möglichst frisch zu verwenden sei.

Wenn es keine andere Hinderung für diese angeblich so sicher auftretende Reaktion gäbe, als daß sie erst nach etwa einer Stunde erkennbar ist, so würde ihr Gebrauch schon gegen andere zurücktreten müssen. Sie ist aber tatsächlich wegen der schweren Schätzbarkeit von Unterschieden, zumal in älterem Blute, nach meinen Beobachtungen unbrauchbar.

9. Durch Zusatz von *Schwefelammonium und* 3 %iger *Wasserstoffsuperoxydlösung* zu einer Blutlösung (1 Tropfen Blut zu 10 ccm Wasser) wird kohlenoxydfreies Blut olivengrün, mit Kohlenoxyd gesättigtes Blut bleibt hierbei kirschrot. Je nach dem Gehalte an Kohlenoxyd ist die Lösung makroskopisch vorwiegend rot oder vorwiegend grün. Im kohlenoxydhaltigen Blute ist das Spektrum des Kohlenoxyds gleichzeitig mit dem Spektrum des Sulfhämoglobins sichtbar. Die unterste Grenze des Kohlenoxydnachweises liegt bei 20 %[3]). Man kann von dieser Prüfung Abstand nehmen.

10. Unter Verwendung einer alkoholisch-alkalischen Lösung von *Natriumhydrosulfit*, $Na_2S_2O_4$, (4 g Kaliumhydroxyd gelöst in 75 ccm Wasser, 3 g Natriumhydrosulfit, 40 ccm 98 %igen Alkohol) soll es gelingen, auch geringe Mengen von Kohlenoxydhämoglobin zu erkennen. Hierfür verdünnt man wenige Tropfen Blut mit destilliertem Wasser und fügt einige Kubikzentimeter Reagens und etwa 2 Tropfen Pyridin hinzu. Hierbei färbt sich die Lösung gelbrot und nur das Oxyhämoglobin wird *in der Kälte* in Hämochromogen übergeführt, während das Kohlenoxydhämoglobinspektrum bestehen bleibt. Beim Erhitzen geht auch dieses in Hämochromogen über[4]).

11. *Jodjodkaliumlösung* (1 : 2 : 300) soll Oxyhämoglobin in braunes Methämoglobin umwandeln, kohlenoxydhaltiges Blut aber rötlich lassen[5]).

Um die Färbung des Kohlenoxydhämoglobins sichtbar werden zu lassen, hat man allerlei Zusätze zu dem zu untersuchenden Blut vor-

---

[1]) IPSEN, Vierteljahrschr. f. ger. Med. Bd. 18, H. 1, S. 46.
[2]) LIEBMANN, Vierteljahrschr. f. ger. Med. Bd. 53, H. 1, 1917, S. 85.
[3]) LOCHTE, Therap. Monatshefte 1911, S. 608.
[4]) MICHEL, Chemiker-Zeitung 1911, S. 996.
[5]) KNUD SAND, Ugeskrift vor Laeger Bd. 76, p. 1721.

geschlagen, die eine gröbere *Fällung der Bluteiweiße* veranlassen. Man kann von ihnen allen keine völlig gesicherten Ergebnisse erwarten, weil die Beurteilung allein von einer subjektiven Abschätzung der dabei auftretenden Farbentöne abhängt und überdies einen Kontrollversuch mit normalem Blut als Sicherung voraussetzt. *Die Grenzen der Nachweisbarkeit des Kohlenoxyds auf diesem Wege sind* — die gegenteiligen Behauptungen sind zurückzuweisen — *unter keinen Umständen enger gezogen als bei dem spektroskopischen Verfahren*, das für sich in Anspruch nehmen darf, ein in den Grenzen des billigerweise zu Verlangenden exakt naturwissenschaftlich zu sein.

Jeder von den so überaus vielen anorganischen oder organischen schon „entdeckten" oder der Verwendung noch harrenden Eiweiß fällenden Stoffe kann für den Fällungsnachweis benutzt werden. Die Unterschiede in der Wirkung beziehen sich auf die mehr oder minder deutliche Rotfärbung des Niederschlages und ihrer Dauer.

12. Schon *Erhitzen des Blutes* in siedendem Wasser läßt die differente Färbung der Coagula hervortreten, ebenso das Hinzufügen von *Salpetersäure* oder von dem gleichen Volumen gesättigter *Natriumsulfatlösung* und des halben Volumens Essigsäure, oder von gesättigter *Alaunlösung* und Ammoniakflüssigkeit. Die Rotfärbung schwindet in diesen Fällen bald.

Niederschläge verschiedener Färbung sind auch erhältlich, wenn man zu Kohlenoxydblut und dem Vergleichsblut hinzufügt: Phosphormolybdänsäure, Zinkchlorid, Sublimat (1—2%ige Lösung), Platinchlorid (1,5%ige Lösungen), Bleiacetat, Bleisubacetat, Pikrinsäure, Carbolsäure und fast alle anderen Eiweiß fällenden Stoffe, z.B. Kupfersulfat, Kupferchlorid, Kupfernitrat, salzsaure Kupferchlorürlösungen usw. — selbstverständliche Reaktionen, mit denen sehr überflüssigerweise die Literatur belastet ist und noch immer weiter wird. Zu diesen Überflüssigkeiten und Unbrauchbarkeiten gehört auch der Vorschlag, bei erhaltenen roten Blutkörperchen vegetabilische Agglutinanzien wie Ricin hinzuzufügen[1].

13. Längere Zeit soll ein deutlicher Färbungsunterschied der Coagula nach Hinzufügen von *Ferrocyankalium* zu den beiden Blutproben (etwa je 15 ccm Blut, ebensoviel 20%ige Ferrocyankaliumlösung und 2 ccm 30%ige Essigsäure) bestehen bleiben.

14. Mehr noch wird die Wirkung des *Tannins* gerühmt. Man versetzt eine Blutlösung (1 : 4 verdünnt) mit der dreifachen Menge einer 1%igen Tanninlösung. *Erst nach einigen Stunden* ist der Farbenunterschied gut erkennbar, am deutlichsten nach 24 Stunden, soll aber durch Monate bestehen bleiben[2]. Durch die beiden letztgenannten Proben sollen noch 10% oder, wie man irrigerweise meinte[3], sogar 1% Kohlenoxydhämoglobin im Blute erkennbar sein.

Man hat sogar angeraten, auf Kohlenoxyd zu untersuchendes Gewebe vergleichsweise mit einem ebenso bluthaltigen normalen 24 Stunden oder länger in einer 1,5%igen Tanninlösung liegen zu lassen, um die Rosabzw. Kirschrotfärbung des ersteren erkennen zu lassen[4]. Auf diese

---

[1] GESTEWITZ, Zeitschr. f. exper. Pathol. Bd. IX, 1911, S. 548.
[2] KUNKEL, Sitzungsber. der Würzb. physik. med. Gesellsch. 1888, 28. April. — WELZEL, ibid. 1890.
[3] FRANZEN u. v. MAYER, Zeitschr. f. analyt. Chemie, Bd. 50, 1911, S. 669.
[4] DE DOMENICIS, Archiv. internat. de Médecine légale vol. I, 1910, p. 80.

Weise ist nach dem, was ich in dieser Beziehung gesehen habe, ein Nachweis völlig unerreichbar.

Als Modifikation dieser Tanninprobe wurde empfohlen, das zu untersuchende, fünffach mit Wasser verdünnte Blut in zwei Teile zu teilen und aus dem einen durch 1 Stunde langes Umgießen aus einem Glas in ein anderes das Kohlenoxyd auszutreiben. Der Farbenunterschied soll dann nach Tanninzusatz in den Proben noch deutlicher hervortreten. Diese Tanninprobe wurde für ebenso leistungsfähig oder mehr noch als die spektrale Untersuchung gehalten, weil sie bis 20% Kohlenoxydhämoglobin erkennen ließe[1]). Der erste Teil dieser Behauptung ist irrig, der zweite mag wahr sein, schließt aber in sich keine Empfehlung ein.

15. Noch auf eine andere Weise glaubte man die Tanninprobe empfindlicher machen zu können. Man hatte in Frankreich nachgewiesen[2]), daß, wenn man zu Kohlenoxydhämoglobin *einen Methämoglobinbildner*, z. B. *Ferricyankalium* hinzufügt, nicht etwa ein Kohlenoxydmethämoglobin entsteht — nur des Untersuchens Unkundige konnten die Existenz einer solchen Verbindung behaupten[3]) —, sondern daß hierbei Kohlenoxyd frei wird — und sogar quantitativ[4]) — und aus dem übrigbleibenden Blutfarbstoff Methämoglobin entsteht.

Man empfahl für die Untersuchung das folgende Verfahren:

Das zu prüfende Blut wird mit zwei Dritteln seines Volumens Wasser verdünnt, um den Farbstoff aufzulösen und ihn so bequemer in Methämoglobin überführen zu können. Die Blutlösung wird alsdann in eine Literflasche gebracht, mit pulverförmigem Ferricyankalium versetzt und bei 40° im Wasserbad gehalten. Die Blutflasche steht in Verbindung mit einem kleinen Gefäß, das eine verdünnte normale Blutlösung als Absorptionsflüssigkeit für das in der Blutflasche frei werdende Kohlenoxyd enthält. An diese beiden Glasflaschen ist eine evakuierbare Glocke angeschlossen. Mehrfach wird durch Erzeugung eines Vakuums in ihr das Kohlenoxyd aus der Blutflasche in das Absorptionsgefäß gesogen und in diesem das Kohlenoxyd spektroskopisch untersucht.

Der hier zum Ausdruck kommende, an sich richtige Gedanke ist von Nacharbeitern in seinem wesentlichen Teil benutzt, im übrigen aber bis zur Gebrauchsunfähigkeit erweitert worden[5]). Sie fügten zu zwei Proben des gleichen Blutes (2 ccm Blut, 8 ccm Wasser) eine 10%ige Ferricyankaliumlösung hinzu. Aus einer der Proben wurde, um ein Vergleichsobjekt zu gewinnen, durch 10—15 Minuten langes Schütteln das nach der Methämoglobinbildung frei gewordene Kohlenoxyd entfernt und alsdann zu beiden Schwefelammonium hinzugefügt. Dadurch entsteht in den nicht geschüttelten Partien wieder Hämoglobin, das sich mit dem in ihr eventuell noch vorhandenen Kohlenoxyd zu Kohlenoxydhämoglobin verbindet. Fügt man schließlich zu beiden Portionen die gleichen Mengen einer 10%igen Tanninlösung, so soll in der Probe mit dem entstandenen

---

[1]) SCHULZ, Zeitschr. f. Medizinalbeamte 1895, S. 529.

[2]) BERTIN-SANS et MOITESSIER, Comptes rend. de l'Acad. des Sciences t. CXIII, 1891, p. 210. — La France médic. 1892, p. 517.

[3]) Ebensowenig wie ein Kohlenoxyd-Methämoglobin gibt es ein Kohlenoxyd-Hämatin oder ein Kohlenoxyd-Hämochromogen oder ein Kohlenoxyd-Sulfhämoglobin.

[4]) HALDANE, Journ. of Physiol., vol. XXII, 1898 u. XXV, 1900. — HÜFNER und ZEYNEK, Arch. f. Anat. u. Phys. 1899.

[5]) WACHHOLZ u. LEMBERGER, Vierteljahrschr. f. ger. Medizin 1902, S. 223.

Kohlenoxydhämoglobin ein „mehr oder weniger roter", „rötlicher" oder „rotbrauner" Niederschlag, in der Kontrollprobe aber ein dunkelolivbrauner entstehen. In den zahlreichen literarischen Auslassungen über diese Arbeitsart wurde sukzessiv ihr Wert immer größer eingeschätzt, so daß schließlich sogar 1—5% Kohlenoxydhämoglobin damit nachweisbar sein, jedenfalls aber für geringe Kohlenoxydmengen diese Probe weit empfindlicher sein sollte als alle früheren[1]). *Dies ist nun sicher nicht der Fall.* Ich halte sie mit anderen, auch in der Hand des Geübten, für schlechter als die einfache Tanninprobe und kann mich nur ihrer Abweisung für die Praxis[2]) anschließen, sowohl auf Grund von eigenen, sehr oft auch in Vorlesungen wiederholten Versuchen an Tieren als auch mit Rücksicht darauf, daß bei der Untersuchung des Leichenbluts von Kohlenoxydvergifteten[3]) spektroskopisch oder mit der einfachen Tanninprobe stets positive Ergebnisse, mit dem geschilderten Verfahren aber meistens nur zweifelhafte, kaffeebraune, graubraune bis braunrot gefärbte, in einzelnen Fällen einen „rötlichen Strich besitzende Niederschläge erhalten wurden. Analog war das Ergebnis in neun anderen solcher Leichen[4]). Während die spektrale und die Tanninprobe eindeutige Ergebnisse lieferten, erhielt man mit der modifizierten Tanninprobe nur zweimal einen hell- bzw. dunkelziegelroten Niederschlag, sonst Farbennuancen, die ein sicheres Erkennen ausschlossen.

Daß solche, meistens *vom guten Willen abhängige Farbenabschätzungen* oder Deutungen, bei menschlichen Leichen allein in Frage kommende kleine Unterschiede nicht mehr in den Rahmen einer wissenschaftlichen und, was gar nicht so selten vorkommt, auch schwer verantwortlichen Arbeits- und Beurteilungsweise gehören, bedarf keiner Begründung. Geben aus diesen Gründen schon die Fällungsmethoden überhaupt zu Bedenken Anlaß, so muß die „modifizierte Tanninprobe" ganz besonders zurückgewiesen werden. Man hat für die mit ihr erhaltenen schlechten Resultate den Gebrauch eines nicht genügend starken Schwefelammoniums verantwortlich gemacht[5]). Dies kann gar nicht in Frage kommen, weil gelbes und orangefarbenes Schwefelammonium schon in geringen Mengen in der geschilderten Weise auf Methämoglobin enthaltendes Blut einwirken.

16. Als Kontrollmittel für die Zuverlässigkeit der Tanninprobe wurde *die Nachprüfung mit dem Spektroskop für reflektiertes Licht* empfohlen. Eine Lösung von 2 ccm normalen und ebensoviel kohlenoxydhaltigen Blutes in 10 ccm Wasser sollen mit 10 ccm einer wässerigen 3%igen Tanninlösung gemischt werden. Nach 24 Stunden würden im normalen Blut die Absorptionsstreifen des Methämoglobins bzw. des Hämatins neben schwachen Oxyhämoglobinstreifen, beim Kohlenoxydblut die ersteren nicht oder schwächer und die Oxyhämoglobinstreifen stärker zu sehen sein. Dieses Verfahren ist, wie aus der Schilderung seines Erfolges hervorgeht, unbrauchbar.

---

[1]) WACHHOLZ, l. c. S. 19.

[2]) RICHTER, Gerichtsärztl. Diagnost. 1905, S. 161.

[3]) REUTER, Vierteljahrschr. f. ger. Med. Bd. 31, 1906, S. 240. — Auch DÖPNER, Zeitschr. f. Medizinalbeamte, Bd. 22, 1909, S. 287 kommt zu dem Resultat, daß diese Methode nicht zu empfehlen sei, da sie weniger empfindlich als die Tanninprobe sei.

[4]) v. SURY, Zeitschr. f. Medizinalbeamte 1908, S. 571.

[5]) WACHHOLZ, Ärztl. Sachverst.-Zeitung 1907, Nr. 7 u. Vierteljahrschr. f. ger. Med., Bd. 33, 1907, Suppl. S. 118.

17. Der hindernde Einfluß, den das Oxyhämoglobin in Gegenwart von Kohlenoxydhämoglobin nach der Reduktion mit Schwefelammon auf das Erkennen der Apsorptionsstreifen des lezteren ausübt, sollte auch dadurch ausgeschaltet werden können, daß man das Oxyhämoglobin durch *Hinzufügen von Natronlauge und Schwefelammonium* in Hämochromogen, d. h. in reduziertes Hämatin mit seinem so prägnanten Absorptionsbilde überführte[1]). Wenn man erfahren ist und etwa 10 ccm einer Lösung des zu prüfenden Blutes (10—12 Tropfen in 50 ccm Wasser) verwendet, so kann man das Ziel in zweifelhaften Fällen erreichen[1]).

18. Experimentell hat man versucht, die Nachweismöglichkeit des Kohlenoxyds in der Luft durch Blut dadurch zu steigern, daß man aus ihr *zuvor den Sauerstoff*, den Konkurrenten um den Besitz des Blutfarbstoffs, durch Überleiten über feuchtes, in Ammoniak suspendiertes, auf Eisendrahtnetzen befindliches Eisenoxydul *absorbieren läßt*. Das übriggebliebene Kohlenoxyd ließ man dann durch abgekühltes und verdünntes Blut aufnehmen und wies das so gebildete Kohlenoxydhämoglobin durch eine Tanninlösung nach. Der für den ersten Teil des Nachweises benötigte Apparat ist kompliziert, die Versuchsdauer beträgt 2—4 Stunden. Auf diese Weise sollen sich noch 1 Kohlenoxyd auf 40 000 Luft nachweisen lassen[2]). Trotzdem wird diese Methode nie weitere Verwendung finden, weil sie letzten Endes auf Schätzung von Farbenunterschieden des Tanninalbuminats hinausläuft und die auf weniger umständliche Art mit ebenso großer, d. h. sehr geringer Sicherheit erlangt wird.

19. Für *die vorgängige Beseitigung des Luftsauerstoffs*, wenn man Kohlenoxyd in der Luft durch Absorbierenlassen von Blut in einer WINKLERschen Absorptionsröhre nachweisen will, wurde *Hydrosulfitlösung* (käuflich oder aus Zink und Natriumsulfit) verwendet. Dies soll das beste Verfahren sein. Die zu untersuchende Luft wird aus einer Vierliterflasche gedrückt, in welcher der Sauerstoff durch Hydrosulfitlösung entfernt wird. Aus der Absorptionsröhre werden von Zeit zu Zeit Proben entnommen und im Spektralapparat geprüft. Bei 1 Teil Kohlenoxyd in 1000 Luft gelang der Nachweis in 125 ccm Luft nach 11 Minuten. Bei 1 Teil Kohlenoxyd in 10 000 Luft mußten 4 l Luft in 4 Stunden durchgeleitet werden[3]).

20. Im vorstehenden ist der Möglichkeit Erwähnung geschehen, aus dem Kohlenoxydhämoglobin das Kohlenoxyd für Nachweis und Mengenbestimmung auszutreiben, um es dann reaktiv erkennen zu können. Hierfür ist eine *Palladiumchlorürlösung* benutzt worden, in der durch das Gas schwarzes metallisches Palladium abgeschieden wird.

$$\text{Pd Cl}_2 + \text{CO} + \text{H}_2\text{O} = \text{Pd.} + \text{CO}_2 + 2\,\text{HCl.}$$

Man saugt mittels Aspirators durch das im kochenden Wasser stehende Gefäß mit Blut — wenn es nicht frisch ist, muß diesem starke Kalilauge zugesetzt werden — mindestens eine halbe Stunde lang einen Luftstrom, der zuvor mehrere mit Schwefelsäure, Bleiacetat und mit Palladiumchlorürlösungen beschickte Waschflaschen passieren muß, in denen fremde Gase wie Ammoniak, Schwefelwasserstoff, die ebenfalls Palladiumchlorür re-

---

[1]) BERTIN-SANS et MOITESSIER, Bullet. Soc. Chim., Paris [IIIe], t. IX, p. 722.
[2]) KOSTIN, Arch. f. Physiol. Bd. 83, 1900, S. 572.
[3]) OGIER et KOHN-ABREST, Ann. Chim. anal. appl. t. 13, 1908, p. 218.

duzieren, zurückgehalten werden. Das aus dem Blute durch die gereinigte Luft ausgetriebene Kohlenoxyd geht in einen Absorptionsapparat, der eine neutrale gelbbräunliche Lösung von Palladiumchlorür (1 : 500) oder Natriumpalladiumchlorür enthält. Abscheidung von schwarzem, metallischem Palladium, oft als Häutchen in dieser, zeigt Kohlenoxyd an. Im Blute von Kaninchen, die eine Luft von 0,004% = 1 : 25 000 Kohlenoxyd geatmet haben, soll auf diese Weise der Nachweis des Gases erbracht worden sein[1]. Da die frei werdende Salzsäure bei Gegenwart von Sauerstoff lösend auf das sich abscheidende fein verteilte Palladium einwirkt, soll, zur Vervollständigung der Reaktion, zur Palladiumlösung *Natriumacetat* gesetzt werden. Die sich bildende Essigsäure wirkt nicht auf das Metall ein[2].

Die Methode ist umständlich und erfordert besonders große Vorsicht, da unter anderen Schwierigkeiten auch die besteht, daß ein Teil des aus dem Blute ausgetriebenen Kohlenoxyds mit den Luftblasen durch die Palladiumchlorürlösung hindurchtritt und verloren geht — was wieder neue Verhinderungseinrichtungen erforderlich macht.

Es wurde ferner festgestellt, daß auch nach mehrstündigem Durchleiten von Luft durch das erhitzte Blut nur ein Teil seines Kohlenoxyds austreibbar ist[3]. Den Fehler wollte man durch Zusatz von konzentrierter Kalilauge gebessert sehen.

Man hat die FODORsche Methode, soweit der Nachweis einer Vergiftung durch Kohlenoxyd geführt werden soll, richtig als „ein Beweisstück dritten Ranges" charakterisiert. Ergänzend kann hinzugefügt werden, daß außer Ammoniak und Schwefelwasserstoff noch Grubengas, Wasserstoffgas, Äthylen[4] und manche andere, zumal im Leuchtgas sich findende Stoffe auf Palladiumchlorür so wie Kohlenoxyd reduzierend wirken.

Die Hemmnisse für ein zutreffendes Erkennen des Kohlenoxyds im Blute durch Palladiumchlorür sind nur selten ganz gewürdigt worden. Dies gilt z. B. für den Vorschlag[5]: 1—2 ccm des zu untersuchenden Blutes öder auch nur einige Tropfen desselben in ein Näpfchen zu tun, über diesem ein Schälchen mit gelöstem Palladiumchlorür zu fixieren und beides unter eine durch Wasser abgesperrte Glocke zu tun, deren Luft durch teilweises Aussaugen unter etwas verminderten Druck versetzt wird. Würde jetzt der ganze Apparat durch Erhitzen der Sperrflüssigkeit erhitzt, so sollte die Palladiumchlorürlösung das ganze Kohlenoxyd aufnehmen und noch 0,01 ccm Gesamtmenge desselben so nachzuweisen sein. Diese Methode ist fehlerhaft und deswegen zurückzuweisen.

---

[1] FODOR, Deutsch. Vierteljahrschr. f. öff. Gesundheitspflege Bd. 12, 1880, S. 377.
[2] BRUNCK, Zeitschr. f. angew. Chemie Bd. 25, 1913, S. 2479.
[3] GAGLIO, Arch. f. exper. Path. Bd. 22, S. 245.
[4] R. BÖTTCHER, Jahrb. d. Physik. Vereins zu Frankfurt a. M. 1857/58, S. 45. — BRUNNER, Poggend. Annalen Bd. 122, 1864, S. 153. — RUSSEL, Jahresber. f. d. Fortschr. d. Chemie II, 1874, S. 121.
[5] FOKKER, Arch. f. Hygiene 1883, S. 503.

Die chemische Mengenbestimmung des Kohlenoxyds im Blut und in der Luft.

a) Schätzungsmethoden.

Die Mengenbestimmung des im Blute oder in der Luft enthaltenen Kohlenoxyds ist nicht in gleicher Weise exakt erhältlich — im ersteren vielleicht nur mit Näherungswerten, in der letzteren bei einem Teil der Verfahrungsweisen mit einer Schärfe, die anderen quantitativen Feststellungen kaum nachsteht. Die Schwierigkeiten wurden bereits erwähnt, die sich bei dem Austreiben des Kohlenoxyds aus dem Blute Vergifteter und dessen Bestimmung durch Palladiumchlorür ergeben. Sie sind so bedeutend, daß diese Methode fast nur als qualitative angesehen werden kann. Aus diesem Grunde sind auch die Mengen, die in Tierversuchen auf diesem Wege an Kohlenoxyd erhalten wurden, als zutreffend für das bei einer Vergiftung im Körper wirklich vorhanden gewesene Kohlenoxydhämoglobin nicht anzusehen. Das gleiche gilt von dieser Methode, sobald Kohlenoxyd in der Luft mit ihr bestimmt werden soll. Angeblich könnte damit noch 0,2 % nachgewiesen werden, wenn man eine durch Schütteln mit der verdächtigen Luft kohlenoxydhaltig gemachte Blutlösung in der geschilderten Weise behandelte. Auch dies Ergebnis darf nur als qualitatives gelten.

Ebenso ist das Vorgehen zu beurteilen, in den gasverdächtigen Raum *Palladiumpapier* einzuhängen. Dies wird bereitet, indem man feines Filtrierpapier in eine neutrale Palladiumchlorürlösung (0,2 : 100 ccm Wasser) taucht und trocknen läßt. Einen befeuchteten Streifen dieses gelben Papiers hängt man in den betreffenden Raum oder in eine von der Raumluft erfüllte Flasche von etwa 10 l Inhalt, in die man zuvor etwas Wasser gegossen hatte. Eine Luft mit $0,5^0/_{00}$ Kohlenoxyd soll alsbald ein schwarzes glänzendes Häutchen an dem Papier sichtbar werden lassen, eine solche mit $0,1^0/_{00}$ dies nach 2—4 Stunden und eine mit 0,005 % dies nach 12—24 Stunden tun[1]. Ich habe oft in Generatorenräumen solche Versuche anstellen lassen, die meistens nicht eine schwarze Abscheidung von metallischem Palladium, sondern nur eine Bräunung ergaben. Diese Probe ist als Nachweis für Kohlenoxyd bedeutungslos, wenn die anderen bereits erwähnten, Palladiumchlorür reduzierenden Stoffe nicht ausgeschaltet werden können. Das Vorhandensein von manchen solcher in Gasanstalten ist begreiflich, und auch in Wohnräumen besitzt die Luft gar nicht so selten reduzierende Eigenschaften für Palladiumchlorür. Danach kann der Wert dieser Methode ohne Kautelen bemessen werden.

Genauere Auskunft über vorhandene Kohlenoxydmengen in der Luft durch Palladiumpapier zu erhalten, ist, obschon nur auf Schätzung beruhend, durch das folgende Verfahren[2] möglich. Flaschen mit 1,2 l

---

[1] Nowicki, Chemik.-Zeitung Bd. 35, S. 1120, gab einen „Kohlenoxyddetektor" an, der aus einem in einem Glasgefäß untergebrachten Streifen befeuchteten Palladiumpapiers besteht, auf das die Luft wirkt.

[2] Arbeiten aus dem Kaiserl. Gesundheitsamt Bd. 34, 1910, S. 82.

Inhalt wurden mit Wasser gefüllt und luftdicht mit dem Entnahmerohr für Luft verbunden. Vor diese waren geeignete Absorptionsgefäße angebracht, um andere reduzierende Gase zu beseitigen. Das Wasser der Flaschen wurde in etwa 6 Minuten durch luftdicht eingesetzten Heber abgelassen. In diese noch einige Tropfen Wasser enthaltenden Flaschen wurden 19 cm lange und 11 mm breite Streifen von photographischem Rohpapier (Rivespapier), die auf einer Länge von 6 cm mit 2%iger Palladium-Ammoniumchlorürlösung getränkt waren, feucht eingehängt, darin 24 Stunden belassen und dann die Farbe des Papiers vergleichsweise festgestellt. Zu diesem Zweck waren künstliche Mischungen von 0,03, 0,05, 0,1, 0,2 und $0,I^3/_{00}$ Kohlenoxyd und Luft bei etwa 20° hingestellt und in diese die Papierstreifen unter denselben Bedingungen gehängt worden. Die Versuchsstreifen wurden mit den Kontrollstreifen bei auf- und durchfallendem Lichte verglichen und danach der Gehalt der Luft an Kohlenoxyd abgeschätzt. Um eine nachträgliche Änderung der Farbentöne zu vermeiden, wurden die Streifen, nachdem das Kohlenoxyd eingewirkt hatte, 3 Minuten mit 5%iger Salzsäure behandelt und hierauf eine halbe Stunde in fließendem Wasser gewaschen und getrocknet. Beim Vergleich konnte, gegenüber einer Kontrollprobe mit kohlenoxydfreier Luft, noch ein Kohlenoxydgehalt von $0,03^0/_{00}$ festgestellt werden.

Zu den Methoden der Schätzung von Farbenunterschieden bei der Palladiumanwendung gehört auch die folgende: Man leitet die zu untersuchende Luft in langsamem Strome und indem man sie aus einer feinen Spitze in sehr kleinen Bläschen austreten läßt, durch 10 ccm einer *Palladiumchlorürlösung* von 1 : 10 000, welche mit 2 Tropfen Salzsäure angesäuert ist. Etwa vorhandenes Kohlenoxyd oxydiert sich dabei, während gleichzeitig metallisches Palladium als schwarzer Belag an den Wänden der Röhre abgeschieden wird und die anfangs gelbe Lösung sich allmählich entfärbt. Zur annähernden Schätzung der Menge des zersetzten Palladiumchlorürs benutzt man die colorimetrische Bestimmung der Farbenabnahme, indem man die Farbe der filtrierten Flüssigkeit mit derjenigen der ursprünglichen Lösung vergleicht. Die Menge des zersetzten Palladiumchlorürs ist zwar nicht genau derjenigen des Kohlenoxyds entsprechend, doch läßt sich durch einen empirischen Versuch die Menge Kohlenoxyd feststellen, welche unter genauer Innehaltung der Versuchsbedingungen eine gewisse Menge Palladiumchlorür zersetzt[1]).

Keinen Anspruch auf große Zuverlässigkeit und Konstanz der Ergebnisse, wohl aber auf große Übung, liefert aus leicht erklärbaren Gründen *ein mit Hilfe von Carmin auszuführendes colorimetrisches Verfahren*, um Kohlenoxyd in der Luft zu bestimmen. Die Carminlösung muß jedesmal vor dem Versuche frisch bereitet werden. Man verdünnt 5 ccm eines Gemisches aus 1 g reinen, mit Ammoniak verriebenen Carmins und 100 ccm Glycerin mit 500 ccm Wasser. Der Titer der Lösung wird gestellt, indem man bestimmt, wieviel Kubikzentimeter man zu 5 ccm einer Ochsenblutlösung (1 : 100) hinzufügen muß, damit es die gleiche Färbung wie eine gewisse Menge mit Kohlenoxyd gesättigten und ebenso verdünnten Blutes annimmt. Eine Flasche von 100 ccm Inhalt wird mit der verdächtigen Luft gefüllt. In die Flasche gießt man 5 ccm der Blutlösung und bestimmt, nachdem man 10 Minuten geschüttelt hat, in einer anderen Probe, wieviel

---

[1]) Potain et Drouin, Compt. rend. de l'Acad. t. CXXVI, p. 938.

Kubikzentimeter der Normalcarminlösung nötig sind, um 5 ccm normales Blut dem mit Kohlenoxyd geschüttelten gleichfarbig zu machen. Die Farbenvergleichung wird in gleichen Reagensgläsern und bei schwacher Beleuchtung angestellt. Zur Bestimmung des Gehalts der Luft an Kohlenoxyd nach dem Sättigungsgrade des Blutes mit dem Gase dient eine durch Versuche ermittelte Tabelle [1]). Ist die Luft sauerstoffarm, so fällt das Resultat um ein Drittel oder selbst mehr zu hoch aus. Da ferner Kohlenoxydhämoglobin durch Licht stark dissoziiert werden soll, muß das Schütteln der Blutlösung im Dunkeln und nach Titrierung mit Carmin bei mäßiger Beleuchtung vorgenommen werden [2]).

Mittels der gleichen Methode wurde die Menge des im Blute von vergifteten Tieren und Menschen enthaltenen Kohlenoxyds festgestellt. Man entnahm dem Tiere vor und nach der Vergiftung je eine Blutprobe und fügte nach geeigneter Verdünnung zu der ersteren so viel der bekannten Carminlösung hinzu, bis sie der letzteren farbengleich geworden war. Bei vergifteten Menschen wurde das in der Farbe veränderte Blut mit einer Normalblutlösung verglichen, die durch Carmin auf die gleiche Farbennuance gebracht worden war.

b) Titrations-, Wägungs-, Messungs- und spektrophotometrische Methoden.

Zuverlässiger als quantitative Ermittlungsmethoden, sowohl für größere als auch für kleinste Kohlenoxydmengen *in der Luft*, ist das folgende Verfahren [3]). Saugt man eine solche in einem Kolben befindliche verunreinigte Luft, die z. B. Zigarrenrauch enthält, in einer mindestens fünffachen Menge des Kolbeninhalts zuerst durch eine *Palladiumlösung* von 1 : 500, um die Spuren von Kohlenoxyd in der Luft festzuhalten, sodann durch Absorptionsgefäße mit Schwefelsäure (zur Aufnahme von Kohlenwasserstoffen des Rauches), durch Kalilauge, um die Dämpfe der Schwefelsäure aufzufangen und hiernach durch vier hintereinander geschaltete Kölbchen mit einer *Palladiumchlorürlösung* von 2 : 1000, so kann man durch Sammeln, Glühen und Wägung des in den Kölbchen abgeschiedenen Palladiums die Menge des Kohlenoxyds berechnen. Das Palladium kann mit der Wage oder durch Titration bestimmt werden. Die Menge von ihm, welche 1 ccm Kohlenoxyd entspricht, läßt sich feststellen:

$$PdCl_2 + H_2O + CO = Pd + 2\,HCl + CO_2,$$

also

$$Pd : CO = 1 : x \qquad oder$$
$$106 : 28 = 1 : x$$
$$x = 0{,}2641,$$

d. h. 0,2641 mg Kohlenoxyd reduzieren 1 mg Palladium oder, da 1 ccm Kohlenoxyd 1,2507 mg wiegt,

$$0{,}2641 : 1{,}2507 = 1 : x$$
$$x = 4{,}735.$$

Mithin entspricht 1 ccm Kohlenoxyd 4,735 mg Palladium.

---

[1]) HALDANE, Journal of Physiology vol. XVIII, p. 430.
[2]) HALDANE, l. c. vol. XX, No. 6, p. 521.
[3]) PONTAG, Zeitschr. f. Nahrungs- und Genußmittel 1903, S. 673.

Die zweite Bestimmungsart ist die jodometrische. Als Reagens zur Titerbestimmung des Palladiums in der Lösung seiner Chlorürverbindung dient eine Jodkaliumlösung, die 3,118 g im Liter Wasser enthält. Von dieser Jodkaliumlösung entspricht 1 ccm = 1 mg Palladium. Anstatt das abgeschiedene Metall zu lösen und mit Jodkalium zu titrieren, filtriert man das noch vorhandene Palladiumchlorür von dem abgeschiedenen Palladium ab, erhitzt es und fügt so lange die Jodkaliumlösung hinzu, bis nach Aufkochen und erneutem tropfenweisen Zusatz von Palladiumchlorür kein dunkelbrauner Niederschlag von Jodkalium mehr erfolgt[1]).

$$PdCl_2 + 2KJ = PdJ_2 + 2KCl.$$

Die so erhaltene Menge wird vom ursprünglichen Titer der verwendeten Palladiumlösung abgezogen.

Ein Verfahren von JEAN[2]), Kohlenoxyd und Kohlensäure in der Luft nachzuweisen, hat gleichfalls die Reduktion des Palladiums durch das erstere zur Grundlage. Der Apparat besteht aus drei Waschflaschen *A, B* und *C* und einem mit ihnen in Verbindung stehenden Aspirator von 10 l Fassungsvermögen. Die Ausflußgeschwindigkeit beträgt 10 l in der Stunde. An der äußersten Waschflasche *C* hängt zur Zurückhaltung von Staub ein mit Watte gefülltes und durch einen Gummischlauch mit der zu analysierenden Luft in Verbindung stehendes Röhrchen; die Waschflasche selbst enthält konz. Schwefelsäure, durch welche die Kohlenwasserstoffe und andere flüchtige, organische Verbindungen zurückgehalten werden sollen. Ihre Anwesenheit verrät sich durch eine Gelbfärbung der Säure. In der Waschflasche *A* befinden sich 50 ccm einer 1%igen neutralen Palladiumchlorür — oder, nach dem Vorschlage von BERTHELOT[3]), einer 1%igen ammoniakalischen Silberlösung. Kohlenoxyd liefert mit dem ersteren den schwärzlichen Palladiumniederschlag, mit der letzteren eine violette Färbung bzw. einen schwarzen Niederschlag. Diese Reaktionen treten ein, wenn 8—10 ccm Kohlenoxyd im Gemisch mit Luft den Apparat passiert haben. Die Waschflasche *B* enthält 5 ccm $^1/_2$ Normalkalilauge, verdünnt mit 45 ccm Wasser und stark mit C4B-Blau gefärbt. Durch 88 ccm Kohlensäure von 18° wird der Farbenumschlag hervorgerufen. Um den Kohlenoxyd- und Kohlensäuregehalt der zu analysierenden Luft zu erhalten, hat man nur nötig, das Luftvolumen zu notieren, welches beim Eintritt der beschriebenen Reaktionen in den Flaschen *A* und *B* den Apparat passiert hat.

Obwohl man mit der *ammoniakalischen Silberlösung* noch 0,5, ja sogar 0,1 Vol.% Kohlenoxyd in der Luft nachweisen können soll, eignet sich die Methode nicht für die quantitative Bestimmung[4]). Die Reduktion des Silbernitrats verläuft mit geringer Geschwindigkeit. Eine Lösung von 15 g und 25 ccm Ammoniak in 200 ccm Wasser nimmt in einer HEMPELschen Pipette in je 10 Minuten nur 0,3—0,16—0,15—0,14 ccm Kohlenoxyd fort[5]).

---

[1]) WELITSCHKOWSKY, Arch. f. Hygiene Bd. I, S. 227.
[2]) JEAN, Compt. rend. de l'Acad. des Sciences t. CXXXV, 1902, p. 746.
[3]) BERTHELOT, Annales de Chimie et de Physique 6e Sér., t. XXIV, 1891, p. 132. — SCHLAGDENHAUFFEN et PAGEL, Compt. rend. de l'Acad. t. CXXVIII, p. 309.
[4]) HABERMANN, Zeitschr. f. angew. Chemie 1892, S. 324.
[5]) K. A. HOFMANN, Ber. d. Chem. Gesellsch. Bd. 48, S. 1585.

Auch die Verwendung des *Silberoxyds* hat für diesen Zweck keine Bedeutung erlangt. Bei 60° wird es durch das Gas reduziert:

$$CO + Ag_2O = CO_2 + Ag_2.$$

Aus der gebildeten Kohlensäuremenge kann der Gehalt der Luft an Kohlenoxyd berechnet werden[1]).

Eine hohe Sicherheit des quantitativen Nachweises wird der Methode zugeschrieben, die darauf hinausläuft, *die kohlenoxydhaltige Luft über erhitztes Jodsäureanhydrid* zu leiten. Hierbei wird das Kohlenoxyd zu Kohlensäure oxydiert, während eine dem vorhandenen Kohlenoxyd äquivalente Menge Jod frei wird:

$$J_2O_5 + 5CO = 5CO_2 + J_2.$$

Das Jod kann durch Titration oder in Chloroform gelöst colorimetrisch bestimmt werden. Das zu untersuchende Gas wird in langsamem Strome — höchstens 10 ccm in der Minute — durch ein U-förmiges Rohr geleitet, das Kaliumhydroxyd in Stückchen enthält, um Kohlensäure, Schwefelwasserstoff und schweflige Säure festzuhalten, streicht sodann durch ein mit Schwefelsäurebimstein gefülltes Rohr, das Wasser absorbieren soll, und schließlich durch ein U-Rohr, das 25—40 g Jodpentoxyd enthält und das in einem Ölbad auf 150° C oder, viel sicherer, nur auf etwa 70[2]) oder 100° im Wasserbade[3]) erhitzt wird. Der frei werdende Joddampf wird in ein WILLsches Rohr mit 10 ccm Natronlauge übergeführt. Diese wird nach beendeter Operation mit Wasser verdünnt, mit Schwefelsäure schwach angesäuert, mit einigen Zentigrammen Natriumnitrit und 5 g Chloroform oder Schwefelkohlenstoff versetzt und im Rohre stark geschüttelt. Das Jod geht in die genannten Lösungsmittel. Man vergleicht den Farbenton mit den von Kontrollproben, in denen eine Lösung von 0,1 mg Jodkalium auf 1 ccm Wasser durch Nitrit und Schwefelsäure zersetzt und mit Chloroform ausgeschüttelt worden war. Dabei entsprechen 127 Gewichtsteile Jod 70 Gewichtsteilen Kohlenoxyd. Das Volumen Kohlenoxyd bei 0° und 760 mm in Kubikzentimetern findet man, wenn man die Anzahl der verbrauchten Milligramme Jodkalium durch 3 dividiert. Sind z. B. 12 ccm Jodkaliumlösung (0,12 mg) verbraucht worden, so waren 0,04 ccm Kohlenoxyd vorhanden. Der ev. Fehler soll bis 10% betragen können, weil flüchtige organische Substanzen in der Luft gleichfalls Jodsäure reduzieren können. Man hat auf diese Weise 0,1—0,002 Vol. % Kohlenoxyd bestimmt[4]).

Die Enden des das Pentoxyd enthaltenden U-Rohres müssen nach der Füllung zugeschmolzen werden, da schon Spuren von Fetten und anderen organischen Stoffen, wie sie von dem bei Glasstopfen angewendeten Dichtungsmittel in das Rohr gelangen können, ebenfalls eine Zersetzung des Pentoxyds und damit zu hohe Werte ergeben[5]).

Das aus der Jodsäure frei gewordene Jod wird, besser als durch das

---

[1]) HABERKANN, Zeitschr. f. angew. Chemie 1892, S. 324.
[2]) GAUTIER, Compt. rend. de l'Acad. des Sciences t. CXXVI, 1898, p. 931.
[3]) FROBOESE, Zeitschr. f. anal. Chemie 1915, 54, 1.
[4]) NICLOUX, Compt. rend. de l'Acad. des Sciences t. CXXVI, 1898, p. 931. — Arch. de Physiol. 1898, p. 381.
[5]) LIVINGSTON, MORGAN u. WHORTER, Zeitschr. f. analyt. Chemie Bd. 46, 1907, S. 773.

colorimetrische Verfahren, mit $^1/_{100}$ Natriumthiosulfatlösung titriert[1]). Man konnte so einen Gehalt der Luft von 0,025 : 1000 nachweisen.

Das bei der Reaktion gebildete Kohlendioxyd kann nach der Absorption des Jods in der Jodkaliumlösung durch eine Bariumhydroxydlösung zurückgehalten und durch Titration des überschüssigen Barythydrats mit Oxalsäure bestimmt werden. Man hat deswegen vor die Absorptionsgefäße mit Ätzkali und Schwefelsäure noch ein solches mit Barythydrat geschaltet.

Ein Kubikzentimeter Kohlenoxyd, gemessen bei 0° und 760 mm Druck, macht 0,00227 g Jod frei und liefert 1 ccm Kohlendioxyd, also eine Menge, welche gerade ausreicht, um so viel Bariumhydroxyd der Lösung in Carbonat zu verwandeln, als 5 ccm einer Oxalsäurelösung, welche im Liter 1,1265 g krystallinische Oxalsäure enthält. Als Indikator dient Phenolphthalein[2]).

Man soll auch stets richtige genaue Werte erhalten, wenn man sich auf die Bestimmung des gebildeten Kohlendioxyds beschränkt, gleichgültig, ob man dies gasanalytisch oder durch Titration der überschüssigen Barytlauge feststellt. Es ist dann auch gleichgültig, ob man das Kohlenoxyd in atmosphärischer Luft oder bei Anwesenheit von Wasserstoff oder in Leuchtgas, welches von Kohlendioxyd, Acetylen und Äthylen befreit ist, bestimmt. In bezug auf den Wasserstoff wurde erwiesen, daß er von Jodpentoxyd unter Freimachen von Jod oxydiert wird. Bei etwa 70° werden aber nur Spuren Jod während eines Versuches erhalten, bei 160° dagegen reichliche Mengen, die eine Kohlenoxydbestimmung durch Jodtitration unbrauchbar machen. Leitet man das zu untersuchende Gas durch die Apparatur mit einer Geschwindigkeit von 1 l pro Stunde, so ist die Größe seines Kohlenoxydgehaltes ohne Einfluß auf die Zuverlässigkeit des Ergebnisses[3]).

Die gebildete Kohlensäure ließ GAUTIER[4]) gleichfalls bei Verwendung des Jodpentoxydverfahrens von in einer Röhre befindlichen, mit Kalilauge befeuchteten Glasperlen absorbieren. Er trieb das Gas dann durch Säuren aus und bestimmte es volumetrisch. Das Jod wurde durch Kupfer festgehalten.

Die Ausführung des Jodpentoxydverfahrens hat man durch Konstruktion eines kompendiösen, in einen leicht transportablen Holzkasten eingebauten automatischen Apparat bequem gestaltet[5]). Er analysiert 4 l Luft in etwa 4 Stunden durch Aspiration. Eine Luft mit einem Kohlenoxydgehalt von $0{,}005^0/_{00}$ gibt eben noch die Reaktion. Etwa vorhandenes Acetylen, das unter bestimmten Versuchsbedingungen auf Jodpentoxyd wie Kohlenoxyd wirkt[6]):

$$J_2O_5 + C_2H_2 = J_2 + 2\,CO_2 + H_2$$

<hr>

[1]) KINNICUTT u. SANFORD, Journ. of the American chemic. Society vol. 22, 1900, p. 14. — FILLUNGER, Österr. Zeitschr. f. Berg- u. Hüttenw., Bd. 51, S. 216, läßt das Jod von metallischem Silber (von organischen Substanzen freies Tressensilber) aufnehmen.

[2]) MORGAN u. WHORTER, Zeitschr. f. anal. Chemie Bd. 46, S. 775.

[3]) FROBOESE, l. c.

[4]) GAUTIER, Annales de Chimie et de Physique, 7. Série, t. XXII, 1901, p. 5.

[5]) A. LÉVY et PÉCOUL, Compt. rend. de l'Acad. des Sciences t. CXL, 1905, p. 98. — Journ. de Pharmacie et de Chimie t. XXI, 1905, p. 467. — GOUTAL, Annales de Chimie appliquée t. XV, 1910, konstruierte einen im Prinzip dem von LÉVY u. PÉCOUL gleichenden Apparat.

[6]) GAUTIER, Compt. rend. de l'Acad. des Sciences t. CXXVI, 1898, p. 936. — JAUBERT, ibid. t. CXLI, p. 1233.

stört den qualitativen oder quantitativen Nachweis des Kohlenoxyds bei dem Gebrauche des Apparates nicht, selbst wenn dessen Gegenwart durch den Geruch empfunden wird. Denn ein Gemisch von 4 Vol. Acetylen + 10 000 Vol. Luft erzeugt in dem Chloroform des Apparates nur noch eine kaum merkliche Färbung, welche nicht einmal $^1/_{200000}$ Kohlenoxyd entspricht, ein solches von 1 Vol. Acetylen und 10 000 Vol. Luft überhaupt keine Färbung mehr, während ein Gemisch von 1 Vol. Kohlenoxyd und 10 000 Vol. Luft unter den gleichen Bedingungen, d. h. wenn 3,5 l Luft den Apparat passiert haben, das Chloroform intensiv färbt[1]).

Eine der Jodpentoxydmethode analoge Bestimmung läßt sich durch *gelbes Quecksilberoxyd* bewerkstelligen. Dieses führt bei 100° das Kohlenoxyd quantitativ in Kohlendioxyd über. Kohlenoxyd läßt sich auch auf diese Weise von Wasserstoff und Methan trennen. Der Wasserstoff wird partiell durch das Quecksilberoxyd zu Wasser oxydiert, das Methan bei 100° nicht verändert. Der Vergleichsversuch mit dem Jodpentoxydverfahren — bei beiden wurde die gebildete Kohlensäure durch Titration mit Barytwasser festgestellt — ergab die gleichen Werte[2]).

Chromsäurelösung oxydiert, wie ich schon ausführte, *Kohlenoxyd zu Kohlensäure*. Die Reaktionsgeschwindigkeit ist aber ungenügend. Sie kann jedoch durch Quecksilberchromat befriedigend gesteigert werden[4]). Man füllt eine tubulierte HEMPELsche Pipette mit porösen Tonscherben, bringt auf diese 10 ccm einer Paste von frisch gefälltem Quecksilberoxyd und füllt die Lösung von 25 g Chromsäure in 250—300 ccm Wasser nach, so daß das Quecksilberchromat im oberen Teil der Pipette die Tonscherben bedeckt. Die Pipette oxydiert in 10 Minuten 15—20 ccm Kohlenoxyd bzw. 0,9—1 ccm Wasserstoff, ohne daß nachweisbare Mengen Sauerstoff auftreten[3]). Die Kohlensäure kann in der bekannten Weise bestimmt und durch Selbstregistrierung in ihrer Menge erkannt werden. Diese Methode gibt die genauesten Resultate.

Nach dem Prinzip des üblichen Kohlensäure-Registrierapparates wurde neuerdings ein solcher zur *automatisch-kontinuierlichen Kontrolle des Kohlenoxydgehaltes* in Heiz- und dergleichen Gasen konstruiert[4]). Als Absorptionsmittel werden weder Kalilauge noch Jodlösungen verwendet.

Die eingesaugte Gasprobe passiert zunächst das mit einem nicht genannten Absorbens gefüllte Kohlendioxydfilter. Der nach der Absorption der Kohlensäure verbleibende Gasrest von Kohlenoxyd und Kohlenwasserstoff (CH_4) tritt in den elektrischen Verbrennungsofen ein, wo er infolge der Temperatur und eines anderen, vom Verfasser nicht näher bezeichneten Reagens von unbegrenzter Dauer zu Kohlensäure verbrennt. Die gebildete Kohlensäure gelangt dann nach Durchstreichung eines Feuchtigkeitsreglers in den Kohlensäuremeß- und Registrierapparat, wodurch der Kohlensäuregehalt direkt ablesbar ist.

Das unbenannte Dioxydfilter ist ursprünglich farblos, wird durch Kohlensäureabsorption rot gefärbt und nach Erschöpfung wieder farblos. Ein Glasfensterchen erlaubt die Beobachtung dieses Wechsels, um die

---

[1]) LÉVY et PÉCOUL, Compt. rend. de l'Acad. des Sciences, t. CXLII, p. 162.
[2]) MOSER u. SCHMIDT, Z. f. anal. Chemie Bd. 53, 1914, S. 217.
[3]) K. HOFMANN, Ber. d. Chem. Gesellschaft Bd. 48, S. 1585.
[4]) HARGER, Journ. of Ind. and Engin. Chem. 8, p. 1035, refer. im Chemischen Zentralbl. 1918, I, S. 595.

erforderliche Neufüllung — je nach Gebrauch in 1—2 Wochen — überwachen zu können. Der Apparat macht automatisch bis 50 Aufzeichnungen
der Kohlenoxyd- und Kohlensäurekurve in 1 Stunde.

c) Die Verbrennungsmethoden.

1. Quantitativ kann das Kohlenoxyd auch *durch Überleiten über
glühendes Kupfer* bestimmt werden, wobei es in Kohlensäure verwandelt
wird, die man in Kalilauge aufsaugt und wägt.

$$1) \ CO + CuO = Cu + CO_2$$
$$2) \ CO_2 + 2\,KHO = K2CO_3 + H_2.$$

2. Bei der Bestimmung auf gasanalytischem Wege wird das Gasgemisch,
in dem sich Kohlenoxyd findet, über frische salzsaure Kupferchlorürlösung eine Zeitlang in der Wärme digeriert und die durch Absorption des
Kohlenoxyds bewirkte Volumenabnahme festgestellt.

Das Gas wird mit Sauerstoff oder Knallgas in geeignetem Rohr zur
Explosion gebracht. Hierbei entsteht Kohlensäure.

$$\underbrace{2\,CO}_{2 \text{ Volumina}} + \underbrace{O_2}_{1 \text{ Volumen}} = \underbrace{2\,CO2}_{2 \text{ Volumina}}$$

Da drei Volumina ursprüngliches Gasgemisch zwei Volumina Kohlendioxyd liefern und in dem ursprünglichen Gemisch zwei Volumina Kohlenoxyd vorhanden waren, so entspricht die Volumabnahme nach der Explosion dem halben Volumen des vorhanden gewesenen Kohlenoxyds.
Zur Kontrolle läßt man das entstandene Kohlendioxyd noch durch Kalilauge absorbieren. Die nunmehr eintretende Volumabnahme (2 Vol.)
entspricht dem Volumen des vorhanden gewesenen Kohlenoxyds.

Die Bindung des Kohlenoxyds durch Kupferchlorür in salzsaurer oder
ammoniakalischer Lösung hat auch zur Konstruktion geeigneter Apparate
für die schnelle quantitative Bestimmung von Kohlenoxyd und Kohlensäure geführt. Die eintretende Volumenverminderung kann in dem
HEMPELschen oder ORSATschen oder ELLIOTschen Apparat bestimmt
werden. Die Ergebnisse sind durchaus genügend[1]).

Gehalt an Kohlenoxyd in %	Prozente Kohlenoxyd gefunden nach		
	ORSAT	ELLIOT	HEMPEL
3	2,31	2,3	2,9
9	8,5	8,2	8,85
15	14,4	14,1	14,77

Man kann auch das kohlensäurefreie Gas durch *Überleiten über erhitztes Palladiumasbest* verbrennen und die gebildete Kohlensäure in der
Kalipipette absorbieren lassen und bestimmen.

Bei dieser Methode vollzieht sich der Prozeß, besonders beim Arbeiten
mit größeren Luftmengen, nur sehr langsam. Man empfahl daher ein
anderes Verfahren, das eine in sich etwas komplizierte Apparatur und
überdies die Zugabe von reinem Wasserstoff erfordert[2]), aber bei kleinsten

---

[1]) DENNIS u. EDGAR, Journ. Americ. Chemic. Soc. vol. IX, p. 859.
[2]) SPITTA, Arch. f. Hygiene Bd. 46, 1903, S. 290.

Kohlenoxydmengen genaue Resultate geben soll. Es beruht auf der Oxydation des Kohlenoxyds an einer durch den elektrischen Strom erhitzten Palladiumfläche. Eine etwa 10 l fassende weithalsige Flasche dient zur Füllung mit gemessenen Mengen der zu untersuchenden Luft. Sie ist in geeigneter Weise in ihrem Innern mit einem „Oxydationskörper" versehen, der aus einem zylindrischen Glasgefäß mit eingeschmolzenem Thermometer besteht. Sein eingeschmolzener Teil ist von einer Nickelindrahtspirale umgeben, die oben und unten mit je einer in das Glas eingeschmolzenen Platinöse in Verbindung steht. Am unteren Ende trägt der Glaszylinder einen elektrolytisch mit Palladium überzogenen 80 mm langen Silberblechzylinder. Verbindet man die Platinösen mit entsprechend untergebrachten Kupferdrähten und leitet den elektrischen Strom durch den Oxydationskörper, so kann die Nickelinspirale auf jede beliebige auf dem im Glas eingeschmolzenen Thermometer ablesbare Temperatur gebracht werden. Dabei wird zwischen 150—160° — die Gegenwart einer kleinen Menge Wasserstoff ist außerdem erforderlich — das in der Flaschenluft vorhandene Kohlenoxyd zu Kohlendioxyd verbrannt. Mithin muß die bei dieser Temperatur gebildete Kohlensäure minus der vorhandenen — die in einer gleich großen Kontrollflasche festgestellt wird — aus Kohlenoxyd entstanden sein. Die Kohlensäure wird durch titriertes Barytwasser bestimmt, das entweder mit der Wasserstrahlluftpumpe in die CREMERsche Pipette oder direkt in ein Fläschchen luftfrei hineingesaugt und mit Oxalsäure titriert wird. Die Methode hat keinen Eingang gefunden.

Kleine Mengen Kohlenoxyd in der Luft wurden ferner mittels eines Apparates nachgewiesen, der im wesentlichen aus einer Bürette mit Niveaurohr besteht, das mit Quecksilber gefüllt ist. In dem erweiterten oberen Teil der Bürette ist ein *Platindraht* spiralförmig aufgehängt, *der wiederholt zum Glühen gebracht wird*, bis keine Volumänderung mehr wahrnehmbar ist. Die Bürette ist mit einem Wasserkühler umgeben. Die Veränderung des abgesperrten Volumens läßt einen Schluß auf die Gegenwart von Kohlenoxyd zu, wenn selbst der spektroskopische Nachweis nicht mehr sicher ist. Die Volumendifferenz beträgt die Hälfte des vorhanden gewesenen Kohlenoxydvolumens. Man kann das anfängliche Kohlenoxydvolumen auch dadurch messen, daß man durch Einführen eines Tropfens Kalilauge die Volumkontraktion bestimmt, die dem Kohlenoxyd gleich ist. Kohlensäure kann man vorher leicht entfernen und neben Kohlenoxyd nachweisen [1].

Für die Mengenermittlung des Kohlenoxyds in verdächtiger Luft *unter Zuhilfenahme von Blut* verfuhr man auch so: Eine von zwei gleich großen Proben defibrinierten Blutes werden mit der Luft geschüttelt, die andere dient als Kontrollprobe. Man bringt sodann einen Teil des Kohlenoxydblutes in einen luftleeren, 8 %ige Essigsäure enthaltenden Blutrezipienten und erwärmt auf einem Wasserbade bis 100°. Das aus dem Blute durch die Quecksilberluftpumpe abgeführte Gas leitet man, nachdem die Kohlensäure zur Absorption gebracht worden ist, in das *Grisoumeter* über, wo die Verbrennung mittels einer elektrisch zum Glühen gebrachten Platinspirale erfolgt. Nach dem Abkühlen wird die Volumen-

---

[1] OGIER et KOHN-ABREST, Annal. de Chimie anal. appl., t. 13, 1908, p. 169. — Jahresb. über die Fortschr. der Chemie 1905—1908, S. 2025.

verminderung im Analysenrohr, das sehr lang und eng ist, abgelesen und
daraus das verbrannte Kohlenoxyd berechnet[1]).

Als Bestimmungsmethode des Kohlenoxydhämoglobins *kann auch die
spektrophotometrische benutzt werden.* Man hat aus den Extinktionskoeffizienten das relative Verhältnis festzustellen, in welchem das noch unverändert gebliebene Oxyhämoglobin mit dem entstandenen Kohlenoxydhämoglobin gemischt ist. Der Extinktionskoeffizient ε kann errechnet
werden. Er ist gleich dem negativen Logarithmus der nach Durch-
strahlung der Flüssigkeitsschicht übrigbleibenden Lichtstärke. Die folgenden Feststellungen wurden von DRESER[2]) mit dem HÜFNERschen
Spektrophotometer gewonnen. Man bestimmt mit ihm die Intensität der
restierenden Lichtmenge aus dem Drehungswinkel, um welchen man
ein analysierendes NICOLsches Prisma drehen muß, damit geradlinig
polarisiertes Licht von der Intensität 1 auf die gleiche Intensität abgeschwächt wird, wie nicht polarisiertes Licht, welches die Flüssigkeitsschicht von 1 cm einer Farbstofflösung passiert hat.

Reine Oxyhämoglobinlösungen besitzen für das Licht der einzelnen
Spektralregionen ein verschieden starkes Absorptionsvermögen. Das
Verhältnis σ_0 der beiden Extinktionskoeffizienten ε'_0 und ε_0 für zwei
bestimmte Spektralgebiete S' ($\lambda = 546\ \mu$) und S ($\lambda = 568\ \mu$) ist für
den normalen Blutfarbstoff konstant und somit charakteristisch. Es ist:

$$\sigma_0 = \frac{\varepsilon'_0}{\varepsilon_0} = 1{,}577.$$

Einen vom Oxyhämoglobin verschiedenen, aber ebenfalls konstanten
und charakteristischen Wert zeigt das Absorptionsverhältnis des Kohlenoxydhämoglobins derselben Tierart bei der Untersuchung an den gleichen
Spektralregionen S' und S, nämlich:

$$\sigma_c = \frac{\varepsilon'_c}{\varepsilon_c} = 1{,}132.$$

Man wird daher bei dem mit Kohlenoxyd vergifteten Tier, je nach dem
Grade der Sättigung des Blutes mit dem Gase einen Wert finden, der
zwischen 1,577 und 1,132 liegt.

Feststellbar als dritte Konstante ist der Wert für $\frac{\varepsilon_c}{\varepsilon_0} = m$, d. h. für das
Verhältnis zwischen dem Extinktionskoeffizienten ε_0 der reinen Oxyhämoglobinlösung und ε_c der reinen Kohlenoxydhämoglobinlösung, beider für das gleiche Spektralgebiet S. DRESER bestimmte ihn in Versuchen am Tierblut im Mittel zu 1,41 und σ_c auf demselben Wege im Mittel
zu 1,135.

Mit Hilfe dieser drei Konstanten läßt sich in einem Blute, das nur
Oxyhämoglobin neben Kohlenoxydhämoglobin enthält, aus dem durch
Beobachtung ihrer Lichtabsorption in den gleichen Spektralregionen S'
und S festgestellten Wert σ, das prozentische Verhältnis erkennen. Der

---

[1]) GRÉHANT, La France méd. 1896, p. 829.
[2]) DRESER, Arch. f. exper. Pathol. Bd. 29, 1892, S. 119.

Prozentgehalt an noch unverändert gebliebenem Oxyhämoglobin x ist eine Funktion von σ nach der Gleichung

$$x = \frac{1{,}41\,(\sigma - 1{,}135)}{0{,}41\,\sigma - 0{,}023}$$

Der Prozentgehalt an Kohlenoxydhämoglobin beträgt $100 - x$.

Aus kohlenoxydhaltigem Blute kann das Blutgasgemisch auch durch Auspumpen gewonnen und im Eudiometer nach einer der vorgenannten Methoden absorptiometrisch bestimmt werden.

Erleidet das Kohlenoxyd eine chemische Umwandlung in belebten Wesen?

Als man begann, über das toxikologische Verhalten des Kohlenoxyds Untersuchungen anzustellen, tauchte schon die naheliegende Annahme auf, daß eine Oxydation desselben zu Kohlensäure im lebenden Körper stattfände. Die Folge einer solchen Meinung, nämlich, daß die Vergiftung mit Kohlenoxyd im Wesen nichts anderes als eine Kohlensäurevergiftung sei, konnte ohne weiteres zurückgewiesen werden, da die beiden Vergiftungen in ihren Äußerungen unvereinbare Verschiedenheiten aufweisen. Der weitere Versuch: analytisch zu beweisen, daß nach der Vergiftung mit Kohlenoxyd die Menge der ausgeatmeten Kohlensäure wachse, mithin erstere im Blute durch Verbrennung zerstört werde, sollte gelungen sein[1]). Die Exspirationsluft eines Tieres wurde in einem, als Aspirator dienenden Gasometer aufgefangen und während des Versuches eine Quantität Kohlenoxyd unter die Haut des Oberschenkels injiziert. Die im Gasometer enthaltene Luft befreite man durch Kalilauge von der Kohlensäure und leitete sie durch ein gläsernes, zum Glühen erhitztes Spiralrohr in Barytwasser. Nie trat in diesem eine Trübung auf. Sie zeigte sich jedoch sofort, wenn man der Luft künstlich etwas Kohlenoxyd beimischte.

Wurde in diesen Versuchen nie in der Ausatmungsluft der Tiere Kohlenoxyd gefunden, so ergaben andere, spätere[2]), daß bei *Fröschen*, die das Gas aufgenommen hatten und in deren Blute es sich 4—5 Stunden nach der Vergiftung findet, nur Spuren davon in der Exspirationsluft vorhanden waren, um so weniger, je größere Sorgfalt auf die Entfernung der Luft aus den Atemwegen verwendet worden war. Dies suchte man durch Verweilenlassen der Tiere für $^1/_2$—1 Stunde nach der Vergiftung an der freien Luft zu erzielen. Sie wurden dann einige Male unter die Luftpumpe gesetzt und die Luft stark verdünnt. Die in einem Gasometer aufgesammelte Luft ließ man erst durch Barytwasser streichen, dann durch eine 1 m lange, mit Asbest gefüllte rotglühende Verbrennungsröhre. Das hierbei zu Kohlensäure verbrannte Kohlenoxyd kann leicht an der Trübung von vorgelegtem Barytwasser erkannt werden. Die direkte Bestimmung der von den Fröschen in 24 Stunden abgeschiedenen Kohlensäure ergab

---

[1]) Pokrowsky, Arch f. path. Anat. Bd. XXX, 1864, S. 525.
[2]) Kreis, Pflügers Archiv Bd. XXVI, 1881, S. 425.

für 1 kg nicht vergifteter Tiere 1,332 g, aber für 1 kg vergifteter 1,910 g. Hiernach würde bei diesen Tieren der größte Teil des aufgenommenen Kohlenoxyds zu Kohlensäure oxydiert werden. Dagegen schieden *Kaninchen*, denen mit Kohlenoxyd gesättigtes Blut zu etwa 30 ccm transfundiert worden war, in der Exspirationsluft der ersten 2—3 Stunden 20—24% des im eingespritzten Blute enthaltenen Kohlenoxyds aus.

Ergaben somit die Versuche an Fröschen und Kaninchen keine entscheidenden Resultate, so wollte man bei *Mäusen*, die sich in einem mit einer Kappe versehenen Glaszylinder befanden, und denen man von Zeit zu Zeit eine gewisse Menge Kohlenoxyd und Sauerstoff an Stelle des verbrauchten zuführte, gefunden haben, daß von insgesamt 10 ccm Kohlenoxyd in $2^1/_2$—4 Tagen 6,5—8,3 ccm verbraucht worden seien. Ebenso sollten *Bienen*, *Mehlwürmer* und *Käfer* verhältnismäßig große Mengen von Kohlenoxyd, wie sie die Körpersäfte nicht zu binden vermögen, aus einer Kohlenoxyd enthaltenden Atmosphäre verschwinden lassen. Auch in einer Nachprüfung dieser Ergebnisse kam man zu dem Schlusse, daß der größte Teil des Kohlenoxyds bei Warmblütern und Mehlwürmern zerstört und nur so viel mit der Atemluft ausgeschieden würde, als es die Spannung des Kohlenoxyds im Kohlenoxydhämoglobin gegen die Alveolenluft erfordere[1]).

Von berufener Seite wurden jedoch alle diese Resultate als irrig erwiesen[2]). Mit einer Methode, die bis auf 0,005% noch Kohlenoxyd erkennen ließ, gelang der Nachweis der Integrität dieses Gases, das Mäuse unter einer Glocke 24 Stunden lang zu atmen genötigt waren. Von allen Behauptungen über die Wandlung des Kohlenoxyds in eine andere Form blieb nur übrig, daß Mehlwürmer die Fähigkeit haben sollten, dasselbe in gewissen Mengen zum Verschwinden zu bringen. Angeblich zerstörten 100 g Mehlwürmer in 24 Stunden zwischen 0,72 und 1,92 Kohlenoxyd[3]). Auch dies wird noch als falsch erwiesen werden, weil von dem tierischen Leben Kohlenoxyd unangreifbar ist. Diejenigen, die das Gegenteil bewiesen zu haben glaubten, stellten nur ein Verschwinden einer gewissen Menge desselben fest, konnten aber nicht glaubhaft machen, daß eine Oxydation zu Kohlensäure stattgefunden habe. Deshalb ist bis zum Erweis des Gegenteils die Untersuchungsmethode als Grund für das Verschwinden anzusprechen. Exakte Untersuchungen ergaben immer, sowohl bezüglich des in den lebenden Organismus eingeführten, als auch außerhalb des Körpers im sauerstoffhaltigen Blute befindlichen Kohlenoxyds, ein Unversehrtbleiben desselben[4]). Nicht einmal durch dunkle elektrische Entladungen erzeugtes Ozon, das man durch verdünntes Kohlenoxydblut streichen läßt, oder Wasserstoffsuperoxyd bei Anwesenheit von Platin oder Palladium, oxydiert das Kohlenoxyd in dieser Verbindung zu Kohlensäure[5]). Es wirkt als solches, verbleibt als solches eine gewisse Zeit im Blute und verläßt unverändert nach seiner Dissoziation aus dem Blute den Körper.

---

[1]) Wachholz, Pflügers Arch. Bd. 74, 1899, S. 174.
[2]) Haldane, Journal of Physiol. vol. XXV, p. 225.
[3]) Wachholz u. Worgitzki, Pflügers Archiv Bd. 112, 1906, S. 361.
[4]) Gaglio, Arch. f. exper. Path. Bd. 22, 1887, S. 235.
[5]) Lüssem, Experim. Studien über die Vergiftung durch Kohlenoxyd, Dissert. Bonn, 1885. — Zeitschr. f. klin. Medizin 1885, S. 397.

Erklärungsversuche für die Giftwirkung des Kohlenoxyds bei rotblütigen Tieren.

Alle nach dem Stande der heutigen medizinischen Erkenntnis überhaupt möglichen Vorstellungen über die Entstehung eines Leidens wie der Kohlenoxydvergiftung sind erschöpft worden, um sich eine Vorstellung von den letzten Ursachen desselben zu machen. Daher gibt es viele Erklärungen und darunter auch solche, die den Stempel der Unwahrscheinlichkeit grob an der Stirn tragen. Welche Anschauung sich aber auch einmal in Zukunft als die wahre oder auch nur begründetste herausstellen sollte, immer könnte sie dann — was sich von selbst versteht — nur eine neue Form der Grundwahrheit sein, daß die Vergiftung durch Kohlenoxyd, wie die anderen, ein eigenartiges chemisches Trauma darstellt. Dies schließt Ungereimtheiten wie diejenige aus, daß eine solche Vergiftung auf dem Wege des Reflexes von der Nase aus auf das Herz zustande kommen könne.

Man muß ferner von der Annahme[1]) absehen, als wenn eine Verschiedenheit in dem Vergiftungsgrunde zwischen Kohlendunst und den anderen kohlenoxydhaltigen Gasgemischen besteht, etwa so, daß das Kohlenoxyd die Blutveränderungen und die *Kohlensäure* des Kohlendunstes allein die Erstickung herbeiführe. Danach würde die Kohlendunstvergiftung keine reine Vergiftung, sondern eine Kombination von Vergiftung und Erstickung durch Kohlensäureanreicherung und Sauerstoffverdrängung sein. Dies trifft weder für den Kohlendunst zu, noch für Hochofengase, Explosionsgase, Wassergas, Generatorgas usw., die alle einen sehr viel höheren Kohlensäuregehalt besitzen und trotzdem in ihrer Giftwirkung keinerlei Wesenheitsunterschiede gegenüber Kohlenoxyd- oder Leuchtgasvergiftung aufweisen. Die Kohlensäure begünstigt in den sie führenden Gasgemischen weder — wie man annahm[2]) — eine Dyspnoe, die die Fixation des Kohlenoxyds in den roten Blutkörperchen fördert, noch erschwert sie die Ausscheidung der Gewebskohlensäure, noch entsteht sie im Körper des Vergifteten aus Kohlenoxyd. Bekannt ist, daß ihre Menge im arteriellen Blut bei Tieren unter der Einwirkung des Kohlenoxyds abnimmt[3]).

Die nächstliegendste und sinnfälligste Deutungsmöglichkeit der Kohlenoxydwirkung liefert die *Veränderung des chemischen Verhaltens des Blutfarbstoffs*, von dessen Integrität das normale menschliche Leben abhängt. Da das Kohlenoxyd unvermögend ist, die Funktionen des Blutsauerstoffs zu erfüllen, so müssen an allen Geweben — verschieden stark je nach dem benötigten *Funktions- bzw. Existenzsauerstoff* — eine entsprechende vitale Minderleistung oder krankhafte Veränderungen durch Unter- oder Nichternährung, bzw. der Tod eintreten.

Die Verarmung des Blutes und damit der Gewebe an Sauerstoff steigt mit der Konzentration des eingeatmeten Kohlenoxyds. Bei 0,75% Kohlenoxyd in der Lungenluft besitzt das Blut nur noch 12—13 Vol.%

---

1) KRATTER, Archiv f. Kriminalanthropologie Bd. XIII, S. 224 u. 228.
2) COULLAUD, Ann. d'hyg. publ. t. XII, 1909, p. 490.
3) SAIKI u. WAKAYAMA, Zeitschr. f. physiol. Chemie 1901, Bd. 34, S. 96.

Sauerstoff, also eine Menge, mit der die dem Sauerstoff zufallende Rolle in dem Körpermechanismus nicht mehr erfüllt werden kann. Hiernach würde das Wesen der Kohlenoxydwirkung im großen und ganzen so zu deuten sein, wie LOTHAR MAYER es im Jahre 1859 tat. Es liefe darauf hinaus, in dieser Vergiftung einen besonderen Fall von Asphyxie zu sehen, eine „Anoxämie", wie sie etwa durch Atmen in biologisch indifferenten, den Sauerstoff nicht vertreten könnenden Gasen, z. B. Wasserstoff, oder durch Verschluß der Carotiden[1]), oder durch Atmen in großen Höhen, z. B. dem Monte Rosa, bzw. in der pneumatischen Kammer unter vermindertem Luftdruck entstehen kann. Wiederholt wurde experimentell die Übereinstimmung der Atmungssymptome bei der akuten Kohlenoxydvergiftung gerade mit denen der Wasserstoffeinatmung gesehen und daraus die Überzeugung gewonnen, daß das Kohlenoxyd durch Verdrängen des Sauerstoffs wirke[2]). Versuche an Tieren mit freigelegtem Gehirn, die Wasserstoff atmeten, gaben gleichfalls hierfür einen Beleg[3]). Im Augenblick des Todes erreicht die Sauerstoffverarmung bei der Kohlenoxydvergiftung den gleichen Grad wie in anderen mechanischen oder physikalischen Asphyxien.

Führt man bei Tieren den sauerstoffverarmten Geweben künstlich Sauerstoff, zumal unter erhöhtem Druck zu, so kann der Tod abgewendet werden. In reinem Sauerstoff vertragen Mäuse 13mal so viel Kohlenoxyd bis zur Giftwirkung als in der atmosphärischen Luft. Läßt man diese Tiere in einer Mischung aus gleichen Teilen Kohlenoxyd und Sauerstoff atmen, so sterben sie. Wird jedoch das Kohlenoxyd unter normalem, der Sauerstoff aber unter erhöhtem Druck (2 Atmosphären) geatmet, so kann das Leben mehrere Stunden unter diesen Bedingungen erhalten bleiben. Wenn man vor der Druckaufhebung den Rezipienten mit Luft reinigt, so bleiben die Tiere symptomenlos am Leben, obschon in ihrem Blute nachweislich Kohlenoxyd vorhanden ist. Werden sie plötzlich dem normalen Druck ausgesetzt, so erliegen sie rasch der Kohlenoxydvergiftung[4]).

An Katzen, Hunden und Affen ist dieser Versuch mit dem gleichen Erfolg gemacht worden. Die Tiere atmeten atmosphärische Luft mit 4 % Kohlenoxyd bei 8 Atmosphären Druck.

Es gibt noch andere Übereinstimmungen zwischen Kohlenoxydvergiftung und Sauerstoffverarmung. Bei Einatmung einer Luft mit 0,2 % Kohlenoxyd ist bei Hunden der respiratorische Quotient gesteigert. Steigt die Kohlenoxydmenge in der Atmungsluft, so sinkt der Sauerstoffverbrauch wie beim Atmen in sauerstoffarmer Luft. Gemeinsam sind der Kohlenoxydvergiftung und dem Sauerstoffmangel im Betriebsleben des Körpers auch die Veränderungen in Herzarbeit, Atmung und Blutdruck, sowie die Lähmung erst der Rindenpartien, sodann der übrigen Gehirnteile bis zum verlängerten Mark.

Zu der Gleichstellung der Kohlenoxydvergiftung mit der bezeichneten Art der Erstickung würden ferner die Glykosurie, die Albuminurie und

---

[1]) Mosso, La respirazione nelle gallerie d' azione dell' ossido di carbone. Milano 1900. — BENEDICENTI e TREVES, Archives ital. de Biologie t. XXXIV, 1900, p. 359 seq. t. XXXV.

[2]) POKROWSKY, Arch. f. Anat. u. Physiol. 1866, S. 59.

[3]) HERLITZKA, Archives ital. de Biologie t. XXXIV, 1900, p. 420.

[4]) HALDANE, Journ. of Physiol. vol. XX, p. 521. — MOSSO, l. c.

7*

die Erhöhung des Eiweißumsatzes gehören. Und schließlich wird das Verhalten hämoglobinfreier Tiere herangezogen, um u. a. an dem Beispiel des Krebses zu zeigen, wie das Atmen dieses Tieres selbst in reinem Kohlenoxyd nur Symptome des Sauerstoffmangels hervorruft und der Aufenthalt in einer Luft mit 80% Kohlenoxyd und 20% Sauerstoff unbegrenzt lange fortgesetzt werden kann, wofern man nur den verbrauchten Sauerstoff wieder ersetzt [1]).

Gegen diese Deutung sind mancherlei Einwände erhoben worden, deren Berechtigung nicht anerkannt werden kann.

So wurde angeführt, daß, weil in einigen Selbstversuchen mit reiner Kohlenoxydeinatmung nicht Dyspnoe eintrat, sondern nur entweder plötzliche Bewußtlosigkeit oder die üblichen Anfangssymptome der Kohlenoxydvergiftung — auf eine direkte Nerveneinwirkung zu schließen sei. In keinem dieser Fälle, in' denen alsbald wieder normale Luft bzw. sogar reiner Sauerstoff eingeatmet wurden, ereignete sich etwas, was an ersten Vergiftungssymptomen nicht auch durch andere kohlenoxydhaltige Gasgemische beobachtet worden ist und was zwanglos als erste Reaktion des eines normalen Blutes bedürftigen Gehirns auf dessen Mangel angesehen werden kann. Die Plötzlichkeit der Wirkung eines Giftes mit der ganzen Wucht einer hohen Konzentration veranlaßt nicht selten ein Ausbleiben sonst typischer Symptome. Es braucht unter anderem nur daran erinnert zu werden, daß selbst der Phosphor, der durch günstige Lösungsverhältnisse schnell den Körper überschwemmt, nur Herzlähmung und sonst weder Leber- noch Magenstörungen zu erzeugen braucht, und daß der zu konzentriert eingeatmete Chloroformdampf blitzschnellen Tod ohne jede Dyspnoe veranlassen kann.

Der weitere Einwand: daß, wenn es sich um Sauerstoffmangel handeln würde, Krämpfe auftreten müßten, ist hinfällig. In dem größeren Teile der Fälle treten sie tatsächlich schon im zweiten und noch mehr in dem dritten terminalen Stadium auf. Sie sind gleichfalls Reaktionen anderer in der Bluternährung gestörter Gehirnteile.

Die Meinung, daß, da alle Menschen auf Sauerstoffentziehung gleich reagieren, auf Kohlenoxyd aber ungleich, die beiden Einwirkungen nicht identifiziert werden können, ist in Prämisse und Folgerungen unüberlegt und falsch. Die Menschen reagieren auf alle äußerlichen Einflüsse verschieden. Auch auf Sauerstoffmangel. Der Krieg hat dies genugsam bei Verschütteten erhärtet.

Aus dem gleichen Grunde ist ein anderes Bedenken gegenstandslos: Weil man durch Sauerstoffmangel, der auf andere Weise hervorgerufen wird, „stets" Dyspnoe erzeugt, durch Kohlenoxydvergiftung aber nicht, sollte die letztere nicht auf einer Erstickung der Gewebe beruhen.

Besondere äußerliche oder individuelle Vergiftungsbedingungen können den Verlauf einer Vergiftung ganz verschieden von anderen Fällen erscheinen lassen. Deswegen kann auch einmal eine apoplektische Form der Kohlenoxydvergiftung entstehen. Man meinte nun, daß in so kurzer Zeit eine Bildung von Kohlenoxydhämoglobin „unmöglich" zustande kommen könne. Die Analyse des Blutes solcher Menschen ließe das Gift nicht finden [2]). Beides ist unrichtig. Das Gift kann in so kurzer Zeit in das

---

[1]) WEHMEYER, Arch. ital. de Biologie 1901, p. 405.
[2]) GARNIER, Compt. rend. de la Soc. de Biologie 1903, p. 761.

Blut dringen und kann darin nachgewiesen werden. So nahm man früher auch an, daß beim apoplektischen Blausäuretod die Blausäure gar nicht in das Gehirn gelange, sondern daß der Blausäuretod ein „dynamischer", d. h. ein nicht durch Resorption zustande gekommener sei, bis man auch in dieser Vergiftungsform Blausäure im Gehirn feststellte.

Die letzte und bekannteste aller Bezweiflungen der Anschauung von den durch Kohlenoxyd veranlaßten Folgen der die Atmung beeinflussenden Blutveränderung stützt sich auf die angebliche Verschiedenheit der Atmungsstörung bei Kohlenoxydvergiftung und Erstickung. Rufe man die Sauerstoffverarmung der Gewebe hervor, einmal durch Atmung sauerstoffarmer Luft, das andere Mal durch Vergiftung mit Kohlenoxyd, so solle sich die Reaktion des Atmungszentrums verschieden darstellen. Sobald man zu Gasgemischen von 7—8 % Sauerstoff und weniger gelange, würde das Drei- bis Vierfache der Norm geatmet, die Atemzüge würden frequenter und sehr viel tiefer. Die hohe Steigerung der Atmung träte früher ein als das Sinken des Sauerstoffverbrauches.

Vergifte man ein Tier mit Kohlenoxyd, von dem etwa 0,5 % der Atmungsluft beigemengt wurde, so erfolge der Ablauf viel schneller als bei langsamen Erstickungen durch Atmung sauerstoffarmer Luft. Nach einiger Zeit sänke auch der Sauerstoffverbrauch ebenso tief wie bei der Erstickung, aber das Tier atme ungefähr ebenso stark wie bei der Norm. Mehrfach komme es dann freilich bei dieser Vergiftung vor, daß zwar nicht wesentlich mehr Luft durch die Lunge gehe als normal, aber die Zahl der Atemzüge ungemein gestiegen sei. Dabei sei der einzelne Atemzug viel flacher als in der Norm.

Bei der Erstickung gehe mithin die Atmung in zweckmäßiger Weise vor sich und suche durch Vertiefung und Häufigerwerden den Lungen mehr Luft zuzubringen, während dies bei der Kohlenoxydvergiftung fortfalle[1]).

Ein kritischer Blick auf die Ergebnisse dieser Versuche an Kaninchen zeigt die Unmöglichkeit, daraus als sicher zu folgern, was gefolgert wurde. Dazu bedürfte es viel stärkerer Unterschiede in den beiden Arten der Schädigung, als tatsächlich vorhanden sind. Auch bei der Kohlenoxydvergiftung arbeitet, sobald einmal Dyspnoe eingetreten ist, das Atmungszentrum so zweckmäßig für seine Selbsterhaltung wie bei anderen Erstickungseinflüssen.

Ich habe viele Tiere mit Kohlenoxyd vergiftet und auch kohlenoxydvergiftete Menschen in den ersten und letzten Stadien der Vergiftung beobachtet. Was bei ihnen auftrat, ließ mich erkennen, daß es unmöglich ist, Gesetzmäßiges oder auch nur halbwegs Einheitliches über die Schnelligkeit des Ablaufes der Gaswirkung im Vergleich zu der Erstickung durch Sauerstoffmangel auszusagen. Dies gilt schon für Kaninchen, Katzen und Hunde, vor allem aber für Menschen, bei denen die Dyspnoe durch Kohlenoxyd viele Stunden anhalten kann. Sie trägt vollkommen den Typus der Erstickungsatmung durch Sauerstoffbeschränkung mit den gewöhnlichen Begleiterscheinungen. Und selbst wenn es anders wäre, so würde eine so geringe Verschiedenheit in der Atmungsart allein nicht die Berechtigung abgeben, den weitgehenden Schluß zu ziehen, daß die Kohlenoxydvergiftung keine Erstickung durch Entbehrung von verwendungsfähigem Sauerstoff sei.

---

[1]) Geppert, Deutsche med. Wochenschr. 1892, Nr. 19.

Für diese letztere Auffassung sind noch weitere Begründungen angeführt worden, darunter auch, wie schon erwähnt wurde, das Verhalten der *Frösche*, deren Sauerstoffbedürfnis sehr gering ist gegenüber Kohlenoxyd. Man ließ sie dieses in einem abgesperrten Volumen atmen, was sie mehrere Stunden ohne erkennbare Störungen des Befindens ertrugen. Schließlich starben sie doch unter den Symptomen zentraler Lähmung[1]. Andere fanden, daß diese Tiere schneller und unter anderen Symptomen in diesem Gas als in einem indifferenten starben, bzw. daß der Tod von Salzfröschen eine Viertelstunde früher erfolgte, als wenn sie in Wasserstoff atmeten[2].

Diesen Ergebnissen ermangelt Beweiskraft für das, was sie belegen sollen, weil u. a. bei diesen von einer normalen Atmung so lange unabhängigen Tieren nichts über Vorgänge ausgesagt werden kann, die ev. kompensatorisch gegenüber den Blutveränderungsfolgen sich verwirklichen.

Solcher ungenügenden Einwände gibt es noch andere, z. B. den, daß, weil das Warmblüterherz bei Speisung mit gesättigtem Kohlenoxydblut bald stillsteht, es sich um eine direkte Wirkung des Gases auf die Ganglienapparate bzw. den Herzmuskel selbst handeln müsse. Hierbei wird alles unberücksichtigt gelassen, was sonst noch in einem solchen Versuche das endliche Resultat zuwege bringen konnte.

Das Ziel aller angeführten Versuche ist mithin, nachzuweisen, daß dem Kohlenoxyd entweder

1. nur direkte Wirkungen auf die in ihrer Funktion geschädigten Organe, oder

2. neben solchen noch die Folgen der Sauerstoffentziehung durch die Bildung von Kohlenoxydhämoglobin zukommen.

Da die entscheidenden Vergiftungswirkungen am Nervensystem sich abspielen, so würde, entsprechend der ersteren Ansicht, das Gas primär die Ganglien des zentralen Nervensystems krank machen. Es würde als ein narkotisches Gift wie Opium oder wie Chloroform wirken und, wie manche sogar meinen, „spezifische" Beziehungen zu den Nervenzentren betätigen, die in einer „Asthenie und Lähmung des Nervensystems"[3] beständen. Die Nervenzellen der Rinde sollten durch eine Bindung des Gases analog derjenigen mit dem Hämoglobin[4] erkennbar verändert werden und die tangentialen Fasern unabhängig von Gefäßläsionen degenerieren. Daß es „elektiv auf das Nervensystem wirke, ginge auch daraus hervor, daß es nur das Lendenmark treffen und Impotenz erzeugen könne". Auch über die Art des Herantretens des Gases an das Gewebe wollte man unterrichtet sein. Nachdem es einmal die Blutkörperchen saturiert habe, werde es im Serum aufgelöst und hefte sich dann an die Nervenzellen[5].

Um die angebliche Bindung wahrscheinlich zu machen, hat man in dem Gehirn nach Kohlenoxyd gesucht. In den venösen Hirnleitern fand sich verhältnismäßig sehr wenig davon, wie man vermutete, weil das Hirngewebe es bindet[6]. Durch Behandeln im Vakuum gewann man aus

---

[1] Vahlen, Arch. f. exp. Pathologie Bd. 48, S. 132.
[2] Lewisson, Arch. f. Anat. u. Physiol. 1870, S. 355.
[3] Siebenhaar u. Lehmann, Die Kohlendunstvergiftung 1858.
[4] Lamic, Contribution à l'étude de l'intoxication oxycarbonée, Bordeaux 1891.
[5] Le Dosseur, Thèse, Paris 1901.
[6] Wachholz, Vierteljahrschr. f. ger. Med. 1914, Suppl., S. 205.

dem Gehirn eines vergifteten Tieres beträchtliche Mengen des Gases, und schließlich zeigte der Versuch, daß vom Blute völlig befreite Gehirnmasse in deutlich stärkerem Grade Kohlenoxyd binde als eine physiologische Kochsalzlösung[1]).

Auch schon wenn nicht gegenteilige Ergebnisse vorlägen, würde man den angeführten keinen irgendwie beweisenden Wert zuschreiben dürfen, weil sie auch nicht einmal den schmalsten Zugang zu einer Erkenntnis gestatten, wohl aber durch viele andere Umstände als den einer Bindung des Gases erklärt werden können.

Gegen eine solche sprechen folgende Feststellungen. Von der für ein Kaninchen tödlichen Dosis von 22 ccm Kohlenoxyd fanden sich in zuverlässiger Analyse im Blute 18 ccm vor. Mithin bleiben für alle Körpergewebe 4 ccm übrig[2]). Hiervon muß aber noch eine gewisse Menge als Bestimmungsfehler abgezogen werden, so daß der Rest wohl ernstlich nicht als gewebsgebundene und Vergiftung herbeiführende angesehen werden kann.

Es wurde ferner gefunden, daß das tote Gehirn eine geringe und hinter dem Blut weit zurückstehende Bindungsfähigkeit für das Gas besitzt, daß aber das blutfrei gemachte Gehirn eines durch Kohlenoxyd getöteten Hundes (Unterbinden der beiden Carot. externae und Durchspülen einer physiologischen Kochsalzlösung, bis das aus der Vena jugularis Abfließende farblos kam) kohlenoxydfrei war[3]). Kritisch betrachtet, beweist weder das Vorhandensein noch das Nichtvorhandensein des Gases im Gehirn das, was daraus geschlossen wird. Denn es könnte direkt gewirkt haben und schnell ausgeschieden worden sein und indirekt vergiftet haben und sich doch noch in der Lymphe des blutleer gemachten Gehirns finden.

Auch das Suchen nach materiellen Veränderungen im zentralen oder peripherischen Nervensystem, das der Einwirkung des Gases ausgesetzt wurde, hat keine entscheidenden Ergebnisse geliefert. An Nerven fand man hierbei keine Veränderung[4]). Bei akut vergifteten Hunden fehlten zellulare Läsionen. Nur mikroskopische zellulare Hämorrhagien der Nervenzentren erschienen unmittelbar vor dem Tode[5]). Demgegenüber glauben andere sich dazu berechtigt, das Kohlenoxyd als ein Zell- und Protoplasmagift anzusprechen, das auf alle Zellen nachteilig einwirke, körnige Trübung des Protoplasmas des Nervensystems, der Muskeln, der Drüsen, der Haut usw. erzeuge und zur Verfettung und Nekrose führe.

Diese Behauptung ist durch nichts gestützt. Nie ist dies nach einer akuten, selbst erst nach Stunden in den Tod abgelaufenen Vergiftung einwandfrei festgestellt worden, und es wird auch nie werden können, weil solche groben Veränderungen tatsächlich so schnell nicht entstehen und, falls es sich um feinere handeln sollte, sie mit den jetzigen Hilfsmitteln unnachweisbar sind. Man mag *glauben* oder vermuten, daß Kohlenoxyd substantiell die Gewebe schädigt, darf dies aber nicht als Tatsache ausgeben. Werden ja doch nicht einmal die roten Blutkörperchen geschädigt, die

---

1) MÜLLER, Münchn. med. Wochenschr. 1912, S. 562.
2) DRESER, l. c.
3) HOKE, Archiv für experim. Pathol. u. Pharmakol. Bd. 56, 1907, S. 201.
4) POKROWSKY, Arch. f. path. Anat. Bd. XXX, 1864, S. 544.
5) CLAUDE et L'HERMITTE, Compt. rend. de la Soc. de Biologie 1912, 3 févr. — CLAUDE, Le Progrès médic. 1913, 24. Mai.

den ganzen Ansturm des Kohlenoxyds materiell zu ertragen haben. Um so leicht erkennbare Gewebsveränderungen wie die genannten hervorzurufen, bedarf es ganz anderer Eigenschaften eines Giftes, die dem Kohlenoxyd so fehlen wie dem Morphin und der Blausäure. Die ganz irrige Vorstellung von der protoplasmatischen Giftwirkung des Kohlenoxyds *ist dadurch entstanden, daß man die akute Vergiftung nicht von den später eintretenden Vergiftungsfolgen schied, die mit der primären Giftwirkung direkt nichts zu tun haben, sondern Abhängigkeitsleiden mit verschiedenartigem Entstehungsantrieb* darstellen. Daher darf man nicht sagen, Kohlenoxyd schädige das Lungengewebe, wenn nach 24 oder 48 Stunden eine schlimme Pneumonie auftritt, da dieses Gas das Gewebe der Lunge ebensowenig wie das der Niere oder der Magenschleimhaut erkennbar chemisch oder physikalisch zu schädigen vermag. Hierzu kommt noch ein weiteres Moment: Bestände wirklich eine primäre Zellgiftwirkung des Kohlenoxyds, so müßte sie an den verschiedenen Körperorganen mit einer sehr viel größeren Gleichmäßigkeit einsetzen, als es wirklich geschieht. Statt dessen sieht man, scheinbar wahllos, bald das eine, bald das andere Organ, oder Gruppen von Organen sekundär leiden, meist sogar zu einer Zeit, in der das Gas gar nicht mehr im Körper sein kann.

Eine der konstantesten Erscheinungen nach einer Kohlenoxydvergiftung ist *die Erweiterung der Gefäße.* Ihre Ursache wird auf eine durch Beeinflussung des Zentrums des vasomotorischen Apparates zustande kommenden Atonie der Gefäßwand zurückgeführt. Auf diesen Gefäßzustand als Ursache hat man fast den ganzen wesentlichen Teil der Deutung der Kohlenoxydvergiftung aufgebaut. Vor allem sollte die Erweiterung eine Verlangsamung der Blutzirkulation und infolgedessen auch Störungen in der Ernährung, zumal des Nervengewebes, zuwege bringen. Aber auch ein Sinken des Gefäßdruckes, ferner Insuffizienz und Erlahmung der Herztätigkeit und Coma durch den Druck der erweiterten Gefäße auf das Gehirn ließ man auf diese Weise entstehen[1]). Die durch die Zirkulationsveränderung herbeigeführten Störungen hielt man für ausreichend, um an den Gefäßwandungen substantielle Schädigung herbeizuführen. Es sollte zu fettiger Metamorphose namentlich der Intima und Media kommen.

Die Gefäßerweiterung, die während eines Teiles oder der ganzen Dauer der akuten Vergiftung besteht, ist eines der vielen Symptome der Kohlenoxydwirkung, aber sicher nicht dasjenige, dem eine so entscheidende Bedeutung wie die geschilderte zukommt. An dem Werden der Vergiftung hat sie wenig, keinenfalls einen wesentlichen Anteil. Sie hängt nur von dem das Gehirn treffenden Eindruck ab. An sich kann sie ebensowenig unangenehme Folgen haben wie die Einatmung von Amylnitrit, weil sie eine flüchtige Erscheinung ist, die schwindet, falls das Gehirn wieder eine normale Funktionsbahn hat. Wo als Nachleiden Gefäßwandveränderungen gefunden werden, haben sie mit der Kohlenoxydwirkung nur einen mittelbaren Zusammenhang. Nach alledem kann die Konstruktion einer hohen toxischen Wertigkeit der Gefäßerweiterung für die akute Kohlenoxydvergiftung nicht als zulässig anerkannt werden.

Die glatte Muskulatur der Gefäße erschlafft unter der Einwirkung des Kohlenoxyds, wird aber nicht gelähmt. Wäre es anders, so würden

---

[1]) Klebs, Arch. f. path. Anat. Bd. 32, 1865.

sie, was der Versuch ergab[1]), sich unter der Einwirkung von gefäßver-
engernden Stoffen, wie z. B. von Mutterkorn, nicht wieder kontrahieren
können, und zwar so stark, daß der gesunkene Blutdruck wieder ansteigt.
Hier liegt keine direkte Schädigung der glatten Muskelfaser vor. Ebensowenig wie sie werden die *quergestreiften Muskeln* außerhalb oder innerhalb des lebenden Körpers direkt schädigend beeinflußt. Sie bleiben an
sich und vom Nerven aus erregbar[2]). Angesichts der durch das Gas so
oft erzeugten Bewegungsunmöglichkeit der Beine, die, bei noch der
Gefahr sich Bewußten, die Flucht aus der giftigen Atmosphäre verhindert,
war es verlockend, das Leiden als ein myopathisches aufzufassen. Wiederholt ist bei klinischen Analysen solcher Vergiftungen dies zum Ausdruck
gebracht worden[3]). Dies kann nicht aufrecht erhalten werden. *Der Vorgang wird vom Zentrum aus herbeigeführt.* Die Tierversuche, die zur
Bestätigung der einen oder anderen Ansicht angestellt wurden, wider-
sprechen sich — wie dies in der Medizin die Regel ist. Froschmuskeln
verlieren, wie in indifferenten Gasen, langsam ihre Erregbarkeit. Im
Beginn der Vergiftung durch eine zwei- bis dreistündige Kohlenoxydeinwirkung nimmt die Erregbarkeit des Gastrocnemius zu, nach 8 bis.
10 Stunden ab, was für Vergiftung von Warmblütern nichts besagt, ebensowenig wie die Angabe, daß eine Schädigung der Muskelfaser und Erregbarkeitsverlust einträten, wenn das Kohlenoxyd unter Druck von mehreren Atmosphären auf Froschschenkel einwirkt. Aus Versuchen wie
den folgenden lassen sich keinerlei Schlüsse ziehen: In einer Reihe von
Versuchen wurden zwei Gasgemische, A und B, hergestellt, beide von
5 Atmosphären Druck. A bestand zu $^4/_5$ aus Kohlenoxyd, B zu $^1/_5$ aus.
Kohlenoxyd und zu $^4/_5$ aus elektrolytischem Wasserstoff. Nach 44 Stunden waren die in A aufgehängten Froschschenkel unerregbar geworden,
bei B die Erregbarkeit beeinträchtigt, aber nicht erloschen[4]). Eine
Nachprüfung dieser Versuche an den Muskeln des Flußkrebses ergab,
daß sie myographisch bezüglich ihrer Zuckungskurve in einer kohlenoxydhaltigen Luft so reagierten wie in anderen sauerstofffreien Medien. Die
Kontraktions- und Erschlaffungszeit wurde durch Kohlenoxyd verlängert
und die Leistungsfähigkeit vermindert. Es trat keine Abnahme der
Muskelerregbarkeit ein, wenn das Kohlenoxyd unter dem Drucke von
5 Atmosphären einwirkte[5]). Ebensowenig wie die im ersten Stadium der
akuten Vergiftung von Menschen beobachtete Erschlaffungsursache der
Muskeln in ihnen liegt, ist dies mit der Erhöhung der Muskelerregbarkeit
der Fall, die sich in einem späteren Stadium zeigt. Wie an anderer Stelle
dargelegt werden soll, ist die Annahme irrig, daß die Muskeln verhältnismäßig mehr und länger Kohlenoxyd festhalten als andere Gewebe, so daß
auch hieraus kein Schluß auf eine begünstigende Ursache für eine direkte
Muskelbeeinflussung gezogen werden kann.

Wäre das Kohlenoxyd ein Protoplasmagift, so würden *die Flimmerzellen*, die sehr hoch organisierte, mit den ursprünglichen Eigenschaften
des Protoplasmas voll ausgestattete Gebilde darstellen, und deren Bewegung von dem Einflusse des Nervensystems ganz unabhängig sind,

---

[1]) KLEBS, l. c.
[2]) POKROWSKY, l. c.
[3]) v. SÖLDER, Jahrbuch für Psychiatrie Bd. XXII, 1902. — FRIEDBERG, l. c.
[4]) P. BERT, Gaz. méd. de Paris 1878, No. 40.
[5]) WEHMEYER, Arch. ital. de Biol. t. XXXIV, p. 357, t. XXXV, 1901, p. 1.

durch direkte Einwirkung dieses Gases in Bau und Funktion verändert werden müssen. Dies ist aber nach früheren [1]) und meinen eigenen Untersuchungen nicht der Fall.

Eine Vereinigung der Anschauung, die alles biologisch Energetische, was Kohlenoxyd veranlaßt, auf die Blutveränderung zurückführt, mit derjenigen, die das Nerven- bzw. Gefäßsystem als seine direkten Angriffspunkte annimmt, ist mehrfach versucht worden. Beide Möglichkeiten werden wohl zuerst zu Beginn des 18. Jahrhunderts vereint als Vergiftungsursache bezeichnet. Die Kohlendunstwirkung wird einmal derjenigen der Luftpumpe gleichgestellt, die die Atmung behindere, sodann wirke der Dunst giftig, weil er einen Bestandteil habe, der das Gehirn beeinflusse und eine Gefäßlähmung herbeiführe [2]). In unserer Zeit hat diese Meinung, daß das Gas neben der Schädigung der Blutfunktion noch eine primäre Giftwirkung auf das zentrale oder zentrale und peripherische Nervensystem ausübe, Anhänger gefunden [3]), ohne daß, wie die vorstehenden Darlegungen es lehren, überzeugende Gründe für sie geliefert worden sind.

Abseits der allgemeinen Diskussion über die Frage des Wesens und Werdens der Kohlenoxydvergiftung steht ihre *Deutung als Fermentintoxikation*. Man wollte alle nervösen Symptome derselben aus thrombotischen Gefäßverschlüssen und Capillarhämorrhagien erklären. Hin und wieder einmal beobachtete man im Herzen und in den Gefäßen Gerinnsel. Solche fanden sich in einem am 4. Tag tödlich endenden Falle im rechten Herzen und in der Vena jugularis externa und interna [4]). Daraus nun, unter Zuhilfenahme der Meinung, daß die roten Blutkörperchen auch zerfallen, eine Fermentwirkung zu konstruieren und die Kohlenoxydvergiftung als eine Fermentintoxikation aufzufassen [5]), ist unzulässig. Sie hat damit nichts zu tun.

Um die Giftwirkungen des Kohlenoxyds zu erklären, hat man auch daran gedacht, ob nicht etwa *das Kohlenoxydhämoglobin als solches giftig wirke*. So spritzte man Tieren mit Kohlenoxyd gesättigtes arterielles Blut in das peripherische Ende der A. cruralis und unterhielt gleichzeitig die künstliche Respiration durch Einblasen von atmosphärischer Luft. Dabei traten dyspnoetische Atembewegungen auf. Hieraus schloß man, daß das Kohlenoxyd direkt anregend auf das respiratorische Nervenzentrum wirke [6]). Dieser Versuch ist schlecht angestellt und deswegen in seinem Resultat und seiner Schlußfolgerung falsch. Wiederholt hat man Hunden ihr eigenes abgelassenes Blut mit Kohlenoxyd gesättigt und in die Vena femoralis bzw. in die Carotis interna bis zu 90 ccm injiziert, ohne symptomatologisch irgendeine Veränderung an dem Tier sehen zu können [7]). Selbst der Puls ändert sich unter solchen Verhältnissen nicht [8]). Auch wenn man Kohlenoxydblut in die Bauchhöhle injiziert, wird es

---

[1]) KÜHNE, Archiv f. mikrosk. Anat. Bd. II. — HERLITZKA, Arch. ital. de Biol. t. 34, 1900, p. 417.

[2]) FR. HOFFMANN, siehe oben, S. 19.

[3]) FRIEDBERG, l. c. — GEPPERT, l. c. — KRATTER, l. c. S. 227. — LEUDET, Archives de Médec. 1865, p. 513. — LINOSSIER, Lyon médic. 1889, p. 598.

[4]) KRANNHALS, Petersb. med. Wochenschr. Bd. 9, 1884, S. 409.

[5]) SCHEIDING, Leuchtgasvergiftung und Fermentintoxikation 1888.

[6]) TRAUBE, Verhandl. der Berl. med. Gesellsch. Bd. 1, 1866.

[7]) KLEBS, Arch. f. path. Anatomie Bd. 32.

[8]) BENEDICENTI e TREVES, Arch. ital. de Biologie t. XXXIV, 1900, p. 373.

zwar wie gewöhnliches Blut resorbiert, erzeugt aber auch nach wiederholter Injektion keine Vergiftungssymptome, die dem Kohlenoxyd zugehören. In den Ausatmungsprodukten findet sich dabei kein Kohlenoxyd, selbst wenn 40—80 ccm Kohlenoxydblut injiziert worden waren. Im Blute solcher Tiere fand man das Gas nur vereinzelt[1]). Dagegen nimmt das Blut von lebenden Karpfen, welche in ein Gemisch von 3 l Wasser und 120 ccm mit Kohlenoxyd gesättigtem Hundeblut gesetzt werden, so viel Kohlenoxyd von diesem auf, daß es schließlich an dem Gase reicher wird als das umgebende Medium[2]).

Aus alledem geht hervor, daß das Kohlenoxydhämoglobin an sich an den Giftwirkungen des Kohlenoxyds unbeteiligt ist.

Zusammenfassung meiner Ansicht.

a) Ich habe die akute Kohlenoxydvergiftung als einen besonderen Fall der Asphyxie bezeichnet, die in den Symptomen mit anderen Sauerstoffentziehungseinwirkungen in den Hauptzügen übereinstimmt.

b) Diese Überzeugung gründet sich auf der Blutveränderung und der heute bestehenden Unmöglichkeit, einen anderen Modus namhaft zu machen, der eine ausreichende Erklärung zu liefern vermöchte.

c) Nähme man die Blutveränderung nicht als wesentlich und ausreichend hierfür an, so bliebe nur übrig, zu bekennen, daß über der Giftwirkungsart dieses Gases ebenso ein undurchleuchtbares Dunkel bestände wie über derjenigen des Morphin oder der Blausäure, die ich ihres Charakters als Blutgift entkleidet habe[3]), oder des Schierlings, oder Cocains, oder Strychnins, des Braunsteins und hundert anderen, d. h. von Substanzen, die chemisch nichts miteinander gemeinsam haben und doch auf unerklärliche Weise das zentrale Nervensystem funktionell schädigen können.

Denn darüber darf man sich wohl keinem Zweifel hingeben, daß mit den für eine Erklärung des endlichen Giftgeschehens ganz unzulänglichen, ja, an sich nichtssagenden Begriffen der Erregung oder Lähmung allein — den einzigen, mit denen bei dem übergroßen Teil der Erklärung von Giftwirkungen operiert wird — dem Erkenntnistriebe nicht Genüge geleistet wird.

Hier, bei der Kohlenoxyd-Blutreaktion, liegt eine erkennbare nächste Ursache *so* vor, wie bei einigen anderen blutverändernden Einflüssen, wie z. B. bei der Schwefelwasserstoffvergiftung, oder den Methämoglobin aus Oxyhämoglobin bildenden Giften. Die Causa proxima braucht nicht immer die wahre zu sein, sie ist aber, falls andere zusagendere unauffindbar sind oder schlechter passen, anzunehmen, zumal wenn vorhandene Analogien eine Stütze liefern. Dies tun aber die genannten Gifte, die den Blutfarbstoff, wenn auch in anderer Weise, verändern.

d) Solche Verschiedenheiten ändern an den Hauptzügen des Vergiftungsverlaufes nichts, müssen aber durch das sie Trennende toxi-

---

[1]) ZALESKI, Arch. f. exp. Path. u. Pharmak. Bd. 20, 1886, S. 38.
[2]) NICLOUX, Compt. rend. de la Soc. de Biol. t. LIII, 1901, p. 955. — CAMUS et NICLOUX, ibid. t. LV, 1903, p. 792.
[3]) L. LEWIN, Archiv f. exper. Pathologie 1908. Suppl.-Band.

kologisch irgendwie zum Ausdruck kommen. Dies ist beim Kohlenoxyd der Fall.

Das was seine vergiftende Einwirkung von allen anderen, nur dem Blute Sauerstoff entziehenden bzw. nicht zuführenden oder den Blutfarbstoff verändernden Gasen trennt, sind die *Nachwirkungen*, die sich an die akute Vergiftung anschließen können. *Im ganzen Giftbereich findet sich nichts, was dem Kohlenoxyd in dieser Beziehung an Umfang und Vielfältigkeit von Funktionsstörungen gleichkäme.* Zöge man auch sehr viel von alledem ab, was — wie ich noch darlegen werde — auf dem Boden der individuellen Disposition durch den Vergiftungsantrieb als Vergiftungsfolge erwächst, so bleibt noch genug übrig, was dem Kohlenoxyd als Verursacher eigentümlich ist und nie durch andere Blutgifte erzeugt wird. Diese Verursachung kann dem ganzen Charakter der Veränderung nach weder auf besonderen gewebsschädigenden Eigenschaften des einer Reduktionswirkung im respirierenden Eiweißmolekül baren Kohlenoxyds, noch auf einer Giftwirkung des gebildeten Kohlenoxydhämoglobins beruhen. Dies letztere ist an sich als Gift angesprochen und ihm als Ursache alles aufgebürdet worden, was überhaupt am Nervensystem an Störungen auftritt. Dies kann schon deswegen nicht richtig sein, weil man es wiederholt ohne Erfolg Tieren beigebracht hat.

e) Erzeugte Kohlenoxyd eine direkte Gewebsschädigung, vor allem durch Einwirkung auf die Mark- und Myelinstoffe des Gehirns, so müßten die Nachwirkungen in ihrer Gestaltung viel einheitlicher und konstanter sein. Im Gegensatz zu allen anderen narkotischen Stoffen, die eine verhältnismäßig sehr geringe Variabilität in denjenigen Symptomen zeigen, *die nach Ablauf der akuten Vergiftung kommen können,* ist die Kohlenoxydvergiftung so überreich damit versehen, daß daraus allein schon den Schluß ziehen zu dürfen gerechtfertigt ist, daß hier noch ganz besondere Bedingungen für ihr Entstehen vorliegen müssen, *die andere Gifte, oder die Entziehung von Sauerstoff nicht liefern. Diese Bedingungen stellen das allein bis jetzt Rätselhafte der ganzen Kohlenoxydvergiftung dar. Sie sind dem heutigen Stand der Erkenntnis nach kaum notdürftig zu deuten.*

f) Es macht keine Schwierigkeit, anzunehmen, daß, gleichgültig ob die erste akute Gifteinwirkung mit oder ohne Bewußtlosigkeit verläuft, die Blutveränderung an sich in dem Gehirngewebe eine zeitlich irgendwie begrenzte Ernährungsstörung herbeiführt. Diese ist geeignet, das Entstehen der verschiedenen Stadien der schwereren Vergiftungsformen, einschließlich derjenigen Störungen, die am Kreislaufsystem ablaufen, zu erklären. Durch die Minderung der Herzarbeit und die Erweiterung der Gefäße erfahren die Ernährungsstörungen einen Zuwachs. Die in eine falsche Bahn gelenkten Stoffwechselvorgänge des Gehirns, des bluthungrigsten aller Körperorgane, können auch akute Abhängigkeitsleiden in Gestalt von allgemeinen oder örtlichen Ernährungsstörungen im übrigen Körper veranlassen. Wie alle Vergiftungsleiden unterliegen diese Vergiftungswirkungen den drei möglichen Ausgängen: in Genesung, d. h. dem völligen Ausgleich, oder in den Tod, d. h. der absoluten Ausgleichsunmöglichkeit, oder in Nachleiden, d. h. der Fortwirkung und Fortentwicklung der im Gehirn selbst eingeleiteten Störungen bzw. der Schädigungsimpulse, die von ihm aus auf andere Körperteile ausgestrahlt sind. Sind diese einmal krank geworden, so können sich in ihnen auch giftige Zerfallsprodukte bilden und durch Übergang in die Säfte, vor allem in die trägen Lymphbahnen, weiter Schaden stiften.

Diese Deutung der Vorgänge bei den Vergiftungsfolgen durch Kohlenoxyd ist an sich biologisch genügend begründet. Sie gestattet jedoch nicht, zu erkennen, weshalb *nur nach der Aufnahme dieses Gases in so vielen Fällen und in so kurzen Zeiträumen* bei Überlebenden nicht nur das Zentralnervensystem funktionell und materiell schwer und ev. unheilbar geschädigt ist, sondern warum auch andere Organe, wie Lungen, Herz, Muskeln, Nieren Schäden davontragen, die bald den Eindruck von subakuten oder chronischen Reiz- bzw. Entzündungswirkungen, bald den von Zerfallsvorgängen ohne erkennbare Entzündung machen. Diese Lücke in der Erkenntnis klafft so weit, daß sie heute nicht zu überbrücken ist. Die Redewendung — nur um eine solche handelt es sich —, daß das Gas auf die genannten Teile direkt einwirkt, muß beiseite bleiben, da sie nichtssagend und überdies unbeweisbar ist. Und neben dieser Unerklärlichkeit besteht, wenn man will, noch eine zweite, die sich auf die später zu schildernde, jäh sich vollziehende und ev. ebenso schnell tödlich endende apoplektische Form der Vergiftung bezieht. Der Einwand, daß in so kurzer Zeit sich die gesundheitsstörende Blutveränderung nicht vollziehen könne, muß abgewiesen werden.

Verhalten von nicht rotblütigen Tieren gegen Kohlenoxyd.

Es lag nahe, Tiere, deren Blut keine roten Blutkörperchen enthält, zur Entscheidung der Frage über das Wesen der Kohlenoxydwirkung heranzuziehen. Es zeigte sich, daß *Infusorien*: Trichodina pediculus (Ehrb.), Spermatozoen von Molge cristata und Paramäcien, die einem Strome von reinem Kohlenoxyd bis zu 4 Stunden ausgesetzt worden waren, keine Verringerung der Vitalität und Motilität aufwiesen[1]). Hier muß mithin das Zellprotoplasma von dem Gase unberührt geblieben sein. Läßt man auf Opalina ranarum und Paramaecium aurelia Leuchtgas einwirken, so tritt Zelllähmung ein, die bei nicht zu langer Einwirkung durch Luftzuteilung beseitigt wird[2]).

Unter den *Insekten* ist es besonders Blatta orientalis, die Küchenschabe, von der sich erweisen läßt, daß sie tagelang in Kohlenoxyd leben kann, während sie in 30 Sekunden in Kohlensäure regungslos wird[3]). Die Larve von Tenebrio molitor, der Mehlwurm, bleibt gleichfalls vom Kohlenoxyd unberührt[4]). Auch Bienen und Schnecken leben in einer Atmosphäre, welche 79% Kohlenoxyd und 21% Sauerstoff enthält, 15—20 Tage ohne jede Schädigung[5]). Ich kenne nur einen Versuch an

---

[1]) HERLITZKA, Archives ital. de Biologie t. XXXIV, 1900, p. 417.
[2]) HEIDER, l. c.
[3]) POKROWSKY, Arch. f. path. Anat. Bd. XXX, S. 525. — Vorher schon SETSCHENOW. — Auch HALDANE, Brit. med. Journ. 3. Okt. 1896.
[4]) Siehe oben.
[5]) LINOSSIER, l. c.

einer Fliege (Heteromyza buccata), in dem das Kohlenoxyd eine Wirkung auszuüben schien. Das Tier befand sich in einem mit etwas Wasser versehenen Gefäß. Nachdem etwas Kohlendampf eingelassen worden war, wurde es bewegungslos, erholte sich aber schnell an der Luft. Die gleiche Fliege, dem fast reinen Kohlenoxyd ausgesetzt, wurde in 2—3 Sekunden bewegungslos. Nach 1 Minute herausgenommen, blieb sie unbeweglich, zeigte nach 3 Stunden wieder leichte Beinbewegungen, starb aber. Bei genauerem Zusehen entbehrt auch dieser Versuch der Verwertbarkeit für die Auffassung einer anderen Wirkung des Kohlenoxyds als derjenigen der Blutwirkung. Schließlich kann auch darauf hingewiesen werden, daß Krebse sich in Kohlenoxyd so verhalten wie in irgendeinem sauerstofffreien Medium. Erst nach einem vierundzwanzigstündigen Aufenthalt unterhalb einer Glocke zeigen sie Veränderungen in der muskulären Erregbarkeit[1]).

Schnecken leben in einem Gasgemenge von 79 Kohlenoxyd und 21 Sauerstoff 15—20 Tage. Bei einem Gehalt der Luft von 10 % Kohlenoxyd erfolgt keine Verkürzung des Lebens. Beläßt man sie in einer Luft von 79 Wasserstoff und 21 Sauerstoff, so halten sie darin 60 Tage aus[2]).

Diese Versuche an weißblütigen Tieren könnten reichlich vermehrt werden und würden im großen und ganzen doch nur das gleiche negative Resultat bezüglich einer protoplasmatischen Wirkung des Gases geben.

Einwirkung des Kohlenoxyds auf niedere und höhere Pflanzen.

Bei dem Widerstreit der Meinungen über die Art der Kohlenoxydwirkung, und der augenblicklichen Unmöglichkeit, noch mehr stützende Beweise für die eine oder die andere der erwähnten Auffassungen finden zu können, wandte man sich experimentell an die niedere und höhere Pflanzenwelt, um hier, wo es sich um blutlose Wesen handelt, Entscheidungen zu erzielen. *Aber, obschon die Ergebnisse hier und da widersprechend sind, geht doch aus ihnen allen hervor, daß von einer Elementareinwirkung des Kohlenoxyds auf die pflanzliche Substanz selbst nicht die Rede sein kann.*

Die ersten bestimmten Angaben von DE SAUSSURE und BOUSSINGAULT, daß das Kohlenoxyd sich Pflanzen gegenüber wie ein indifferentes Gas auch nach mehrwöchiger Berührung verhalte, haben Bestätigung und Verneinung in allen möglichen Abstufungen erhalten. Die Versuche wurden an Samen und an wachsenden Pflanzen angestellt. CL. BERNARD fand, daß Kressesamen in einer Luft mit 16 % Kohlenoxyd ebensowenig gedeihen wollten, als in einer, die ebensoviel Kohlensäure enthielt. Setzte man sie aber in die frische Luft, so entwickelten sie sich normal[3]). Die Keimfähigkeit war also erhalten geblieben. Man sah sie auch erhalten

---

[1]) WEHMEYER, Arch. ital. de Biologie t. XXXIV, 1900, p. 400 ff.
[2]) LINOSSIER, Lyon méd. 1889, p. 357.
[3]) Das gleiche fand auch MARCACCI, Atti della Soc. Toscana vol. XII, 1892.

geblieben, nachdem man Kresse-, Lattich- und Hirsesamen in einem Gemisch von 79 % Kohlenoxyd und 21 % Sauerstoff belassen hatte. Nur eine Verzögerung der Entwicklung trat ein und auch diese nur, wenn die Samen in einer Atmosphäre mit mehr als 50 % Kohlenoxyd gehalten worden waren[1]. Selbst über diese Grenze der Giftmenge hinaus — noch in einer Luft mit 65 % Kohlenoxyd und 35 % Sauerstoff — ließ man Samen von *Lepidium sativum* ankeimen und die angekeimten groß werden[2]. Ja, wenn man trockne Samen selbst 1 Jahr lang reinem Kohlenoxyd aussetzte, büßten sie nichts an Keimfähigkeit ein, setzte man sie aber diesem Einflusse feucht aus, so kam zwar eine Keimung nicht zustande, sie setzte aber doch ein, wenn man sie in normale Luft überführte und die Gaseinwirkung nicht zu lange gedauert hatte[3]. Nach allen diesen Versuchen wird man von einer Giftwirkung des Kohlenoxyds auf Samen nicht sprechen, vor allem nicht behaupten dürfen, daß es für sie ein Protoplasmagift darstelle. An dieser Auffassung ändern auch andere Versuche nichts, die dartaten, daß die Keimung gequollener Samen — mit Ausnahme der Erbsen — in einer Atmosphäre mit 90 % Kohlenoxyd gehindert werde. Schon die Vergleichung der winzigen Mengen, die davon bei Menschen eine angebliche Schädigung der Zellen hervorrufen soll, mit denen, die bei Samen nicht einmal eine Tötung, sondern schlimmstenfalles nur eine zeitliche Hemmung der Energiebetätigung veranlassen, läßt die Unhaltbarkeit zutage treten, das Gas als protoplasmatisches Gift zu bezeichnen. Man ließ das reine unverdünnte Gas auf junge Pflanzen von Brassica und Triticum, die in Nährsalzen vegetierten, einwirken. Täglich zweimal erneuerte man den Kohlenoxydbestand in dem besonders konstruierten Vegetationsapparat. Nach 30—40 Tagen waren keine neuen Blätter gebildet, aber die Pflanzen waren so lange frisch geblieben[4]. *So verhält sich nicht ein Gas, das ein Pflanzengift darstellen soll.* Dagegen sprechen die angewandte Konzentration, die Dauer des Versuches und der geringe Erfolg.

Besteht der toxikologischen Auffassung nach unter den geschilderten Versuchen in bezug auf den Erfolg keine wesentliche Verschiedenheit, so tritt eine solche bei den Versuchen an phanerogamen Blütenpflanzen stark zutage. *Lemna-Pflanzen* zeigten, nachdem sie 3 Wochen lang einer Luft mit 10 % Kohlenoxyd ausgesetzt worden waren, keine Schädigung, aber fast alle Blätter wurden entfärbt, wenn 80 % des Gases eingewirkt hatten. Es erschienen Störungen der Chlorophyllbildung und Hemmung des Wachstums[5]. Diese Störungen, die sich auch an Lupinenkeimen, Blütenblättern der Rose usw. angeblich bis zu einem Mindestgehalt der Luft an dem Gase von 0,5 % äußern — was mehr als zu bezweifeln ist —, sollen nicht in der Behinderung der Atmungsfunktion liegen, auch nicht in der Beschränkung der Assimilation, da sie sowohl bei grünen als auch nicht assimilierenden Pflanzen und bei den grünen Pflanzen im Licht

---

[1] LINOSSIER, Comptes rend. de la Soc. de Biol. 1888, 23 juin. — Lyon méd. 1889, p. 598. — Compt. rend. de l'Acad. des Sciences t. CVIII, 1889, p. 820. LINOSSIER führte die von BERNARD beobachtete Hemmungswirkung auf Kohlensäure zurück, die vielleicht seinem Kohlenoxyd beigemischt war.

[2] BOTTOMLEY u. JACKSON, Proceed. Royal Soc. London t. LXXII, 1903, p. 130. — Chemical News vol. LXXXVIII, 1903, p. 1.

[3] GIGLIOLI, Gaz. chimic. ital. 1879.

[4] STUTZER, Ber. d. Deutsch. chem. Gesellsch. 1876, Bd. 9, S. 1570.

[5] JUST, Forsch. auf dem Gebiete der Agrikulturphysik 1882.

und im Dunkeln eintreten. Nicht erst auf dem Umwege über irgendwelche Partialfunktionen, sondern direkt auf das Protoplasma führte man auch diese Wirkungen zurück[1]). Schon das ausdrückliche Hervorheben, daß dem Gase nicht für alle Pflanzen der Charakter als Gift zukomme[1]), läßt diese Meinung als ungesichert erscheinen. Es stehen aber der Charakterisierung des Kohlenoxyds als Gift für Blütenpflanzen andere bedingliche oder das Gegenteil besagende Versuche gegenüber. So sah man Resedapflanzen in 24 Stunden unbeeinflußt, wenn sie in einer Atmosphäre mit 10 % dieses Gases gehalten wurden. Auch ein Gehalt von 20 % schien in der angegebenen Zeit keinen Einfluß auf sie auszuüben. Nahm man sie aber aus der Glocke heraus, so begannen sie zu verwelken und konnten nicht wieder belebt werden. Andere Blütenpflanzen, die in einer Luft mit 33 % Kohlenoxyd gehalten wurden, zeigten sich weder in der Farbe noch in den Blättern verändert. Eine Hyazinthe wuchs, als sie in einer Atmosphäre von 80 % Kohlenoxyd und 20 % Sauerstoff gehalten wurde. Tropaeolum-Pflanzen gediehen in kohlenoxydhaltiger Atmosphäre ohne eine Spur von Kohlensäure, vorausgesetzt, daß die vorhandene Menge Kohlenoxyd die normale Menge Kohlensäure im Verhältnis der Löslichkeit der beiden Gase im Wasser überstieg. Größere Mengen, sogar bis zu 70 % Kohlenoxyd, wurden ertragen, wenn nur Sauerstoff in normaler Menge vorhanden war[2]).

Der Einwand, der gegen diese Versuche erhoben wurde, daß das zugeführte Kohlenoxyd durch Luftsauerstoff oder auch durch Mikroben oxydiert worden sein konnte, mithin die verwendeten Pflanzen nur Kohlensäure aufgenommen hätten[3]), besitzt aus naheliegenden Gründen keine Bedeutung.

An Staubfäden von Berberis fand man im Versuche, daß ihre Empfindlichkeit gegen mechanischen Reiz schwindet, wenn sie in einer Luft mit 20—25 % Kohlenoxyd weilten und daß, falls die Gaskonzentration auf 60—70 % stieg, die Pflanzen, auch aus dem Gase herausgenommen, nicht wieder reizbar wurden. Die Richtigkeit vorausgesetzt, zeigt auch dieses Ergebnis, wie so sehr große Mengen des Gases erforderlich sind, um eine kleine Teilfunktion der Pflanze auszuschalten. Auch hierbei kann von einer protoplasmatischen Wirkung nicht die Rede sein.

Die Versuche an einzelligen Lebewesen ergaben gleichfalls keine Möglichkeit, hierüber Bestimmtes aussagen zu können. Die Gärung wird durch Kohlenoxyd nicht unterbrochen. Faulfähige Stoffe zerfallen trotz Anwesenheit oder Vorbehandlung mit Kohlenoxyd. Fleisch, das in einem Zylinder 24 Stunden dem Gase ausgesetzt gewesen war, faulte. Kohlenoxydblut widersteht der Fäulnis längere Zeit. Deshalb empfahl schon CL. BERNARD, Blut, das man für anatomische Zwecke erhalten wolle, mit Kohlenoxyd zu behandeln. Der Bacillus oligocarbophilus, ein Aërobier, vermag Kohlenoxyd zu veratmen, d. h. als Nährstoff zu verwenden, jedoch kommt die Reaktion offenbar infolge der auch für den Mikroben schädlichen Kohlensäure, die sich bildet, bald zum Stillstand. Bedeutendere Mengen von

---

¹) SEELÄNDER, Botan. Zentralblatt, Beihefte, 24, 1, 1909, S. 357. — Auch RICHARDS und MAC DOUGAL (Bullet. of the Torrey Club vol. XXXI, 1904, p. 57) sahen Vertrocknen der Blätter und Eingehen von Pflanzen, die in einer Atmosphäre von 79 % Kohlenoxyd und 21 % Sauerstoff lebten.
²) BOTTOMLEY and JACKSON, l. c.
³) KASERER, Zentralbl. f. Bakteriologie Bd. 16, 1906, S. 681 und 769.

Kohlenoxyd scheinen diesen Bacillus zu schädigen[1]). Hemmend soll das Gas auf Pyocyaneus und Cholerae wirken[2]). Also auch hierbei erweist sich das Kohlenoxyd nicht als ein direkt auf die Organisation pflanzlicher Lebewesen wirkendes Gift.

Wegen der praktischen Bedeutung wurden auch kohlenoxydhaltige Luftgemische wie *Rauch* und *Leuchtgas* in ihrem Verhalten, Pflanzen gegenüber, verfolgt. Die schädlichen Wirkungen, die durch den ersteren erzeugt werden können, sind wesentlich auf seinen, unter Umständen sich verhältnismäßig hoch belaufenden Säuregehalt zu beziehen. Auch der feste Rückstand desselben mit seinen aromatischen Bestandteilen ist als wirksam zu betrachten — das Kohlenoxyd nicht.

Wo *Leuchtgas* die Vegetation schädigt, sind seine Bestandteile, außer dem Kohlenoxyd, hierfür anzuschuldigen. Hefepilze, Schimmelpilze, Fäulnisbakterien werden dadurch nicht beeinflußt, Staphylococcus pyogenes aureus und Bacillus pyocyaneus werden gleichfalls nicht getötet, sondern nur mäßig im Wachstum gehemmt. Bohnen, Mais, Senfkörner keimen in reiner Leuchtgasatmosphäre wie in normaler Luft. Auch nach dreitägiger Einwirkung von Leuchtgas auf die Wurzeln ausgekeimter Exemplare von *Phaseolus multiformis* und *Zea Mais* fand ein Absterben nicht statt. Eine schädigende Einwirkung auf chlorophyllhaltige Pflanzen wurde dagegen dann gesehen, wenn das Leuchtgas auf die Blattteile einwirkte[3]). Dies ist nicht allgemein zutreffend. Versuche und praktische Erfahrungen der Gärtner lehren, daß selbst eine sehr geringe Menge Leuchtgas (0,772 ccm auf 17,8 ccm Boden verteilt) die Wurzelspitzen der Bäume jeder Art in kurzer Zeit tötet, und daß dies um so früher geschieht, je fester die Bodenoberfläche ist. Einzelne Baumarten geben eine solche Vergiftung früher, andere später zu erkennen. Das Leuchtgas wirkt auf die Wurzeln der Bäume im Winter weniger zerstörend als während ihrer Wachstumsperiode, und selbst ein höchst geringes Quantum von Leuchtgas, wenn es anhaltend auf die Wurzelspitzen wirkt, führt deren Erkrankung und endlich den Tod der Bäume herbei. Da nun undichte Stellen in den Leitungsröhren, aus denen täglich etwa 0,0185 cbm (6 Kubikfuß) Gas entweicht, nicht zu entdecken sind, so sind die Baumpflanzungen überall in der Nähe von Gasleitungen ganz unzweifelhaft in Gefahr.

Die Empfindlichkeit der einzelnen Gewächsarten gegen das Leuchtgas schwankt. Besonders empfindlich ist *Geranium pyrenaicum*. Jé nach dem Alter der Blüte stößt sie auf diesen Einfluß ihre Kronblätter 2 bis 6 Stunden nach erfolgter Einwirkung ab, wobei ältere Blüten sich immer schneller entblättern als junge. Aber auch allerjüngste Geraniumblüten, die sich eben erst aufgefaltet haben, halten dem Gase nicht länger als 6 Stunden stand. Noch stärker wirkt auf diese Pflanzen übrigens die Kohlensäure ein. Ahorn, Linde und *Evonymus europaeus*, denen täglich 6 Monate lang Leuchtgas zugeführt worden war, erkrankten nach etwa 2 Monaten unter Gelbwerden der Blätter. Die Lindenwurzeln hatten

---

1) KASERER, l. c.
2) FRANKLAND, Zeitschr. f. Hygiene Bd. VI, 1889, p. 13.
3) HEIDER, Über die Einwirkung von Leuchtgas auf Elementarorganismen, Erlangen 1914. — KLADAKIS, Über die Einwirkung von Leuchtgas auf die Lebensfähigkeit von Mikroorganismen 1890 sah aërobe und anaërobe Mikroben durch das Gas zugrunde gehen.

eine eigentümliche blaue Färbung angenommen. Das Gas war am Wurzelende eingedrungen. Die Blätter fielen ab, und nach etwa $^3/_4$ Jahren war das Holz dürr und der Cambiumring vertrocknet. In viel kürzerer Zeit — bis zu 7 Tagen — sah man Keimpflanzen der Kresse, im Gegensatz zu deren Samen oder der Bohne absterben. Von den Zweigen der Holzgewächse wurden nur die Blätter der Laubbäume angegriffen. Ihre Achsen und Knospen sind in hohem Grade unempfindlich, bei den Koniferen in solchem Maße, daß eine Schädigung durch das Gas überhaupt zweifelhaft bleibt[1]). Es ist sicher, daß die schädigende Einwirkung nicht vom Kohlenoxyd, auch nicht vom Äthylen oder Acetylen ausgeht, sondern in den aromatischen Begleitstoffen des Leuchtgases ihren Grund hat.

Die Rolle der Individualität in der Vergiftung durch Kohlenoxyd.

Das Toleranzverhalten von weißblütigen Tieren gegen Kohlenoxyd ist aus den angegebenen Gründen erklärlich. Unerklärlich ist dagegen hier wie bei fast allen, auch den heroischsten Giften, die auf belebte Wesen einwirken, die Verschiedenheit in den wirkenden Giftmengen, der Reaktionszeit und dem Reaktionsverlauf, die man auch bei Tieren, die in ihrem Blute Hämoglobin führen, erkennen kann. Nur die Eigentümlichkeiten in der Organisation, einschließlich der so verschiedenen Abhängigkeit der einzelnen Organe voneinander, kann bei verschiedenen Tierarten derartiges bewirken, während die oft weitgehenden Differenzen, die bestimmte artgleiche Individuen, besonders Menschen, auf denselben Gifteinfluß aufweisen, noch unbegreiflicheren Vorgängen individueller Veranlagung ihr Entstehen verdanken.

Die persönliche Veranlagung besteht nicht nur, sondern drängt sich meistens sogar auf. Sie wirkt und ist doch in allen ihren Teilen ein Mysterium. Sie unterschätzen, kann verhängnisvoll werden, ihre große Bedeutung leugnen, ist ein Zeichen medizinischer Unbildung, in ihrem Wesen sie zu erklären, wird nie einem Sterblichen gegeben sein. Sie stellt eine Gleichung mit so vielen unbekannten Größen dar, daß eine Auflösung unmöglich ist[2]). Wie so oft in der Biologie leidet man hier unter der faustischen Qual des Nichterkennenkönnens. Eine Erklärung hoher individueller Widerstandskraft gegen Gifte ist unmöglich. Es muß eine individuell verschiedene Energetik einzelner oder mehrerer körperlicher Vorgänge geben, die die Alten Lebenskraft nannten, die zuwege bringt, daß Störungen durch Gifte bei dem einen nur leichte, bald wieder ausgeglichene Eindrücke machen, bei anderen dagegen tief gehen und schwere, langwierige Nachleiden erzeugen, wie dies bei der Vergiftung durch Kohlenoxyd zutage tritt[2]). Wie der Astronom für seine Wahrnehmung

---

[1]) Wehmer, Ber. d. Deutsch. botan. Gesellsch. Bd. XXXV, 1917, S. 318, 403.
[2]) L. Lewin, Obergutachten über Unfallvergiftungen 1912, S. 15 ff.

mit dem Auge eine „persönliche Gleichung" hat, so gibt es sehr wahrscheinlich für jeden Menschen „toxische Gleichungen", d. h. eine schwankende Empfindlichkeitsgröße des Gesamtkörpers oder einzelner Organe gegenüber diesem und anderen Giften. Solche Eigentümlichkeiten können von der Gesamtkonstitution oder auch von Eigenarten einzelner Körpereinrichtungen oder Organfunktionen bzw. Organreaktionen, selbst von Verschiedenheiten der Blutbeschaffenheit abhängen.

Die Unterschiede, welche verschiedene Hämoglobinproben in ihrer Verwandtschaft gegen Sauerstoff und Kohlenoxyd zeigen, spricht dafür, daß die Konstitution des Globinbestandteils im Hämoglobinmolekül verschiedener Tierarten und Individuen variiert[1]). Daher nimmt man sogar an, daß die Sauerstofftension des arteriellen Blutes nicht aus der prozentischen Kohlenoxydsättigung abgeleitet werden könne, bis mit dem Blute desselben Tieres Experimente im Glase gemacht worden sind[2]).

Zu entscheiden ist es nicht, welche Ursachen diesem verschiedenen Verhalten von Blut zugrunde liegen. Die Annahme von BOHR, daß in ihm vier Arten von Hämoglobin mit gleichen spektralen Eigenschaften, aber verschieden großem Gasbindungsvermögen vorkommen, und daß von deren wechselnden Mengen die spezifische Gasbindungskapazität abhängt, ist nur ein Ausdruck der Bedrängnis, in der man sich befindet, die individuellen Verschiedenheiten gegenüber dem Kohlenoxyd erklären zu wollen. Diese Hypothese wurde für unmöglich erklärt, weil die gebundene Menge Sauerstoff oder Kohlensäure auch für ein und dieselbe Blutprobe, je nach der Menge Kohlensäure, die sie enthält, wechselt[3]). Trotz dieser Feststellung darf man doch dem Begriffe Blut bzw. Hämoglobin, entgegen der bisherigen Auffassung, keine Einheitlichkeit zuschreiben.

So sicher es im allgemeinen ist, daß, wenn eine Lösung des roten Blutfarbstoffs in Verbindung mit den roten Blutkörperchen oder in freiem Zustande mit einer Mischung von Sauerstoff und Kohlenoxyd gesättigt wird, das Verhältnis von Oxyhämoglobin zu Kohlenoxydhämoglobin stets den relativen Partialdrucken dieser Gase proportional ist, ebenso sicher besteht auch eine erhebliche Abhängigkeit von Tierart und Individuum derselben Art. Die gleichen Einflüsse machen sich in bezug auf die eine rechtwinklige Hyperbel darstellende Dissoziationskurve des Kohlenoxydhämoglobins geltend[4]). Es wird auch behauptet, daß unter vollständig gleichen Bedingungen die Aufnahme von Kohlenoxyd in das Blut schwanke, z. B. zwischen 3,5 und 4,2%. Selbst die Dauer der Nachweisbarkeit hängt teilweise von individuellen Eigenschaften des benutzten Tierindividuums ab. Da weiter die Menge des Hämoglobins bei verschiedenen Menschen schwankt, so muß dies auch mit der respiratorischen Kapazität der Fall sein. Je nach dem Individuum kann das Blut 18—30 ccm Sauerstoff binden. Sind z. B. 12 ccm Kohlenoxyd in 100 Blut und ist die respiratorische Kapazität 18 ccm, so verfügt der Organismus nur über $^1/_3$ der normalen Sauerstoffmenge, bei einer Kapazität von 30 ccm über $^2/_3$.

---

[1]) DOUGLAS and HALDANE, Journ. of Physiol. vol. XLIV, 1912, p. 275. — HARTRIDGE, ibid. p. 22.
[2]) KROGH, Skandinavisches Archiv f. Physiol. Bd. 23, S. 217.
[3]) MANCHOT, Annalen der Chemie Bd. 370, S. 277.
[4]) DOUGLAS and HALDANE, l. c.

Von entscheidender Bedeutung für die Vergiftung kann bei zu gleicher Zeit Vergifteten auch *die Verschiedenheit der Atmung*, der Atmungsgröße usw. werden. Die Volumina der Atemzüge schwanken von Individuum zu Individuum, nicht nur als angeborene Eigenschaft, sondern auch abhängig von Arbeit und Ruhe. Bei Arbeitsdyspnoe beträgt das Volumen eines Atemzuges 2290 ccm, bei Ruheatmung 400 ccm (Anzahl der Atemzüge pro Minute 19,4)[1]. Die einfache Vergrößerung der Atemzüge verbessert die Diffusionsbedingungen für Kohlenoxyd. Hierdurch würden manche verschiedenen Verlaufsarten der Vergiftung ihre Erklärung finden können. Auch die Häufigkeit der Atemzüge ist von Einfluß. Der schneller Atmende nimmt in gleicher Zeit bei gleicher Gaskonzentration mehr Kohlenoxyd auf als der langsam Atmende.

Noch andere Veranlagungen von Menschen und Tieren sind für Abweichungen von dem Bilde der Durchschnittswirkung des Kohlenoxyds herangezogen worden, vor allem die bei verschiedenen Individuen vorhandenen Abweichungen in der Ausbildung und Widerstandskraft des gesamten Gefäßsystems oder auch nur einzelner Gefäßabschnitte, z. B. des Gehirns. Bei solchen könnte die durch Kohlenoxyd erzeugte Atonie der Gefäßmuskulatur und die dadurch veranlaßte Störung der Blutzirkulation: Verlangsamung derselben und Anhäufung des Blutes in den peripherischen Teilen des Gefäßsystems, eine Vergiftung unter Umständen anders als zu erwarten verlaufen lassen. So sollten auch Menschen — was sich aber nicht erweisen läßt — mit organischen Herzfehlern und Lungenleiden eine größere Empfindlichkeit für das Kohlenoxyd haben, weil ein an und für sich schon krankes Herz bei der infolge der Gefäßatonie vorhandenen Verlangsamung der Blutzirkulation um so mehr von der Einwirkung des Giftes zu leiden habe.

Eine solche funktionelle Minderwertigkeit von Organen kann selbstverständlich nicht dafür herangezogen werden, um direkte Wirkungen des Kohlenoxyds auf sie anzunehmen. Dies ist zwar geschehen, verrät aber ein mindestens unfertiges medizinisches Denken. Eine funktionelle Schwäche irgendeines körperlichen Systems braucht für den vorliegenden Fall nichts anderes zu besagen, als daß die durch das Gas veranlaßte Störung im Blutleben ein mangelhaftes, für das zeitliche normale Leben ungeeignetes Blut dem Organ hat zufließen und es deswegen aus dem bislang erträglichen Gleichgewicht in einen krankhaften, irgendeine Zeitlang anhaltenden Zustand hat kommen lassen. So ist die Bedeutung einer nervösen oder psychopathischen oder jeder andersartigen Disposition für Kohlenoxyd aufzufassen. Warum innerhalb eines jeden derartigen Dispositionskreises so verschiedenartige Äußerungen der Störung auftreten, warum z. B. bei einer abnormen Nervenempfindlichkeit in dem einen Falle Rausch- oder Dämmerungszustände, in einem anderen schwere Ausfallssymptome, hier eine intervalläre, dort eine nicht intervalläre Psychose usw. eintreten, ist ebensowenig zu erklären wie das Erscheinen ungewöhnlicher Symptomengruppen bei Typhus, Scharlach oder Syphilis.

Allgemeine Körperschwäche soll kein prädisponierendes Moment für schwerere Vergiftungen abgeben, vielmehr kräftige Individuen ev. mehr

---

[1] BOHR, Zentralbl. f. Physiol. Bd. 23, S. 374.

durch Kohlenoxyd zu leiden haben[1]). Es ist dies aber durchaus nicht die Regel. Das Gegenteil kommt mindestens ebenso oft vor. BERNARD führt zur Stütze seiner Ansicht an, daß von zwei jungen Mädchen, die in einem mit Koks geheizten Zimmer Kohlenoxyd einatmeten, die eine bewußtlos und asphyktisch wurde, die andere, die an einem typhösen Fieber daniederlag, noch um Hilfe rufen konnte. Die erstere behielt eine Armlähmung zurück, die letztere wurde von der Vergiftung nicht weiter getroffen. Man könnte viel mehr solcher Fälle anführen: Zwei zwanzigjährige Mädchen atmeten im gleichen Raum Kohlenoxyd ein. Die eine wurde schwer vergiftet, die andere, die Fieber hatte und menstruierte, blieb fast frei. Die angeführte Deutung solcher Ausgänge ist unzulässig. Ähnlicher Ereignisse gibt es viele, darunter auch solche, in denen der schwächere von den Vergifteten mehr oder allein von der Vergiftung zu leiden hatte. Tiere, die vor der Vergiftung krank gemacht wurden, sollen nach CL. BERNARD weniger durch Kohlenoxyd leiden als normale.

Ich halte die weitere Annahme, daß diejenigen, die auf *Alkohol* besonders stark reagieren, dies auch auf Kohlenoxyd tun, für nicht richtig, da man z. B. nicht gar so selten Kinder neben Vergifteten unvergiftet gefunden hat. Eine Disposition zu Krampfzuständen während der Kohlenoxydvergiftung sollen Absinthtrinker haben. Auch diesem nur aus einer einzigen Beobachtung gezogenen Schluß kommt keine allgemeine Gültigkeit zu, da auch Nichttrinker gar nicht so selten solche Krampfzustände und Trinker keine bekommen. Als Stütze für die gemachte Abstraktion wurde angeführt, daß 12,5 ccm des Serums des mit Krämpfen erkrankten Absinthtrinkers bei einem Kaninchen nach 11 Minuten Streckkrämpfe und nach 15 Minuten den Tod unter Krämpfen erzeugt habe. Dieser Versuch ist unrichtig gedeutet worden. Irgendein anderer Umstand muß diese Wirkungen veranlaßt haben. Weder das Absinthöl noch das Kohlenoxyd im Serum eines Absinthtrinkers kann sie hervorrufen.

Es fiel wiederholt auf, daß von zwei unter gleichen Bedingungen Vergifteten derjenige schwerer litt oder starb, der sich noch *viel im Raume bewegte* oder auch nur im Bett, wo er vom Gifte überrascht wurde, trotz der Muskelschwäche sich mehrfach zu erheben versuchte. Man sah eine solche Person sterben, die zugleich mit ihr Vergiftete dagegen mit dem Leben davonkommen. ZOLA, der Kohlenoxyd eingeatmet hatte, ging nach dem Zeugnis seiner Frau eine Zeitlang im Zimmer umher, als er fühlte, daß ihm schlecht sei. Er starb, während seine Frau, die im Bett blieb, nur leicht vergiftet wurde. Ja, es wird sogar der Tod einer dem Kohlenoxyd ausgesetzt gewesenen Frau auf die starke Muskelbewegung beim Geschlechtsakt zurückgeführt, an der der Mann nicht teilnahm: „La femme se livrait à un travail génital actif: elle succomba. l'homme qui jouait un rôle passif, survit[2])."

Die Frage, ob *Frauen* gegenüber dem Gase widerstandsfähiger seien, wurde schon im Jahre 1836 ORFILA zur Beantwortung vorgelegt, weil eine Frau, die mit ihrem Manne in demselben Zimmer Kohlenoxyd geatmet hatte, nicht, der Mann aber tödlich vergiftet worden war. Die Frau ist trotz einzelner Vorkommnisse, die dafür zu sprechen scheinen, ceteris paribus für dieses Gas ebenso empfindlich wie der Mann. Ich

---

[1]) CL. BERNARD, Leçons sur les effets des subst. toxiques 1857, p. 197.
[2]) BALTHAZARD, l. c. p. 118.

kenne die Krankengeschichten von 15 Ehepaaren, die, meistens in ihren Schlafzimmern, Kohlenoxyd eingeatmet hatten. Von ihnen starben sieben Frauen und sieben Männer. Die übrigen wurden ebenfalls vergiftet, kamen aber mit dem Leben davon. So starb ein Mann durch Leuchtgas, der 100 Stunden bewußtlos gelegen hatte, ohne Krämpfe, aber mit hoher Körperwärme und stertoröser Atmung. Die Frau, die im anstoßenden Zimmer geschlafen hatte, wurde gleichfalls vergiftet, aber am 3. Tage geheilt. Das gleiche Schicksal erlitt ZOLA, der im gleichen Bett mit seiner Frau schlief und durch das Gas vergiftet wurde, während sie unvergiftet blieb. Individuelle oder äußerliche Zufallsverhältnisse geben hier die Entscheidung, aber nicht das Geschlecht. Dies läßt sich auch durch jene Fälle beweisen, in denen *zwei Mädchen im gleichen Raume* dem Gase ausgesetzt waren. Hier zeigen sich ähnliche Verschiedenheiten im Verlaufe, wie bei der gleichzeitigen Vergiftung von Mann und Frau oder von Männern. Von zwei Frauen, die während des Schlafes im gleichen Zimmer *Wassergas* aufgenommen hatten, kam die eine schnell wieder zur Besinnung, die andere wurde schwer komatös, hatte Pulsarhythmie, röchelnde Atmung, einseitigen Facialiskrampf usw. und konnte erst nach 25 Tagen sitzen. Von zehn weiteren Paaren von Mädchen, die bei der Arbeit oder im Schlafraum vergiftet wurden, starben sechs. Wie wenig das Geschlecht an sich für die Symptome und den Verlauf der Vergiftung maßgebend ist, geht am schlagendsten aus jenen Fällen hervor, in denen eine große Zahl von Mädchen zu gleicher Zeit dem Einflusse des Gases ausgesetzt war. Hier findet man alle Variationen, die auch unter anderen Verhältnissen vorkommen. So wurde z. B. von drei Mädchen, die in dem gleichen Zimmer vergiftet worden waren, eine an Chlorose leidende schwer krank, hatte Cyanose, aussetzenden Puls, Trismus, krampfhafte Atmung, Glykosurie u. a. m. Die zweite hatte nur Kopfschmerzen und ein Gefühl der Schwere in den Gliedern, und die dritte starb. Die scheinbare Wahllosigkeit tritt auch hervor, wenn Eltern und Kinder zugleich vergiftet werden. Durch einen Gasrohrbruch wurden Mann, Frau und Tochter in ihren Betten vergiftet. Die beiden letzteren fand man tot, der Mann war 4 Tage bewußtlos, wurde blödsinnig, aber nach etwa 4 Monaten wiederhergestellt[1]).

Übereinstimmend hiermit ist *das Verhalten der verschiedenen Altersstufen, besonders der Kinder*, zu beurteilen. Verbreitet ist die Anschauung, daß diese leichter und schneller dem Gase unterliegen als Erwachsene, und daß dies auch für jüngere und schwächere Tiere gelte. Für so sicher wird dies gehalten, daß BROUARDEL glaubte aussprechen zu dürfen: „Wenn eine Frau sich mit ihrem Kinde umbringen will, stirbt das letztere, während sie mit dem Leben davonkommt. Alljährlich sehen wir ein oder zwei solcher Fälle.“ Diese Meinung trifft nicht allgemein zu. Es gibt mindestens ebenso viele Vorkommnisse, in denen das Kind am Leben blieb, während diejenigen, die mit ihm das Gas aufnahmen, starben, als umgekehrt. Ja, man behauptete sogar geradezu, daß Kinder die Kohlenoxydvergiftung besser als ältere Personen überstehen[2]). So sah man ein 29 Tage altes Kind eine Vergiftung durch Kohlendunst trotz Somnolenz und krepitierendem Rasseln auf der Brust überwinden.

---

1) ROCHELT, Wien. med. Presse 1875, Nr. 49, S. 1157.
2) MC CORMICK, Med. News 1891, p. 517.

Ein 5 Monate altes Kind erfuhr durch das Kohlenoxyd eines Gasolinofens nur eine Betäubung, während zwei Erwachsene dadurch starben.

Eine ältere Frau wurde mit zwei Kindern von 11 Monaten bzw. $3\,^1/_2$ Jahren durch das Gas vergiftet. Sie starb, die Kinder blieben am Leben.

Eine Mutter fand man tot in einer Kohlenoxydatmosphäre. Ergreifend war der Anblick des kaum jährigen Kindes, das halb verhungert neben dem Bette der Mutter auf der Erde lag und an einer schimmeligen Brotkruste nagte.

Vater, Mutter und ihr $1\,^1/_2$ Jahre altes Kind lagen in einem Bett, als Kohlenoxyd auf sie einwirkte. Die beiden ersteren fand man schwer vergiftet, während das Kind den Eintretenden die Arme entgegenstreckte.

Eine Fülle anderer Belege könnten für diese Toleranz von kleinen und größeren Kindern gegeben werden, besonders für solche Fälle, in denen Erwachsene mit Kindern zusammen vergiftet wurden und verschiedene Intensitätsgrade der Erkrankung auch mit tödlichem Ausgang bei den Erwachsenen aufwiesen. Aber auch das Gegenteil kommt vor: daß Erwachsene mit dem Leben davonkommen und Säuglinge oder ältere Kinder, die unter gleichen Bedingungen das Gas geatmet haben, sterben. Nach alledem kann hier das Kindesalter weder nach der einen noch nach der anderen Seite als prädisponiert angesprochen werden. Die Abstufung der Einwirkung vollzieht sich nach anderen Bedingungen. Auch Greise besitzen an sich keine größere Empfindlichkeit als andere Lebensalter gegenüber dem Gase. Die Meinung ist durchaus abzulehnen, daß das vorgeschrittene Lebensalter eine Disposition zu apoplektischer Herdbildung oder zu intervallären Psychosen durch Kohlenoxyd liefern. Dies sind kurzsichtige Abstraktionen aus einigen wenigen Beobachtungen.

Wie alles Geschehen in belebten Wesen wird auch die Symptomatologie und die Verlaufsart der Kohlenoxydvergiftung gesetzmäßig vor sich gehen, wenn wir auch nur selten einmal die Gründe für die Besonderheiten erkennen können, die gerade hier so überaus stark hervortreten. Nach vielen Hunderten zählen solche bekannt gewordenen Vorkommnisse, für die ein Erkenntnisschlüssel nicht gefunden werden kann. Ob das Gas einen oder viele Menschen, im Schlafe oder im wachen Zustande, bei der Arbeit oder während der Ruhe überfällt, unter Bedingungen, die schwer oder gar nicht eine Verschiedenheit erkennen lassen — gewöhnlich werden Unterschiede in den akut eintretenden Symptomen oder den eventuell sich anschließenden Nachleidenssymptomen festzustellen sein. Häufig beziehen sie sich auf Funktionsstörungen im Nervensystem, aber auch fast jedes andere Körperorgan kann bei gleichzeitig Vergifteten in seinen Leistungen intakt bleiben oder in irgendeinem Umfange gestört sein. So fand man unter 35 zugleich mit Gas Vergifteten 12, die Albuminurie hatten. und von zwei Brüdern, die Sprenggase aufgenommen hatten, bekam nur der eine Albuminurie und Hämaturie, der andere nicht. Ebensolche Verschiedenheiten kommen in bezug auf den tödlichen Ausgang vor. Von zwei Bootsleuten, die das Gas in einer Schiffskabine eingeatmet hatten, starb der eine am 17. Tage, während der andere schon am 3. Tage aus dem Krankenhause entlassen wurde. Zwei Knaben, die durch Rauch brennenden Strohs vergiftet worden waren, starben, der eine nach 5 Tagen, der zweite erst nach fast 2 Monaten.

Es kommt selbstverständlich auch vor, daß zwei zugleich Vergiftete Symptome aufweisen, die sich mit fast photographischer Treue ähneln. Dies war z. B. bei zwei Brüdern der Fall, die in einem Bergwerke Dynamitgase aufgenommen hatten und danach dement wurden und blieben[1]).

Auf besondere, wahrscheinlich individuelle Umstände ist auch die Verlaufsart der Kohlenoxydvergiftung zurückzuführen, die ich als *Spätwirkung* bezeichnet habe[2]). Von mehreren unter — soweit erkennbar — gleichen äußerlichen Bedingungen Erkrankten findet sich einer, der nicht sofort sondern nach Stunden, besonders wenn er an die frische Luft gelangt, oder gar erst nach Tagen erkrankt, z. B. mit lange dauernden Herzstörungen oder mit einem Nierenleiden. Ein solcher Mensch kann anderen, in dem gleichen Raum mit ihm Gewesenen, aber Vergifteten Hilfe leisten, kann einen ausgebrochenen Brand stillen helfen, oder sonstwie sich in der kohlenoxydhaltigen Atmosphäre betätigen. Ganz eigenartige Verlaufsarten der Gaseinwirkung kommen unter solchen Verhältnissen vor. So wurde ein Mann durch Leuchtgas betäubt. Er vermochte aber noch gut in den Krankenwagen zu steigen. Später erst setzte die Betäubung wieder ein und hielt 24 Stunden an.

Ein Monteur atmete ausströmendes Gas ein, ohne Symptome dadurch zu bekommen. Als er ins Freie trat, wurde ihm schwindlig und übel. Am nächsten Tag bekam er Magenschmerzen, und daran schloß sich in allmählicher Entwicklung eine Angina pectoris.

Ein Pionier hatte 2 Stunden in einer Mine gearbeitet, in der tags zuvor gesprengt worden war. Erst als er herausgegangen war, wurde er benommen und nach 2 weiteren Stunden besinnungslos mit bleicher Haut und schlechtem Puls.

Ein Feuerwehrmann leitete im Rauche Aufräumungsarbeiten. Erst 3 Stunden später bekam er Zittern in Kopf und Armen und Luftmangel. Nach einem Jahr mußte er wegen schlimmerer Vergiftungsfolgen pensioniert werden.

Ein Gasarbeiter atmete Leuchtgas ein. Da ihm nicht gut war, ging er nach Hause, frühstückte und stürzte erst dann bewußtlos nieder. 9 Tage später starb er.

Unerklärlich ist auch das Folgende: Ein Mann fühlte sich am 1. Tage nach der Vergiftung wohl. Erst nach 8 Tagen stellte sich Parästhesie ein, der weitere, immer schwerer werdende Nervensymptome bis zur Ausbildung einer multiplen Sklerose folgten[3]).

Eine *Gewöhnung an Kohlenoxyd*, derart, daß ein Mensch durch einmalige Mengen nicht vergiftet wird, die andere schädigen, oder bei wiederholter Einwirkung ev. auch steigender Mengen gegen eine Schädigung geschützt ist, findet nicht statt. Man wollte freilich gefunden haben, daß Hunde, die man öfters dem Gase ausgesetzt hatte, schwer oder gar nicht durch dasselbe asphyxiert werden konnten[4]), und daß Meerschweinchen an so kohlenoxydreiche Luft gewöhnt werden konnten, daß zuletzt 25 % ihres Hämoglobins mit dem Gase gesättigt waren[5]). Sieht man sich da-

---

[1]) WESTPHAL, Arch. f. Psychiatrie Bd. 47, 1910, S. 884.
[2]) L. LEWIN, Berl. klin. Wochenschr. 1907, Nr. 43.
[3]) ETIENNE, in Avramoff, Contribution ... Thèse, Nancy 1900.
[4]) FAURE, Arch. gén. de Médec. t. VII, 1856, 1. 3. 5. 7.
[5]) NASMITH and GRAHAM, Journ. of Physiol. t. XXXV, 1906, p. 32.

gegen Arbeiter näher an, die häufig dem Einfluß kohlenoxydhaltiger Gasgemische ausgesetzt sind, so bemerkt man an ihnen Stigmata eines gestörten Blutlebens. Ich habe viele solcher, z. B. an Generatoren oder in schlecht ventilierten Schmieden usw.. gesehen, die an den Folgen der wiederholten Gasaufnahme in irgendeinem Umfange litten. Wirkt auf solche einmal akut eine größere Menge von Kohlenoxyd, z. B. aus den Einschüttöffnungen des Generators ein, so erkranken sie — unter Berücksichtigung des allgemeinen Empfindlichkeitsunterschiedes der Menschen — wie andere. Sie gewöhnen sich nur an den subjektiv für den Arbeitsfremden unangenehmen Geruch und die Reizwirkungen des den Öfen entströmenden Rauches mit seinen die Schleimhäute reizenden Inhaltsstoffen.

So sicher es ist, daß ein ungewöhnliches Verhalten gewisser Menschen gegenüber dem Kohlenoxydeinfluß auf unerkennbare organisatorische Veranlagungen zurückzuführen ist, ebenso bestimmt kann man annehmen, daß gelegentlich auch äußerliche, nicht immer sofort in die Augen fallende Einflüsse die Verschiedenheiten der Vergiftungsentstehung bzw. des Verlaufes bedingen können. Dahin gehört z. B., daß die Verteilung des Kohlenoxyds in einem ganz geschlossenen oder sogar durch ein offnes Fenster mit der Außenluft kommunizierenden Zimmer ungleichmäßig ist. Mit der Verschiedenheit der Konzentration an verschiedenen Aufenthaltspunkten der Insassen ist eine verschieden starke Vergiftungsgefahr verbunden, am größten ist sie natürlich in der Nähe der Giftquelle.

Wer in der Nähe der Tür oder eines Fensters des vergifteten Raumes sich aufhält, ist weniger als ein anderer, entfernt davon sich aufhaltender gefährdet. Dies kann man auch gelegentlich im Experiment bestätigt sehen. Drei Kaninchen atmeten in einem Versuchsraum zu gleicher Zeit und gleich lange Kohlendunst ein. Zwei davon starben, eines blieb gesund und zeigte somit eine scheinbare Immunität. Eine solche war es nicht, weil, wie man beobachtet hatte, dieses Tier instinktiv die Ritze aufgesucht hatte, durch welche infolge der gegebenen Versuchsverhältnisse stetig Luft in den Raum einströmte, und nur für Augenblicke davon wegzuscheuchen war. Vereinzelt mögen auch Niveauunterschiede in Frage kommen, in denen die Atmung vor sich geht, so daß ein Individuum eine höher, das andere eine geringer kohlenoxydhaltige Luft einatmet.

Ob *der Schlafzustand*, d. h. der Zustand des Gehirns im Schlaf, einen Einfluß auf die Art bzw. den Verlauf der Kohlenoxydvergiftung hat, läßt sich sicher nicht beantworten. GRÉHANT vergiftete mit dem Gase in gleicher Weise zwei Kaninchen, von denen eines vorher Morphin bekommen hatte. Dieses Tier starb langsamer als das erstere. Seine Temperatur sank auf 32°, während das andere starb, nachdem Krämpfe vorangegangen waren. Hieraus können Schlüsse auf ein von der Norm abweichendes Verhalten schlafender Menschen gegenüber dem Gifte nicht gezogen werden.

Die Empfindlichkeitsschwankungen von Menschen und Hämoglobin führenden Tieren auf bestimmte Kohlenoxydmengen.

a) Giftige Dosen für Menschen.

Die bisherigen Erörterungen lehrten Abweichungen von erwarteten Folgen der Kohlenoxydeinwirkung als eine Eigenschaft gewisser Menschen kennen. Diese hat mit der strengen Vorstellung des Begriffes der Giftimmunität nichts zu tun, da es für dieses Gas — wie für andere Blutgifte — eine solche nicht gibt, falls das Wirkungssubstrat, nämlich rotes Blut, vorhanden ist. Wie aber sogar verschiedene Arten von Bäumen und Sträuchern für den schädlichen Einfluß der im Leuchtgas vorhandenen, der aliphatischen oder aromatischen Reihe zugehörigen Stoffe sehr verschiedene Grade der Empfindlichkeit zeigen, so weisen alle Lebewesen solche Unterschiede gegenüber irgendwelchen auf sie einwirkenden chemischen Energien auf, deren Entfaltung in ihnen möglich ist.

Schon im Jahre 1788 erkannte man, daß wenn unter sonst gleichen Bedingungen, auch der Giftmenge, zwei Tiere dem Kohlenoxyd ausgesetzt werden, Wirkungsunterschiede beobachtet werden können, derart, daß z. B. beide zwar vergiftet werden, das eine jedoch sich schnell erholt, während das andere stirbt, oder daß Tiere, denen man das Gas in die Bauchhöhle gebracht hat, meistens Verminderung von Puls und Atmung, einzelne jedoch Beschleunigung bekommen. Es ist als sicher anzunehmen, daß die Gasmengen, die Kranksein oder Tod herbeiführen können, von Mensch zu Mensch schwanken. Dadurch erklären sich die Verschiedenheiten in den vorhandenen Angaben über giftig oder tödlich wirkende Mengen.

Durch je dreistündiges Einatmen von 300 ccm einer Luft mit 0,02 bis 0,024 % Kohlenoxyd an zwei aufeinander folgenden Tagen fand keine Befindungsänderung statt[1]). Als im ganzen, aber nicht für alle Fälle zutreffend kann angenommen werden, daß das Einatmen von Luft mit einem Kohlenoxydgehalt unter 0,05 % keine merklichen Folgeerscheinungen bei Menschen veranlaßt — vorausgesetzt, daß es nicht über viele Stunden, z. B. eine Arbeitsschicht, sich erstreckt. Für diesen Fall besteht für die meisten Menschen die Möglichkeit — weniger einer Ansammlung von Kohlenoxydhämoglobin im Blute — als einer Addition kleiner, durch das, wenn auch in geringem Umfange minderwertig gewordene Blut veranlaßter Störungen in der Ernährung, vor allem des Nervensystems.

Bei einem Gehalt der Atemluft von 0,15—0,2 % erscheinen schon bedrohliche Vergiftungssymptome[2]). Innerhalb $2\,^1/_2$ Stunden wird hierbei eine dem Kohlenoxydgehalt der Atmungsluft entsprechende Sättigung des Blutes mit Kohlenoxyd durch die Atmung erreicht. Falls durch Offenstehen eines Gashahns auch nur 1—3 % Leuchtgas in ein Zimmer

---

[1]) GRUBER, Sitzungsber. d. bayr. Akademie 1881, H. II, S. 203. — Arch. f. Hygiene Bd. 1, 1883, S. 145.

[2]) FODOR, l. c. — HALDANE, Journ. of Physiol. vol. XVIII, 1895, p. 430, vol. XXII, 1897, p. 231. — GRÉHANT, Compt. rend. de l'Académ. 1888.

strömen, so würde dies einem Kohlenoxydgehalt der Luft von etwa 0,06—0,2% entsprechen. Es ist ein Irrtum, zu glauben[1]), daß diese Menge nicht Menschen töten könnte, die z. B. im Schlafraum sie aufzunehmen genötigt sind. Eine Zumischung von 4—5% Leuchtgas oder von 10% Kohlendunst oder 1% Wassergas zur Atmungsluft kann als tödlich angesehen werden. Ein Mensch, der in einer Atmosphäre mit 0,37% Kohlenoxyd etwa 2 Stunden lang atmet, stirbt dann für gewöhnlich. Für einen 70 kg schweren Menschen wurde die tödliche Dosis auf 0,8 g Kohlenoxyd[2]) berechnet.

Alle diese Feststellungen können nur als Möglichkeitswerte angesehen werden. Sie stehen in allerengster Beziehung zu den Mengen von Kohlenoxydhämoglobin, die sich ev. im Blute bilden. Ich wies aber schon darauf hin, daß das Verhältnis des eingeatmeten Kohlenoxyds zu dessen wirklicher ganzer Bindung an den Blutfarbstoff des lebenden Menschen keine konstante Größe darstellt, vielmehr von zum Teil unübersehbaren individuellen Umständen abhängt. Von diesem Gesichtspunkte aus sind auch die Zahlen zu betrachten, die angeben, bei welchem Gehalt des Blutes an Kohlenoxydhämoglobin das Individuum krank wird oder stirbt.

Nach GRÉHANT soll 1 Kohlenoxyd auf 5000 Luft genügen, um den achten Teil des Gesamtblutes zu vergiften.

Bei 0,05 auf 100 Raum werden nahezu 30% des vorhandenen Hämoglobins an das Gas gebunden und funktionsunfähig gemacht[3]). Hierbei sind gewöhnlich Vergiftungssymptome schon deutlich. Es erscheinen Kopfschmerzen, Schwindel und Schwäche der Beine.

Die Hälfte des Blutfarbstoffs wird an Kohlenoxyd gebunden, wenn man eine Luft, welche 0,21% Kohlenoxyd enthält, während etwa 1 Stunde einatmet[4]). Dabei kann die Vergiftung lebensgefährlich werden. Zu den genannten Symptomen gesellen sich Erbrechen, Bewußtlosigkeit, Krämpfe und Atmungsstörungen. Die Ansicht, daß das Atmen in einer Kohlenoxydatmosphäre von 0,33% den Tod nicht herbeiführt, mag die Einatmung noch so lange fortgesetzt werden[5]), ist nicht zu teilen.

Wenn ca. 70% des Hämoglobins durch Kohlenoxyd besetzt sind — was bei einem Gehalt der Atmungsluft von etwa 0,4—0,5% und einer Einatmung von etwa 20—30 Minuten erfolgen kann —, so ist die Wahrscheinlichkeit des Todes groß[2]).

b) Die Empfindlichkeit von Tieren für bestimmte Kohlenoxydmengen.

Feststellungen über die Giftmengen, die bei Tieren Funktionsstörungen erzeugen, sind nur zum Teil möglich, weil besonders die ersten, auf subjektive störende Empfindungen hinauslaufenden, unerkennbar sind. Hier werden Art- und Individualitätsunterschiede in ähnlicher Weise wie bei Menschen vorhanden sein. Stark differieren in den Giftwirkungen Kalt- und

---

[1]) SEDGWICK u. NICHOLS, Zeitschr. f. angewandte Chemie 1888, S. 664.
[2]) DRESER, Arch. f. exp. Pathol. Bd. 29, S. 119. Vgl. S. 72 die im Blute von Vergifteten gefundenen Kohlenoxydmengen.
[3]) HÜFNER, siehe oben S. 64.
[4]) HALDANE, l. c.
[5]) BALTHAZARD, Annales d'hyg. publ. Sér. IV, T. XX, 1913.

Warmblüter. Kaltblüter besitzen eine weitgehende Widerstandskraft gegenüber dem Kohlenoxyd. Die Gründe hierfür liegen einmal darin, daß sie durch ihr geringes Sauerstoffbedürfnis ohne Schaden eine verhältnismäßig starke Verminderung des Sauerstoffs in der Atmungsluft ertragen und der vom Blutplasma absorbierte Sauerstoff mit Rücksicht auf die geringe Intensität ihres Gaswechsels allen Forderungen für ihr Leben längere Zeit genügt, sodann, daß durch die niedrige Temperatur ihres Blutes der Sauerstoff nicht so leicht und umfangreich wie bei Warmblütern aus dem Hämoglobin verdrängt wird. Nicht nur in hochprozentigen Kohlenoxyd-Luftmischungen, sondern auch in reinem, sauerstofffreiem Kohlenoxyd leben *Frösche* eine Stunde und länger. Die Atmung wird bald aussetzend, die Atmungspausen dauern nach und nach 3—4 Minuten, und ohne weitere Symptome steht endlich bei fortschlagendem Herzen die Atmung still. Die Tiere erholen sich an der Luft gewöhnlich nicht wieder[1].

Nimmt man die Zeit des Todes durch Kohlenoxyd bei Warmblütern als Einheit, so stellt sich diese bei Batrachiern auf 1000[2]. In einer Mischung von 50 Teilen Kohlenoxyd und 50 Teilen Sauerstoff verhalten sich die Tiere scheinbar unvergiftet. Ersetzt man jedoch den Sauerstoff durch Kohlensäure, so treten Vergiftungserscheinungen auf. Sie kommen jedoch auch in Gestalt von Lähmung und Tod, wenn das Tier genügend lange in der 50% Kohlenoxyd enthaltenden Atemluft verweilt. Bei einem Gehalt der Luft an 4—5% Kohlenoxyd, in der Warmblüter, z. B. *Mäuse und Sperlinge*, in wenigen Sekunden sterben, nimmt man nach einigen Stunden noch keine Veränderung in dem Verhalten des Frosches wahr, obwohl sein Blut hellkirschrot geworden ist. Durch die Einwirkung des Gases tritt, wie nachgewiesen wurde, eine Minderung der reduzierenden Kraft des Muskels ein, die ihren Grund in einem größeren Verbrauch und einer stärkeren Ausscheidung der reduzierenden Substanzen hat. Späterhin nimmt diese Eigenschaft wieder zu[3]. Die Behauptung, daß die Toleranz des Frosches gegen Kohlenoxyd darin läge, daß er das Kohlenoxyd zerstört, ist durch nichts bewiesen. Die für das Ertragen von viel Kohlenoxyd bereits angegebenen Gründe treffen wahrscheinlich das Richtige.

Ähnlich wie Frösche verhalten sich *Fische*. Sie halten sich in an Kohlenoxyd reichem Wasser gut, wofern nur für eine genügende Versorgung mit Sauerstoff gesorgt wird. Sogar wenn ihr gesamtes Hämoglobin mit Ausnahme von nur 0,16% an Kohlenoxyd gebunden ist, sind noch keine nachteiligen Erscheinungen zu beobachten[4]. *Karpfen* nehmen aus Kohlenoxydblut, das durch Zusatz von 25% Wasser gelackt worden ist, Kohlenoxyd in ihr Blut in Mengen von 3,8—4,5 ccm : 100 ccm Blut auf. Auf mäßige Mengen Leuchtgas im Wasser reagieren Fische aus begreiflichen Gründen schnell.

Auch *Schildkröten* und *winterschlafende Tiere* vertragen die Einatmung von Kohlenoxyd lange[5].

---

[1] KUNKEL, Sitzungsber. der Physik.-med. Gesellsch. Würzb. 1902. — PAASCH, Einwirkung des Kohlenoxyds, 1901.

[2] RAIMONDI e ROSSI, Annali della R. Acc. dei Ficiol. Ser. IV., vol. 7, 8, p. 14.

[3] BENEDICENTI e SANDRI, Arch. ital. de Biol. T. XXXIV, 1900, p. 371.

[4] KUNKEL, Zentralbl. f. Physiol. Bd. XIII, S. 565.

[5] FANO, Lo sperimentale t. LI, p. 561.

Andere Vergiftungsverhältnisse zeigen — wenn auch mit Unterschieden — die *Warmblüter*. Kleine *Vögel* sind gegen das Gas noch empfindlicher als Mäuse. Sperlinge sterben nach $3/_4$—$1^3/_4$ Stunden in einer Atmosphäre mit 0,12% Kohlenoxyd und augenblicklich in einer solchen mit 4—5%. Tauben, die 200 ccm einer Luft mit 1,5—2% Kohlenoxyd atmen, bekommen nach 1 Minute Konvulsionen, fallen nach 2 Minuten um und sterben nach 3 Minuten. Es gibt bei ihnen aber auch andere Verlaufsarten nach solchen Gasmengen. Hühner sterben nach 32 Minuten wenn sie eine Luft mit 0,4% geatmet haben, Enten nach 5 Minuten in einer solchen mit 1% und nach 33 Minuten in einer mit 0,33%.

Eine besonders hohe Empfindlichkeit zeigen *Mäuse*, was sie geeignet macht, als Warnungsmittel zur Sicherung der Arbeiter in Bergwerken und Minen zu dienen. Bei Menschen vergehen in einer Atmosphäre mit 0,05% Kohlenoxyd 20 Minuten bis zum Auftreten von Vergiftungssymptomen, bei ihnen nur 30 Sekunden. Auch schon 0,03% kann leicht vergiften. Die Ursache dieser großen Empfindlichkeit steht im Einklang mit der zwanzigmal regeren Atmung. Sie produzieren in der Zeiteinheit 40 g pro kg Kohlensäure in 1 Stunde, der Mensch 0,5 g pro kg in der gleichen Zeit[1]).

Große Verschiedenheiten weisen die Angaben über giftige und tödliche Dosen des Gases bei *Kaninchen* auf. So sollten 0,023% bei ihnen Tetanus[2]), 0,04% Taumeln und Sopor[3]) erzeugen, während in anderen Versuchen durch 0,05—0,08% auch nach tagelanger Einwirkung keine Symptome gesehen wurden[4]). Erst nach Einatmen von Mengen über 0,4% tritt der Tod in 30—50 Minuten ein. Die Tiere sterben innerhalb 23 Minuten, wenn die Luft $1/_{15}$ Vol. Kohlenoxyd enthält, nach 37 Minuten bei $1/_{30}$ Vol. und nach 7 Minuten bei $1/_8$ Vol.[5]). Diese Zahlen sind auch nach meinen Versuchen richtig. Für ein 2400 g schweres Kaninchen beträgt die tödliche Dosis 0,02 g = 22,45 ccm[6]).

Von der Bauchhöhle aus bedürfen diese Tiere 500 ccm, um ein charakteristisches Vergiftungsbild aufzuweisen. Die tödliche Dosis ist hierbei 25mal so groß als diejenige, die Hunde bei der Einatmung tötet[7]). In einer Atmosphäre mit 1—2% Leuchtgas werden Kaninchen krank, in einer mit 5—7% sterben sie nach etwa 20—30 Minuten. Die Erholung von der Kohlenoxydvergiftung kann an der Zunahme des Sauerstoffhämoglobins gemessen werden. Wenn das Blut bald nach der Vergiftung nur 50% davon enthält, sind nach 20 Minuten 74% und nach 2 Stunden 91,5% vorhanden[6]).

Meerschweinchen werden, wenn sie 2—3 Stunden in einer Atmosphäre mit 0,5% leben, krank, erholen sich aber wieder. Sie sterben in 1 bis 2 Stunden, wenn sie 0,9—1% Kohlenoxyd, und in 20—50 Minuten, wenn sie in einer 2%igen Mischung atmen. Die letztere macht sie nach einigen

---

1) HALDANE, Journ. of Physiol. vol. XVIII, p. 430, 463.
2) FODOR, l. c.
3) BIEFEL u. POLECK, l. c.
4) GRUBER, Arch. f. Hygiene 1883, S. 145.
5) TOURDES, Relation médic. des asphyxies par le gaz d'éclairage, Strassbourg 1841, p. 75.
6) DRESER, Arch. exper. Path. u. Pharm. Bd. 29.
7) RICHTER, l. c.

Minuten empfindungslos. Diese Wirkungen bleiben aus, wenn das Tier das Kohlenoxyd in einer Sauerstoffatmosphäre aufnimmt.

Katzen zeigen, wie ich aus zwei Vorkommnissen weiß, als Vergiftungssymptome: Schreien, Taumeln usw., wenn unter den gleichen Bedingungen mit ihnen Kohlendunst aufnehmende Menschen noch nichts merken. Wassergas zu 0,5% in der Atemluft tötet sie[1].

Hunde starben nach 2 Stunden, nachdem sie in einem Zimmer von 12 cbm Inhalt, in das Kohlendunst aus einem Ofen ohne Abzugsrohr strömte, belassen wurden[2]. Eine akute Wirkung tritt bei ihnen nicht ein, wenn sie in einer Luft mit 0,05% Kohlenoxyd atmen[3]. Sie sterben nach etwa 20—30 Minuten in einer solchen mit 0,54—1%. Es tötet sie in 12 Minuten, wenn sie ein Gemisch von 1 Leuchtgas auf 8 Luft aufnehmen.

Die rotblütigen *Regenwürmer* sollen durch Kohlenoxyd nicht vergiftet werden[4].

Die Aufnahmearten des Kohlenoxyds in den Körper.

Das Kohlenoxyd, wie jedes respirable Gasgemisch in dem es sich findet, dringt bei gegebener Gelegenheit in die Lungen und findet von ihnen aus den Weg bis in die Blutbahn zu den roten Blutkörperchen bzw. deren Farbstoff. Schon innerhalb der Lungencapillaren beginnt die Beschlagnahme des letzteren zur Bildung von Kohlenoxydhämoglobin, die mit der Schnelligkeit des Eindringens des Gases in die Blutbahn wächst. Wie schnell die Aufnahme wächst, ergibt sich aus dem folgenden[5]. Ein Hund, der eine Mischung von 9 l atmosphärischer Luft und 1 l Kohlenoxyd geatmet hatte, besaß in seinem arteriellen Blute:

$$\begin{array}{llll}
\text{Zwischen der} & 10.\text{—}25. \text{ Sek.} & 4{,}28\,\% & \text{Kohlenoxyd} \\
\text{''} & \text{''}\quad 55.\text{—}80. & \text{''}\quad 15{,}00 & \text{''}\qquad\text{''} \\
\text{''} & \text{''}\quad 75.\text{—}90. & \text{''}\quad 18{,}41 & \text{''}\qquad\text{''}
\end{array}$$

Eine aus irgendwelchem Grunde verlangsamte Atmung läßt natürlich weniger Kohlenoxyd in die Blutbahn treten. Ein sonderlich großer praktischer Erfolg kommt diesem Umstande indessen bei Vergiftungen wohl kaum zu.

Andere resorbierende Flächen als die Lungen sind bedeutungslos. Durch Injektion des Gases in die Gefäßbahnen erfolgt der embolische Tod, wie ihn jedes andere, auf diesem Wege eindringende, auch nicht giftige Gas, erzeugt, und zwar so schnell, daß das ev. in kleiner Menge gebildete Kohlenoxydhämoglobin toxikologisch unwertig bleibt. Injiziert man das Gas so langsam in die Vene, daß es vom Blute allmählich absorbiert werden kann, so tritt keine tödliche Wirkung ein[6].

---

[1] Schiller, Zeitschr. f. Hygiene Bd. 4, 1880, S. 440.
[2] Gréhant, Compt. rend. de l'Acad. 1888, Janv.
[3] Mosso, Arch. ital. de Biol. t. XXXIV, 1900, p. 430.
[4] Wachholz u. Worgitzki, Pflügers Archiv Bd. 112.
[5] Gréhant, Sur la rapidité de l'absorption de l'oxyde de carbone par le poumon, Compt. rend. de l'Acad. tom. LXX, No. 22.
[6] Nysten, Recherches chimico-physiologiques p. 88, 92, 96.

Durch den Tierversuch wurden weitere — freilich bis jetzt noch sehr ungenügende — Aufklärungen über das Schicksal des in andere Körperstellen eingebrachten Gases geliefert. So fand man, daß die Injektionen von 16 ccm des Gases in das *subkutane Zellgewebe* eines Kaninchens und von 32 ccm in die *Pleurahöhle* eines Hundes keinerlei Störungen hervorriefen[1]. Das letztere Ergebnis ermangelt nicht des theoretischen Interesses, weil die Körperhöhlen in bezug auf die Resorptionsfähigkeit ihres künstlich eingeführten Inhalts sowohl allgemein als auch untereinander Besonderheiten aufweisen. Dies gilt zumal von der *Peritonealhöhle*. Deswegen hat man auch wiederholt das Schicksal des in sie eingeführten Kohlenoxydgases festzustellen versucht. Als sicher kann angenommen werden, daß das bei Tieren intraperitoneal eingeführte Gas ebenso wie aus den Lungen, wenngleich langsamer in das Blut eintritt[2]. Die resorbierte Menge, welche durch Zurückmessen des aus der geöffneten Bauchhöhle unter Wasser ausströmenden Gases bestimmt wurde, war nicht in jedem Versuche gleich groß. So resorbierte ein Tier

$$
\begin{array}{llllll}
\text{von} & 750 \text{ ccm Kohlenoxyd innerhalb} & 4^{1}/_{2} \text{ Stunden} & 250 \text{ ccm} \\
\text{„} & 650 \text{ „} & \text{„} & 5^{1}/_{2} \text{ „} & 400 \text{ „} \\
\text{„} & 500 \text{ „} & \text{„} & 24 \text{ „} & 300 \text{ „} & {}^{3)} \\
\end{array}
$$

Auch direkt ist das Gas in den Ausatmungsprodukten festgestellt worden und ferner, daß, wenn man bei Katzen z. B. 30—100 ccm davon in die Bauchhöhle bringt, das Blut Kohlenoxydhämoglobin enthält. Mithin unterscheidet sich diese Beibringungsart in dem Grundverhalten im tierischen Körper nicht von der gewöhnlichen Aufnahme durch die Lungen. Eine auffällige Verschiedenheit besteht nur in den tödlichen Dosen und den Vergiftungssymptomen. Weder bei Katzen, Hunden noch Ratten, denen Kohlenoxyd zu 5—150 ccm in dieser Art beigebracht wird, erfolgt der Tod unter den üblichen Zeichen seiner Wirkung. Bei Kaninchen genügen im Durchschnitt 500 ccm Kohlenoxyd, welche mittels einer Stichkanüle durch ein Gasometer langsam hineingeblasen werden, um ein charakteristisches Krankheitsbild hervorzurufen: Unter langsam fortschreitendem Sinken der Körpertemperatur schwächen sich sämtliche Lebensfunktionen allmählich ab. Ist die Temperatur von 39° bis auf etwa 35° gesunken, so erholen sich die Tiere manchmal wieder; in anderen Fällen sinkt die Körpertemperatur beständig weiter, bis unter 30°, wobei die Tiere soporös werden und schließlich zugrunde gehen. Bei einem Kaninchen war die Körperwärme um 18°, also bis auf 21° C, heruntergegangen. Puls und Atmung zeigten in den meisten Fällen eine Verminderung der Frequenz, nur in einzelnen Fällen auch zeitweise Beschleunigung. Dyspnoe und Krämpfe fehlten bei dieser Art von Vergiftung vollständig. Dagegen trat regelmäßig Zucker in Mengen von 1,5—8% im Harne auf. In der Magenschleimhaut der gestorbenen Tiere fanden sich zahlreiche, etwa stecknadelkopfgroße Hämorrhagien. Die tödliche Dosis berechnete man für diese Art von Vergiftung auf 250 ccm pro kg Tier; sie ist also etwa 25mal größer als diejenige, welche für die Kohlenoxydinhalation bei Hunden ermittelt wurde.

---

[1] Cl. Bernard, Leçons sur les effets des subst. toxiques p. 161.
[2] Zaleski, Arch. f. exper. Pathol. Bd. 20, S. 36.
[3] Richter, D. med. Wochenschr. 1895, S. 516.

Eine unerklärlich langsame Resorption dürfte den Grund für den andersartigen Verlauf dieser Vergiftung abgeben, die in manchen Versuchen ebensowenig sichtbar geworden ist wie die Beibringung von 100—150 ccm des Gases in das Unterhautgewebe oder in das Rectum von Tieren[1]). *Vielleicht strömt der größte Teil des Gases aus irgendeiner anatomischen oder physikalischen Ursache zuerst in die Lymphbahnen, wo es für längere Zeit der Wirkung auf den Organismus entzogen wird.*

Innerhalb des letzteren findet seine Verbreitung nach der Aufnahme durch die Lungen wesentlich durch die Blutbahn statt. Im untergeordneten Maße müssen sich auch die Lymphwege daran beteiligen.

Die Frage, ob das im Blute befindliche Kohlenoxyd die Blutbahn zu verlassen und an andere Körperstellen hinzugelangen vermag, ist durch den *Versuch an trächtigen Tieren* bejaht worden. Obschon die Gefäßbahnen der Placenta foetalis keine Kommunikation mit denjenigen der mütterlichen Placenta haben, weil beide durch Gefäßendothel von einander getrennt sind, mithin infolge der getrennten Gefäßsysteme eine Mischung des mütterlichen und fötalen Blutes sich erkennbar nicht vollzieht, geht Kohlenoxyd und vieles andere Abnorme von der Mutter in das Kind über[2]). An dieser durch Experiment und Erfahrung gestützten Tatsache darf nicht gezweifelt werden. So fand man[3]) bei langsam vergifteten *trächtigen Hündinnen* im Blute der Föten Kohlenoxyd, freilich in nur geringer Menge:

Blut der Mutter	*Fötales Blut*
16,5 %	2,9 %
10.5 „	1,8 „

Ein anderer Versuch[4]) an einem *trächtigen Kaninchen*, das durch langsame, 35—40 Minuten währende Vergiftung mit Kohlenoxyd getötet war, ergab:

Blut der Mutter	*Blut der vier Föten*	
31,5 % Oxyhämoglobin	56,0 % Oxyhämoglobin	
	66,2 „	„
	67,8 „	„
	67,3 „	„

Gegenüber solchen sicheren Ergebnissen haben einige negative, an sehr schnell tödlich vergifteten schwangeren Kaninchen angestellte keine Bedeutung und dürfen vor allem nicht auf menschliche Verhältnisse übertragen werden, um so weniger, als Kohlenoxydhämoglobin auch im menschlichen Fötus nach Vergiftung der Mutter gefunden worden ist[5]). Die Differenzen liegen wahrscheinlich in der Art der Vergiftung bzw. dem Verhalten der Mutter nach der Vergiftung.

Außer der vital allein praktisch in Frage kommenden Resorption des Kohlenoxyds durch die Lungen wird der unter bestimmten Verhältnissen als möglich angenommenen *Aufnahme durch die Haut* eine Bedeutung zu-

---

[1]) KREIS, Arch. f. die ges. Physiol. Bd. XXVI, 1881, S. 425. — BENEDICENTI e TREVES, Arch. ital. de Biologie t. XXXIV, 1900, p. 373.

[2]) L. LEWIN, Die Fruchtabtreibung durch Gifte. 2. Aufl., S. 151.

[3]) GRÉHANT et QUINQUAUD, Compt. rend. da la Soc. de Biologie t. V, 1883, p. 502.

[4]) DRESER, Arch. f. exp. Path. Bd. 29, S. 129.

[5]) LESSER, Atlas der gerichtlichen Medizin 1890, S. 143. Hier fand sich im Blute von zwei 4½ Monate alten Früchten einer an Kohlenoxyd gestorbenen Mutter spektroskopisch nachweisbares Kohlenoxydhämoglobin.

geschrieben. Daß die lebende Haut in gewissen Grenzen und Zeiten **für** auch nicht reizende Gase durchgängig ist, kann als sicher angenommen werden. Es braucht z. B. nur an den Schwefelwasserstoff erinnert zu werden, der unter den Bedingungen des Bades, z. B. auch nur einer Extremität, bei Ausschluß der Aufnahme durch die Lungen bis zu der gefäßführenden Hautschicht und von dort weiter vordringen kann. Für das Kohlenoxyd kann eine solche Aufnahmeart, soweit der lebende Mensch in Frage kommt, praktisch als belanglos angesehen werden.

Tiere (Kaninchen, Mäuse, Tauben) versuchte man vergeblich von der Haut aus dadurch zu vergiften, daß man sie $3/_4$—8 Stunden dem Leuchtgas aussetzte. Ebensowenig erzielte man eine Vergiftung, wenn unter solchen Versuchsbedingungen reines Kohlenoxyd auf die Haut einwirkte[1].

Hiermit ist freilich noch nicht erwiesen, daß das Gas nicht in die Haut, wenn auch in einer zur Vergiftung nicht ausreichenden Menge, eindringt. Dies nehme ich aber an, ohne Rücksicht auf die an der Leiche in dieser Beziehung erhaltenen Ergebnisse. Das Experiment ergab nämlich, daß das Gas auch in die unversehrte Körperdecke menschlicher Leichen durch Diffusion einzudringen vermag, wenn dieselben einem solchen Einflusse längere Zeit, bis zu 24 Stunden, ausgesetzt werden. Regelmäßig fand sich außer einer Hellfärbung der Totenflecke ein deutlicher Farbenunterschied zwischen dem an der Oberfläche lagernden, mit Kohlenoxyd gesättigten, und dem darunter liegenden, an Kohlenoxyd noch armen Muskelhämoglobin[2]. Man suchte ferner die Frage zu beantworten, ob bei sehr langem Aufenthalt einer Kinderleiche in einer Kohlenoxydatmosphäre eine solche Sättigung mit dem Gase eintritt, daß die *Unterschiede zwischen postmortaler und vitaler Aufnahme* verwischt werden. Dies ist nicht der Fall. Obschon Kohlenoxyd durch die Hautdecke hindurch in den Körper dringt und obschon die eingedrungene Kohlenoxydmenge in der Haut, dem Unterhautgewebe und in der oberflächlichen Muskulatur so reichlich ist, daß sie mittels Spektroskops nachweisbar ist, so dringt doch in die tieferen Teile des Körpers, besonders in das Blut des Herzens, der großen Gefäße und der parenchymatösen Organe postmortal keine mit dem Spektroskop oder den gewöhnlichen chemischen Proben nachweisbare Kohlenoxydmenge ein. In einem Falle sogar, in welchem bei einem perforierten Kinde wohl durch die Perforationsöffnung in das mit zertrümmerter Hirnsubstanz vermengte Blut Kohlenoxyd eingetreten war, war es nicht von dort weiter vorgedrungen. Eine positive Reaktion des Blutes innerer Organe auf Kohlenoxyd beweist mithin sicher das vitale Eingedrungensein des Gases in den Körper[3]. Praktisch kam das Nichteindringen des Kohlenoxyds bis zu den größeren Gefäßen dadurch zum Ausdruck, daß ein an Phtisis gestorbener Mann in dem Zimmer liegen blieb, in dem seine Frau sich und seine drei Kinder mit Kohlenoxyd vergiftet hatte. In deren Blut wurde das Gas nachgewiesen, aber nicht in dem Blute des Mannes[4].

---

[1] SCHLEYER, Ein Beitrag zur Perspiration bei Säugetieren 1902. — VOGEL, Arch. f. pathol. Anatomie Bd. CLVI, S. 567. — SCHWENKENBECHER, Arch. f. Anat. u. Physiol. 1904, S. 152.

[2] WACHHOLZ u. LEMBERGER, Vierteljahrschr. f. ger. Medizin Bd. XXIII, 1902, S. 223, und 1914, Suppl. S. 205. — STRASSMANN u. SCHULZ, Berl. klin. Wochenschr. 1904, Nr. 48.

[3] STOLL, Vierteljahrschr. f. ger. Medizin 3. F., Bd. XXXVIII, 1909, S. 46.

[4] LESSER, Atlas der ger. Medizin I, 1884, S. 145.

Daß *von Wunden aus* eine Aufnahme von Kohlenoxyd stattfindet, dafür sprechen Erfahrungen aus dem Kriege bei *Verwundungen durch Leuchtpistolen.* Sie dienen dazu, durch Abschießen von Leuchtkugeln oder Leuchtsternen das Vorgelände zu erhellen oder weithin sichtbare Signale zu geben. Das Kaliber beträgt etwa 2,5 cm. Der Leuchtkörper befindet sich in einer ähnlich den Jagdpatronen geformten Patronenhülse, die am Boden die Treibladung, darüber den Leuchtkörper und als Abschluß eine Korkscheibe umschließt. Bei den Leuchtsternen sind die Leuchtkörper mit ihrer Treibladung in eine Zinkhülse eingeschlossen. Abgesehen von Verbrennungen ersten bis dritten Grades durch die Verbrennungshitze der Kugel und dem Zurückbleiben von Oxydationsprodukten verschiedener Metalle aus dem Leuchtsatz, kommen Gase als Schädiger in Frage, z. B. schweflige Säure, die beim Verbrennen des Leuchtsatzes frei wird und die Schleimhäute der Luftwege sowie die Wunde selbst in irgendeinem Umfange reizt. Die Folgen der krankhaften Veränderungen sind ungleich schlimmer, wenn die Leuchtkugel in den Körper eingedrungen ist, als wenn sie selbst längere Zeit auf der Körperoberfläche liegen bleibt und sich dort gewissermaßen festsaugt. Bei Verwundungen aus unmittelbarer Nähe, wenn z. B. die Mündung der Leuchtpistole auf den Körper aufgesetzt wird, gesellt sich zu allem anderen noch die Wirkung des Treibgases, das beim Abschuß der Pistole durch die Explosion des Pulvers entsteht und in solchen Fällen mit der Kugel in die Wunde gerät. Die Folge sind ausgedehnte Emphyseme und, da die Gase Kohlenoxyd enthalten, auch dessen resorptive Wirkungen.

Ein Soldat hatte aus unmittelbarer Nähe einen Leuchtpistolenschuß in die rechte Gesäßhälfte bekommen. Schlimme Weichteilverletzungen mit überaus weitgehendem Hautemphysem entstanden. Der Kranke wurde bewußtlos, hatte Trismus, 160 unregelmäßige Pulsschläge und Dyspnoe. Es bildeten sich Lungenödem und Hautgangrän aus. Allmählich wurden Puls und Atmung schwächer, bis sie aufhörten. Im Blute der Leiche wurde Kohlenoxydhämoglobin nachgewiesen[1]). Es sind hier aus der großen Höhle, die sich unter der Haut über die Hälfte der ganzen Körperoberfläche erstreckte, erhebliche Mengen von Kohlenoxyd resorbiert worden.

Der Chirurg und sein Assistent bekamen bei der Hilfsleistung plötzlich ein Gefühl von Luftmangel, verbunden mit Angstgefühl, Übelkeit und Schwächegefühl, das sie zum Sichhinsetzen nötigte. Die Atembeklemmung ließ nach etwa 20 Minuten nach, doch bestand noch länger als eine Stunde Schwächegefühl in den Knien, Kopfschmerzen und Übelkeit. Das eingedrungene Gas muß einen sehr hohen Kohlenoxydgehalt gehabt haben, um diese Symptome mit so großer Schnelligkeit erzeugen zu können.

---

[1]) Kessler, Leuchtpistolenverletzungen 1917.

Entstehungsmöglichkeiten der Kohlenoxydvergiftung.

Die Bildung von Kohlenoxyd unter den verschiedenartigsten Verhältnissen des häuslichen Lebens, der wirtschaftlichen Erwerbstätigkeit der Menschen im Frieden und ihrer zerstörenden Arbeit im Kriege muß unausbleiblich dazu Gelegenheit geben, daß Menschen, die in den Bannkreis dieses Gases durch Zufall, Beruf oder Absicht kommen, seine toxische Energie an ihrem Leibe und oft auch an ihrer Seele erfahren müssen. *So war es, als auf dieser Erde nur erst das Feuer des heimischen Herdes gegründet war, und so wird es sein, bis das letzte Feuer erloschen und die letzte Spur des Menschen von der Erde gewichen sein wird.* Jahrtausende hindurch war es nur der aus Brennstoffen sich entwickelnde Kohlendunst, der Vergiftungen unabsichtlich oder absichtlich erzeugte, und er ist es, der auch heute noch die verhängnisvollste Rolle für Gesundheit und Leben vieler spielt. In der vorstehenden Geschichte der Kohlenoxydvergiftung habe ich den Umfang und die Wandlungen in der Kenntnis derselben in alter Zeit dargelegt. Das Folgende wird lehren, wie in unseren Tagen, wo der Verbrauch des Kohlenstoffs in seinen so überaus verschiedenen Gestalten ins Ungeheure gewachsen ist, die Vergiftungen durch das bei seiner unvollkommenen Verbrennung entstehende Kohlenoxyd mehr als in dem entsprechenden Verhältnis zugenommen haben, die Kenntnis derselben aber in den breitesten Schichten der Menschheit nicht viel größer geworden ist. Ein Blick auf die folgenden Auseinandersetzungen lehrt, wie Einfalt und Nichtwissen nicht nur bei dem gewöhnlichen Mann, sondern auch bei vielen derer, die ihnen Unterstehende vor Beschädigung durch dieses Gift zu wahren oder zweckmäßige Schutzvorrichtungen zu treffen die Aufgabe haben, noch nicht von der Erkenntnis der großen Gefahr, die in ihm liegt, abgelöst worden ist.

1. Das Wandern des Kohlenoxyds.

a) Ofengase.

In den Vordergrund aller weiteren Erörterungen ist die Tatsache zu stellen, daß der Kohlendunst, der irgendwo und irgendwie aus einem Heizapparat frei geworden ist, entsprechend seiner Gasnatur alle scheinbaren Hindernisse, wie Mauerwerk und Holzbaue, überwindend, weit fort von seinem Entstehungsorte wandern und sehr entfernt von diesem ahnungslose Menschen überfallen und vergiften kann. So kann das Kohlenoxyd aus offnen und geschlossenen Heizeinrichtungen, oder geborstenen Gasröhren, oder Gaskanälen usw. nicht nur aufwärts, sondern auch horizontal und unter Umständen, wenn z. B. im Boden Sprünge sind, durch solche abwärts sich fortbewegen, zumal wenn es noch mit viel Kohlensäure beschwert ist. Das Ereignis kann sich z. B. vollziehen, wenn das abführende Rohr eines beheizten Raumes durch ein unbeheiztes Zimmer führt und hier schadhaft geworden ist, oder dadurch, daß die Gase aus einem geheizten in ein nicht geheiztes Zimmer durch Niederzug im Schornstein treten, oder dadurch, daß sie auch kompliziertere falsche Wege gehen, z. B. aus einem nicht dichten Kamin in einen Luftschacht und von da in bewohnte Räume. Schon vor fast 100 Jahren hat man Unglücksfälle durch einen oder den anderen geschilderten Umstand eintreten sehen[1]). In einem Falle erfolgte die Vergiftung durch Gase eines Küchenofens, der von dem Schlafzimmer der Opfer durch drei Zimmer getrennt war. Drei Schüler wurden im Schlafzimmer am Morgen vergiftet und bewußtlos gefunden. Zwei von ihnen wurden wiederhergestellt, der dritte war tot. In seinem Blute fand sich Kohlenoxydhämoglobin. Als Ursache wurde festgestellt, daß im Keller, unterhalb des Schlafzimmers, in der betreffenden Nacht ein Kohlenofen zur Beförderung einer dort eingeleiteten Gärung brannte[2]). In einem anderen Falle drang aus dem untersten Stockwerk von einem Kokskorb so viel Kohlenoxyd durch die Decke in das darüber liegende Zimmer des ersten Stockwerks und von diesem in das im zweiten Stockwerk liegende Zimmer, daß ein Mädchen in der Nacht dadurch vergiftet wurde[3]). Wiederholt gingen Menschen dadurch zugrunde — neuerdings drei von vier Bewohnern eines Zimmers —, in das aus einem Backofen Kohlenoxyd eingedrungen war.

Ein Ehepaar und Kanarienvögel wurden im Schlafzimmer tot gefunden. Die Ursache war, daß durch Wind die Rauchgase aus einer im gleichen Hause gelegenen Schmiedeesse in das Ofenrohr der Wohnung gedrückt worden waren. In der Schmiede hatte man am Abend mit Holz und Steinkohle gefeuert.

Es wurde in einer Kesselanlage das Feuer über Nacht abgedeckt. Das sich bildende Kohlenoxyd strömte in das Kesselhaus und vergiftete.

In einer Zementfabrik waren Arbeiter in der Elevatorgrube beschäftigt, aus der der vorgebrochene Kalkstein in die Trockentrommel gehoben wird. Die Trockentrommel wird geheizt durch die Abgase der Drehöfen. Während der Arbeit in der Grube war die Trommel außer Betrieb und daher der Hauptrauchkanal für die Drehöfen, der während des Betriebes des Trockenofens gedrosselt wird, ganz geöffnet, während der Nebenrauchkanal für die Trockentrommel aufgedeckt war, um gereinigt zu werden. Zwei Arbeiter fand man in der Grube tot. Man konnte bei ihnen Kohlenoxyd im Blute nachweisen. Das Gas war durch die Trockentrommel in das Elevatorgehäuse und von diesem in die Elevatorgrube gedrungen.

b) Gase aus glimmenden Balken und Schlacken.

Wenn in der Nähe eines bewohnten Raumes Holzwerk, Balken, Dielen usw. bei ungenügender Sauerstoffzufuhr in Brand geraten, so verglimmen sie langsam unter Bildung von Kohle und mehr oder minder reichlichen Mengen von Kohlendunst bzw. Rauch. *Der letztere kann fehlen.* In einem solchen Falle von Kohlendunstvergiftung von zwei erwachsenen Personen — ein kleines Kind blieb von dem Gifte unberührt — war in dem Raume keinerlei rauchverdächtiger oder brenzliger Geruch wahrnehmbar, obschon der *glimmende Balken* unmittelbar am Zimmer lag und vom Rande des Bettes, in dem die Individuen schliefen, nur 4,5 m

---

[1]) CHAUFFARD, Recueil périod. de la Soc. de Médecine t. CV, 1828, p. 145.
[2]) SCHAEFER, Mediz. Korrespondenzbl. 1909, Bd. 79, S. 862.
[3]) CLOETTA bei HAUSER, Beiträge zur Kenntnis der Kohlenoxydvergiftung, Zürich 1914, S. 78.

entfernt war. Hier wie in vielen anderen Fällen trat nach 3—4 Wochen bei den Vergifteten Genesung ein. Meistens erfolgte die Vergiftung im Schlafzimmer. Ein Arzt, der zur Hilfsleistung bei mehreren Vergifteten geholt worden war, erkrankte in dem Raum mit Kopfschmerzen, wurde bewußtlos und amnestisch. Wie wenig bemerkbar sich ein solcher Kohlendunst zu machen braucht, geht auch daraus hervor, daß 14 Personen ihn nicht in einem Schlafzimmer spürten, in dessen Wand verkohlte Balken lagen. Es ist möglich, daß in diesem Falle das Mauerwerk, wie in anderen die Zwischenfüllung des Fußbodens, die riechenden Stoffe absorbiert hatte. So war er auch von weiterher nicht nur in ein Schlafzimmer, sondern unter dem gemeinsamen Fußboden — es war ein Tanzsaal, den man in Zimmerwohnungen umgewandelt hatte — in alle Räume gelangt und hatte vergiftet. Als man die Glimmstelle aufdeckte, entquoll ihr nur ein leichtes Rauchwölkchen, dabei waren fünf Stützbalken, die den Boden trugen, zum größten Teil bereits verkohlt[1]).

Einen Bahnwärter und seine Frau fand man bewußtlos, das anderthalbjährige Kind aber gesund im Zimmer. Als Ursache ergab sich, daß über der oberen Öffnung des kleinen Rauchabzuges an der Scheidewand zwischen Küche und Wohnzimmer der Lehmbewurf fehlte. In der Tiefe lag ein glimmender und schwach rauchender Balken und vor dem letzteren war ein wallnußgroßes Loch, welches direkt in die Wohnstube führte. Durch dieses Loch wurde die kältere Küchenluft und mit ihr die Verbrennungsgase nach der Wohnstube aspiriert. In dem Raum fehlte jeder rauchverdächtige brenzlige Geruch[2]). Das Ehepaar war nach Wochen wiederhergestellt.

Recht oft nehmen solche Vergiftungen einen tödlichen Verlauf. Nachdem die Planken des Fußbodens in einem Keller Feuer gefangen hatten, drang der Rauch durch die Risse im Fußboden in ein Schlafzimmer und tötete drei von vier Insassen desselben. Sind Ritzen im Mauerwerk vorhanden, so kann auch durch diese wie durch Spalten des Stubenbodens der Kohlendunst in die Wohnräume dringen. In einem solchen Falle starben drei Menschen. Im Keller war ein Balken der Decke ins Glimmen geraten[3]). Der Vergiftungserfolg muß natürlich der gleiche sein, wenn, wie es geschah, Kohlen im Keller in Brand geraten und die Gase durch Ritzen in der Diele in die Wohnräume dringen.

Schlacken, die noch nicht tot sind, d. h. noch Verbrennungsgase in sich schließen, können denen, die sich auf ihnen z. B. zum Schlafen hinlegen, verderblich werden. So wurde ein Heizer in einer Heizanlage vergiftet. Gefährlicher noch ist das Sichhinlegen auf nicht tote *Schlackenhalden*, um sich zu wärmen. Ein Arbeiter, der dies auf der Schlackenhalde der Mathilde-Grube tat, wurde durch den ausströmenden Kohlendunst bald bewußtlos, so daß, als die heißen Koksreste seine Kleider in Brand setzten, er sich nicht mehr retten konnte und unter schlimmen Schmerzen an der Verbrennung zugrunde ging. Den tödlichen Ausgang an Erstickung durch Kohlendunst sah man auch bei zwei Kindern und einem Hüttenarbeiter eintreten, die sich in Hörde auf einer Halde hingelegt hatten. Solche Schlackenhalden produzieren neben Kohlensäure und

---

[1]) BAYARD et TARDIEU, Annales d'hyg. t. XXXIV, 1845, p. 369.
[2]) PICHT, Zeitschr. f. Medizinalbeamte 1901, S. 427.
[3]) ADELMANN, Harless' Rhein. Jahrb. Bd. V, Stück II, S. 135.

schwefliger Säure hauptsächlich Kohlenoxydgas, das zum kleineren Teil durch das Glühen des Gemenges von fein verteilter Kohle mit Eisenoxyden, zum größten Teil jedoch durch die unvollkommene Verbrennung der Kohle bzw. von Koksstückchen bei gehemmtem Luftzutritt entsteht. Hierdurch bilden sich die vielen blauen Flämmchen, welche bei Nacht die Halden umzüngeln. Die sich in der Tiefe einer glühenden Halde entwickelnden Gase können in ein auf ihnen errichtetes Gebäude durch die Dielen einströmen und die darin befindlichen Menschen vergiften[1]). In einem Raum eines solchen Gebäudes wurden, obschon mehrere Tage lang Lüftungen vorgenommen worden waren und Menschen wieder darin arbeiteten, noch 0,069 Vol.-Teile Kohlenoxyd auf 1000 Vol.-Teile Luft gefunden. Auch ein schon totes Gemisch von Schlacken und Koksstückchen (Schröben) kann durch Zufall in Brand geraten und Gase in bewohnte Räume dringen lassen.

Die Abkühlung solcher glühender Schlackenmassen, die von Hochöfen z. B. zur Nivellierung auf Ödland verbracht werden, kann unter Umständen 25—30 Jahre dauern. Die Verbrennung braucht sich an der Oberfläche wenig oder gar nicht kundzugeben. In einen Häuserblock, der etwa $^3/_4$ km von einer Hochofen-Schlackenhalde entfernt war, drang noch Kohlendunst ein. Die Insassen erkrankten mit langer Bewußtlosigkeit, Pulsbeschleunigung, Krämpfen und scharlachroten Flecken an den Armen. Man wies bei ihnen spektroskopisch Kohlenoxydhämoglobin nach. Auch die Ärzte, die zu den Erkrankten geholt wurden und sich bei ihnen etwa eine Stunde aufhielten, erkrankten mit Schwindel, Kopfschmerzen und Muskelschwäche. Vögel, die man in den Keller eines solchen Gebäudes brachte, starben bald.

c) Leuchtgas.

Alle kohlenstoffhaltigen Gasgemische, Hochofengase, Kalkofengase, Leuchtgas u. a. m. können sich so wie es vorstehend vom Kohlendampf angegeben wurde, auf große Entfernungen hin auch nach bewohnten Räumen ziehen und vergiften. Es ist hierbei gleichgültig, aus welcher Art von Öffnung eines Gasleitungsrohres, ob an dessen Beginn, in seinem Verlaufe oder an seinem Ende das primäre Entweichen vor sich geht. Wenn Risse in einer solchen Leitung mit Ton oder Zement verschmiert werden, so durchdringt sie das Leuchtgas dennoch. Durch Unkenntnis dieser bekannten Tatsache starben zwei Menschen, die in ihrem Schlafzimmer Leuchtgas aufgenommen hatten, das aus einem wegen Undichtigkeiten mit Zement verschmierten Straßenrohr in das Haus gedrungen war[2]). Entweicht es in einem unteren Stockwerk, so steigt es ev. bis zu den Dachstuben in die Höhe. Schon unter normalen Verhältnissen findet in geheizten wie in ungeheizten Gebäuden eine ständige Luftbewegung vom Keller bzw. von der Grundluft nach den obersten Stockwerken infolge der Durchlässigkeit der Zwischendecken statt[3]). Es kann deswegen a priori nicht wundernehmen, daß, wenn aus einer Undichtigkeit der Gasleitung im Boden Leuchtgas entweicht, es, gleichgültig ob ein Haus unterkellert ist oder nicht, in dieses von unten nach oben steigt, ja, daß auch

[1]) Marten, Vierteljahrschr. f. ger. Medizin Bd. XXVI, 2, S. 197.
[2]) Tardieu et Legrand du Saulle, Ann. d'hyg. publ. t. XXXII, 1870, p. 60.
[3]) Forster, Zeitschr. f. Biol. Bd. XI, S. 403. — Forster u. Voit, ibid. Bd. XIII, S. 1.

mehrere Häuser von dem im Boden ausströmenden Gase bedacht werden. So wurden einmal zwei Familien in zwei Häusern durch Gasaustritt aus einem sogenannten Siphon perdu vergiftet, und zwar vier Menschen leicht, zwei schwer. Von diesen erlangte der eine das Bewußtsein erst nach 16 Stunden, der andere blieb bis zu seinem Tode, nach 100 Stunden, bewußtlos. Noch in neuester Zeit sah man durch einen solchen Rohr-bruch in einem Hause drei bzw. fünf Menschen zugrunde gehen. In einem Falle, in dem die Entfernung des Rohrbruchs von einem Schlaf-zimmer 10,4 m betrug, hatte die Luft des letzteren 2,12 % Kohlenoxyd. Demgemäß wurden die beiden Insassen, Mutter und Tochter, tödlich ver-giftet. Ein im Zimmer gewesener Fink war tot, ein Hund, der auf dem Bette lag, wurde gleichfalls vergiftet, erholte sich aber wieder [1]).

Zeitweilig stellte man eine außerordentliche Häufigkeit solcher Un-glücksfälle fest. Im Verlaufe von 6 Wochen des Winters 1879/1880 waren in Breslau zehn Lokalitäten, in welchen durch Rohrbrüche veran-laßte Gasausströmungen auch schwere Erkrankungen oder Tod veran-laßten [2]). Man hat förmliche Massenvergiftungen auf diese Weise ent-stehen sehen, z. B. 19 Vergiftungen an Insassen einer Kellerwohnung, von denen 9 starben.

Der Kohlenoxydtod kann um so leichter an die Menschen sich schleichen, als die Vergiftung meist während des Schlafes erfolgt, und diese vollzieht sich in der Nacht um so leichter, weil die natürliche Ven-tilation des Schlafraumes dann für gewöhnlich sehr gemindert ist. Aber auch bei Tage kann die Vergiftung den Nichtsahnenden erreichen, weil, wenn das sonst durch den Geruch sich verratende Leuchtgas durch eine Erdschicht gegangen ist, seine riechenden Bestandteile absorbiert werden. Man stellte fest, daß wenn die Schicht auch nur 3,35 m stark ist, etwa 75 % der schweren Kohlenwasserstoffe und die riechenden Bestandteile im Boden bleiben. Auch das Verhältnis der Kohlensäure des Gases zum Kohlenoxyd ändert sich:

	Vor der Durchströmung	*Nach der Durchströmung*
Kohlensäure	3,06 %	2,23 %
Kohlenoxyd	10,52 „	13,93 „

Ist der Boden mit den genannten Stoffen gesättigt, dann wird nach einigen Tagen das durch ihn strömende Gas wieder riechend.

Es kann auch bei Brüchen der Gasrohre, die gewöhnlich etwa 1,2 m tief liegen, der Erdboden eine größere Menge Leuchtgas aufspeichern, und bei Eintritt einer stärkeren Temperaturdifferenz — heftige Kälte — kann dann, wenn die Bruchstelle bereits verstopft ist, eine zum Vergiften oder Töten genügende Menge Gas in die Häuser strömen [3]). Nicht nur das Erdreich, sondern auch jede andere absorbierende Masse vermag Leuchtgas geruchlos zu machen. Dies geschah z. B. ,als das durch ein schadhaftes Kugelgelenk eines Kronleuchters ausströmende Gas durch den Füllboden der Decke drang. Dadurch wurde in dem darüber gelegenen Zimmer Vergiftung der Insassen ermöglicht.

---

[1]) Cobelli, Zeitschr. f. Biol. Bd. XII, 1876, S. 420.
[2]) Biefel u. Poleck, Zeitschr. f. Biol. 1880, Bd. XVI, S. 314.
[3]) Pettenkofer, Nord und Süd, 1884, Januar.

Im Jahre 1830 erkannte man in Paris zuerst diese neue Art der Vergiftung, als infolge schlechter Einrichtung eines zuleitenden Gashahns fünf Menschen bis zum fünften Stockwerk eines Hauses vergiftet wurden[1]). Einige Jahre später wiederholten sich solche Vergiftungen auch durch Brüche von Gasleitungen im Straßenboden[2]). Das im Boden freiwerdende Gas kann weite Wege machen, ehe es in die Häuser dringt. Man beobachtete Entfernungen von 10,4, 15, 18,4, 60 m — hier entwich es aus einem in Beton ausgeführten im Boden liegenden Gaskanal einer Hochofenanlage und vergiftete zwei Menschen in verschiedenen Zeiten tödlich — und 80 m[3]) von der Ausströmungsstelle bis zur Vergiftungsstätte.

Gasrohrbrüche im Boden ereignen sich im Sommer wie im Winter, und dadurch erzeugte Vergiftungen durch Wandern des Gases in die Häuser am häufigsten in letzterem. Es ist aber nicht die Herabsetzung der Durchgängigkeit des gefrorenen Bodens für Gas — je nach der Bodenart von 5—36% —, das diese Differenz bedingt, da auch der gefrorene Boden, wenn sich über ihm eine aspirierende Fläche befindet, für das Leuchtgas doch immer noch durchgängig ist, sondern wesentlich die höhere Wärme des Hausinnern gegenüber dem Boden.

Die Bewegung des Leuchtgases im Boden geschieht auf Grund derselben physikalischen Gesetze, welche die Bewegung der Gase überhaupt bedingen. Das in den Boden gelangte Leuchtgas nimmt wie jedes andere Gas nicht eine beliebige Richtung an, sondern strömt zu denjenigen Punkten hin, wo zu gegebener Zeit der Druck am allergeringsten ist.[4]) Im Winter findet unter dem Einflusse der Temperaturdifferenz der äußeren Luft und der Keller- und Wohnungsluft, ungeachtet der stärkeren Ventilation des Bodens zu dieser Jahreszeit, immer eine mehr oder minder starke Strömung der Bodenluft in der Richtung der geheizten Räume statt[5]). Das unter ziemlich starkem Drucke ausströmende Gas wird, besonders in der Nacht, durch geheizte Wohnräume direkt aspiriert. Dies konnte einmal praktisch festgestellt werden. Ein Gasrohr war unter der Straße geborsten und das Gas etwa 7 m weit durch den Erdboden und das Fundament des Hauses in dieses eingedrungen und hatte Menschen leicht vergiftet. Nachdem man die Ursache erkannt hatte, reparierte man das Rohr und ließ die Wohnung, in der die Vergiftung erfolgt war, einige Tage unbewohnt und unbeheizt stehen. Nun drang das wahrscheinlich noch im Boden befindliche Gas in eine benachbarte geheizte Wohnung ein und wirkte dort[6]).

Auch im Sommer kommen gelegentlich solche Gaswanderungen und Vergiftungen vor. So wurden auf diese Weise, angeblich weil das Erdreich sehr porös und die Straße makadamisiert war, zwei Kinder vergiftet[7]).

---

[1]) Devergie et Paulin, Annales d'hygiène t. III, 1830, p. 457. — Bentzen, Nord. medicinskt Arkiv t. XVI, 1884, Nr. 3. — Alle Einwohner von drei Stockwerken eines Hauses, das keine Gasleitung besaß, wurden durch Straßenrohrbruch vergiftet.

[2]) Tourdes, Relation des asphyxies occasionnées à Strassbourg par le gaz d'éclairage, 1841. Von sechs auf diese Weise Vergifteten starben fünf.

[3]) Biot, Bull. gén. de Thérap. t. XCVIII, 1880, p. 507.

[4]) Sudakoff, Arch. f. Hygiene 1886.

[5]) Welitschkowsky, Arch. f. Hygiene Bd. I, S. 210.

[6]) Heerwagen, Petersb. med. Wochenschr. 1896, Nr. 32.

[7]) Gnant, Münch. med. Abhandlungen 1891, H. 16.

Was hier an Tatsachenmaterial mitgeteilt wurde, verknüpft sich auch vielfach mit der folgenden Darstellung der Bedingungen, unter denen im häuslichen Leben oder in Betrieben das aus Öfen entweichende Kohlenoxyd seine verhängnisvolle Rolle spielen kann.

2. Kohlendunst aus Feuerstellen ohne geschlossenen Abzug.

a) Offene Kohlenfeuer zur Heizung.

Diese älteste und primitivste Heizvorrichtung ist noch nicht verschwunden. Sie ist besonders bedrohlich, weil aus dem irdenen oder metallenen Gefäß, in dem das glühende Heizmaterial sich findet, unter allen Umständen Kohlendunst in den meist engen Wohn- oder Arbeitsraum strömt. Seine Gefährlichkeit wird dadurch gesteigert, daß der Heizstoff nicht selten aus Holzkohle oder Koks, also einem Material besteht, das durch vorheriges Glühen seiner Riechstoffe beraubt ist. Nur glückliche Umstände verhindern den Eintritt einer schwereren akuten Vergiftung. Immer nehmen jedoch Menschen, die in der Nähe eines solchen Kohlenbeckens sich aufhalten, Kohlenoxyd auf. So entsteht die Möglichkeit der Ausbildung irgendeines der vielen Leiden, die durch dieses Gas erzeugt werden, und die sich unter dem Bilde einer idiopathischen Erkrankung verbergen können. Die Erfahrung lehrte, daß, selbst wenn die Tür eines so beheizten Wohnraumes nicht ganz geschlossen ist, sogar eine tödlich verlaufende Vergiftung entstehen kann[1]). Nicht anders liegen die Verhältnisse, wenn statt der Holzkohlen, wie dies der Kaiser Heliogabal für seine Gemächer anordnete, indische Gewürzhölzer verbrannt werden. Die Bequemlichkeit und Einfachheit der Heizmethode mit dieser Art von Feuer hinderten von jeher ihr Verschwinden in der Welt. In den Mittelmeergebieten Afrikas wird sie noch viel gebraucht. Im Bordsch von Kasserin sah man noch in neuester Zeit den Kaid mit seiner ganzen Familie dem Tode durch Ersticken nahe, weil er in seinem Harem ein Kohlenbecken bei verschlossenen Türen aufgestellt hatte, um die durch den Neubau und Neuanstrich verursachte Feuchtigkeit zu bannen. In China wird der Kang, der gemauerte Röhrenofen, der zugleich als Bett dient, mit Stroh, Tierdung oder Kohlen geheizt. Ist der Abzug der Gase ungenügend, so werden ganze Familien vergiftet. Überdies werden Holzkohlenbecken zum Erwärmen des Zimmers benutzt. Durch eine derartige Einrichtung ging der Oberst York v. Wartenberg im chinesischen Krieg zugrunde. Aus mongolischen Klöstern wird das gleiche berichtet. Im Kloster Gumbum war der Reisende Tafel[2]) in einem Zimmer untergebracht, in dem eine niedrige, mit Kissen belegte Holzpritsche als Bett und daneben ein tönernes Kohlenbecken in Blumentopfgröße als Ofen stand. Im anderen Raum war nur in der Mitte eine sehr große eiserne Kohlenpfanne mit drei Steinen als Kochherd. Dort legten sich seine Begleiter hin. Im Kloster Labrang diente eine Zelle von 2×3 m als Wohn-, Eß- und Schlafraum. Für die Winterkälte war ein breites

---

1) Castelneau, Gazette des hôpit. 1851.
2) Tafel, Tibetreise Bd. I, S. 216; Bd. II, S. 318.

Kohlenbecken mit Svastica-Verzierung in den Holzboden am Fenster eingelassen.

Auch in europäischen Ländern wird noch gar nicht selten eine derartige Heizmethode verwendet. Schwere, auch tödliche[1]) Vergiftungen von Menschen und Tieren kamen selbst in unserer Zeit auf diesem Wege zustande. In einem Zimmer, in dem drei erwachsene Personen komatös mit stöhnender und röchelnder Atmung gefunden worden waren, stand ein Kohlentopf unter einer Bank. Eine Katze war gleichfalls durch den Kohlendampf ihrer Bewegung beraubt worden. Der Dampf kann natürlich auch aus einem unbewohnten in einen bewohnten Raum ziehen. So wurden Mann und Frau, ein Hund, eine Katze und ein Vogel vergiftet bzw. getötet, obschon Tür und Fenster häufig geöffnet wurden.

Überaus viele solcher Ereignisse sind bis in die letzte Zeit hinein bekannt geworden. Sie lehren, wie notwendig schon in der Schule die Unterweisung über gewisse Giftgefahren ist. Zwei Bootsleute machten in ihrer Kabine ein Kohlenfeuer an. Der jüngere, der einen unzählbaren Puls, Trachealrasseln u. a. m. aufwies, starb an einer Lungenentzündung, der ältere wurde gerettet.

Die aus drei Mann bestehende Besatzung eines Weichseldampfers wurde am Morgen nach der Landung bewußtlos in der Schiffskajüte gefunden und an Deck gebracht. Alle starben alsbald. Sie hatten in der Nacht ein Kohlenfeuer in der Kajüte brennen lassen.

Ein Arbeiter hatte in einer Baubude, um sich vor Kälte zu schützen, ein offnes Kohlenfeuer angezündet und war, neben demselben sitzend, vor Müdigkeit eingeschlafen. Im Schlafe neigte er sich mit dem Kopfe auf den Rand des Kohlenbeckens herab und atmete dadurch reichlich Kohlenoxyd ein. Am anderen Morgen wurde er besinnungslos, mit stark verkohltem Gesicht gefunden und starb trotz Wiederbelebungsversuchen.

Zwei Dienstmädchen stellten ein offnes Kohlenbecken an ihr Bettende. Das Zimmer war schlecht ventiliert. In der Nacht stellten sich bei beiden Vergiftungssymptome ein: Erbrechen, laute Atmung, Coma, deliriöse Erregung u. a. m. Beide wurden gerettet[2]).

Ein Vater mit drei Söhnen starben, weil sie in ihrer Schlafstätte ein offnes Feuer angemacht und die Tür vor dem Schlafengehen geschlossen hatten.

Arbeiter entzündeten in einem offnen Eimer *Briketts*, weil sie in dem ofenlosen Raum, in dem sie übernachten sollten, froren. Am anderen Morgen wurden drei von ihnen tot und einer bewußtlos gefunden. Es wurde kein Unfall als vorliegend angenommen.

Ein Wächter in einem Neubau fror in einer kalten Winternacht. Er machte deswegen mit *Holzkohlen* ein offnes Feuer. Der bewußtlos, mit röchelnder Atmung Daliegende war erst nach 2 Tagen, in denen er Fieber, Glykosurie und eine Lungenaffektion aufwies, außer Gefahr.

Marktfrauen und andere haben früher, wie ich dies als Alltägliches beobachtet habe, ein mit glimmenden Holzkohlen gefülltes Eisenblechgefäß unter sich gestellt. Es war unausbleiblich, daß der Kohlendampf, der aufwärts ihrem Leib entlang drang, auch in ihre Lungen kam. Dies

---

[1]) Ascarelli, Friedreichs Blätter für ger. Medizin Bd. 56, 1905, S. 254.
[2]) Ashley, Med. Times and Gazette 1856, p. 22.

wurde und wird hier und da noch sogar in Wohnzimmern geübt. Ein dadurch bewirkter Todesfall wurde aus früherer Zeit berichtet.

In der Entstehungsart und den schlimmen Ausgängen der Vergiftung stimmen mehrere Fälle überein, in denen Kohlendunst dadurch sich in einem Raum entwickelte, daß aus dem brennenden Ofen ein Stück glühende Kohle in den Kohlenkasten fiel. So starb eines von zwei Kindern, die in einem solchen Raum im Bett lagen, während das andere gerettet werden konnte. In einem mir persönlich zugängig gemachten Falle wurde ein Müllergeselle bewußtlos in einem Raume gefunden, in dem ein Stück glühender Holzkohle auf Steinkohle gefallen war. Die Bewußtlosigkeit dauerte 24 Stunden und ging dann in den Tod über.

Auch schwere chronische Vergiftung kann auf diese Weise entstehen, wenn z. B. ein sogenanntes Wärmenecessaire benutzt wird. So erkrankten drei Geschwister, von denen eines starb, mit Herzstörungen, Blutveränderungen, Atemnot usw., weil der Kohlendampf eines solchen Apparates in der Wohnzimmerluft einen Gehalt von 0,04—0,05% an Kohlenoxyd sein ließ.

In ganz anderer Weise fand ein Kutscher seinen Tod. Er hatte einen mit präparierter Kohle beschickten Wärmezylinder, wie er für Wägen benutzt wird, sich ins Bett gelegt. Der Kohlendunst entwich und vergiftete ihn tödlich. Man fand bei der Obduktion eine symmetrische Anämie im Globus pallidus.

b) Offenes Kohlenfeuer im Gewerbe.

Der großen Bequemlichkeit wegen wird die uralte traditionelle Methode der Heizung, bzw. auch der Erhitzung von Handwerkszeug, durch offnes Kohlenfeuer im Handwerksbetrieb in weitem Umfang geübt. Eine Frau, die zum schnelleren Trocknen von Wäsche ein *Kohlenbecken* in den Raum gestellt hatte, wurde bewußtlos gefunden. Sie war in der durch den Dampf erzeugten Bewußtlosigkeit an das glühende Becken gefallen und hatte Brandwunden davongetragen.

Vergiftungserfolg kann man auch erwarten, wenn *offne Bügeleisen* mit Holzkohle oder präparierten Glühstoffen, oder offnes Kohlenfeuer zum Erhitzen der Bolzen benutzt werden. Die Kohlenbügeleisen, die zur Verhütung der Beschmutzung der Wäsche durch ausfallende Asche, unzweckmäßig, ohne Zugöffnungen an den tiefsten Stellen, angefertigt sein müssen, entlassen, wie erwiesen wurde, Kohlenoxyd. Die dadurch vorgekommenen Vergiftungen sprechen für das Entweichen beträchtlicher Mengen dieses Gases, die bei Berufsplätterinnen nicht nur ein chronisches Leiden erzeugen, sondern gelegentlich auch akut töten können. Ein Dienstmädchen, das abends in der Küche mit einem Holzkohlenbügeleisen geplättet hatte, fand man am Morgen in ihrer Kammer, die weder einen Ofen noch Gasleitung besaß, und abgesondert von der Küche lag, bekleidet, in der Bauchlage vor. In einer Ecke stand das Bügelbrett und unter diesem das noch mit Asche und unverbrannter, erkalteter Holzkohle gefüllte Bügeleisen. Einige Monate später starb bei derselben Dienstherrschaft ein zweites Mädchen. Sie hatte das Plätten noch in der Nacht in der Kammer fortgesetzt [1]).

---

1) Kominik, Der Amtsarzt 1910, Bd. 2, S. 264.

In engen Räumen stellen offne Kohlenöfen, wie sie gelegentlich noch Buchbinder und Tischler für das Leimkochen benutzen, sowie die sogenannten Windöfen der Klempner und Löter eine Gefahr dar. Es starb z. B. ein Arbeiter, der in der Tiefe eines Brunnenschachtes über einem offnen Becken mit glühenden Kohlen, das zum Erhitzen von Lötkolben dienen sollte, gearbeitet hatte.

Ein Klempner hatte einen mit Holzkohlen beschickten Lötofen zum Auftauen einer eingefrorenen Leitung in einem kleinen Raum aufgestellt. Der zur Beachtung des Vorganges entsandte Lehrling wurde in dem Raum tot gefunden [1]).

Monteure, die auf der Straße an den elektrischen Leitungen arbeiten, haben oft unter dem Leinwandzeltchen, das über der Arbeitsstelle errichtet ist, offnes Kohlenfeuer für Lötungen, auf dem sie auch Kaffee bereiten. Sie sind dem Kohlendampf ausgesetzt.

Offne Kohlenbecken werden auch, wie ich es oft sah, in Marmorbearbeitungswerkstätten gebraucht, um Kolben zu erhitzen, die zum Verkitten von schlechten Stellen im Marmor dienen. Hier treten als Schädiger auch die Produkte der unvollkommenen Verbrennung des Kittmaterials, Schellack usw. noch hinzu. Bei Benutzung offner Öfen seitens der Rohrleger zum Bleischmelzen wird an freier Luft Vergiftung wohl nicht erfolgen, vorausgesetzt, daß der Arbeiter nicht zu lange in nächster Nähe der Glut verweilt. Das gleiche gilt für Asphaltarbeiter, die schwere Stampfeisen in großen offnen Kohlenfeuern glühen. Die Gefahr, mindestens für eine chronische Vergiftung, liegt vor bei Benutzung der fahrbaren Schmieden, wie ich sie noch in einem modernen Werk in Tätigkeit gesehen habe. Der Schornstein mündete etwa 3 m über dem Feuer frei in den Werkraum hinein. Ebenso unstatthaft ist das Härten mit Ferrocyankalium an Feuern mit nicht genügendem Abzug, oder ähnliche primitive Einrichtungen um in Kammwollspinnereien die eisernen Kämme zu erwärmen.

c) Offne Kokskörbe.

Als verhängnisvoll erwies sich oft für Wächter in Neubauten, oder für Monteure, die im Keller von Neubauten Zentralheizungen einrichten, oder für andere Arbeiter, die unter solchen Bedingungen wirken müssen, das Verfahren, durch *offne Kokskörbe* ein schnelles Trocknen der Räume herbeizuführen. Die Kohlenoxydmengen, die in verschiedenen Entfernungen von dem glühenden Material festgestellt wurden, sind, wie die oben angeführten Analysen ergaben, nicht groß. Als giftig sind anzusprechen die Gaswerte unmittelbar über der brennenden Koksfläche, ferner in einem nicht ventilierten Raum nach längerem Brennen des Feuers, und seitlich von diesem. Die Mengen bewegen sich zwischen 3 und $1,5^0/_{00}$. An anderen Stellen fand sich weniger. Nach diesen Untersuchungsergebnissen würden nur Unglücksfälle in nicht oder unvollständig ventilierten Gelassen gerade zur Not erklärlich sein, aber nicht die in einem genügend gelüfteten Raum zustande gekommenen. Sieht man sich solche Vergiftungsvorkommnisse aber näher an, so erkennt man, daß sie sich meistens in weiten, mit der Außenluft stark kommunizierenden und eine

---

[1]) Die Berufskrankheiten der Arbeiter, nach den Berichten der K. K. Gewerbeinspektion, Wien 1913.

den Verhältnissen nach starke Luftbewegung aufweisenden Räumen ereignet haben. Eine Vereinigung der analytischen Ergebnisse mit diesen praktischen Erfahrungen wäre nur möglich, wenn man annähme — was ich für durchaus erlaubt halte —, daß ein längerer Aufenthalt auch in derartigen gut durchlüfteten Neubauten durch langdauernde Aufnahme der nachgewiesenen kleinen Kohlenoxydmengen gesundheitlichen Schaden bringen könne. Aber damit wären immer noch nicht die akuten, stürmisch verlaufenden Vergiftungen erklärt, von denen Menschen betroffen werden, die sich an offnen, in großen Räumen stehenden Koksöfen aufhalten. Für solche Fälle wird man mit viel höheren Kohlenoxydmengen als Emanationen von Kokssorten rechnen müssen, die, wie ich dies schon darlegte, besonders viel Kohlenoxyd liefern können.

Daß das Arbeiten in engen, durch Koksfeuer erhitzten Räumen gefahrdrohend ist, braucht nicht erhärtet zu werden. Der Belege hierfür gibt es genug.

Ein Maurer trocknete eine Zisterne mit Koksfeuer aus. Fünf Minuten, nachdem er in dieselbe hinabgestiegen war, sank er bewußtlos zusammen. Man stellte in einem Zeitraum von 3 Monaten bis zu seinem Tode an ihm u. a. fest: Blindheit, Krämpfe, Fieber, Facialislähmung, Beinlähmung, Demenz und epileptische Anfälle.

Das durch viel Koksgase vergiftete Individuum wird bewußtlos oder meist schon tot gefunden. So schnell tritt allem Anschein nach die Bewußtlosigkeit und besonders die durch den Willen nicht zu beeinflussende lähmungsartige Schwäche der Gliedmaßen, zumal der Beine ein, daß die Vergifteten unfähig werden, dem Feuer auszuweichen, an den Ofen fallen und teilweise verbrannt werden. In einem solchen Falle fand man die linke Seite des Oberkörpers, den Arm und das Bein stark angebrannt.

Unternehmer, die Arbeiter solchen Gefahren aussetzen, sind sich wohl der Tragweite derselben nicht immer bewußt. Sonst würde nicht die Behörde noch im Jahre 1912 den Besitzer einer großen Appreturanstalt daran zu erinnern nötig gehabt haben, daß die Heizung seiner Wäscherei mittels Kokskorbes unstatthaft sei. Wie leichtfertig sich bisweilen Menschen in die Kohlenoxydgefahr stürzen, sieht man aus dem folgenden neueren Berichte. Ein gesunder junger Bierbrauer ging in ein Faß, in das, *wie es im Bierbrauergewerbe üblich ist*, ein Kokskorb zur Trocknung des Innenanstrichs gestellt worden war. Nach 10 Minuten fand man ihn bewußtlos im Fasse liegen. Bewußtlos blieb er 3 Tage, unter Irrereden und Tobsuchtsanfällen. Nach dreiwöchigem Aufenthalt im Krankenhause war er amnestisch und behielt auch weiter psychische Defekte[1]).

In älterer Zeit glaubte man irrigerweise, durch Aufstreuen von Salz auf das offne Kohlenfeuer, oder durch Auflegen einer Eisenstange Unglück abzuwenden. In unserer Zeit hat man die Verbrennungsgase des Kokskorbes, der mit einem Rauchfang überdeckt wird, durch Abzugsröhren nach einer Esse zu leiten vorgeschlagen. In den Rauchfang strömt auch die mit Wasserdämpfen beladene Luft des auszutrocknenden Raumes. Vermittels eiserner, durch das Koksfeuer gehender Röhren wird frische Luft von außen in den Raum geführt, welche sich in den Röhren auf einen hohen Temperaturgrad erwärmt. Bei Anwendung derartiger Heiz-

---

[1]) STIERLIN, Über die medizin. Folgezustände der Katastrophe von Courrières 1909, S. 33.

apparate kann die Beschäftigung der Arbeiter in dem auszutrocknenden Raum gestattet werden, solange die Temperatur nicht zu hoch steigt. Besser ist es jedoch, solche offnen Heizkörbe überhaupt zu meiden. Schon im Jahre 1770 sprach man es aus, daß es „ein verbrecherischer Leichtsinn" sei, in einem Raum mit offnem Kohlenfeuer zu schaffen, weil die Zahl derer, die nimmer wieder danach aufwachten, so groß sei, daß man sich wundern müsse, wie immer wieder Menschen es täten.

Die Meinung, daß offne Koksfeuer auf Bauten nicht bedingungslos zu verbieten seien, „da die von den brennenden Kokskörben mit den Rauchgasen entwickelten gesundheitsschädlichen Bestandteile nicht so erheblich in ihrer Menge sind, daß in jedem Falle Gesundheitsgefährdung besteht[1]), verrät nicht tiefe Kenntnis der praktischen Toxikologie. Wäre sie richtig, so brauchte überhaupt kein Schutz vor Vergiftungen — auf diesen kommt es an — verordnet zu werden, weil nicht „in *jedem* Falle" Vergiftungen eintreten, wie auch das Fortfliegen eines Schwungrades oder eines Bolzens nicht immer erfolgt. Und doch schützt man den Arbeiter vor solchen Möglichkeiten. Der Aufenthalt der Wächter oder Arbeiter in Räumen mit offnen Kokskörben dauert immer lange Zeit. Deswegen sollten diese verboten oder unschädlich gemacht d. h. mit zuverlässigen Abzügen versehen werden.

d) Vergiftungen bei der Herstellung von Koks und Holzkohle.

Die Eigenschaften des glühenden Kokses, Gase, vor allem Kohlenoxyd abzugeben, kann es zuwege bringen, daß Arbeiter, die ihn z. B. auf Karren fortschaffen müssen, eine Vergiftung erleiden[2]). Noch leichter kann eine solche beim „Ziehen" desselben in Kokereien entstehen, wenn er nicht herausgepreßt, sondern, wie es früher geschah, mit Stangen herausgezogen, „gekrählt" wurde. Hierbei kamen die Arbeiter mit seinen Emanationen in so nahe Berührung, daß sie sie leicht in giftigen Mengen aufnehmen konnten.

Als besonders gefährlich ist *das Ablöschen des glühenden Kokses* zu bezeichnen[3]). Vor der Kollinbatterie ist der Löschplatz. Wenn das Ausdrücken eines Ofens beginnt, nehmen Ablöscher an der Windseite vor dem betreffenden Ofen Aufstellung. Erscheint das vordere Ende der glühenden Koksmasse auf dem Löschplatze, so bespritzt sie der eine Ablöscher mittels eines Wasserschlauches, während andere, mit 2—3 m langen Eisenhaken sie am Umstürzen verhindern, damit die Koksmasse beim Zusammenfallen nicht die Türöffnung verlegt. Der Ablöscher, welcher sich vor der Tür aufgestellt hat, bewegt sich mit dem Vorwärtsgleiten des Koksbrandes auf die Verladungsrampe zu. Einer der beiden mit Eisenstangen arbeitenden Männer beteiligt sich auch am Löschen, wenn die Koksmasse ungefähr zur Hälfte ausgedrückt worden ist. Er stellt sich dabei auf der dem herrschenden Winde abgekehrten Seite des Brandes auf, um durch den entweichenden Dampf möglichst wenig belästigt zu werden. Nun reißt der dritte Arbeiter den Koksbrand auseinander. Ein Arbeiter, der beim Ablöschen an der dem gerade herrschenden Winde zugekehrten Seite des Koksbrandes stand, sagte plötz-

<hr>

[1]) Spitta und Heise, l. c.
[2]) Brouardel, Les asphyxies, Paris 1896, p. 119.
[3]) L. Lewin, Obergutachten über Unfallvergiftungen 1912, S. 80.

lich: „Es ist mir schlecht", und mußte den Arbeitsplatz verlassen. Er ließ sich einen Krankenschein geben und legte den halbstündigen Weg zu seiner Wohnung allein zurück. Hier legte er sich zu Bett und hatte eine unruhige Nacht. Am nächsten Morgen suchte er den Arzt wegen heftigen Durchfalls, starker Abgeschlagenheit und Husten auf. Nach seiner Zurückkunft fiel er auf das Bett und stand nicht mehr auf. Es bildete sich eine Lungenentzündung aus, an der er nach 3 Tagen unter starken Atembeschwerden starb. Bei der Sektion fanden sich außerdem Schwellung der Milz und beginnende Nierenentzündung. Vergiftung und Tod waren hier durch Wassergas mit einem Gehalt von mindestens 25 % Kohlenoxyd bedingt, das sich durch Einwirkung des Wasserdampfes auf glühenden Koks gebildet hatte [1]).

Die Arbeit des Koksablöschens kann auch schnell töten. Ein Mann, der in einer Gasfabrik glühenden Koks ablöschte, fiel nieder, klagte in Bewußtseinsaugenblicken über Übelkeit, Schmerzen in der Magengrube und war nach einer Viertelstunde tot. Die Untersuchung des Blutes aus der Vena cava auf Kohlenoxydhämoglobin fiel negativ aus [2]).

Es ist selbstverständlich, daß auch Gasemanationen, die während der Verkokung, bzw. der Koksgasfortführung, aus irgendeinem Zufalle in Menschen kommen, vergiften können. Von diesem Gas werden etwa 50 % zur Heizung der Koksöfen wieder verwendet und die weiteren 50 % für Gasmotorenbetrieb, Leuchtgas oder zum Heizen von Kesseln.

Eine Vergiftung infolge von Undichtigkeiten im *Düsenkanal der Kokerei* einer Steinkohlenzeche unterlag in letzter Instanz meiner Beurteilung. Elektrotechniker sollten unter anderem auch die Lichtanlagen in solchen Kanälen untersuchen. Der eine empfand schnell die Gaswirkung, mußte aber noch weiter durch den Düsenkanal gehen und verlor dabei für kurze Zeit das Bewußtsein. Er konnte noch bis zur Werkstatt gehen, wo er Zittern bekam, über einen schlechten Geruch und Geschmack klagte, von Krämpfen befallen und blau wurde. Im Krankenhaus setzten sich die Krämpfe fort, und zu ihnen trat eine rechtseitige Lungenentzündung mit blutigem Auswurf. Dreizehn Tage nach der Vergiftung erfolgte der Tod durch Herzschwäche. Außer der Lungenentzündung fand sich bei der Obduktion im rechten Stirnhirn ein Erweichungsherd, der mit rötlichgelben Zerfallsprodukten ausgefüllt war [3]). Eine Reihe falscher Beurteilungen hatte sich an diesen Fall geknüpft, der nichts anderes als eine Kohlenoxydvergiftung darstellte.

Die *Verkohlung des Holzes in Kohlenmeilern* (Waldköhlerei) zur Gewinnung von Holzkohle findet in holzreichen Ländern noch in nicht geringem Umfange statt. Bei der durch mangelhafte Luftzufuhr gehemmten Verbrennung entstehen beträchtliche Mengen von Kohlenoxyd. Durch Verdampfung des Wassers schwitzt der Meiler zuerst, dann treten die Gase, auch explosible, aus. Zumal bei Ausfüllung der im Meiler entstehenden Lücken und wenn zum Schluß das Ziehen der Kohlen erfolgt, bei dem eine Seite des Meilers geöffnet wird und die Kohlen mit Wasser abgelöscht werden, kann leicht Vergiftung erfolgen, ebenso wenn der Köhler sich auf dem Meiler zum Schlafen hinlegt.

---

[1]) L. Lewin, l. c.
[2]) Garnier, Compt. rend. de la Soc. de Biol. t. LV, 1903, p. 761.
[3]) L. Lewin, Obergutachten für das Reichsversicherungsamt vom 5. Jan. 1916.

e) Vergiftung durch kohlenoxydhaltigen Staub.

Zusammenhängende *poröse oder staubförmige Massen*, die unter Entwicklung von Kohlenoxyd entstanden oder auf andere Weise zu Trägern dieses Gases geworden sind, z. B. koks- oder kohlehaltiger bzw. mineralischer Flugstaub aus Öfen, Kesseln usw. können in dem Augenblick als Kohlenoxydquelle aktiv werden, wo sie zerkleinert oder aufgerührt werden. Sie geben dann das Gas an die Luft ab. So kommt es, daß Kesselreiniger in Kokereien, oder Arbeiter, die Pechkoks in der Retorte losschlagen müssen oder solche, die in Rußfabriken die Masse sammeln und bearbeiten oder die die notwendige Reinigung im *Economiser* vornehmen müssen, *Gichtreiniger* usw. gar nicht so selten unter der Giftwirkung des aus den genannten Massen sich entwickelnden Gases zu leiden haben. Die Formen und Verlaufsarten solcher Vergiftungen können sehr verschieden sein. Man hat akute tödliche Ausgänge — die freilich selten sind — neben subakutem oder chronischem Verlauf gesehen.

Ein Kesselheizer mußte in den zum Kesselhaus gehörenden Economiser kriechen, um in zweistündiger Arbeit die Rohrschlangen desselben durch Beklopfen von der Flugasche zu befreien. Einige Rohre waren zerbrochen. Als er aus dem Apparat herausgekommen war, klagte er über Schüttelfrost, der sich in der nächsten Nacht wiederholte. Sein Wesen veränderte sich in den nächsten Tagen, in denen er arbeitete. Er wurde wortkarg, und am 10. Tage legte er sich mit Brustbeklemmungen, Atembehinderung, Appetitverlust hin. In der Nacht begann er zu röcheln und starb. Hier handelte es sich wahrscheinlich um Erweichungsherde im Gehirn, die sich schnell ausgebildet und das Ende herbeigeführt haben. Ein anderer Arbeiter, der nach dem Verunglückten in den Economiser gestiegen war, bekam starke Brustbeklemmungen, Husten usw. und mußte etwa eine Woche zu Hause bleiben. Die gasige Quelle, die hier vergiftete, lag in der Flugasche, die Kohlenoxyd festhält, zumal sie auch Teerstoffe besitzt. Werden die Teilchen durch irgendeinen Einfluß, z. B. durch mechanische Kraft oder durch starken Windzug, auseinandergerissen, so wird das Kohlenoxyd meist zusammen mit Kohlensäure frei und kann vergiften[1]).

Ein Mann, der die Feuerung reinigte, wurde vor dem Kessel, in der Aschengrube, halb bewußtlos gefunden. Er hatte Erbrechen, konnte nicht gehen, nicht sprechen und war rechtseitig gelähmt. Er hatte Kohlenoxyd aus den Kesselniederschlägen aufgenommen[2]). Einen anderen Verlauf nahm eine auf ähnlicher Grundlage entstandene tödliche Vergiftung durch Losschlagen von *Pechkoks.*

Bei der Destillation des Steinkohlenteers bleibt nach Übergang des sogenannten Vorlaufes der Leicht- und Schweröle in der Retorte das sogenannte Teerpech als Rückstand — etwa 50% der ursprünglichen verwandten Teermenge. In manchen Fabriken wird die Destillation noch weiter getrieben zur Gewinnung von Pechdestillaten und Pechkoks. Der letztere wird als Brennmaterial dem gewöhnlichen Gaskoks vorgezogen. Ein Arbeiter ging nach drei- bis viertägiger Abkühlung der Retorte in diese. Er mußte sich bei der Arbeit bücken. In dem 4 cbm haltenden

---

[1]) L. Lewin, Obergutachten für das Oberversicherungsamt Erfurt 1917.
[2]) Zangger, bei Hauser, l. c. S. 76.

Raum herrschte eine hohe Temperatur. Beim Losschlagen entwickelte sich auch so viel Koksstaub, daß der Arbeiter wie gewöhnlich alle 10 bis 15 Minuten aus der Retorte kriechen mußte, um Luft zu schöpfen. In diesem Falle hörte man den Mann plötzlich in der Retorte nicht schlagen. Man fand ihn bewußtlos und schaffte ihn heraus. Er starb bald. Der hinzugerufene Arzt stellte die Diagnose Hitzschlag. Bei der Sektion fanden sich hellcarmoisinrote Flecke an der Haut. Im Blute war Kohlenoxydhämoglobin. Hier war ein Teil des Materials in der Retorte der vollständigen Vergasung entgangen. Beim Losmeißeln des Kokses, der zuvor gasdicht abgeschlossen war, wurde Kohlenoxyd frei. Als begünstigend für eine Vergiftung kam in diesem Falle hinzu, daß die Retorte nicht genügend gelüftet worden war[1]).

Kohlenoxyd entsteht und kann vergiften bei der trocknen Destillation von Hadern in Papierfabriken. Ungewollt entstand einmal eine Kohlenoxydentwicklung aus Lumpen durch Ätzkalk. Wenn der Kessel mit Lumpen gefüllt ist, so wird Kalkmilch in ihn gelassen und heißer Wasserdampf. Ein Arbeiter, der die Lumpen festtreten mußte, hatte, um sich die Bereitung der Kalkmilch zu sparen, entsprechende Mengen ungelöschten Kalks mit den ersten Lumpenmengen in den Kessel gebracht, in dem sich noch etwas Wasser befand. Er erstickte an Kohlenoxyd. Ein zur Hilfe geholter Arbeiter stieg in den Kessel und hob den toten Mann, damit man ihn herausnehmen konnte, hoch. Man beschäftigte sich nun nur mit dem Toten. Nach einer halben Stunde fand ein wieder in den Kessel eingestiegener Arbeiter den Mann, der die Leiche herausgehoben hatte, tot vor. Auch der dritte Arbeiter bekam Atmungsbeschwerden und Brustbeklemmungen, die sich, nachdem er aus dem Kessel geholt worden war, an der Luft verloren[2]).

Giftig kann auch das Kohlenfeuer wirken, über dem Samt getrocknet wird. Dabei, sowie beim Absengen der Gewebe und beim Glasieren des Wollsamtes sind die Arbeiter gefährdet.

f) Offne Ofen in Metallgießereien.

Eine nicht unbedeutende Quelle von vorzugsweise chronischen Kohlenoxydvergiftungen können die Gießöfen sein, gleichgültig, ob sie mit Kohle, Koks oder Öl geheizt werden, vorausgesetzt, daß es nicht gelingt, die sich aus diesem Material entwickelnden Gase, bzw. den Rauch ganz sicher abzuführen. Ich habe dies auch in ganz modernen, überaus hohen Gießhallen mit Gießöfen, die nicht nur gute Abzugsklappen hatten, sondern auch fast ganz umkleidet waren, nicht erfüllt gesehen. Ein Arbeiter, der auf diese Weise Kohlendunst aufgenommen hatte, war einige Wochen „wie gelähmt"[3]). Die sich in Schmelzöfen entwickelnden Kohlenoxydmengen können beträchtlich sein. So fand LETHEBY in Eisenschmelzöfen davon 25—30%. Die in den Werkraum hochsteigenden Gase können natürlich Arbeiter, die sie auf ihrem Wege durch die Abzugsöffnungen treffen, vergiften. In einer Gießerei sollten zwei Arbeiter auf dem in großer Höhe befindlichen Kran eine Reparatur besorgen. Die Ventilationsöffnungen im Dach waren während des Gießens nicht geöffnet worden.

---

[1]) GREIFF, Vierteljahrschr. f. ger. Medizin, N. F. Bd. 53, 1890, S. 159.
[2]) PRAHL, Vierteljahrschr. f. ger. Medizin Bd. 29, Suppl. 1905, S. 372.
[3]) ZANGGER, in: HAUSER, Beitr. zur Kenntnis der Kohlenoxydvergiftung 1914, S. 79.

Beide wurden durch Kohlenoxyd ohnmächtig, erholten sich aber[1]). Auch *Kranführer*, die dauernd in der Höhe über den Öfen hin und her fahren, um diese mit Metall zu versehen, können durch die aufsteigenden Gase leiden. Ich habe sie, die schlecht aussahen, über Kopfweh und gelegentliche Übelkeit klagen hören.

Ein Glaser, der auf dem Dach einer Gießerei eine zerbrochene Scheibe einsetzen mußte, nahm die ausströmenden Rauchgase auf. Er bekommt Übelkeit und Magenstörungen, wird blaß, sein Gedächtnis wird schwach, die Merkfähigkeit gestört und der Gesichtsausdruck maskenartig[2]).

Noch in anderer Weise können die Ausströmungen von Kohlenoxyd aus Öfen vergiften. In einem Stahlwerk hatten sich während der Nachtschicht vier Arbeiter unter der Bühne eines Martinofens zum Schlafen niedergelegt. Zwei von ihnen wurden durch Einatmung von Kohlenoxydgas getötet, die beiden anderen kamen ohne Schaden davon.

In *Zinkhütten*, die Zinkblende und Galmei verhütten, wird bei der Schmelzung, bei welcher das reduzierte Zinkoxyd durch Kohlen zu Metall reduziert wird, Kohlenoxyd gebildet, das durch die Allongen oder Têten und die undichten tönernen Vorlagen beständig und reichlich in den Arbeitsraum strömt. Zufällig durch die Flamme des Ofens oder absichtlich angezündet, brennt es im Gemenge von Zinkdämpfen mit schön grüner Farbe. Die Vergiftungen der Arbeiter durch dasselbe sind die Regel, wenn nicht mehr als eine natürliche Ventilation durch Fenster, Türen oder Laternendach vorhanden ist, und beginnen wie üblich mit Kopfschmerzen, Schwindel, Abgeschlagenheit, dem kürzere oder längere Ohnmachten folgen, aus welchen sie mit Erbrechen, Kopfschmerzen, Zittern und solcher Schwäche erwachen, daß sie mit der Arbeit aufhören müssen.

Mehrfach ereigneten sich Vergiftungen auch mit tödlichem Ausgang im *Formentrocknungsraum*, in den Heizgase gedrungen waren, oder in der Nähe eines Formentrocknungsofens[3]).

In *Verzinkereien* wird noch mehrfach mit offnem Koksfeuer gearbeitet, so daß Gase mit starkem Gehalt an Kohlenoxyd in den Arbeitsraum treten, dessen Luft denn auch trotz der Anbringung von Dachluken und anderen Lüftungseinrichtungen schlecht bleibt.

Ich habe einen mehrere Meter langen eisernen Trog, in den flüssiges Metall eingelassen werden sollte, mitten in einem großen modernen Werkraum mit Holzkohlen heizen sehen, die in ihm zur Glut gebracht worden waren. Die Arbeiter, die an ihm hantierten, mußten die Wirkungen des Gases an sich erfahren. Die Schwere der Erkrankung hängt von innerlichen und äußerlichen Verhältnissen ab. Ein Schmelzer, der durch die Ofengase vergiftet worden war, bekam anfangs nur Störungen am Herzen, später schwerere und insbesondere psychische, die zuletzt in hystero-epileptische Anfälle übergingen. Auch dadurch, daß Gußformen mit Kohlenpulver bestreut werden, soll bei dem Einfließen des glühenden Metalls Kohlenoxyd entstehen.

In Metallwarenfabriken kommt es gelegentlich zu Kohlenoxydvergiftungen durch Austritt von Verbrennungsgasen aus dem *Härteofen*.

---

[1]) Ber. der eidgenöss. Fabrikinspektion für 1902 und 1903, S. 37.
[2]) Nach einer brieflichen Mitteilung von ZANGGER.
[3]) ZANGGER, bei HAUSER, l. c.

Das gleiche kommt in *Feldziegeleien* vor, für deren Beheizung möglichst magere Kohlen genommen werden, damit die Verbrennung nur langsam fortschreitet, um dem Ton Zeit zu geben, die Wärme aufzunehmen.

Bei dem Herausnehmen des *Dolomitofens* wurden drei Arbeiter vergiftet. Zwei erholten sich ganz, der dritte hatte nach $2^1/_2$ Stunden das Bewußtsein wiedererlangt. Daran schloß sich ein langes Kranksein mit zeitweiliger bedrohlicher Herzschwäche, taumelndem Gang, völliger Aufhebung der Schmerzempfindung selbst an sehr schmerzempfindlichen Körperstellen, Aufhebung des Lagegefühls, Einschränkung der Gesichtsfelder, Verwirrung, Glieder- und Kopfunruhe, Amnesie u. a. m.[1]).

g) Vergiftung durch Kohlenoxyd in chemischen Betrieben.

Reichlich ist schließlich die Möglichkeit gegeben, daß in chemischen Betrieben Kohlenoxyd sich frei entwickeln und entweichen kann.

Das Leblanc-Sodaverfahren besteht darin, Natriumsulfat mit kohlensaurem Kalk und Kohle zu erhitzen. Die Reaktionen verlaufen so:

$$Na_2SO_4 + 2C = Na_2S + CO_2$$
$$Na_2S + CaCO_3 = Na_2CO_3 + CaS$$
$$CaCO_3 + C = CaO + 2CO.$$

Das sich entwickelnde Kohlenoxyd kann unter Umständen in den Arbeitsraum treten. Die Kohlenoxydflämmchen zeigen das Ende der Operation an. Arbeiter und in der Nähe solcher Fabriken Wohnende sollen bisweilen durch dieses Gas zu leiden haben.

Bei der Carbidgewinnung durch Zusammenschmelzen von Kalk und Kohle im elektrischen Ofen entsteht reichlich Kohlenoxyd, das bei ungenügender Beseitigung vergiften kann.

Vergiftungen kommen auch bei der Reduzierung von Bleiglätte und Kupferoxyd, wie überhaupt bei allen *reduzierenden Schachtöfen*, Kalköfen, auch bei der Fabrikation von Knochenkohle, Blutlaugensalz, Buchdruckerfirnis, Nickelcarbonyl, Rosoldarstellung (Erwärmung von Phenol mit Oxalsäure und Schwefelsäure), bei der Acetonbereitung vor, und ferner bei der Wirkung des Kohlenoxyds auf Ätznatron im Autoklaven zur Herstellung von Natriumformiat. Es entstand Vergiftung, weil das Autoklav nicht gehörig gelüftet war.

h) Vergiftungen durch Rauch.

Kohlenoxydhaltiger Rauch kann, in genügender Menge eingeatmet, vergiften. Schon vor Jahrtausenden wußte man dies. Es fand dies z. B. in einer Bemerkung von ARISTOTELES[2]) Ausdruck: „Trächtige Stuten verwerfen von dem Geruch eines *ausgelöschten Lichtes*, ja, es soll sogar manchen Frauen dadurch so ergehen." Diese Meinung kehrt bei späteren Schriftstellern in der gleichen Form immer wieder[3]). Es fehlt aber auch

---

[1]) WEIDNER, Über die Schädigung des Nervensystems nach Vergiftung mit Kohlenoxyd, 1910.

[2]) ARISTOTELES, Histor. animal. lib. VIII, cap. XXIII. Ed. Piccolos 1863, p. 315: „καὶ ἐκβάλλει δὲ κύουσα ἵππος ὀσμῇ λύχνου ἀποστεννυμένου συμβαίνει δὲ τοῦτο καὶ γυναιξὶν ἐνίαις κυούσαις."

[3]) MERCURIALIS, De morbis mulierum, lib. I, cap. II.

10*

nicht an praktischen Beobachtungen an Menschen, die schwerere Giftwirkungen des Dampfes glimmender Talgkerzen hervorheben[1]). Eine
Gesellschaft von Schmiedegesellen belustigte sich damit, einem zwölfjährigen Knaben, der eingeschlafen war, den Rauch einer ausgeblasenen
Talgkerze etwa eine halbe Stunde lang immer wieder vor die Nase zu
halten. Vorübergehend wachte der Knabe dadurch auf, um, weil seine
Ermüdung zu groß war, wieder einzuschlafen. Es entstanden bei ihm
Atembehinderung, später auch Präkordialangst und Krämpfe. Nach
3 Tagen starb er[2]).

Es hat auch nicht an Zweiflern an der Möglichkeit solcher Vergiftungen
gefehlt. Zu ihnen gehört der große AMBROISE PARÉ. Schwer sei es, meint
er, daran zu glauben, „daß der Dampf, der durch das Feuer einer Fackel
entsteht, einen Menschen sollte umbringen können". Es hängt nur von
den Umständen ab, ob der Qualm eines Leuchtkörpers Vergiftung erzeugen kann oder nicht. Für gewöhnlich kann die Luft, in der Kerzen
gebrannt haben, nicht als schädlich angesehen werden. In ihr wurde
Kohlenoxyd nur in einem Verhältnis von 1 : 37 500 des Gesamtvolumens
gefunden. *Qualmende Öl- oder Petroleumlampen* können natürlich die
Vergiftungsbedingungen leichter erfüllen als eine ausgelöschte Talg- oder
Wachskerze. Aus alter Zeit wurde mitgeteilt, daß ein Kaplan eines römischen Klosters dadurch, daß in seiner Schlafstube eine Lampe erlosch
und rauchte, scheintot geworden und dann gestorben sei. Dies ist öfter
vorgekommen. Ein sechszehnjähriger junger Mann kam gesund nach
Hause. Als er des Morgens nicht erschien und deshalb die Tür geöffnet
wurde, nahm man wahr, daß im Zimmer ein unangenehmer Geruch wie
vom fortglimmenden Docht einer Öllampe vorhanden war. Der Jüngling
lag tot im Bette. Um den Mund, an der Nasenwurzel und am Halse
fand sich ein schwärzlicher Rauchanflug, ebenso Ruß in den Nasengängen. Auf dem Nachttisch stand eine Moderateur-Öllampe mit nicht
heruntergedrehtem Docht.

Unvollständig verbrennendes Material an Petroleumlampen hat
wiederholt Vergiftungen erzeugt. Die normalen Verbrennungsgase von
Petroleumlampen liefern nach GRÉHANT Kohlenoxyd in der Gesamtluft
im Verhältnis von 1 : 36 000 bis 1 : 29 000. Leicht blakende Lampen
gaben in einem geschlossenen Raume von 6,5 cbm in einem Zeitraum von
2 Stunden nur $0,00989^0/_{00}$ Kohlenoxyd, also so gut wie nichts[3]). Sind
in der Praxis die Verhältnisse anders, d. h. ungünstiger, so können schwere,
auch tödliche Vergiftungen durch blakende Petroleumlampen entstehen.

Ein alter Zuchthäusler wurde tot im Bett gefunden. Das Gesicht und
die vordere Hälfte des Schädels waren tief schwarz. Auch in den Conjunctivalsäcken fand sich Ruß. Die Zunge war schwarz. In beiden Sinus
pyriformes waren schwarze Schleimballen, ebenso im Kehlkopf und in
der Luftröhre. In den geröteten Bronchien fand sich schwarzer schleimiger Belag. Magen und Dünndarm waren mit dünnflüssigem rußigen

---

[1]) HOFFMANN, l. c. cap. XII, p. 302: „Neque hoc loco praetereunda est gravis et
tetra exhalatio quae ex lucerna extincta in aerem diffusa naribus hauritur quae subinde gravia symptomata excitavit."

[2]) P. AMMANUS, Medicina critica 1693, p. 364: „. . . . ast propter attractum fumum
libere respirare non potuit, sed multo angore praecordiorum ac epilepsia subsequente
triduo post misere expiravit."

[3]) SPITTA, l. c. S. 310.

Inhalt bis zur BAUHINSchen Klappe versehen. Kohlenoxyd wurde im Blute spektroskopisch und durch die Tanninprobe erwiesen[1]).

Auch schwere Nachleiden können nach Aufnahme von viel Kohlenoxyd aus dem Qualm einer Petroleumlampe entstehen. Ein gesunder Mann las eines Abends im Bett und schlief ein, ohne die Lampe gelöscht zu haben. Sie muß stark geblakt haben, denn als er in der Nacht aufwachte, befand er sich in einem bis zum Ersticken mit Rauch gefüllten Zimmer, außerhalb seines Bettes, unter einem Tisch, kraftlos und wirr. Er schleppte sich bis zum Fenster und öffnete dieses. Am anderen Morgen bestanden Amnesie über den ganzen Vorgang, Kopfschmerzen und wiederholt trat Erbrechen ein. Das Gesicht war ikterisch. Es bildeten sich jetzt epileptische Anfälle heraus, die in Intervallen von 1—2 Monaten in der Nacht oder am Tage erschienen, im letzteren Falle ging ihnen eine Aura von der Magengegend aus voran. Dann lief der Anfall mit ganz kurzer Bewußtlosigkeit ohne Krämpfe ab. Der Mann stürzte nicht hin, sondern hatte noch Zeit, sich hinzulegen. Im Gesicht bestand ein leichter doppelseitiger Spasmus klonischer Art in beiden Facialisgebieten.

Der Rauch aus anderen kohlenstoffhaltigen Materialien, wie aus *Stroh, Papier, Holzfaser* u. a. m. kann — wie dies überflüssigerweise auch am Tierversuch erwiesen wurde — vergiften. Kinder wurden in einer Grube vergiftet, die um dieselbe liegendes Stroh angezündet hatten.

Praktisch kommen hier besonders rauchende Öfen in geschlossenen Räumen in Frage. Viele Menschen sind auf diese Weise krank geworden bzw. gestorben.

Ein Mann bereitete sich in seinem Kochofen sein Mittagbrot. Unter der Einwirkung hoher Außentemperatur und Sonnenschein rauchte der Ofen stark. Wahrscheinlich war schnell die allgemeine Muskellähmung durch das Kohlenoxyd des Rauches erfolgt, so daß der Mann nicht entfliehen konnte. Man fand ihn tot am Boden liegend.

In einer Wohnung rauchte ein Ofen öfters, und Rauch drang auch in den betreffenden Raum, wenn der entsprechend stehende Ofen des unteren Stockwerks geheizt wurde. Die Insassen waren eine Mutter mit zwei Kindern. Ein Kind bekam einmal einen Ohnmachtsanfall. Als 2 Tage nacheinander der Ofen mit Steinkohlen geheizt worden war und besonders stark geraucht hatte, erkrankten die drei Personen mit Atemnot, Kratzen im Halse und Besinnungsverlust, Erbrechen und unwillkürlicher Darmentleerung. Die Kinder starben, die Mutter wurde gerettet.

Einen Mann fand man bewußtlos und röchelnd, mit kleinem, aussetzendem Puls, in einem Zimmer, dessen Ofen bei gewissen Windrichtungen rauchte. Künstliche Atmung brachte ihn wieder zu sich. Nach 14 Tagen nahm er seine Tätigkeit wieder auf. Nach $4\,^1/_2$ Wochen jedoch stellten sich die ersten Zeichen einer Geisteskrankheit ein. Es handelte sich, wie der weitere, schlimme Verlauf zeigte, um eine regressive intervalläre Kohlenoxydpsychose (typischer Korsakow), die nach einem Jahre aufwies: Pupillendifferenz, Nystagmus, Tremor der Hände und Druckempfindlichkeit der Nerven und Muskeln. Es blieben zurück: ein nervöser Schwächezustand mit Anklängen an die überstandene Psychose (Gedankenschwäche und neuritische Beschwerden)[2]).

---

1) PUPPE, Zeitschr. f. Medizinalbeamte 1899, S. 706.
2) GIESE, Allgem. Zeitschr. f. Psychiatrie Bd. 68, 1911, S. 840.

Ein Wächter in einer Baubude heizte im Winter den eisernen Ofen mit nassem Holz von Baumstümpfen. Das abführende Rohr war undicht. Aus der Lücke drang viel Rauch in den Raum. Schnell bekam der Mann Muskelschwäche, so daß er kaum noch die Tür öffnen, aber nicht mehr ins Freie gelangen konnte. Am Morgen fand man ihn mit dem Eindruck eines Kranken auf einer Bank sitzend. Nur mit Mühe konnte er sich fortbewegen und scheint Brechneigung gehabt zu haben. Der Zustand verschlimmerte sich später so, daß der Mann arbeitsunfähig wurde: Kopfschmerzen, Schwindel und Bewegungsschwierigkeit bewirkten dies[1].

Schornsteinfeger und Maurer, die Kamingase einatmen, können darunter zu leiden haben. Ein Maurer setzte ein Schornsteintürmchen ein und nahm dabei die Gase auf, weil der Kessel der Zentralanlage gerade probeweise geheizt worden war. Man fand ihn besinnungslos. So blieb er 1 Stunde. Er bekam Kopfschmerzen und u. a. einen Diabetes mit 6—9 % Zucker[2], blieb aber am Leben.

Anders verlief die Vergiftung eines Schornsteinbaupoliers, der einen teilweise abgetragenen Schornstein wieder aufzubauen hatte. Es drangen aus dem Schornstein Gase, weil die Absperrung von der Feuerstelle aus ungenügend war. Sie enthielten Feuer- und Röstgase (Kohlenoxyd, Kohlensäure und schweflige Säure). Bald nach Beginn der Arbeit konnte er es oben nicht aushalten. Beim Abstieg erbrach er sich. Am nächsten Tag arbeitete er wieder, klagte aber über Kopfschmerzen und legte am dritten Tag die Arbeit nieder. Er war so schwindlig, daß er zum Absteigen Hilfe erbat. Im Krankenhaus, in das er gebracht wurde, stellte man eine linkseitige Körperlähmung und Schlucklähmung fest. Nach 8 Tagen bekam er eine rechtseitige Lungenentzündung, eine Lähmung des rechten Speichennerven und starb. Bei der Obduktion fand sich außer der Lungenentzündung noch eine Verstopfung der rechten hinteren Hirngrundschlagader[3].

Es gibt der Möglichkeiten noch sehr viele, die Rauch in die Atmungsorgane von Menschen kommen lassen. So kann der Rauch von schlecht ziehenden Essen Gesundheitsstörungen veranlassen. Nicht gar so selten leiden Schmiede darunter, ohne daß das Leiden auf die wahre Ursache bezogen wird.

Wenn Arbeiter verstopfte Leitungen durch brennende Lappen wegsam machen wollen, können sie durch den Qualm vergiftet werden, zumal wenn rauchgebende Stoffe sich mit entzünden. Als ein Arbeiter eine verstopfte Teerblase auf diese Weise erwärmt hatte, bahnten sich Benzolgase den Weg durch das verstopfte Ablaufrohr und entzündeten sich. Der Rauch nahm dem Arbeiter sehr schnell das Bewußtsein. Er verbrannte.

Die oben angeführten Analysen des *von Lokomotiven in Tunnels gelieferten Rauches* zeigten schon die Möglichkeit, daß durch seinen Gehalt an Kohlenoxyd Vergiftung entstehen könne. In der Tat kam in den Apenninentunnels das Lokomotiv- und Zugpersonal häufig dadurch in Erstickungsgefahr. Man machte solche Erfahrungen im Tunnel von Busalla der Linie Turin—Genua, wo Fälle von Asphyxie an Mittel zur Verhütung denken ließen. Es wurde vorgeschlagen, dem Feuerungsraum

---

[1] L. Lewin, Obergutachten über Unfallvergiftungen 1912, S. 90.
[2] Ziesché, Monatsschr. f. Unfallheilk. 1908, S. 131.
[3] L. Lewin, Obergutachten für das Reichsversicherungsamt vom 22. Mai 1915.

der Lokomotiven während der Durchfahrt Sauerstoff zur vollständigeren Verbrennung der Kohle zuzuführen. Der Kohlenoxydgehalt sank dadurch auf $^1/_3$ der gewöhnlichen Menge[1]).

Die Menge und die Konzentration des Rauches kann *bei Bränden* ganz besonders groß und dadurch die Gefahr einer Vergiftung sehr nahe gerückt sein. Die Art des rauchgebenden organischen Materials ist hierbei gleichgültig: Werg, Papier, Lumpen, Holz, Stroh oder irgendeine andere derartige Masse können, auch wenn trockene Hitze auf sie einwirkt, durch die Kohlenoxydemanationen vergiften oder töten. Enthalten sie teerartige Stoffe, so nehmen diese an den Wirkungen, meistens in der Form der Entzündung der zugänglichen Schleimhäute (Nase, Mund, Rachen) teil. Auch Tiere können durch Rauch zugrunde gehen. So erstickten dadurch zwei Pferde, nachdem feuchtes Stroh im Stalle in Brand geraten war, obschon die Brandstelle nur vier Hände groß war.

Leichtfertiges Fortwerfen einer noch glimmenden Zigarette setzte Holzabfälle in Brand, die sich in einem Raum eines Neubaues fanden. Der sich entwickelnde Rauch tötete akut sieben Arbeiter, die sich in der Mittagspause zum Schlafen hingelegt hatten.

Oft sind Kinder, die ohne Aufsicht in der Wohnung gelassen worden waren, durch Inbrandgeraten von Feuerungsmaterial oder Gegenständen zugrunde gegangen, in einem Falle vier zugleich, in einem anderen deren drei, die in einer verkohlten Wiege lagen. Auch das Rauchen im Bett hat bei betrunkenen oder nicht betrunkenen Menschen, die darüber einschliefen und durch den glimmenden Tabak Brand erzeugten, Vergiftung und Tod veranlaßt[2]). Im Blute fand man Kohlenoxydhämoglobin, ebenso wie bei Individuen, die in brennenden Häusern, Theatern usw. reichlich Rauch aufnahmen. Kommen solche Individuen mit dem Leben davon, so können sie irgendeines der vielen Bilder der akuten Kohlenoxydvergiftung und der Nachleiden aufweisen. Bei einem so vergifteten Manne bestand nach der Rückkehr des Bewußtseins Amnesie. Er hatte alles, was bis zum Brandunglück in seinem Leben sich ereignet hatte, vergessen, sogar seinen Beruf und die Existenz seiner Kinder. Ganz allmählich lernte er wieder schreiben und rechnen. Die Motilität der Beine war ungenügend. Noch nach 4 Jahren bestanden große Gedächtnislücken und völliger Verlust der Empfindlichkeit an den Beinen, so daß eine Nadel tief eingestochen werden konnte, ohne daß Empfindung wahrgenommen wurde.

Am häufigsten werden akute einmalige oder wiederholte Rauchvergiftungen bei *Feuerwehrleuten* beobachtet. Hier können schwere Nachleiden, auch mit ROMBERGschem Symptom, trophoneurotischen Störungen an der Haut, wie Vitiligo, Neigung zu Blutungen im Munde und aus den Luftwegen, Impotenz, Tachykardie u. a. m. Platz greifen.

Eine der verbreitetsten Rauchentwicklungsquellen ist der *Tabak*. Die positiven Unterlagen zur Beurteilung ihrer Gefährlichkeit wurden vorstehend bereits angeführt. Diejenigen, die die Tabakrauchaufnahme in Räumen als belanglos ansprechen, berücksichtigen nicht die Tatsache, daß ein mehrstündiger Aufenthalt in solchen als erstes Symptom oft

---

[1]) MOSSO, BENEDICENTI etc. Arch. ital. de Biologie, tom. XXXIV, 1910, p. 357 und tom. XXXV, 1901, p. 1.
[2]) KRATTER, Arch. f. Kriminalanthropol. Bd. XIV, S. 222.

Kopfweh entstehen läßt, dem andere folgen können, und daß — wie dies später auseinandergesetzt werden soll — Menschen oft schwer durch das Kohlenoxyd des Rauches zu leiden haben, wenn sie beruflich genötigt sind, in solchen Räumen lange zu weilen. Bläst man durch eine Blutlösung unter Umschütteln den Rauch auch nur von zwei Zügen einer Zigarre, so läßt sich in dem Blute Kohlenoxydhämoglobin nachweisen, ebenso wie bei Tieren, die 1 Stunde lang in einem Behältnis mit Tabakrauch geatmet haben. Man sah Tiere, die in aspirierten Rauchgasen aus Cubazigarren geatmet hatten, an Kohlenoxydvergiftung zugrunde gehen. Vollzieht sich dies auch bei Menschen, woran nicht zu zweifeln ist, so darf das Fehlen von auffälligen Vergiftungssymptomen in einem oder dem anderen Falle nicht für die Harmlosigkeit des Einflusses verallgemeinert werden. So blieb ein Untersucher zusammen mit einem Kaninchen 4 Stunden lang in einem Zimmer von 65,6 cbm Inhalt, welches durch Verbrennen von 15 Zigarren dick mit Qualm gefüllt war. Weder Mensch noch Tier bekamen Vergiftungssymptome. Das letztere hatte kohlenoxydhaltiges Blut. Der Schluß, daß das Kohlenoxyd des Tabakrauches unter solchen Verhältnissen keine Schädlichkeit bilden könne[1]), ist praktisch medizinisch unzulässig. Selbst wenn der Gehalt der Atemluft an Kohlenoxyd nur bis $0,04^0/_{00}$ in einem raucherfüllten Raume steigen sollte, könnte von einer Unschädlichkeit des Atmens in einem solchen nicht gesprochen werden[2]). In Wirklichkeit werden in manchen schlecht ventilierten Lokalen am Abend noch mehr als 4 g Tabak, d. h. eine Zigarre auf den Kubikmeter Luft verbrannt, und damit die Möglichkeit von Störungen von Körperfunktionen, zumal sensibler und sensorieller oder kardialer Natur, *die sich freilich nicht sofort bemerkbar zu machen brauchen*, verwirklicht. Gewöhnlich werden sie fälschlich auf Alkohol bezogen.

Ebensowenig wie über die toxische Rolle des Tabakdampfes in Räumen auf Menschen ein Zweifel besteht, kann das beim Rauchen von Tabak sich entwickelnde Kohlenoxyd als harmlos angesehen werden. Je mehr beim Rauchakt selbst der Rauch Gelegenheit hat, in den Körper einzudringen, um so sicherer kann mit einer in langer Zeit zustande kommenden Körperstörung gerechnet werden. Am ehesten wird dies bei *der* Art des Zigarettenrauchens sich ereignen müssen, bei der man den Rauch verschluckt, oder in die Bronchien zieht, oder lange im Munde hält und durch die Nase abziehen läßt. Am häufigsten bewirkt so das Kohlenoxyd im Verein mit dem Nikotin Herzstörungen, aber auch anderes. z. B. sexuelle Impotenz und allgemeine Muskelschwäche. Mit Recht ist deswegen in Runderlassen des preußischen Ministers des Innern vom Jahre 1886 und 1890 auf die Schädlichkeit der Überfüllung von Gast- und Schankwirtschaften mit Tabakrauch hingewiesen worden und in Fabrikräumen ist wohl allenthalben in Deutschland das Rauchverbot durchgeführt, nicht ausschließlich wegen der Feuersgefahr, sondern auch wegen der Luftverschlechterung durch den Tabakrauch. Zur Minderung des Kohlenoxydgehaltes in diesem ist unter anderem vorgeschlagen worden, an Stelle des zum Imprägnieren des Tabaks benutzten Kalisalpeters Ammoniaknitrat zu nehmen, was aber an den Verhältnissen nichts ändert.

---

[1]) WAHL, Arch. f. die ges. Physiol. Bd. LXXVIII, 1900, S. 262.
[2]) v. FODOR, Viertelj. f. öff. Gesundheitspflege Bd. XII, 1880, S. 377.

Die bei dem *Verbrennen von Salpeterpapier* entstehenden Dämpfe werden gegen Asthma eingeatmet. In ihnen findet sich Kohlensäure, etwas salpetrigsaures Kalium, Cyan und Kohlenoxyd, das, wenn das Einatmen unter einem über den Kopf gehängten Tuche vorgenommen wird, unangenehm wirken kann.

i) Brandgase.

Brandgase, die in Bergwerken aus in Brand geratenen Kohlen, Zimmerung usw. entstehen, enthalten meiner Überzeugung nach immer Kohlenoxyd, das an Menge bis zu einem Werte von 3% ansteigen kann. Bergleute, die solche unangenehm riechenden Gase einatmen, können vergiftet werden. Solchen Vergiftungen durch Brandgase fallen viele Bergleute zum Opfer, neuerdings (1913) noch 16 Mann, die in einem Gesenk der 200 Metersohle der Emmagrube gearbeitet hatten. In einem Falle[1]) mußte sie ein Steiger in einer von ihm befahrenen Strecke, in die Gase brennender Braunkohle gedrungen waren, einatmen. Er bekam Atembeschwerden und mußte die Arbeit niederlegen. Sein schlechtes Aussehen fiel auf. Die körperliche Untersuchung ergab an diesem Tage noch keinen besonderen Befund, wohl aber am fünften, wo ein rotbrauner Auswurf die Entzündung der Lunge verriert. Ihr rechter unterer Lappen war erkrankt. 6 Tage später stellten sich Durchfälle, dann Herzbeschwerden und Lungenödem ein und 8 Tage später erfolgte der Tod unter den Zeichen der Herzschwäche. Schon vor dem Unglückstage stand die Strecke voll „schlechter Wetter", die die Lampen verlöschen ließen und das Befinden der Bergleute störten. Sie hatten Erbrechen, Körperschwäche, Kopf- und Brustschmerzen, Brustbeklemmung bekommen und wurden betäubt.

An eine solche akute Vergiftung durch Brandgase kann sich ein chronisches Nervenleiden anschließen. Zwei Bergleute verunglückten dadurch, daß sich durch Öffnen von Brettertüren in eine bis dahin rauchfreie Strecke die Gase aus einem Flözbrand hineinzogen. Der eine erholte sich aus seiner Bewußtlosigkeit nach 2—3 Stunden, der zweite starb alsbald. Einer derjenigen, die ihn retten halfen, wurde vergiftet und blieb 5 Tage bewußtlos. Daran schloß sich ein Zustand großer Verwirrtheit. Der Kranke machte einen verblödeten Eindruck, hatte Amnesie für sein ganzes früheres Leben, rechtseitige Facialisparese, Sprachstörungen und eine Steigerung der Reflexe. Erst nach einem halben Jahr fand er sich besser zurecht, war aber noch arbeitsunfähig und pflegebedürftig[2]).

k) Die Vergiftung durch Abgase von Benzin- und Petroleummotoren.

Die Auspuffgase können der geschilderten Zusammensetzung nach toxikologisch nicht gleichgültig sein. Wer sie als eine harmlose Belästigung der Riechorgane charakterisiert, ist als ungeeignet für eine Beurteilung anzusehen. Die beträchtlichen Mengen von Kohlenoxyd, die das Material besitzt, erwiesen sich bei Mäusen, denen es zugeführt wurde, als schnell todbringend. Die gleiche Wirkung erfolgte, nachdem

---

[1]) L. Lewin, Gutachten für das Knappschafts-Oberversicherungsamt Bonn, 1915.
[2]) Quensel, Mediz. Klinik 1912, S. 434.

alle riechenden Stoffe durch Kaliumpermanganatlösung absorbiert worden waren. Ließ man das Kohlenoxyd durch Blut gebunden werden, so übten die Gase keine tödlichen Wirkungen mehr aus[1]).

Auch im Freien können durch diese Gase bei stärkerer Anhäufung in der Luft nicht unbedenkliche Vergiftungserscheinungen hervorgerufen werden, wie mannigfache Beobachtungen in Großstädten lehren. Oft genug sind durch das Einatmen von Auspuffgasen, z. B. von Motoromnibussen, als Vergiftungserscheinungen Kopfschmerzen und Übelkeit beobachtet worden. An den unangenehmen Wirkungen dieser Gase sind auch die Riechstoffe, die, wie ich schon angab, Aldehyde, vor allem Akroleïn enthalten, mitbeteiligt. Von diesem habe ich die besonders die Luftwege betreffenden Giftwirkungen untersucht[2]). Meine Befunde, die sich wesentlich als Entzündungsformen darstellten, fand man auch bei Tieren, denen die in Wasser absorbierten Riechstoffe der Auspuffgase beigebracht wurden.

Das Wesentliche ist toxikologisch das Kohlenoxyd. Wo Menschen durch die Abgase von Benzinmotoren gelitten haben, war es das Kohlenoxyd, was als Ursache angeschuldigt werden muß.

In einem Raum von 2000 Kubikfuß, dessen Türen und Fenster geschlossen waren, arbeiteten vier Menschen 20 Min. daran, einen Automobilmotor zeitweilig in Intervallen von je 2 Minuten laufen zu lassen. Ehe der Versuch beendet war, verließen zwei der Leute den Raum, fühlten sich schlecht und hatten Übelkeit. Ihren Mitarbeitern, die den Versuch bis zu Ende fortgesetzt hatten, wurde auch übel. Alle vier klagten über heftige Kopfschmerzen und Klopfen in den Schläfen. Am folgenden Morgen arbeiteten alle wieder. Nach 2—3 Tagen suchte jedoch einer von diesen den Arzt auf mit den Zeichen einer frischen Anämie. In einigen Tagen entwickelte sich bei diesem Manne ein großer Karbunkel. Ein Zusammenhang dieser Hautaffektion mit der vorgängigen Beschäftigung des Arbeiters ist möglich[3]). Unreines oder reines Benzin können solche von mir zuerst beschriebenen Hautleiden erzeugen[4]).

Vergiftungen durch Abgase von Benzinmotoren bei stockender Ventilation sind in großer Zahl im Tauerntunnel (80 Fälle) und in Böckstein (11 Fälle) beobachtet worden[5]). Auch tödliche Ausgänge kommen vor. Man fand einen Chauffeur in einem sehr engen, dicht geschlossenen Schuppen, auf dem Trittbrett des Autos sitzend, tot vor. Auf dem Schutzblech fand sich Erbrochenes. Der Mann hatte den Motor lange und oft leer laufen lassen[5]). In der Leiche wurde Kohlenoxyd gefunden. Trotzdem erfolgte die Ablehnung der rechtlichen Unfallansprüche, weil ein Laiensachverständiger und der Richter nicht fähig waren, das ärztliche Urteil richtig zu bewerten.

Eine Lampe, in der Petroleumbenzin (Gasoline, Gasäther, Kerosolen, zwischen 60 und 80° siedend) normal brannte, liefert, wie ich im Anschluß an einen Vergiftungsfall feststellte, in einem Raume von 5 cbm innerhalb 2 Stunden keine größere Menge als 0,1 % Kohlenoxyd bei 0,5 % Kohlen-

---

[1]) Korff-Petersen, Zeitschr. f. Hygiene Bd. 69, 1911.
[2]) L. Lewin, Archiv f. exper. Path. Bd. XLIII. 1900.
[3]) Winton, The Lancet 1905, I, p. 1136.
[4]) L. Lewin, Arch. f. path. Anatomie 1888, Bd. CXII.
[5]) Zangger in: Hauser, Beitr. z. Kenntnis der Kohlenoxydvergiftung 1914, S. 77 u. 82.

säure. Verlegte ich einige Düsen der Lampe durch Drahtstifte, so war nach zweistündigem Brennen in dem Raum seine Luft nicht nur mit „Blak", d.h. feinster Kohle, verunreinigt, sondern auch durch unangenehm riechende, die Luftwege stark reizende Produkte. Der Kohlenoxydgehalt lag an der gasanalytischen Grenze, der Kohlensäuregehalt hatte zugenommen und außerdem fanden sich Aldehyde und Ketone[1]). Die ersteren ließen sich nach meiner Methode[2]) mit Piperidin und Nitroprussidnatrium nachweisen.

Ein Maurer, der unter ungünstigen Bedingungen in einem dunklen Keller bei einer Gasätherlampe arbeitete, bekam Übelkeit, Brechreiz und Kopfschmerzen. Am nächsten Tage hatte er Schwindel mit Erbrechen und erkrankte fieberhaft mit Hustenreiz und leicht gefärbtem, blutigen Auswurf. In beiden Lungen wurden Veränderungen festgestellt. Er nahm nach einigen Monaten die Arbeit auf, mußte sie aber wegen Schwäche wieder aufgeben. Über der unteren Lunge waren giemende Geräusche hörbar. Außerdem litt er an Beschleunigung der Herztätigkeit und Fieber. Er starb trotz Krankenhausaufenthalt nach ca. 10 Monaten. Nach meiner Beurteilung handelte es sich hier neben der Einwirkung von Kohlenoxyd und Kohlensäure überwiegend um eine solche von Akrolein[3]).

3. Kohlendunst, der aus geschlossenen, mit Abzug versehenen Feuerstellen falsche Wege nimmt.

a) Hinderungen im Entweichen der Heizgase durch Gegenwirkungen oder Verschluß des Abzugsweges.

Kohlendunst, der aus einem Ofen in einen Raum entweicht, kann vergiften, auch wenn dieser nicht dicht verschlossen ist. Es geschah dies mehrfach in Räumen, in denen die Fenster nicht ganz geschlossen waren, ja sogar mit zerbrochener Scheibe, durch deren Lücke Luft ins Zimmer kam. Es hängt von der Aufenthaltsstelle des Individuums im Raum und der Konzentration des einströmenden bzw. aufgenommenen Kohlenoxydgases ab, ob und wie stark die Vergiftung erfolgt.

Schon eine schlechte Einschüttvorrichtung an Öfen, z. B. an der *Feuerung für Zentralheizungen,* oder ein nachlässiges Arbeiten an einer solchen, kann die Verbrennungsgase aus leicht ersichtlichen Gründen austreten lassen und den Bedienenden vergiften. Mehrfach sind auch tödliche Ausgänge an solchen Arbeitsstellen vorgekommen. Das gleiche kann eintreten, wenn *aus Stochlöchern an Generatoren* hoch kohlenoxydhaltige Gase austreten. Man kann dies durch an den Löchern wirkende Preßluft verhindern.

Viel häufiger ereignet sich, daß die Gase einen falschen Weg nehmen, wenn man absichtlich den Luftzutritt zur Feuerung dadurch vermindert, daß der Übertritt der Heizgase nach dem Schornstein in irgendeinem Umfange gehemmt wird. Dadurch entsteht noch reichlicher Kohlenoxyd,

---

[1]) L. Lewin, Arch. f. exper. Pathol. u. Pharmak. Bd. 43, 1900.
[2]) L. Lewin, Berichte der deutsch. chem. Gesellsch. Jahrg. XXXII, 1899, H. 17.
[3]) L. Lewin, Obergutachten über Unfallvergiftungen 1912, S. 152.

das durch Stellen geringsten Widerstandes im Ofen, durch seine Tür, durch Ritzen usw. entweichen kann.

Den gleichen Weg muß das Gas auch nehmen, wenn man nach Beendigung der hellen Verbrennung durch Schließen einer etwa vorhandenen Ofenklappe den Ofen vor Abgabe der aufgespeicherten Wärme schützt, oder wenn die Klappe von selbst zufällt. In einem solchen Falle hörte man einen von zwei Insassen eines Zimmers, die Kohlendunst durch die zugefallene Klappe aufzunehmen genötigt waren, die Zimmerglocke läuten. Er klagte über Kopfschmerzen, innere Angst und erbrach sich. Der andere schien normal zu schlafen. Dem Kranken reichte man Tee, worauf er sich besser fühlte. Er legte sich wieder hin, man schloß Tür und Fenster, und am Morgen fand man beide Menschen tot[1]).

Die Zahl der Menschen, die durch Zurücktreten des Kohlenoxyds aus Öfen krank wurden oder starben, ist überaus groß. Die zu früh geschlossenen Ofentüren gaben hierzu seltener Anlaß als die vorzeitig geschlossenen Ofenklappen[2]). Ein Reinmachmädchen, das in einer leerstehenden Wohnung die Öfen geheizt und die Ofentüren zu früh geschlossen hatte, wurde bewußtlos am Boden gefunden und starb so. Die Menge des durch Ofenklappenschlusses aus dem Ofen in den Raum tretenden Gases ist gewöhnlich so groß, daß die Vergiftung schwer wird: Delirien, Pulsbeschleunigung, Pupillenerweiterung und Pupillenstarre und Atemstörungen sind die gewöhnlichen akuten Symptome, an die sich Seh- und Gehörstörungen und Erregungszustände[3]) anschließen können. In einem Falle blieb ein Mann, der unter solchen Umständen vergiftet worden war, stundenlang bewußtlos und behielt nur noch eine gedrückte Stimmung. Nachdem er wegen eines Lungeninfarktes aus dem Krankenhaus entlassen worden war, wurde er geisteskrank, vergeßlich, hatte Silbenstolpern, Schriftstörungen, war örtlich und zeitlich nicht orientiert und vermochte Gegenstände nicht richtig zu bezeichnen. Es handelte sich hier um eine intervalläre regressive Psychose mit Apathie, Demenz und amnestischen Störungen, die in Neurasthenie ausging[4]).

Auch wenn der an Kochmaschinen angebrachte Schieber zu öffnen vergessen wird, können die zurücktretenden Rauchgase schnell betäuben und weiter schwer vergiften. Funktioniert die Regulierung der Feuerung eines Heizkessels, z. B., wie es vorkam, die eines Niederdruckheizkessels nicht, so kannVergiftung von Arbeitern entstehen[5]).

Der gleiche Erfolg kann eintreten, wenn das Abzugsrohr des Ofens absichtlich oder durch besondere Umstände an Durchgängigkeit verloren hat. Ein Dienstherr verstopfte das Ofenrohr im Zimmer seiner Mägde aus Sparsamkeit, um zu verhindern, daß diese Feuer anmachen könnten. Als sie dies dennoch taten, erstickten die Mädchen durch den ins Zimmer getretenen Kohlendunst. Ein anderes derartiges Ereignis — Verstopfung des Rohres durch Lumpen — kostete dreien Menschen das Leben.

---

[1]) Desgranges, Recueil périod. de la Soc. de Médecine t. XCV, 1826, p. 3.
[2]) Maulwurf, Wien. klin. Wochenschr. 1891, Nr. 10, S. 188 (Tod von 5 Menschen). — Itzigsohn, Arch. f. path. Anat. 1858, S. 190 (Massenerkrankung in einer Schule).
[3]) Asley, Mediz. Times and Gaz. 1856, p. 21.
[4]) Giese, Zur Kenntnis der psychischen Störungen nach Kohlenoxydvergiftung 1911, S. 35.
[5]) Berichte der Berufsgenossenschaft der chem. Industrie 1911, S. 13.

Zum Zwecke der Vergiftung von Zimmerbewohnern verstopfte ein Verbrecher den leicht erreichbaren Schornstein eines einsam gelegenen Hauses mit nassem Moos. Das Verbrechen wurde, als Rauchgase in den Raum traten, bemerkt und verhindert [1]).

In sehr lange nicht gefegten Schornsteinen bzw. den Verbindungsrohren zwischen Ofen und Schornsteinen kann sich Ruß bis zur Verstopfung ansammeln. Auch dadurch sind schon Menschen vergiftet bzw. getötet worden. Der Zufall wollte es einmal, daß das Abzugsrohr eines nicht benutzten Gasbadeofens, das horizontal nach außen ging, durch Vogelnester verbaut worden war. Als der Ofen in Betrieb genommen wurde, erfolgte Kohlenoxydvergiftung der Insassen des Raumes [1]). Ebenso können Querschnittsverkleinerungen des Abzugskanals durch hineingefallene Steine usw. wirken. So traten in einem neuen Haus mit Ingangsetzung der Zentralheizung Erkrankung der Angestellten ein, die in den mit der Heizung in Verbindung stehenden Diensträumen sich aufhielten. Als Ursache fand man Verengerung des Kamins durch gelockerte Steine.

b) Hinderungen im Gasabzug durch atmosphärische Einflüsse.

Heftiger Wind, der auf die Mündung der Rauchabführung drückt bzw. Gegenströmung veranlaßt, kann Heizgase zurücktreten lassen. Zwei Personen befanden sich in einem geräumigen Schlafzimmer mit gut ziehendem Kamin und Schornstein. Beide wurden durch Kohlenoxyd vergiftet, die eine tödlich, weil in der Nacht des Ereignisses ein stürmischer Wind das winzige Feuer im Kamin nicht zur vollen Flamme kommen ließ und den Abgasen den Weg zum Schornstein versperrte [2]). Durch einen analogen unglücklichen Umstand starben von vier so Vergifteten drei [3]). Zwei Menschen befanden sich in einem mit Steinkohlen geheizten Zimmer. Plötzlich drang der Wind gewaltsam durch den Schornstein und das Zimmer füllte sich mit Kohlendämpfen. Ein Kanarienvogel erstickte sofort in seinem Bauer. Die Menschen fielen bewußtlos um. Der eine wurde schnell wiederhergestellt, der andere litt noch mehrere Wochen an Schwäche und Mattigkeit [4]).

Durch denselben Grund starben zwei Menschen, die sich nachmittags schlafen gelegt hatten, nachdem ein klappenloser, mit zahlreichen Rissen versehener Ofen mit Steinkohle geheizt worden war [5]).

Nach den akuten Symptomen, wie Bewußtlosigkeit, röchelnder Atmung, Cyanose, aussetzendem Puls, können durch solche bei gewissen Windrichtungen in das Zimmer gedrängte Heizgase Nachkrankheiten, selbst eine Psychose entstehen. In einem solchen Falle trat sie nach ca. 3 Wochen mit Erinnerungsfälschungen, neuritischen Erscheinungen, amnestischer Schriftstörung usw. ein. Es war eine typische KORSAKOWsche Psychose.

Ein weiterer Einfluß, der Heizgase zurücktreibt, ist *Regen* oder starker *Sonnenschein*. Steht die Sonne auf dem Schornstein, so wird vor allem

[1]) ZANGGER, bei HAUSER, l. c. S. 98.
[2]) BALFOUR, Edinb. Med. Journ. 1874, Jan., p. 610.
[3]) DITLEVSEN, Hygieiniske Meddelelser. Ny Rokke Bd. 2, p. 106.
[4]) Zeitschr. f. die ges. Medizin Bd. 17, 1841, S. 226.
[5]) KOCH, Zur Encephalomalacie nach Kohlenoxydvergiftung 1892, S. 37.

die Luft über der Schornsteinmündung wärmer als diejenige im Schornstein. Dadurch wird der Zug umgekehrt, und die Ofengase werden aus dem Ofen in den Raum gedrückt. Ein Arbeiter legte sich in einer Trockenkammer in der Nähe eines außer Betrieb befindlichen Rauchkanals schlafen. Der ca. 40 m lange Kanal war mit anderen Abgasleitungen gemeinsam an einen Kamin angeschlossen. In der Trockenkammer war der Rauchschieber mit Lehm verschmiert. Da an dem betreffenden Tage drückende Gewitterschwüle herrschte, zog der Kamin nicht. Hierdurch war es möglich, daß Abgase aus anderen Feuerungen zurückströmten und durch die wahrscheinlich undicht gewordene Verschmierung des Rauchschiebers austreten konnten[1]).

In Häusern mit Wasserdampf-Zentralheizung können Vergiftungen dadurch entstehen, daß Heizgase aus Düsen austreten und zur Zeit von starken Temperaturschwankungen in der Atmosphäre nach ihrer Abkühlung in die Zwischenböden und die Zimmer dringen[2]).

Auch eine starke Erwärmung der Hausfassade durch die Sonne soll die Luft um diese emporziehen und dadurch Luft bzw. Verbrennungsgase und Rauch aus den Schornsteinen durch die Zimmer nach außen saugen[3]). Ferner könnte ein Sinken des Luftdruckes eine Umkehr des Zuges veranlassen.

c) Falsche Wege durch Undichtigkeit oder Durchlässigkeit in Heizvorrichtungen.

Ein Riß in einem Ofen stellt einen Ort geringen Widerstandes gegenüber dem Durchdringen von Ofengasen dar, gleichgültig, welches System der Ofen verkörpert. So sah man z. B. auch durch Undichtwerden einer zentralen Heizungsanlage in einem Kinematographentheater eine Massenvergiftung der Zuschauer durch Kohlenoxyd erfolgen. Zwanzig von ihnen mußten in das Krankenhaus gebracht werden. Beträchtlich ist die Zahl der Menschen, die dem aus Ziegelöfen entströmenden Gas zum Opfer fielen. So wurde ein Arbeiter getötet, der in einem durch eine undichte Wand vom Ziegelofen getrennten Raum schlief. Andere Ziegelarbeiter starben dadurch, daß sie sich auf Ziegelöfen oder auf die neben den Brennkanälen liegenden Kohlenhaufen zum Schlafen niederlegten. Gefährlicher noch ist das lange Verweilen an einem offnen Ziegel- (Feld-) Brande, bei welchem die Verbrennung von Kohle bei gehemmtem Luftzutritt vor sich geht. Auch das Schlafen auf Backöfen, die mit Kohlen oder anderem Material geheizt werden, hat Menschen getötet.

Weitgehende Meinungsverschiedenheiten bestehen in bezug auf die *Durchlässigkeit unverletzter eiserner Öfen.* Die Vorfrage für die Beantwortung im positiven Sinne ist experimentell erledigt worden. Kohlenoxyd durchdringt bei Rotglut Eisen in verhältnismäßig geringer Menge. Ein schmiedeeisernes Rohr von 1,7 mm Wandstärke, welches in der Minute auf 1 qm Fläche 76,5 ccm Wasserstoff durchgehen ließ, ließ unter

---

[1]) Ber. der Berufsgenossenschaft der chem. Industrie 1915, S. 20.
[2]) HAUSER, l. c. p. 64.
[3]) CASTARÈDE-LABARTHE, Du chauffage et de la ventilation des habitations privées, Thèse, Paris 1869.

gleichen Umständen nur 0,284 ccm Kohlenoxyd durch[1]). Gußeisen bei Rotglut erhöht die Durchgängigkeit infolge der größeren Porosität um etwas.

Ein eiserner Ofen, der mit einer gußeisernen Hülle so umgeben wurde, daß der Zwischenraum zwischen beiden ein auf seinen Luftwechsel kontrollierbarer Raum geworden war, wurde nach seiner Beschickung auf dunkle, bzw. helle Rotglut erhitzt. Ein Gaszähler vermerkte die aspirierte Luftmenge und eine entsprechende chemische Apparatur gestattete die Bestimmung der aus dem Mantelraum aufgefangenen Gase. So fand man u. a. als höchsten Wert in einer aspirierten Luftmenge von 270 l in 18,5 Stunden 653 mg Kohlensäure und 1,32 l Kohlenoxyd auf 1000 l Luft[2]). Dieses letztere hielt man für geeignet, nach seiner Zumischung zur Zimmerluft Vergiftung zu erzeugen. Dem ist widersprochen worden. Heile Öfen sollten kein Gas durchlassen, vor allem wegen des im Ofeninnern fehlenden Druckes. Solange die Feuerung im Gange ist, besteht durch die Saugwirkung des Schornsteins ein lebhafter Zug von außen in den Schornstein hinein, so daß ein Gasaustritt in umgekehrter Richtung für gewöhnlich unmöglich ist. Man hat auch die Luft in Zimmern, die mittels eiserner Öfen geheizt worden waren, auf Kohlenoxyd untersucht und nichts davon gefunden. Jedenfalls enthielt sie weniger als 0,0004 davon. Als gaserzeugend wirken an eisernen Öfen sowie an den Kaloriferen von Luftheizungsanlagen Staub oder Kohle, die beim Einschütten auf Kanten und Ritzen des schon glühenden Ofens gelangt sind oder später zum Glühen kommen. So kann in Wartesälen von Eisenbahnen, in Schulen usw. Vergiftung entstehen[3]). Trotz alledem muß mit der Möglichkeit gerechnet werden, daß ein auf Rotglut erhitzter eiserner Ofen Kohlenoxyd durchläßt, bzw. daß das Eisen das aufgenommene Kohlenoxyd an die umgebende Luft abgibt und besonders empfindliche Individuen dadurch beeinflußt werden können, freilich nicht im Sinne einer schweren Vergiftung. Wo eine solche durch Brennen eines eisernen Ofens beobachtet wurde, ist sie auf Sprünge in demselben oder auf andere Umstände zurückzuführen. Dies wird der Vergiftung einer Dienstmagd zugrunde gelegen haben, die einen kleinen eisernen Ofen geheizt hatte und so erkrankte, daß sie reaktionslos in ein Hospital gebracht werden mußte. Sie hatte Zucker im Harn, Rasselgeräusche in den Lungen und pleuritische Schmerzen. Nach 2 Tagen bekam sie Infiltration bzw. Nekrose am Kreuzbein und konnte erst nach Wochen entlassen werden[4]).

Risse in eisernen Öfen kommen gar nicht so selten vor. So wurde in einer Schule plötzlich die Lehrerin mit ca. 12 Kindern ohnmächtig. Man fand sie auf dem Boden liegend. Alle wurden wiederhergestellt. Die Ursache lag in dem Mantelofen. In der Wand des sogenannten inneren Mantels, also des eigentlichen Ofens, war ein Defekt, weil das Blech durchgebrannt war.

Die Meinung, daß Köchinnen Kohlenoxyd durch die in Rotglut geratene Ofenplatte aufnehmen, ist irrig. Das Aufsetzen und Abnehmen der Kochgeschirre läßt Kohlenoxyd in die Küche gelangen.

---

[1]) GRAHAM, Proceedings London Royal Soc. vol. XVI, p. 422.
[2]) SAINTE-CLAIRE DEVILLE et TROOST, l. c. p. 83.
[3]) BACHMANN, Zeitschr. f. Mediz. Beamte Bd. 26, 1903, S. 384.
[4]) KAHLER, Prag. med. Wochenschr. Bd. 6, 1881, S. 474.

d) Konstruktive Fehler in der Heizanlage bzw. des Rauchabzuges.

Fehler und Nachlässigkeiten im Ofenbau, zu kleiner Querschnitt, oder Abknickungen, oder unrichtige Steigung der Abzugsröhren, Blindendigungen von Kaminen[1]) usw. können zu Vergiftungen Anlaß geben. Einige Beispiele mögen dies erläutern: Im Keller eines neuen Einfamilienhauses mit Zentralheizung lag die Feuerungsanlage. Der Abzugskamin war bauordnungswidrig aufgeführt worden. Die Heizgase konnten nicht ordnungsgemäß abziehen. Eine Mauer dieses Kamins bildete die Wand des in Betracht kommenden Schlafzimmers. Um schon während der Bauzeit die Wände gut auszutrocknen, war in diesem Raum ein Ofen aufgestellt worden. Das Abzugsrohr mündete in den in der Wand emporlaufenden Kamin. Anstatt später die Einmündungsstelle in die Kaminwand kunstgerecht zu verschließen, wurde mit Mörtel und einigen Ziegelsteinstücken ein ungenügender Verschluß hergestellt. Nachdem der Mörtel ausgetrocknet war, bildeten sich an dieser Stelle Risse, und so war den Abzugsgasen Gelegenheit gegeben, in das Schlafzimmer einzudringen. Dadurch wurde eine Frau tödlich, eine andere schwer vergiftet. Im Krankenhaus nahm man zuerst eine Wurstvergiftung an, weil Trockenheit im Munde, heftiger Durst und Schluckbeschwerden, Sehstörungen und Augenmuskellähmungen bestanden[2]).

Ein Spengler wurde bewußtlos im Schlafzimmer gefunden. Man nahm zuerst eine Apoplexie an. Am folgenden Morgen war er tot und neben ihm der Krankenwärter bewußtlos. Das Haus hatte Zentralheizung. Die Heizanlage war im Nebengebäude untergebracht. Der Kamin ging indes an dem Schlafzimmerfenster des Verstorbenen, welches halb geöffnet war, entlang. Die Heizung war unzweckmäßig angelegt, da das Abzugsrohr 11 m weit, ohne isoliert zu sein, durch einen ungeheizten Raum zum Kamin führte. Die Verbrennungsgase waren also bei ihrem Eintritt in den Kamin stark abgekühlt. Bei sehr niedriger Temperatur konnten sie abziehen. Stieg die Temperatur, wie am Unfalltage, so wurden sie nach unten gedrückt und suchten sich einen anderen Ausweg, der sie in das Zimmer führte. Verstopfte man experimentell den Kamin oben durch Sandsäcke und füllte den Ofen mit stark qualmenden Wolllappen, so sah man im Schlafzimmer um den Kamin herum feine Rauchsäulchen aus den Fugen und Rissen des Bodens aufsteigen[3]).

In Rheinland und Westfalen besteht die Gepflogenheit, die Wohnungen ohne Herd und Öfen zu vermieten. Wenn ein Mieter auszieht und seine Ofenrohre aus der Wand reißt, dann wird die Wohnung renoviert und das Ofenloch mit Tapete überklebt. Wenn dann der nächste Mieter in dem Zimmer keinen Ofen setzen läßt, dann bleibt das Loch unter der Tapete offen und Gase aus anderen Etagen können eindringen und vergiften. Ein Mädchen wurde in einem Dachzimmer, das weder Heizanlage noch Gasleitung besaß, tot gefunden. Aber zwischen Schlafraum und benachbarter Dachstube war ein Schornstein eingebaut. Dort war die Wand erwärmt. Unfern der Decke zeigte die Tapete einen gelbbraunen Fleck.

---

[1]) ZANGGER bei HAUSER, l. c. p. 108.

[2]) RUDOLPH, Über eine unter ungewöhnlichen Symptomen verlaufende Kohlenoxydvergiftung, München 1912.

[3]) DEUS, Korrespondenzblatt für Schweizer Ärzte, 1912, S. 894.

Das Papier war angesengt. Als man einstieß, hatte man das Anschlußloch des offnen Schornsteins vor sich. Die Gase waren durch die Tapete ins Zimmer gelangt[1]).

e) Unglücksfälle durch bestimmte Ofenarten.

Dauerbrandöfen.

Die Bequemlichkeit der Füllöfen, nur ein- bis zweimal in 24 Stunden beschickt zu werden, und ihre leichte Anschlußfähigkeit an Kachelöfen, Kamine usw. haben ihnen einen breiten Eingang verschafft. Daß sie nicht ungefährlich sind, beweisen Vergiftungsvorkommnisse. Schon vor langer Zeit begründete man ihre Gefährlichkeit. Die Verbrennungsprodukte ziehen bei ihnen nur mit wenig hoher Temperatur in den Schornstein, daher ist der „Zug" im Kamin gering. Wenn bei Witterungswechsel die Wärme der Außenluft rasch um viele Grade steigt, so kann die Temperatur im Innern des Kamins von derjenigen der äußeren Luft übertroffen werden. Bei allmählicher Abnahme des Zuges und damit auch der Stärke der Verbrennung im Ofen, soll sich zuletzt ein niedergehender Zug bilden, der die Ofengase in den Wohnraum treibt[2]). Es ist kein Argument gegen diese Ausführung, daß, bei der großen Verbreitung der Füllöfen, sich mehr Unglücksfälle ereignet haben müßten, wenn sie begründet wäre. Denn die Formen der Kohlenoxydeinwirkung auf den Menschen sind so außerordentlich mannigfaltig, daß die ursächliche Diagnose eines Krankseins durch dasselbe vom Arzte nicht so leicht gestellt wird, wenn nicht gerade die gröbsten Formen der Vergiftung vorhanden sind. Mit Recht wurde darauf hingewiesen, daß von solchen Füllöfen aus leicht auch auf weite Entfernungen im Haus Vergiftung geschaffen werden könne, wenn gemeinsame Kamine die Ofengase verschiedener Stockwerke aufnehmen, und die im Kamin niedersteigende kältere Außenluft die Schornsteingase in einen ungeheizten Ofen eines Stockwerks und damit in das Zimmer gelangen läßt. Die in den Kamin einströmenden Gase aus Dauerbrandöfen besitzen, sobald sie auf geringsten Zug eingestellt sind, nicht die genügende Wärme, um unter allen Umständen in dem Kamin einen aufsteigenden Luftstrom zu erzeugen, besonders wenn, wie dies häufig geschieht, das Ofenrohr des Dauerbrandofens direkt an der Einmündungsstelle in den Kamin endigt. In einem Falle mündete das untere Ende des Hauskamins in einem Kämmerchen. Der Ofen war auf kleinen Brand eingestellt. Bei 0° Außentemperatur stiegen die Gase nach oben. Plötzlich stieg die Temperatur auf 10°. Jetzt war der Aufstieg unmöglich. Die Gase drangen in die Kammer und von dort in einen Pferdestall. Der Bursche starb und wies hellrote, geradezu leuchtende Totenflecke auf. Mit ihm starben zwei Pferde, die sich, da sie im Stalle heimisch waren, niedergelegt hatten. Zwei fremde Pferde, die sich nicht gelegt hatten, kamen mit dem Leben davon[3]).

In einem anderen Fall ging das Rauchrohr des Dauerbrandofens in dem Kamin bis zu dem ersten Stockwerk, wo es genau auf das Rauch-

---

[1]) BERG, Zeitschr. f. Medizinalbeamte 1912, Nr. 6, S. 182. Behördliche neue Anordnungen werden solche Vorkommnisse fortan verhindern.

[2]) MEIDINGER, Gesundheitsingenieur 1888, S. 320.

[3]) WOLFF, Münch. Med. Wochenschr. 1903, Nr. 6.

rohr des ungeheizten Ofens eines Schlafzimmers stieß. Die beiden Insassen wurden vergiftet, die Frau leicht, der Mann mit transitorischer Manie[1]).

Auch feuchte, neblige Luft scheint zu dem falschen Weg der Gase des Dauerbrandofens beitragen zu können. Bei einer solchen Atmosphäre war in einem unteren Stockwerk der Ofen abgestellt worden. Die Gase stiegen nach oben in einen ungeheizten Ofen und vergifteten Mann, Frau und Kind, die, nachdem Erbrechen, Kopfschmerzen, Herzklopfen bestanden hatten, wieder genasen[2]). Auch tödliche Ausgänge kommen bei derselben Art der Vergiftung vor. Mann und Frau kehren am Abend heim. Nach einer Stunde hat die letztere Kopfweh, Schwindel und Erbrechen. Der Mann geht in das Nebenzimmer, um Äther zu holen, und als er wiederkommt, findet er seine Frau auf den Boden gefallen. Auch er fällt um und ist unfähig, zum Fenster zu kriechen und es zu öffnen. Die Nachbarn hören in der Nacht das Stöhnen. Morgens findet man die Frau tot vor, den Mann im Coma, mit röchelnder Atmung. Erst am Morgen des zweiten Tages erwacht er mit Intelligenzdefekten und Sprachstörung. Die Wiederherstellung erfolgte nach 14 Tagen[3]).

Öfen ohne Abzug.

Es ist widersinnig, anzunehmen, daß ein mit irgendeiner Kohle geheizter Ofen keine schädlichen Produkte liefern und deswegen ein Abzugsrohr fehlen könne. Da aber die Menschen so sehr oft das Törichtste glauben, so wurde auch dies für wahr gehalten und deshalb die transportablen *Carbon-Natronöfen* gekauft. Diese in Österreich und Deutschland verbotenen Öfen werden mit gereinigten Buchenholzkohlen geheizt, die mit salpetersaurem Natron, zwecks Erleichterung der Verbrennung des dichten Materials, imprägniert sind. Wo diese Öfen brennen, ist im Raum reichlich Kohlenoxyd vorhanden. In der Nähe des Ofens, sowie von der Rosthöhe aufwärts im ganzen Raum ist das Kohlenoxyd in solcher Konzentration vorhanden, daß es binnen wenigen Stunden Mäuse zu töten imstande ist[4]). Die Anbringung eines Gummischlauches — dessen Wand meist schon an und für sich für Kohlenoxyd durchgängig ist — ist bei der unzweckmäßigen Konstruktion des Ofens ohne jeden Einfluß auf die Gefahr. Es las ein Mann in der Nähe eines solchen Ofens und fiel hin. Der Arzt traf ihn verwirrt an. Noch nach der Erholung bestand Kopfweh, nach 14 Tagen traten Schwindel und schwankender Gang hinzu. Erst nach ca. 2 Jahren und nach verschiedenen Kuren trat Genesung ein[5]).

Nicht viel anders zu beurteilen sind die Öfen, die man in Wägen, Schlitten, Eisenbahnen usw. angebracht hat, um schnell und längere Zeit hindurch Wärme in dem kleinen Raum zu erzeugen. Sie werden mit präparierten Briketts (braise chimique) geheizt. Ein Kutscher, der am Bahnhof auf einen Fahrgast warten mußte, setzte sich für diese Zeit in seinen Wagen. Als der Fahrgast nach einer halben Stunde einsteigen wollte, fand er den Kutscher tot vor. Die Autopsie ergab eine Kohlen-

---

[1]) FEDERSCHMIDT, Münch. Med. Wochenschr. 1909, Nr. 29.
[2]) PETERMÖLLER, Zeitschr. f. Medizinalbeamte 1912, S. 350.
[3]) ROQUE, Lyon médic. tom. CXIV, 1910, p. 860.
[4]) PETRI, Zeitschr. f. Hygiene 1889, H. 2.
[5]) HAUSER, l. c. S. 104.

oxydvergiftung. Das Blut enthielt 7,05% Kohlenoxyd[1]). Auch schon auf kurzer Wagenfahrt kann eine solche Vergiftung erfolgen, zumal wenn der Wagen vor dem Besteigen lange geschlossen war. So erging es einem Arzte, der bald so in seiner Bewegungsfähigkeit geschwächt worden war, daß er nicht aussteigen konnte, nach Hause gebracht werden mußte und 14 Tage lang an Schwindelanfällen zu leiden hatte. Solcher, auch noch schlimmer verlaufender Fälle gibt es mehr[2]).

4. Leuchtgas.

Die Entstehungsmöglichkeiten der Vergiftung durch Leuchtgas sind sehr viel zahlreicher und die Ausbildung der Vergiftung wegen der meist höheren Konzentration des eingeatmeten Kohlenoxydgases leichter als durch Kohlendunst. Wie oft im Jahre sie sich in Städten ereignet, ist kaum annähernd feststellbar. Für das Jahr 1907 sind solcher Vergiftungsfälle in Deutschland allein durch Einatmung von Kohlenoxyd aus Heizöfen, Badeöfen, Kochöfen usw. 69 mit 101 Opfern und 80 tödlichen Ausgängen offiziell bekannt geworden, ferner an Selbstmorden 11 Fälle mit 18 Opfern, und durch ausströmendes Leuchtgas 98 Unglücksfälle mit 104 Personen und 38 Todesfällen. Diese Zahlen werden vervielfacht werden müssen, um der absoluten Wahrheit nahezukommen.

Die Behauptung, daß diese Vergiftung selten sei, weil die Menschen durch den Geruch des Gases gewarnt werden und weil die natürliche Zimmerventilation eine nicht tötende Verdünnung schafft, kann nur von einem ganz Sachunkundigen herrühren. Die gewöhnlichsten Erfahrungen sprechen dagegen. Die Vergiftungszahl wächst mit der Zunahme des Gaskonsums, der in Deutschland von 1900—1912 von 1,2 Milliarden Kubikmeter auf 2,5 Milliarden gestiegen ist.

Begleitstoffe des Leuchtgases sind an dessen Wirkung nicht beteiligt. Dies gilt für *Äthylen*, das bei Menschen eine „leicht narkotisierende", an der Luft bald verschwindende Wirkung äußert, ferner vom *Methan*, das als ungiftig angesehen werden muß[3]) und bei Menschen höchstens „eine geringe Benommenheit" erzeugt, die an der Luft rasch vergeht und schließlich das *Propylen*, das für die Giftwirkung des Leuchtgases belanglos ist. Die wiederholt ausgesprochene Ansicht, daß *Leuchtgas- und Kohlenoxydvergiftung* nicht zu identifizieren seien, ist als unberechtigt und auf experimentellen Fehlerquellen beruhend erwiesen worden. Für Tiere und Menschen ist nach meinen persönlichen experimentellen Erfahrungen und Beobachtungen im Leben die Identität als absolut zutreffend zu bezeichnen. Das Leuchtgas wirkt giftig durch sein Kohlenoxyd; entfernt man das letztere aus ihm, so können Tiere große Mengen des Restes vertragen[4]). Entfernt man nur die riechenden Stoffe, so bleibt die Giftigkeit auf gleicher Höhe bestehen. Dieser Erfolg wurde auch festgestellt, nachdem man dem Leuchtgas von 4,66% schweren Kohlenwasserstoffen 3,97% ausgeschaltet hatte.

---

[1]) BROUARDEL, Bullet. de l'Acad. de Médecine, 3. Sér., t. XXXI, 1894, p. 75.
[2]) GAUTIER, ibid.
[3]) BRUNEAU, Annales d'hyg. t. XVIII, 1887, p. 147 und andere.
[4]) GRUBER, Arch. f. Hygiene Bd. I, S. 168.

Ich kann auch nicht der Angabe zustimmen, daß ein Unterschied in dem Einfluß der wirksamen Inhaltsstoffe des Leuchtgases besteht, je nachdem es bei kohlenoxydunempfindlichen oder -hochempfindlichen Tieren einwirkt. Im ersteren Falle sollte die Giftigkeit hauptsächlich durch Stoffe bedingt sein, die durch rauchende Schwefelsäure absorbiert würden und in dem Vergiftungsbilde eine große Ähnlichkeit mit dem des Benzols hätten, im zweiten Falle es sich aber klinisch-symptomatologisch nur um eine Kohlenoxydvergiftung handeln[1]). Eine solche Annahme widerstreitet sowohl allgemeinen medizinischen Prinzipien als auch den praktischen Erfahrungen. Für Vergiftungen kommen die kleinen Mengen Kohlenoxyd, die sich in den Verbrennungsprodukten des Leuchtgases finden, kaum in Betracht. Das Tierexperiment ergab, daß ein Hund, der 200 l Luft einatmete, in welcher 20 l Gas gebrannt hatten, nicht erkennbar darunter litt[2]). Bei langem Aufenthalt im gasbeleuchteten Wirtshaus würde das Kohlenoxyd der Verbrennungsprodukte, wenn es sich zu dem Kohlenoxyd des Zigarrenrauches addiert, vielleicht die Giftwirkung des letzteren erhöhen können. Die Giftwirkung des Leuchtgases wird sehr beträchtlich erhöht, wenn ihm, wie es hier und da geschieht, Wassergas hinzugefügt wird.

Der Möglichkeiten, wie Leuchtgas in Menschen kommen kann, gibt es viele. Schon innerhalb der „intakten" Hausleitungen wurden Gasverluste, d. h. Ausströmungen von 3—5% angenommen, und wenn man die Menge des Leuchtgases, welche in den Gaswerken erzeugt wird, mit der verkauften Gasmenge vergleicht, so findet man, daß sogar 10—15 bis 20% verloren gehen — Verluste, die außer dem Undichtsein der Röhren, der unvollkommenen Abdichtung der Rohrstöße zuzuschreiben sind. Paris brauchte um 1890 jährlich 150 Millionen Kubikmeter Gas, wovon etwa 15 Millionen sich im Boden verloren, d. h. 250 000 cbm auf das Quadratkilometer Bodenfläche verloren gingen.

Man hat behauptet, daß mit dem durch Undichtigkeit der Gasleitungen in die Häuser und Atmosphären der Städte gelangende Kohlenoxyd eine ganz enorme Beeinträchtigung der öffentlichen Gesundheit verbunden sei[3]). Dagegen wurde hervorgehoben, daß, selbst wenn der Verlust 5% betragen würde, die Verdünnung in der Atmosphäre jede Giftwirkung aufhöbe[4]). Dem muß man zustimmen, soweit akute Wirkungen in Frage kommen. Daß die chronische Aufnahme des Gases ihre Spuren in den Körper einzeichnet, würde — vorausgesetzt, daß die Analysen einwandfrei sind — an dem Kohlenoxydgehalt des Tierblutes in großen Städten zu erkennen sein.

Die Vergiftungen durch Leuchtgas *im Hause* ereignen sich durch Undichtigkeiten in der Gasleitungsbahn bzw. durch unabsichtliches oder gewolltes, ganzes oder teilweises Öffnen eines Hahnes, oder durch Undichtigkeiten in Kugelgelenken. Jedes Ausströmen in einen Wohnraum kann selbstverständlich auch den tödlichen Ausgang herbeiführen. Deren gibt es Hunderte. In einem Falle kam es durch einen teilweise geöffneten Hahn zu einer Vergiftung mit schweren Krämpfen, Fieber usw., obschon

---

[1]) Krusius, Experim. Beitr. zur Lehre von der Leuchtgasvergiftung, Würzburg 1905.
[2]) Gréhant, Annales d'hygiène, 3. Sér., t. I, p. 183.
[3]) Oslender, Vierteljahrschr. f. öff. Gesundheitspflege 1902, S. 98.
[4]) Bunte, Journal f. Gasbeleuchtung, Bd. 46, S. 709.

ein oberer Fensterflügel offen stand, in einem anderen starb ein Mädchen in ihrem Schlafzimmer, in dem sie einen Gashahn nicht geschlossen hatte, weil sie wohl wußte, daß der Haupthahn abgestellt worden war. Als er aber in der Nacht doch aus einem bestimmten Grunde geöffnet wurde, erstickte sie an dem ausströmenden Gas. Solche Unglücksfälle ereignen sich auch oft dadurch, daß der Verschluß an einem Gaskochapparat vorhanden, der Hahn von dem zuleitenden Rohr aber offen geblieben ist[1]). Gleitet von diesem der verbindende Gummischlauch ab oder wird er, wie in einem Falle, von einer ohnmächtig gewordenen Person heruntergerissen, so tritt das Gas in den Raum. Nicht selten kommt der Unfall durch Aufreißen des schlechten Gummischlauches, der dadurch den Halt verliert. Auf diese Weise starben drei Menschen in ihrem Schlafzimmer. Die Lösung des Gummischlauchs von einer Gaslampe schuf, nachdem die Zeichen der akuten Vergiftung vorübergegangen waren, bei einem Manne eine schwere Geisteskrankheit. Bei der Obduktion wurde u. a. Erweichungsherd beiderseits im Corpus striatum gefunden[2]). In öffentlichen Gebäuden haben plötzliche Gasausströmungen wiederholt Unheil gestiftet. So ließ in einem Schulzimmer dieser Vorgang zehn und in einer Kirche zwanzig Menschen bewußtlos werden.

Eine andere Entstehungsart von Leuchtgasvergiftungen, auch mit tödlichen Ausgängen, ereignete sich durch blakerähnliche *Selbstzünder* zum Aufsetzen auf die Zylinder von Gasglühlichtbrennern, die, aus Aluminium- oder anderem schwachen Blech hergestellt, oben mit fester Haube, die den Zünder enthält, versehen sind, und unten einen verzierten Kranz tragen. Dieser Kranz hat nach innen gebogene kleine Zacken, die sich auf den oberen Zylinderrand aufsetzen sollen, damit zwischen diesem und der Haube ein Zwischenraum mit seitlichen Öffnungen bleibt, durch welche die Verbrennungsgase austreten können. Diese Selbstzünder sind häufig leichtfertig hergestellt. Die inneren kleinen Zacken verbiegen sich leicht nach oben, so daß sich das Drahtnetz der Haube unmittelbar auf den Zylinder auflegt. Das dem Brenner entströmende Gas kommt infolgedessen nicht vollständig zur Verbrennung und dringt aus dem Blaker in die Wohnräume. Amtlich ist vor diesen Selbstzündern gewarnt worden.

Schon das anderthalbstündige Bestreichen von Küchengeräten mit Gaswasser zur Vertilgung von Wanzen hat bei einem Truppenteil Vergiftung erzeugt.

Die *Gasschnellheizer*, die zum Erwärmen von Arbeitsräumen durch glühend gemachte Platten dienen, haben oft Opfer gefordert. Von 47 Arbeitern, die sich in einem Raume aufhielten, in dem ein solcher defekter Apparat arbeitete, erkrankten 35 mit neuralgischen, gastrischen Symptomen, Albuminurie (12), Glykosurie usw. Bei manchen nahmen die Symptome einen so schweren Charakter an, daß man sie auf Tuberkulose oder Krebs schieben wollte[3]).

Ein großes Kontingent für Vergiftungen liefern die *Gasöfen*, wenn einzelne Brenner oder Brennlöcher unangezündet Gas in den Raum schicken, oder auch, wenn die Verbrennung des Gases aus konstruktiven

---

[1]) THOMALLA, Ärztl. Sachverst.-Zeitung 1901.
[2]) GNAUCK, Charité-Annalen Bd. VIII, 1883.
[3]) COURMONT, Acad. de Médecine. Séance du 20. Déc. 1910.

oder anderen Gründen sich nicht vollständig vollzieht. Wird dem Leuchtgas nicht genügend Primärluft, d. h. Luftsauerstoff zugeführt, um das Kohlenoxyd ganz zu verbrennen, so geht dieses in den bewohnten Raum. Nur bei niedrigem Primärluftgehalt liefern Flammen, welche gegen kalte Flächen schlagen, toxische Kohlenoxydmengen. Bei hohem Primärluftgehalt werden nur Spuren von Kohlenoxyd gebildet. Gasöfen, die diese Forderungen nicht erfüllen, sind zu verwerfen. Sie sind oft schuld an Vergiftungen.

Beim Bereiten seines Frühstücks wurde ein Mann von aus dem Gasofen ausströmendem Gas betäubt. Man fand ihn in sitzender Stellung, an die Wand angelehnt, mit tief purpurner Hautfarbe, mit tonischen Krämpfen. Nach 3 Tagen kam das Bewußtsein und nach 3 Wochen konnte er erst wieder aufstehen. Er litt an Dyspnoe, retrograder Amnesie, und mußte Personennamen erst wieder behalten lernen. Nach etwa einem Jahre starb er, nachdem Anfälle heftiger Dyspnoe vorangegangen waren. Das Gehirn erwies sich als normal. Das Herz war sehr vergrößert.

Gasbadeöfen ohne Ableitungsrohr für die Verbrennungsgase waren gleichfalls häufig die Ursache von Kohlenoxydvergiftung. Ein ordnungsmäßig brennender Schnellwassererhitzer (Gas-Wasserheizapparat), bei dem die Ableitung fehlte, machte einen Badenden comatös, cyanotisch, reflexlos, fast pulslos und dyspnoëtisch[1]).

Die sehr starke Gasverbrennung, wie sie zur Schnellerhitzung des Badewassers erforderlich ist, muß in einem kleinen Baderaum zur Sauerstoffverarmung der Luft und dadurch zu einer unvollkommenen Verbrennung des Gases, d. h. zur Bildung von Kohlenoxyd führen. Brachte man bei normalem Betriebe der Heizapparatur in wechselnder Höhe vom Boden Lichter an, so waren in 10 Minuten alle Lichter erloschen. Eine Ratte, die $^1/_2$ m von der Decke entfernt gehalten wurde, war nach 20 Minuten tot, eine andere, auf dem Fußboden befindliche, nach dieser Zeit comatös, auf der Seite liegend. Der Kohlensäuregehalt stieg in einem solchen Raum nach halbstündigem Erhitzen von 0,75 auf 9,79⁰/₀₀.

Es kann nicht wundernehmen, daß Menschen durch solche Apparate auch ihren Tod finden. Dies veranlaßte ein „Geyser" genannter Apparat. Man fand im Badezimmer den Menschen bewußtlos, dyspnoëtisch. Nach 2 Tagen bestanden völlige Amnesie, psychische Störungen, dann kamen Incontinentia urinae et alvi, sehr frequenter Puls, Zuckungen in den Beinen und nach 17 Tagen der Tod. Das Gehirn wies keine Veränderungen auf[2]).

Die *gewerbliche Tätigkeit* liefert erhebliche Beiträge zu dieser Vergiftung. Darunter finden sich solche von allgemeinem Interesse. So hatte sich ein Arbeiter über Mittag vor einen mit Gas geheizten Trockenschrank gesetzt, um zu schlafen. Er hatte übersehen, daß eine der Heizflammen nicht angezündet war. Er starb, obschon der Schrank ein Entlüftungsrohr nach dem Schornstein hatte.

Das Plätten mit gasgeheizten Plätteisen erzeugt, falls Fehler in der Gaszuleitung bzw. der Gasverbrennung bestehen, Gesundheitsstörungen. Über solche klagen oft Arbeiterinnen in Pliséebrennereien, welche fast immer in engen Nebenräumen von Läden untergebracht sind. Auch in

---

[1]) SCHEVEN, Deutsche Med. Wochenschr. 1904, S. 207.
[2]) HALL, Lancet 1910, 28 may, p. 1467.

Schlauchplättereien wirkt das Gas unangenehm auf Arbeiterinnen ein. Sie geben an, Halsleiden davon zu bekommen.

Funktioniert die Gasleitung bei Explosionsmotoren, Dieselmotoren, schlecht, auch infolge unrichtiger Wartung, so sind Vergiftungen unausbleiblich. Mehrfach wurden solche auch bei Arbeitern beobachtet, die an den *Gasheizvorrichtungen der Typenmaschinen* dauernd arbeiten. Es wurde deswegen im Jahre 1909 im englischen Parlament die Regierung interpelliert, die diese Vergiftungsart für selten erklärte, aber Abhilfe versprach.

Bei den drei hauptsächlichsten Hantierungen *an mit Leuchtgas gefüllten Luftballons*, dem Füllen, Fahren und Entleeren, ereignen sich gelegentlich Vergiftungen. Beim Füllen werden fast immer nur *die* Leute betroffen, die während der Ballonfüllung den Füllansatz des Ballons mit dem Füllschlauch zusammenhalten. Bei den Wettfahrten im Oktober 1908 lösten sich z. B. die Verbindungsstücke; die beiden Luftschiffer, die am Füllansatz die Verbindung herstellten, wurden bewußtlos unter der noch schlaffen Ballonhülle hervorgezogen und konnten erst nach längerer Zeit wieder zum Bewußtsein gebracht werden. Diese Unfälle sind deshalb so häufig, weil die Mannschaften am Füllansatz unter der Ballonhülle, von der frischen Luft abgeschnitten, liegen müssen. Lockert sich die Verbindung, so atmen sie das reine Gas ein.

Beim Aufenthalt in der Gondel eines mit Leuchtgas gefüllten Luftballons ist neben der Luftveränderung großer Höhen auch das Kohlenoxyd des ausströmenden Gases an der Erzeugung von Krankheitserscheinungen beteiligt. Begünstigend wirken hierfür das Sinken des Sauerstoffdruckes in der Lunge und die Minderung des Widerstandes gegen das Gas in großen Höhen.

Beim Entleeren eines Ballons (bei Echterdingen) atmete ein Mann zu viel Gas ein, wurde für mehrere Stunden bewußtlos und hatte nach dem Erwachen Kopfweh, Schwindel und Cyanose.

Beruflich dem Leuchtgase am meisten ausgesetzt sind alle diejenigen, die bei dessen *Herstellung und Fortleitung* tätig sind. Die Vergiftungsgefahr kann sich u. a. bei der Bedienung der Destillationsretorten verwirklichen, zumal wenn die Exhaustoren nicht absolut zuverlässig funktionieren. Reichlich entwickelt sich kohlenoxydhaltiges Gas bei der Fortschaffung des glühenden Kokses. Auch bei den weiteren Abscheidungs- und Reinigungsprozeduren, denen das Gas unterworfen wird, kann viel davon entweichen und in die Atmungsorgane der Arbeiter kommen. Meiner Überzeugung nach ist ein großer Teil der Gasarbeitererkrankungen, über deren Verhältniszahlen so vieles und voneinander Abweichendes geschrieben worden ist, als Kohlenoxydwirkung aufzufassen. Die bisherigen Aufzählungen der Erkrankungen leiden an dem üblichen Fehler, keine Ursachendiagnosen zu sein, andere, nur den befallenen Körperteil anzugeben, was in der Erkenntnis auf völlige Wertlosigkeit hinausläuft.

Der Aufenthalt auf dem oberen Teil des Gasometers kann tödlich vergiften. Ein Arbeiter wurde auf der dahin führenden Terrasse tot gefunden. Die Arbeiten an den *Kästen, in denen sich die Gasreinigungsmasse* befindet, bergen, wegen des Gasgehaltes dieser Massen, Gefahren in sich. Das Leuchtgas wird in die mit Gasreinigungsmasse (z. B. Eisenvitriol, Calciumoxydhydrat und Sägemehl oder alkalisiertes Eisenhydroxyd und Sägemehl) gefüllten Kästen geleitet, um Schwefelwasserstoff, Cyanwasserstoff, Schwefelkohlenstoff usw. festzuhalten. Ein Arbeiter, der geholfen hatte, den Deckel von einem solchen Reinigungskasten abzuheben und dann in den Kasten gestiegen war, um die gesättigte Reinigungsmasse in die Hängewagen zu schaufeln, fiel in ihr bewußtlos um. Er wurde herausgeschafft, erholte sich und konnte mühsam nach Hause gehen. Später stellte sich wiederholt Erbrechen ein, ebenso Kopfschmerzen und Muskelschwäche. Auf dem Wege zum Arzte stürzte er mehrmals hin. Alsdann bekam er einen Lungenkatarrh und als Nachleiden ein Leiden, das als multiple Sklerose des Gehirns und Rückenmarks bezeichnet werden mußte: Mangelhafte Aufmerksamkeit auf gestellte Fragen, verbunden mit häufigem Zwangslachen, Amnesie, verlangsamte, stockende Sprache, Unsicherheit und Zittern in den Händen und Beinen, Fehlen des Fußsohlenreflexes, Herabsetzung der Empfindung an den Extremitäten, Nystagmus usw. [1]). Es gibt mehrere andere, unter ähnlichen Verhältnissen zustande gekommene und ähnlich verlaufene Fälle. Ein Arbeiter, der in einem Gasreinigungskasten in einer Zuckerfabrik nur 10 Minuten geweilt hatte, bekam schon nach 11 Tagen eine langsame, skandierende Sprache und im Verlaufe von 4 Monaten Zittern bei Bewegung, Abnahme des Gedächtnisses, unsicheren Gang usw. Nach 4 Jahren hatten sich die Symptome noch verschlimmert [2]).

Auch akuter Tod kann auf diese Weise bewirkt werden, zumal wenn die Gasabsperrung nicht vollständig ist.

Beim *Entleeren eines Reinigerkastens* in einer Gasanstalt war ein Arbeiter beschäftigt, die gebrauchte Reinigungsmasse in einen über dem Kasten stehenden Transportwagen zu werfen. Beim Entleeren der untersten Schicht strömte plötzlich Gas in größerer Menge auf ihn ein. In betäubtem Zustande suchte er den Ausweg, brach aber hierbei zusammen und wurde erst nach längerer Zeit tot gefunden. Die Untersuchung ergab, daß sich bei dem Gasabsperrventil ein wenig Teer zwischen Ventil und Teller gesetzt hatte, so daß es nicht ganz schloß, wenn auch von außen nichts zu sehen war.

Leuchtgas kann ferner bei der Regenerierung der gesättigten Gasreinigungsmasse, die durch Ausbreiten an der Luft und häufiges Umschaufeln vollzogen wird, aufgenommen werden. Darauf sind die nicht seltenen Entzündungen an den Respirationsorganen solcher Arbeiter zurückzuführen.

Auch noch die *Abfälle der Gasanstalt* emanieren Kohlenoxyd. Als man solche durch eine hölzerne Röhre in die Kanalisationsanlage einleitete, erkrankte eine Familie in einem Hause, das in der Nähe lag. Die Frau wies Somnolenz und äußersten Kräfteverfall auf. Gegen Abend erfolgte Besserung des Allgemeinzustandes, dafür aber stellte sich eine linkseitige Pneumonie mit 40° Körperwärme ein. Nach 8 Tagen erfolgte Heilung und Entlassung. Nach 3 Tagen kam die Frau in demselben Zustande wie anfänglich in das Krankenhaus und bald auch ihr zehnjähriges Kind mit den gleichen Lungensymptomen. Die Nachforschungen im Hause konnten erst den Zusammenhang des Leidens mit einer Kohlenoxydeinatmung sichern. Neben der Pneumonie bestand bei der Frau noch eine große blutige Infiltration im Gebiete der rechten Gesäßhälfte.

---

[1]) L. Lewin, Obergutachten über Unfallvergiftungen 1912, S. 98.
[2]) Becker, Deutsche Med. Wochenschr. 1889, Nr. 26.

Akut und chronisch leiden weiterhin viele *Gasarbeiter, die an den Leitungen arbeiten.* So beobachtete man Vergiftungen beim Aufstellen eines Kandelabers, ferner beim Dichten eines Gasrohrs in der Grube, wodurch ein der multiplen Sklerose ähnlicher Zustand erzeugt wurde. Schon das Neueinkitten einer Verschlußschraube an der Decke ließ einen Arbeiter, der den Haupthahn bei dieser Arbeit nicht hatte schließen lassen, so viel Gas aufnehmen, daß ihm übel wurde, er aber noch einige Stunden weiterarbeiten konnte. Als er zu Hause angelangt war, mußte der Arzt geholt werden. Es bestanden Dyspnoe und gesteigerte Herzarbeit. Der Puls war unzählbar. Die Tachykardie und Herzklappenfehler blieben neben anderem bis zu seinem nach etwa 8 Monaten erfolgenden Tode[1]).

Drei Monteure, die in den Kanal der Rohrleitung eingestiegen waren, wurden vom Gase umfangen. Zwei starben. Zwei weitere Menschen fanden ihren Tod durch Einatmen von Gas, als sie in einem 8 m tiefen Rohrschacht einer mit dem Hauptgasbehälter in offner Verbindung stehenden Rohrleitung eine Stöpselverschraubung gelöst hatten und in die Öffnung ein Reinigungsrohr einschrauben wollten, was nicht gelang. Drei Arbeiter, die diese zwei retten wollten, fanden auch ihren Tod.

Wiederholt hat das Lösen des Deckels eines Gaskondensationstopfes zum Zwecke der Reinigung Arbeiter auch schwer vergiftet. Als akute Symptome beobachtete man Bewußtlosigkeit, Kopfschmerzen usw. und als Nachleiden: Mattigkeit und Schmerzen in den Beinen, Gedächtnisschwäche, einen der Angina pectoris ähnlichen Zustand[2]), eine Psychose usw. Ein solcher Arbeiter wurde energie- und interessenlos, gleichgültig gegen die Not seiner Familie und gegen sich, hatte Störungen der Merkfähigkeit, Schmerzen in den Beinen, und nach einigen Monaten einseitige Facialislähmung. Nach 6 Jahren kamen nach einer Überanstrengung in der Arbeit: Schwindelanfälle, Sinnestäuschungen, Wahnideen, um nach einem Vierteljahr zu weichen und der alten Energielosigkeit Platz zu machen[3]).

Es ließen sich noch manche andere Verhältnisse angeben, unter denen Leuchtgas in Menschen gelangen kann. Im wesentlichen sind sie durch das Vorstehende gekennzeichnet. Für Ausführung des naheliegenden Gedankens, das *Leuchtgas zu entgiften,* sind Vorschläge gemacht worden. So sollte man es z. B. bei 250° über fein verteiltes, frisch reduziertes Nickel leiten, nachdem man es zuvor vom Benzol und Schwefelverbindungen befreit hat. Das Kohlenoxyd verwandelt sich dann unter katalytischer Einwirkung des Nickels in Methan:

$$CO + 3H_2 = CH_4 + H_2O.$$

Nach einer anderen Methode läßt man das vom Benzol befreite Gas bei ca. 1000° über verschiedene Eisenoxyde streichen, wobei das Kohlenoxyd größtenteils in Kohlensäure verwandelt wird. Ich glaube nicht, daß diese Entgiftung des Leuchtgases technisch je im großen vorgenommen werden wird.

---

[1]) L. Lewin, Obergutachten über Unfallvergiftungen 1912, S. 111.
[2]) Zander, Mediz. Klinik 1911, S. 71.
[3]) Sibelius, Monatsschr. f. Psych. u. Neurol. Bd. XVIII.

Außer der Giftwirkung kommt dem Leuchtgas noch die Eigenschaft der *Explosionsfähigkeit* zu, wenn es in seiner Mischung mit Luft $^1/_4$—$^3/_4\%$ Kohlenoxyd enthält und mit einer brennenden Flamme in Berührung kommt. Man hat behauptet, daß, wenn in einem Raume, in welchem ein Mensch durch Kohlenoxyd zugrunde gegangen ist, ein Licht fortgebrannt hat, eine Vergiftung durch Leuchtgas auszuschließen und eine solche durch Kohlendunst anzunehmen ist[1]), was den praktischen Erfahrungen widerspricht[2]). Den Leuchtgasexplosionen sind viele Menschen zum Opfer gefallen. Ein Arbeiter hatte in einer Brauerei beim Reinigen eines Lagerfasses Leuchtgas in dieses einströmen lassen. Beim Wiederanzünden der zur Beleuchtung dienenden Gasflamme explodierte es und tötete ihn. Im Jahre 1907 kamen 98 Unfälle mit 176 Verletzten durch Leuchtgasexplosionen, meistens durch unvorsichtiges Ableuchten der Gasleitungen zustande.

5. Giftigkeit von Gasen der Mineralöl- und Harzdestillation.

Gase, die sich beim Erhitzen von Mineralölen oder deren gereinigten Produkten, Harzen und Fetten, bilden, können, gleichgültig ob sie zur Heizung oder Beleuchtung verwendet werden, wenn nur ihre Verbrennung so vor sich geht, daß Kohlenoxyd zu entstehen vermag, vergiften. Schon die Destillation kann dieses Produkt schaffen.

In einer Paraffinöl-Destillationsanlage wurde ein Arbeiter beim Einsteigen in einen zur Reparatur ausgeschalteten Kessel durch Einatmen giftiger Gase getötet. Die Untersuchung der Todesart ergab, daß die Zersetzungsgase einen beträchtlichen Gehalt an Kohlenoxyd aufwiesen. Die Bildung von diesem und von Kohlensäure ist, wie Versuche bewiesen, auf die Zersetzung der im Rückstand enthaltenen Säuren zurückzuführen. Auch nach dem Hineinsteigen in einen zu reinigenden *Ölgasbehälter* erlitt ein Arbeiter eine Vergiftung durch Kohlenoxyd.

Durch *Harzgas* kam ein Arbeiter um, als er zwecks Reinigung eines zur Harzdestillation dienenden Kessels nach Entfernung des Harzöles mit brennendem Licht in denselben gestiegen war. Die Lampe erlosch unter Explosion im selben Augenblick. Einige Minuten später wurde der Mann tot herausgezogen. Brandwunden fehlten an ihm. Er war zugrunde gegangen, weil er kohlenoxydhaltiges Harzgas eingeatmet hatte, das durch Versehen aus dem benachbarten, im Betriebe befindlichen Behälter durch eine Rohrleitung eingedrungen war.

Zwei Menschen schliefen in einem kleinen, unventilierten Raum, in dem ein *Gasolinofen* brannte. Am Morgen wurden sie tot gefunden, während man ein fünfmonatliches Kind betäubt herausholte und rettete. Das Gasolin (Petroläther, der zwischen 40 und 70° siedet) hatte als unvollkommenes Verbrennungsprodukt Kohlenoxyd geliefert[3]). Etwas ähnliches könnte unter ungünstigen Verbrennungsbedingungen von *Aerogengas* (Luft—Benoid—Pentairgas) eintreten, das durch kalte Carburierung von Luft mit Petroleumbenzin von 0,64—0,68 spez. Gewicht

---

[1]) WAGNER, Repertor. der anal. Chemie, Bd. IV, S. 337.
[2]) v. HOFMANN, Lehrb. d. ger. Mediz. 1895, S. 710.
[3]) MC. CORMICK, Medical News 1891, p. 517.

hergestellt wird und zur Kleinbeleuchtung dient. Es enthält gewöhnlich
8 Vol.% Benzindampf.

Eine andere Ursache von Vergiftung kann der mangelhafte Wasserverschluß am Skrubber werden.

6. Hochofengase.

Es ist bei dem hohen Gehalt der Gichtgase an Kohlenoxyd begreiflich, daß wo immer Menschen an seinem Entstehungsorte oder seinen
Fortleitungsbahnen mit ihm in Berührung kommen, sie seine toxische
Energie akut oder nach längerer Arbeit an sich erfahren müssen. Dies
ereignete sich früher, als man im Hochofenbetriebe noch mit offner Gicht
arbeitete, häufiger, geschieht aber auch jetzt trotz aller erdenklichen
konstruktiven Verbesserungen zum Abfangen der Gase immer noch.
Einige Vergiftungsbilder aus neuerer Zeit werden dies illustrieren.

Bei den Vorbereitungen *zum Anblasen eines Hochofens* starben vier
Arbeiter. Zwei waren im Ofen mit dem Einbringen von Brennmaterialien
beschäftigt, als sie plötzlich zusammenbrachen und starben. Zwei andere,
die ihnen zu Hilfe eilten, hatten das gleiche Schicksal durch von irgendwoher eingedrungenes Hochofengas.

Auf der *Gicht*, dem oberen Ende des Ofens, der einen sogenannten
doppelten Gasverschluß hatte, waren Arbeiter beschäftigt, als wahrscheinlich bei einer Chargierung durch eine plötzlich auftretende Gasentwicklung die beiden Verschlußteile (Vorstecker) des Verschlußdeckels herausgeschleudert wurden, so daß dieser angehoben wurde und die Gase unter
ihm auf die Gicht strömten. Bei dem Versuche, den Deckel zu schließen,
wurden alle Arbeiter vergiftet, und einer starb am übernächsten Tag.
Ein anderer Zufall spielte sich so ab, daß der Gichtteller, auf den sich
die Gichtglocke aufsetzt, durch einen Riß Gichtgase entweichen ließ. Ein
Arbeiter wurde vom Gas betäubt und stürzte in den Gichtteller, wo er
erstickte. Er wurde teilweise verbrannt aufgefunden.

Trotz rationeller moderner Gichtverschlüsse leiden doch Arbeiter durch
das Gas, das während des Öffnens der Verschlüsse durch mechanische
Mittel, wenn auch für kurze Zeit, ausströmt und sie erreicht. Kopfschmerzen, Schwindel und muskuläre Ermüdung treten als leichteste Vergiftungsform auf. Angeblich soll bei Gichtsetzern im Laufe der Zeit ein
gewisser Grad von Gewöhnung eintreten.

Tödliche Vergiftungen ereigneten sich durch Gasaufnahme an den
Gasklappen und Gasleitungen. Besonders gefährlich ist das Einsteigen
in die Gichtgasleitungen zum Behufe der Reinigung. Technisch ist es
ausführbar, daß Gasleitungen, Gaskanäle und Staubsammler so angelegt werden, daß sie, ohne befahren zu werden, gereinigt werden können.
Man sah einen Menschen bei dieser Beschäftigung zugrunde gehen, obschon die Leitung anderthalb Stunden lang durch Öffnen sämtlicher
Mannlöcher, Staubsäcke und Kopfplatten entlüftet worden war. Man
fand den Verunglückten mit dem Gesicht im Flugstaub liegend. Zwei
Männer, die ihn bergen wollten, wurden betäubt, erholten sich aber
wieder[1]).

[1]) Jahresbericht der preuß. Gewerberäte 1904, S. 359.

Ich habe schon an anderer Stelle auseiandergesetzt, daß derartige *Staube* Kohlenoxyd lange festhalten und beim Bewegtwerden zu einem Teil abgeben. Auf diese Weise ist wohl der Unglücksfall zustande gekommen. Dies ist auch der Grund, weshalb selbst nach einem zweistündigen Abgesperrtsein der Gichtgasleitung und nachdem alle Reinigungs- und sonstige Klappen gelüftet worden waren, fünf Arbeiter, die dann eingestiegen waren, ihren Tod fanden. Ein Arbeiter, der in das Gasverteilungsrohr 3 Stunden nach dessen Außerbetriebsetzung eingestiegen war, erlag einer Gasvergiftung durch das Aufrühren der in der Leitung angesammelten Staubablagerungen, die noch überreich Kohlenoxyd enthielten, obschon 3 Stunden vorher durch Stilllegung, durch Schieberabschluß und durch Öffnen der Deckel des Verteilungsrohrs der Gaseintritt in die Leitungsbahn verhindert und eine Ventilation ermöglicht wurde. Auch noch die Abwässer der Gaswaschapparate für Hochofenbetriebsgas senden so viel Gas aus, daß Vergiftung erfolgen kann. Zwei Arbeiter fanden ihren Tod im Einsteigeschacht zu den Abwässerkanälen[1].

Dieser ereilte sogar einen Arbeiter, als er die Reinigungsklappe eines Staubsammlers der Gichtgasleitung durch Verschmieren mit Lehm abdichten wollte.

Bisweilen bildet sich nach der Einatmung von Hochofengas eine tödlich endende Lungenentzündung aus. Ein Arbeiter war in einem Hochofenwerk mit dem Abstechen von Ofenbruch und dem Reinigen von Gichtgasleitungen beschäftigt. Am nächsten Tag hatte er Schmerzen im Kopf, im Unterleib und Rücken und allgemeine Schwäche, konnte seine Arbeit nur teilweise verrichten, setzte sie aber noch 10 Tage fort. Dann erkrankte er an einer doppelseitigen Lungenentzündung, die Herztätigkeit verminderte sich und versagte nach 18 Tagen, 4 Wochen nach dem Unfalltage[2].

Tot fand man auch einen Arbeiter, der sich im *Ventilatorenraum* eines Hochofens zum Schlafen niedergelegt hatte.

Werden die Hochofengasleitungen undicht, dann kann das ausströmende Gas nicht nur örtlich, sondern auf weite Entfernungen hin Menschen vergiften. In Beton ausgeführte Gaskanäle scheinen leicht Schaden zu nehmen. Legen sich Arbeiter in der Nähe solcher schadhafter Leitungen zum Schlafen nieder, so wachen sie meistens nicht wieder auf. In der Meisterbude eines Hochofenwerkes, an deren Wand ein unterirdischer Gichtgaskanal entlang führte, wurde der Meister eines Morgens im Winter tot aufgefunden. Gichtgas war auf eine nicht festgestellte Art eingedrungen.

Derartige Gaskanäle durch eine Stadt zu führen, sollte unter allen Umständen verboten werden, weil die Tragweite des Unglücks unberechenbar ist, wenn in der Nacht eine solche Leitung in menschenbewohntem Gebiet undicht wird. Als in Hörde an der durch die Stadt geführten, zwei Werke des Phönix verbindenden Hochofengasleitung eine Undichtigkeit entstanden war, drang im Juli das ausströmende Gas noch in 25—30 m Entfernung durch die geöffneten Fenster in die Wohnungen ein und rief hier sowie bei den auf der Straße befindlichen Personen

---

[1] Nottebohm, Sozialtechnik 1907, S. 80.
[2] L. Lewin, Obergutachten für das Reichsversicherungsamt vom 2. Febr. 1914.

Vergiftung hervor. Es mußten 49 Menschen in das Krankenhaus gebracht werden, während viele andere im Hause behandelt wurden.

Undichtigkeiten an anderen Teilen der Gasleitung, z. B. am Winderhitzer, haben auch schon Menschen vergiftet und getötet. Arbeiter, die Reparaturen an den Gasleitungen vornehmen, sind gefährdet. Als elf Arbeiter in einer Hütte in der sogenannten Vorreinigung mit solchen beschäftigt waren, strömten Gase aus dem beschädigten Gasometer der Vorreinigung aus und vergifteten sie. Zwei starben.

Beim *Abstich des Metalls* und beim Schlackenlauf treten Gase aus, ebenso kommen sie beim Einleiten der flüssigen Schlacke in Wasser (Schlackengranulierung) vor. Solche Arbeiter können leicht vergiftet werden, ebenso die beim Puddeln beschäftigten.

7. Wassergas, Generatorgas, Mischgas.

Entsprechend dem hohen Gehalt des Wassergases und seiner Abarten treten Vergiftungen leichter als nach anderen kohlenoxydhaltigen Gasgemischen ein, wenn Menschen sie an den Produktionsstellen oder an ihren Fortleitungsbahnen oder bei ihrer Verwendung in Betrieben einatmen. Die Zahl der Vergiftungsopfer würde viel geringer sein, wenn die Betriebsleitungen sich dazu entschließen wollten, den Arbeitern, die mit diesen Gasen umgehen, eingehende Belehrung über die besonderen Gefahren zuteil werden zu lassen, die außer in der Kohlenoxydmenge noch in der Geruchlosigkeit und der leichten Diffusionsfähigkeit liegen. Durch die letztere konnte es ermöglicht werden, daß, als das Gas einmal aus einem Behälter entwich, es vom Winde weiter fort durch ein offenstehendes Fenster in ein Schlafzimmer getrieben wurde und einen Menschen leicht, den anderen schwer vergiftete[1]).

Die erste Kenntnis der Art der Giftwirkung erhielt man durch Selbstversuche von HUMPHREY DAVY[2]). Er atmete eine Mischung von 2 Teilen Luft und 3 Teilen Kohlenwasserstoffgas ein, das er durch Zersetzung des Wassers mittels rotglühender Kohlen erhalten hatte. Danach bekam er Schwindel, Kopfweh und Gliederschwäche. Atmete er nur einen Atemzug des *reinen Gases* ein, so hatte er das Gefühl von Erstarrung in den Brustmuskeln, nach zwei Atemzügen Druck in der Brust und Unempfindlichkeit gegen äußerliche Gegenstände. Das Einatmungsmundstück fiel ihm aus der Hand. Als er das Bewußtsein wiedererlangt hatte, was in einer Minute erfolgte, hatte er noch eine Zeitlang das Gefühl drohender Erstickung, äußerster Erschöpfung und großer Pulsschwäche. An dem betreffenden Tage verließen ihn nicht: Schwäche, Schwindel und reißende Kopfschmerzen.

Reines Wassergas vergiftet in einer Verdünnung von 1 : 1000 und das Dawsongas in einer solchen von 3 : 1000[3]). Fünf Menschen, die ein Gemisch von Steinkohlengas und carburiertem Wassergas mit 16% Kohlenoxyd einatmeten, starben[4]). Der Gefahr der Vergiftung sind die Bedienungsmannschaften der Generatoren besonders ausgesetzt. Ich

---

[1]) RACINE, Die Gefahren des Wassergases. Düsseldorf 1895.
[2]) DAVY, Researches of nitrous oxyde gas, p. 467.
[3]) SCHILLER, Zeitschr. f. Hygiene Bd. IV, 1880, S. 440.
[4]) SMITH, Brit. med. Journ. 1899, 1. April.

habe vielfach Klagen derselben gehört über Schädigungen und Belästigungen, die durch Austritt der Gase bei dem mit langen eisernen Stangen vollführten Schüren der Generatorfeuerungen aus den Schüröffnungen zustande kamen. Diese haben aufgehört, seit das Austreten der Gase dadurch verhindert wird, daß um die Öffnungen eine Dampfleitung angebracht ist, die eine Anzahl feiner, schräg nach unten gerichteter Öffnungen hat. Nach Öffnen des Dampfhahns bildet der ausströmende Dampf einen mit der Spitze nach unten gerichteten Kegel, der das Austreten der Gase verhindert. Auch mit Preßluft ist das Ziel zu erreichen.

In gefährlicher Anordnung war der Einwurfstrichter am Generator so gelegt, daß er mit der Fußbodenoberkante abschnitt. Ein Arbeiter atmete beim Schüren Gase ein, wurde wohl bewußtlos und fiel so unglücklich neben den zur Beschickung geöffneten Trichter, daß er schnell der Kohlenoxydvergiftung unterlag. Im darauf folgenden Jahre wiederholte sich das gleiche Ereignis, weil Änderungen noch nicht vorgenommen waren[1].

Beim Anheizen eines Generators wurde nicht mit der nötigen Sorgfalt verfahren. Er war oben offen. Gas strömte aus und vergiftete mehrere Arbeiter, die in seiner Nähe arbeiteten. [Bei einem von diesen, der nach Hause ging und dann ins Krankenhaus gebracht wurde, bestand eine unregelmäßige Herztätigkeit: Somnolenz und Apathie wechselten mit Erregungszuständen. Dazu kamen in weiterer Entwicklung des Leidens Muskelkrämpfe und Manie mit Zerstörungswut. Erst nach 5 Monaten erfolgte Besserung[2].

Ein Generatorgasofen sollte auf seine richtige Funktion geprüft werden. 2 Stunden vorher war er zum Trocknen in Betrieb gesetzt worden. Eine Stelle, an der Tonrohre ausgewechselt werden sollten, stand offen, so daß der Arbeiter Gas einatmen mußte. Sofort traten Erbrechen und Muskelschwäche ein. Diese letztere hielt an. Nach 5 Tagen konnte er kaum gehen, nach 9 erschienen Lähmungssymptome im Gebiete des Facialis, Oculomotorius, Trigeminus, und Hypoglossus, Parästhesien an den unteren und oberen Gliedmaßen und am Scrotum. Bei dem Versuche, ihn auf die Füße zu stellen, knickte er in Hüften und Knien zusammen. Nach etwa 3 Wochen kamen reißende Schmerzen in Händen, Fußspitzen, Sohlen; nach 10 Monaten war ein normales Gehen möglich und die Polyneuritis fast ganz geschwunden.

Bei dem Reinigen der Ventile am Generator kann ein nicht geschulter und unvorsichtiger Arbeiter zu Tode kommen. Ich kenne einen solchen Unglücksfall, bei dem man den Verunglückten auf dem Generator auf dem Kohlenhaufen liegend fand.

Beim Reparieren in dem Skrubber einer Generatorenanlage starben zwei Menschen. Es war eine $2^1/_2$ m hohe Koksfüllung zurückgelassen worden, über welcher, vom Innern aus, eine durchgerostete Mantelplatte durch zwei Arbeiter erneuert werden sollte. Der Skrubber war vom Generator durch einen Wasserverschluß und von der gemeinsamen Gasleitung eines zweiten Generators durch ein dichtes Ventil abgesperrt. Man hatte 36 Stunden lang durch das Mannloch entlüftet und dann erst mit der Reparatur begonnen. Nach 2 Stunden traten bei den Arbeitern Kopfschmerzen und Übelkeit ein. Sie stellten die Arbeit ein. Um noch

---

[1] Jahresber. der preuß. Gewerberäte 1907, S. 175.
[2] PETERSEN, Vierteljahrschr. f. ger. Medizin Bd. 32, 1906, S. 57.

eine letzte Schraube einzustecken, ging einer von ihnen nochmals in den Skrubber, kam aber nicht wieder heraus. Er war darin gestorben. Einen zweiten, der ihn retten wollte, ereilte das gleiche Schicksal.

Durch versehentliches Nichtgeschlossensein von Probehähnen in der Druckgas-Generatoranlage, an den Reinigern usw. kann Vergiftung der Bedienungsmannschaft vorkommen. Ich habe deswegen in einem Werke alle derartigen Hähne so feststellen lassen, daß sie nur noch mit Dreikantschlüssel bewußt öffenbar sind.

Es kam ferner vor, daß an der im Reinigerraum der Gasanstalt aufgestellten Generatorglocke sich das Betätigungsseil für den Drosselschieber aus dem Druckgasgenerator durchgescheuert hatte. Ein Arbeiter stieg auf eine Leiter, um ein neues Seil einzuziehen. Beim Einhaken des Seiles in die Öse zog sich die Glocke schief und ließ aus dem Wasserverschluß Gas heraus. Der Arbeiter, der dies merkte, versuchte die Leiter herabzusteigen, fiel jedoch, schnell bewußtlos geworden, herunter. Er erholte sich, und als ich ihn am nächsten Tage sah, bestanden nur noch Kopfschmerzen und etwas Eingenommensein.

Eine Vergiftung durch Generatorgas kann bei mangelnder Vorsicht bei der Reinigung der Rohrleitungen bestehen. In ihnen setzen sich nach acht- bis vierzehntägigem Betrieb der mit Generatorgas beheizten Öfen teerige Substanzen ab. Um diese zu beseitigen, werden bei sonst abgesperrten Öfen die Ventile geöffnet und die brennbaren Teermassen angezündet. Sie verbrennen, und ihre Verbrennungsgase gehen durch die Ofenzüge und den Schornstein fort. Verabsäumt man, wie in einem mir bekannten Falle, den Fuchsschieber zu öffnen, um den Verbrennungsprodukten den Abzug zu gestatten, so dringen sie in den Arbeitsraum und vergiften.

Bisweilen kommen Vergiftungen von Arbeitern vor, die mit der Wartung der *Sauggasgeneratoren* beschäftigt sind. So wurde einmal durch falsche Hahnstellung das Gas beim Anblasen eines Generators in einen zurzeit nicht in Betrieb befindlichen zweiten Generator geleitet, drang von hier in das Maschinenhaus ein und vergiftete einen Maschinisten. Solche Irrtümer in der Hahnstellung mit den entsprechenden unangenehmen Folgen kommen häufiger vor.

Aber auch sonst haben die Sauggasanlagen Anlaß zu Vergiftungen gegeben. Vor allem forderte man deren Beseitigung aus Kellerräumen, in denen sich leicht Gas ansammeln und nach oben im Hause dringen kann. Daß bei unvorsichtigen Reinigungs- und Reparaturarbeiten an einer solchen Anlage oder beim Anlassen der Anlage bei geschlossenem Schornsteinschieber oder ähnlichen Unachtsamkeiten Unfallvergiftung eintreten kann, bedarf keiner Begründung. Nicht immer ist die Verfehlung so groß wie in dem folgenden Falle: Ein in einer Mühle beschäftigter Telephonarbeiter wurde tot auf dem Abort gefunden. Die Ursache lag im Kohlenoxyd. Bei der einige Zeit vorher eingerichteten Sauggasanlage wurde das zwischen Reiniger und Motor befindliche Gasableitungsrohr statt über Dach, am Fußboden seitlich hinausgeführt. In Nichtbeachtung dieses Rohrendes hatte man später gerade über ihm den Abort angelegt.

Fahrlässigkeit veranlaßte gleichfalls, daß eine Wassergasleitung geöffnet wurde, während ein Arbeiter an einem noch nicht geschlossenen Ventile arbeitete. Er wurde sofort bewußtlos und stürzte in einen 2 m tiefen Kanal, aus dem es erst nach etwa 3 Stunden gelang, ihn herauszuholen. Die Erkrankung verlief schwer. Nach $2\,^1/_2$ Jahren bestand Lähmung des rechten Armes, spastische Parese der Beine, Blasenleiden, Gehirnnerven- und psychische Störungen.

In einem anderen Falle wurde durch vorzeitiges Öffnen des Gasschiebers beim versuchsweisen Inbetriebsetzen einer durch Wassergas getriebenen Gebläsemaschine Gas in diese gelassen, das ausströmen konnte. Zwei unterhalb der Maschine in einer Grube mit Putzen im Fundament beschäftigte Arbeiter wurden betäubt. Bei dem Versuche des Monteurs, einen dritten, bei dem Rettungswerk in die Grube Gefallenen, zu retten, blieb er selbst in der Grube und kam mit den anderen drei um. Außerdem wurden noch neun andere am Rettungswerk Beteiligte vergiftet, aber durch Wiederbelebungsversuche gerettet.

In einem Obergutachten[1]) habe ich einen Vergiftungsfall behandelt, der durch eine nicht einwandfreie Ableitung von Generatorgas entstanden war. Ein Maurer putzte die Zementdecke von Kanalisationsleitungen sitzend, wegen der geringen Höhe des Kanals. Bei dieser Arbeit wurde er, sowie zwei Mitarbeiter, bewußtlos liegend aufgefunden. An der Luft erholte er sich. Aus einem in unmittelbarer Nähe der Arbeitsstelle mündenden Rohr war Generatorgas einer Sauggasanlage im Keller einer Fabrik in den Kanal gedrungen. In sehr langsamer, jahrelanger Entwicklung bildete sich bei diesem Manne ein schweres Nervenleiden aus. Als ich ihn — 7 Jahre nach dem Unfalle — untersuchte, zeigte er einen starren, maskenartigen Gesichtsausdruck, einen stieren, unfixierten Blick, Zittern des Kopfes, der Zunge, der Gesichtsmuskulatur, der Lider, der Hände, Pupillenungleichheit, linkseitige Facialisparese, Fehlen der Reflexe, auch des Fußsohlenreflexes, Herabsetzung für alle Gefühlsqualitäten an den Zehen und Händen, Schmerzen im Peroneusgebiet, Muskelschwund am Vorderarm, der Mittelhand, schwere Störung der Merkfähigkeit, Minderung der Urteilskraft und der Intelligenz u. a. m.

Generatorgas war es auch, das einen Arbeiter in dem Ventilatorenraum eines Stahlwerks niederstreckte. Als er bewußtlos herausgebracht wurde, erfolgte Erbrechen, das sich noch häufig wiederholte. Ohne die Besinnung wiedererlangt zu haben, starb er 6 Tage nach der Vergiftung. Im Gehirn waren Seh- und Streifenhügel ebenso wie das Kleinhirn mit Blutpunkten durchsetzt. Wahrscheinlich bestand schon eine beginnende Erweichung. Aus dem Generatorenraum, in dem acht Generatoren im Gange waren, konnten Gase durch eine undichte Wand Zutritt zu dem Ventilatorenraum finden, und überdies konnte aus dem großen Gaskanal des Werks, der bis an die Gebäudemauer reichte, Gas in den Ventilatorenraum angesogen werden. Alle solche Gaskanäle sind unzweckmäßig, weil sie nach einiger Zeit — wie ich aus eigenem Beobachten weiß — Gas durchlassen. Tatsächlich hatten die Arbeiter Gasausströmungen im Ventilatorenraum schon vorher häufig wahrgenommen[2]).

Solche Vergiftungen können sich auch im Freien auf einem Gerüst abspielen. Als ein Kesselschmied, der an einer Generatorengasleitung am Dachrand einer Stahlformgießerei zu arbeiten hatte, einige Schrauben

---

[1]) L. Lewin, Obergutachten für das Oberversicherungsamt Königsberg vom Mai 1913.
[2]) L. Lewin, Obergutachten für das Knappschafts-Oberversicherungsamt Bonn, 8. Sept. 1915.

löste, die zwei Rohrstücke zusammenhielten und den dort befindlichen Gasschieber herausziehen wollte, atmete er ausströmendes Gas ein, wurde betäubt und mußte in diesem Zustande heruntergeholt und in das Krankenhaus gebracht werden. Schon am anderen Tag arbeitete er wieder, klagte aber dauernd über Schwindel und Brustschmerzen. Es bestand nach einem Jahre ein Herzleiden. Die Pulszahl betrug 120 in der Minute[1].

Innerhalb des Verwendungsgebietes von Wassergas, Generator- und Mischgas werden die Vergiftungsmöglichkeiten mit ihnen überreich verwirklicht. So halte ich den Gebrauch von Wassergas *für Schweißarbeiten in Kesselschmieden* bei offnen Brennern für durchaus gefährlich. Bei eingehender Prüfung des Gesundheitszustandes solcher Arbeiter zeigen sich Defekte, die auf das Gas zurückzuführen sind.

Wie notwendig eine ergiebige Absaugung des Gases aus Arbeitsräumen ist, zeigt sich in dem folgenden Vorgange: In dem Plättsaal einer Wäschefabrik wurden die Plätteisen mittels Generatorgas aus Holzkohlen geheizt, und zwar unter Digestorien, die im Plättsaal an der Wand angebracht waren. Unter dem Einfluß der gut wirkenden, mit den Digestorien verbundenen Exhaustoranlage, war die Luft in dem Arbeitsraume von Kohlenoxyd frei. Als aber nach monatelangem anstandslosen Betriebe der Anlage einmal versehentlich der Ventilator abgestellt wurde, erkrankten zwölf Arbeiterinnen unter heftigen Erscheinungen einer Kohlenoxydvergiftung. Eine dieser Arbeiterinnen, die nicht einmal bewußtlos geworden, sondern ihren erkrankten Genossinnen beigesprungen war, wurde erst auf dem Heimwege krank und mußte sich erbrechen. Im Anschluß daran bekam sie Kopfschmerzen und allgemeine Körperschwäche. Nach einem Jahre hatte sie eine hochgradige Herzbeschleunigung, und als ich sie nach 2 Jahren untersuchte, hatte sie noch Pulszahlen von 125—130 in der Minute[2].

In *Hutformenfabriken* wird der Filz in eisernen erhitzten Formen gepreßt. Als Heizmaterial für das Erhitzen dient Mischgas (Dawsongas). Die mit dem Formen beschäftigten Arbeiter bekommen häufig die üblichen Kohlenoxydsymptome: Kopfschmerzen, Schwindel, Übelkeit, Erbrechen, Muskelschwäche und Ohnmachtsanwandlungen.

Gelegentlich wurde Wassergas auch zu Beleuchtungszwecken verwendet. Zwei Herren schliefen in einem Zimmer, das durch dieses Gas beleuchtet wurde. Trotzdem die Flammen brannten, starben sie beide, wahrscheinlich, weil noch unverbranntes Gas entwich.

8. Gasvergiftung durch Celluloidexplosion.

Bei den wiederholt zustande gekommenen Massenverunglückungen durch Verbrennen bzw. Explodieren von Celluloid in den ausgedehnten Industriezweigen, die sich mit der Darstellung oder Verarbeitung dieses Materials für die fast unübersehbare Zahl von Gebrauchsgegenständen des täglichen Lebens oder der Industrie (Films usw.) befassen, ereignen sich neben mechanischen Verletzungen und Verbrennungen, Vergiftungen durch die sich entwickelnden, bereits vorstehend gekennzeichneten Gase. Bei den Gestorbenen fand man hellrotes Blut, bei den in ein Krankenhaus

---

[1] L. Lewin, Obergutachten usw. 1912, S. 72.
[2] L. Lewin, Obergutachten usw. 1912, S. 65.

Gebrachten: häufig Erbrechen, Cyanose, Benommenheit, Dyspnoe, Amnesie, Zucker im Harn. Andere litten noch lange nachher an Schwindel und Kopfweh[1]). Begründet genug ist die Annahme, daß es sich in allen diesen Fällen wesentlich um Kohlenoxydwirkungen handele. Die Meinung, die sich auf Grund von Versuchen an Tieren mit den gasförmigen Zerfallsprodukten des Celluloids gebildet hat, daß in erster Linie hierbei eine Blausäurevergiftung in Frage komme[2]), muß gegenüber der ersteren Annahme, als der viel sicherern, zurücktreten.

9. Vergiftungen durch Sprengstoffgase.

Im ganzen Anwendungsgebiet von Sprengstoffen besteht die Möglichkeit, daß durch die aus ihnen sich entwickelnden Gase Menschen vergiftet werden. Sie steht — wenn man von der individuellen Empfindlichkeit absieht — in einem direkten Verhältnis zu der Menge bzw. der Konzentration der Gase und in einem umgekehrten zur Größe des Raumes, in dem sie zur Einwirkung gelangen. Demgemäß schaffen die Sprengstoffe, die besonders *für den Bergbau* eine Betriebsnotwendigkeit darstellen, Unfallvergiftungen, falls nicht individuelle Vorsicht und werktätige vorbeugende Maßregeln in genügendem Umfange verwirklicht werden. Andere Zufälle, die durch Ausströmen von Gasen aus der Kohle, dem Grubenwasser oder aus dem Nebengestein, durch das Brennen der Lampen, oder aus der Zersetzung organischer Stoffe oder aus Mineralien, z. B. Schwefelkies[3]), entstehen können, verschwinden in ihrer toxikologischen Bedeutung gegenüber den Gefahren, denen diejenigen ausgesetzt sind, die eine Zeitlang in den Wirkungsbereich von Explosionsgasen gelangen. Nur die Gase des Grubenbrandes und der Kohlenstaub-Schlagwetterexplosionen gehören in die gleiche toxische Größenordnung.

Die Explosionsstoffe sind im Bergbau notwendige Mittel zum Zweck. Sie sind wie die menschliche Arbeit Werteschaffer, während die von ihnen gelieferten Gase und Dämpfe zwar wirtschaftlich wertlose Energieabfälle darstellen, biochemisch aber auf alles was lebt eine unheilvolle, funktionell störende Energie zu entfalten vermögen. Ihre Beseitigung und die Versorgung der Arbeitspunkte im Bergwerk mit frischer Luft ist eine Existenzbedingung des Bergwerks, weil dadurch allein die Existenzmöglichkeit des schaffenden Menschen im Bergwerk gewährleistet wird[4]).

Die oben angeführten Zahlen der von Explosivstoffen lieferbaren Kohlenoxydmengen lehren schon, daß, falls sie selbst in mäßiger Verdünnung auf den Menschen einwirken, der Erfolg verhängnisvoll werden kann. Was sich außer dem Kohlenoxyd unter besonderen Umständen an Gasen bei der Sprengstoffverwendung entwickelt, ist zwar in seinen toxischen Wirkungen ebensowenig zu vernachlässigen, wie eine verminderte Sauerstoffmenge oder ein veränderter Sauerstoffdruck, steht aber gegenüber der übermächtigen des ersteren weit zurück. Dies gilt nicht nur von der Kohlensäure, sondern auch von den Oxyden des Stickstoffs, die bei dem sogenannten Auskochen, d. h. dem Verbrennen der

[1]) v. Schulthess Rechberg, l. c. 1916, S. 53, 54.
[2]) Kockel, Vierteljahrschr. f. ger. Medizin, 3. Folge, Bd. 26.
[3]) Heise und Herbst, Bergbaukunde, T. 1, 3. Aufl., S. 433.
[4]) L. Lewin, Obergutachten usw. 1912, S. 54 ff.

Nitroglycerin und Ammonsalpeter enthaltenden Sprengstoffe entstehen. So liefert die Verbrennung von Nitroglycerin als Gurdynamit unter anderem[1]):

Stickoxyd	*Kohlenoxyd*	*Kohlensäure*
48,2%	35,9%	12,7%

Die Nachschwaden auskochender Schüsse enthalten deshalb „nitrose Gase"[2]), die einen entzündlichen Reiz auf die Luftwege ausüben, aber den Vergiftungsverlauf, den das Kohlenoxyd bedingt, nicht beeinflussen[3]).

Auch Nitroglycerin kann, wenn sich die Verbrennung des Sprengstoffs nicht in der Gesamtheit vollzieht, mit den entwickelten Gasen als Dampf mitgerissen werden. Ferner entsteht — wie nachgewiesen wurde[3]) — bei Sprengungen in kleinen Ladedichten Blausäure. Von diesen Beimengungen zu dem Kohlenoxyd gilt, was ich von den Stickoxyden angab. Nicht anders zu bewerten würden Nitrile sein — Propio- und Capronitrile —, die sich angeblich nach der Explosion von Gelatinedynamit bilden sollen[4]).

Nach Einbringung der Sprengstoffladung in die Bohrlöcher werden diese verdämmt. Es liegt die Angabe vor, daß bei Verdämmung mit Ton weniger Kohlenoxyd zu entstehen scheint, als bei gewöhnlicher Sandverdämmung, besonders wenn Sprenggelatine verwendet wird. Auch soll die gewöhnlich zur Zündung benutzte Zündschnur die Luft im Bergwerk mehr verderben als die elektrische Momentzündung[5]). Nach meiner persönlichen Erfahrung trifft dies zu, freilich nur in sehr engen Grenzen.

Die als Schwaden oder Nachschwaden bezeichneten, aus der Explosionszersetzung unter der Explosionstemperatur entstandenen Gase sind es, die dem Bergmann Eintrag an seiner Gesundheit oder Tod bringen, falls er sie nicht meidet oder meiden kann, wenn sie in engen, ungenügend entlüfteten (bewetterten) Arbeitspunkten zur Wirkung kommen. Die Carbonite und wettersicheren Gelatindynamite, sowie Schwarzpulver liefern viel Nachschwaden. Bei Überladung der Sprenglöcher mit Dynamit pflegen sich mehr Nachschwaden zu bilden, als bei nur gerade genügender Besetzung. Das Sprengen in der Kohle liefert wohl etwas mehr an Kohlenoxyd in den Nachschwaden als das Sprengen im Gestein. Toxikologisch kommen die Unterschiede mit Rücksicht auf die an sich schon großen Mengen nicht in Betracht.

Tödliche Ausgänge der Vergiftung können schnell erfolgen. Drei Bergarbeiter betraten den Schacht kurz nach der Sprengung mit Dynamit. Man fand sie am Boden tot liegen, obschon der Ventilator in Gang war. Die schwere Kohlensäure hatte sich mit dem Kohlenoxyd auf den Boden der Grube gelagert[6]). Ein anderer, der nur 10 Minuten lang die Schwaden einer explodierten Dynamitpatrone eingeatmet hatte, wurde bewußtlos und starb tags darauf unter schweren Reizerscheinungen der Luftwege und der Lunge, eitriger Pleuritis und Aspirationspneumonie.

---

[1]) HEISE u. HERBST, l. c.
[2]) L. LEWIN, Zeitschr. f. Hygiene Bd. 68.
[3]) L. LEWIN u. POPPENBERG, l. c.
[4]) DÖLLNER, Zeitschr. f. Medizinalbeamte 1914, Nr. 28, S. 813.
[5]) CULLEN, The Quarry t. XIV, p. 98. — Zeitschr. f. das gesamte Schieß- und Sprengstoffwesen Bd. 4, S. 351.
[6]) BRÖCKMANN, Tijdskrift för den Norske Lägefor. 1910, Nr. 7.

Die individuelle Empfindlichkeitsgröße kann auch verschiedene Verlaufsarten zeitigen. 15 Bergleute, die, noch in Schwaden, das feucht gehaltene Haufwerk aufräumten, wurden vergiftet. Sie bekamen Übelkeit, Kopfweh, erholten sich aber scheinbar an der Luft und konnten noch nach Hause gehen. Einer bekam Atemnot, Leibschmerzen, Erbrechen, wachsende Atembeschwerden und Krämpfe und starb nach 5 Stunden, ebenso ein zweiter, nachdem sie sich etwa 1 Stunde nach dem Verlassen der Grube noch wohl gefühlt hatten. Die übrigen 13 wurden in das Krankenhaus gebracht, wo sie Dyspnoe, livide Verfärbung des Gesichts, schlechten Puls, am ersten Tage auch blutigen Auswurf und für 2—10 Tage trockne Bronchitis, Tracheitis und Pharyngitis aufwiesen[1]. Alle diese Symptome gehören meiner Ansicht nach dem Kohlenoxydkreise an.

In anderen Fällen kann der Vergiftung, wie auch nach Kohlenoxydvergiftung aus anderen Ursachen, ein mehr oder minder langes Nachleiden folgen. Ich untersuchte einen Fördermann, der in einem am Unfalltage an dem Arbeitspunkt nicht genügend bewetterten Kalisalzbergwerk Schwaden nach einer Sprengung mit 12,5 kg Dynamit eingeatmet hatte. Er bekam Kopfschmerzen, Schwindel, wollte zum Hauptquerschlag gehen, der 20—30 m von seinem Arbeitspunkt entfernt war, fiel aber bewußtlos um. In den nächsten Tagen arbeitete er wieder, litt aber an Erbrechen, Körperschwäche und Kurzatmigkeit. Er bekam eine andere Arbeit über Tag angewiesen und leistete sie über 1 Jahr lang trotz Lungenschmerzen, Husten und Herzklopfen. Es bestand ferner eine erhöhte nervöse Erregbarkeit, Lidflattern, Zittern der Hände, Schwanken beim Stehen mit geschlossenen Augen und Fußschlußstellung und Steigerung der Sehnenreflexe. Die Arbeitsunfähigkeit wurde wesentlich durch die Herzunruhe bedingt[2].

Ein bestehendes Leiden der Luftwege kann durch Sprenggase verschlimmert werden und zum Tode führen. Ein Bergmann räumte lose Kohlen des letzten Kohlenschusses, die sich vor der Luttentour, d. h. den Entlüftungsweg, gelegt hatten, weg. Dabei atmete er in Nachschwaden, verlor die Besinnung, wurde herausgeschafft, erholte sich und arbeitete mit Anstrengung noch etwa 3 Monate lang. Er nahm ärztliche Hilfe wegen Kurzatmigkeit mit blaßbläulichem Aussehen und Kopfschmerzen in Anspruch. Dann starb er. Die Obduktion ergab gelben Eiter in den größeren und kleineren Luftröhrenästen der Unterlappen. Der Mann hatte vorher einen entzündlichen Prozeß in den größeren Luftröhrenästen gehabt, wozu die Explosionsgase als Zuwachs eine Bronchitis capillaris schufen.

Schlossen sich in den eben angeführten Fällen Herz- bzw. Lungenstörungen als Nachleiden an die Vergiftung an, so zeigen andere lang anhaltende Nerven- und Gehirnfunktionsstörungen. Wiederholt sah man solche nach Dynamitexplosionen in Bergwerken. Nach einer solchen wurden zwei Brüder bewußtlos zutage gefördert. Im Krankenhaus traten bei dem einen zur Bewußtlosigkeit Toben und Krämpfe und Pulsverlangsamung hinzu. Im Harn war mehrere Wochen Eiweiß und gelegentlich Blut. Bei der Entlassung aus dem Krankenhause bestanden Muskel-

---

[1] Döllner, l. c.
[2] L. Lewin, Obergutachten usw. 1912, S. 52.

zittern, Sprachstörungen, absolute Teilnahmlosigkeit, auch beim Tode
seines Kindes, Verlust der Merkfähigkeit, Ataxie bei Bewegungen im
Schulter- und Ellenbogengelenk und bei Beinbewegungen, Überstreckung
der Finger im Grundgelenk, Gespreizthalten derjenigen der linken Hand,
völlige Amnesie und Sinnestäuschungen. Nach $4\,^1/_2$ Monaten war er
verwirrt und hatte keine Krankheitseinsicht. Nach 6 Monaten konnte
er noch nicht seinen Namen schreiben und sich nicht den Rock anziehen.
Er, und später sein Bruder, mußten in die psychiatrische Klinik gebracht
werden. Der letztere war $2\,^1/_2$ Monate bettlägerig gewesen und konnte
erst nach 3 Monaten allein gehen. Beide wiesen Verblödung mit weitgehenden Intelligenzdefekten auf. Merkfähigkeit, Gedächtnis, Orientierungssinn, Vorstellungsvermögen fehlten oder hatten gelitten. Beide
klagten über Kopfschmerzen, und bei beiden bestanden völlige Agraphie,
und beide führten apraktische Handlungen aus, konnten sich z. B. nicht
anziehen, kein Streichholz anzünden usw. Die Demenz blieb stabil. Nach
etwa 2 Jahren hatte sich der Zustand nicht geändert[1]).

10. Die Kohlenoxydvergiftung in Minen und bei anderen Sprengungen.

Viele Jahrzehnte hindurch hielt man die Vergiftungen, die bei Mineuren
vorkommen, für eine besondere Krankheit oder auch für eine Vergiftung
durch Schwefelwasserstoff. Sie ist eine Vergiftung durch die Sprenggase,
für die alles zutrifft, was im vorhergehenden Abschnitt über sie ausgesagt worden ist. Sie verläuft oft schlimm, weil die Gase wegen der
Enge der Minengänge in hoher Konzentration einzuwirken vermögen.
Für die Schwere und die Verlaufsart der Vergiftung kommt unter diesen
Umständen, wenn man vom Schwarzpulver absieht, eine etwas größere
oder geringere Entwicklung von Kohlenoxyd aus den Explosionsstoffen
nicht in Frage, weil schon die geringsten prozentisch von ihnen gelieferten
Mengen so hoch sind, daß diejenigen, die ihnen auch nur kurze Zeit ausgesetzt sind, vergiftet werden müssen. Schon eine 5—10 Minuten lange
Atmung der Gase genügt, um eine Vergiftung hervorzurufen. Ein längerer
Aufenthalt in den Galerien läßt die Prognose schlecht stellen. Von 22 infolge einer Sprengung im Kontreminensystem bei Graudenz im Jahre 1873
vorgekommenen derartigen Gasvergiftungen starben 7, also 32%.

Das Gesamtbild dieser Vergiftung spiegelt getreulich das wider, was
in diesem Werk in mannigfachsten Kombinationen von Symptomen als
zur Kohlenoxydwirkung zugehörig beschrieben wird. Die einleitenden
akuten Symptome: Kopfschmerzen, Schwindel, Übelkeit, Erbrechen, allgemeine Muskelschwäche bis zum Versagen der Bewegungsfähigkeit und
Bewußtlosigkeit werden in schwereren Fällen von klonischen Krämpfen
oder Tetanus und Trismus mit unwillkürlicher Harn- und Kotentleerung
gefolgt, woran sich die schwereren Atemstörungen schließen, die nach
Stunden in den Tod überleiten. Im Blute findet sich bald nach der Vergiftung Kohlenoxydhämoglobin. In langsamer verlaufenden Fällen findet
man gelegentlich im Harn Eiweiß und Zucker. Wie auch sonst bei Kohlen-

---

[1]) WESTPHAL, Arch. f. Psychiatrie Bd. 47, 1910, S. 884. — TÖPFER, Beitr. zur Geschichte der Kohlenoxydvergiftung. Bonn 1912.

oxydvergiftungen kommen hier leicht verlaufende Fälle mit baldiger Wiederherstellung vor. Unter den Nachleiden sind die verhängnisvollsten die bereits geschilderten Störungen im Gehirn in ihren vielfältigen Variationen. Der Krieg schafft solche erschütternde Zustände, die nur sehr selten Aussicht auf völlige Genesung gestatten, in überreicher Zahl.

Die Gase halten sich lange in den Minengängen. Deswegen sah man einen Soldaten durch sie vergiftet werden, nachdem er einen mehrere Tage zuvor zur Sprengung gebrachten Minengang betreten hatte.

Die Sprengungen, die in Tunnelbauten usw. vorgenommen werden, fügen sich, soweit dabei Sprenggase auf Arbeiter einwirken können, in das Bild der vorstehend geschilderten toxischen Folgen der Sprengungen für andere Zwecke ein. Mit der Höhenlage der Tunnelbauten, der Kälte der Gesteinsarten, dem Wassergehalt wachsen die Gefahren der sekundären Explosionen und der Auskocher. Werden z. B. bei einer Schußserie 30 kg Dynamit im Tal und in der Höhe verwendet, so bedeutet die entstehende Gasmenge in der letzteren eine beträchtlich höhere Konzentration[1]). Bei dem Bau der Jungfraubahn enthielt die Luft im Tunnel (etwa 2852 m über dem Meere) 3—5 Minuten nach einer Sprengung bis 1,28% Kohlenoxyd und 1,72% Kohlensäure. Das Kohlenoxyd führte schnell zu Vergiftungen, die dort unter dem Namen „Boyan" bekannt sind. Sie treten schon ein, wenn die Arbeiter etwa 1 Minute in der kohlenoxydhaltigen Atmosphäre verbleiben.

Wie die Arbeiten in der verdünnten Luft großer Höhen, können auch die im Caisson vollzogenen der Entstehung einer hohen Konzentration der Explosionsgase Vorschub leisten.

In Zukunft werden die Explosionsgase auch bei den *Agrikultur-Sprengungen* eine Berücksichtigung als Vergiftungsfaktoren finden müssen.

11. Schlagende Wetter.

Trotz aller Forschung und aller klug ersonnener warnender Instrumente haben die Explosionen durch schlagende Wetter noch kein Ende gefunden. Man hat den Eindruck, als wenn sie sich in den beiden letzten Jahrzehnten umfangreicher und mit besonders betrübenden Folgen ereignet haben. Als Beleg führe ich einige derartige Ereignisse an:

Grube	*Jahr*	*Zahl der Toten*
Camphausen	1885	180
Thornhill	1893	139
Taylorstown	1896	57
Courrières	1906	1100
Saarbrücken (Grube Reden)	1907	150
Hamm (Grube Radbod)	1908	350
Wellington-Grube	1910	136
Senghenydd	1913	440

Die Sicherheitsgrubenlampen liefern keinen absoluten Schutz. Bei stark bewegten Gemischen aus Grubengas und Luft sind trotz Tragens von derartigen kontrollierten Lampen Unglücksfälle vorgekommen. Es ist ferner hervorzuheben, daß die Lampen im Schacht dem Kohlenoxyd

---

[1] ZANGGER, Gutachten über die Arbeit in großen Höhen, in HAUSER, l. c. S. 69 ff.

gegenüber kein Warnungszeichen geben, da sie in kohlenoxydhaltiger Luft, die schnell tödlich wirkt, ruhig weiter brennen.

Erkenntnistheoretisch steht über den Mechanismus folgendes fest: Gemische von Grubengas und Luft explodieren bei Berührung mit einer Flamme von mindestens 650° am kräftigsten, wenn der Methangehalt etwa 9,5% beträgt, d. h. wenn der Sauerstoffgehalt der Luft gerade zur Verbrennung des Methans ausreicht. Unter 6% und von 11—13% an soll keine Explosion zustande kommen. Ganz reine Schlagwetterexplosionen, d. h. solche, die ohne Mitwirkung von Kohlenstaub verlaufen, könnten Kohlenoxyd nicht auftreten lassen. Es ist aber die Regel, daß bei allen größeren Grubenexplosionen der Kohlenstaub an dem Ereignis wesentlich beteiligt ist. In welcher Weise sich dies letzten Endes vollzieht, ist unbekannt[1]).

Man nimmt an, daß durch eine kleine primäre Explosion des Methan-Luftgemisches, vielleicht veranlaßt durch eine offne Grubenlampe oder einen Sprengschuß, trockner Kohlenstaub aufgewirbelt wird, daß daraus durch die Explosionshitze ein dem Kohlengas ähnliches Gas entsteht, dieses sich entzündet bzw. explodiert und Veranlassung für weitere Kohlenstaubaufwirbelungen und Explosionen gibt[2]). Bei dem Inglutsetzen des Kohlenstaubes bilden sich, so als würde Kohle in der Retorte erhitzt und destilliert, weitere Mengen von Grubengas neben Kohlenoxyd und höheren Kohlenwasserstoffen — das Kohlenoxyd aus der unvollständigen Oxydation der Kohle. Die Explosionsgase nach Kohlenstaubexplosionen enthielten nach Untersuchungen in der Versuchsgalerie von Mons[3]):

Kohlenoxyd	*Kohlensäure*	*Sauerstoff*
3,5—4%	6%	7,5—8,5%.

Kokskrusten finden sich an den Wänden der von der Explosion durcheilten Gänge. Man stellte in Courrières fest, daß an verschiedenen Stellen, wo die Galerie keine Kohle enthielt und an solchen, wo der Staub infolge von Durchfeuchtung am Aufwirbeln verhindert gewesen war, die Explosion Stillstand gemacht hatte[3]).

Die Frage, wieviel Kohlenoxyd in der Atmosphäre im Explosionsgebiet unmittelbar nach einer Explosion vorhanden ist, ist selbstverständlich einheitlich nicht zu beantworten. Für die Explosion in Courrières wurde sie aus bestimmten Erwägungen auf 1% bei mindestens 80% Luft geschätzt[3]), also eine Konzentration, die einen schnellen Tod herbeizuführen geeignet ist.

Bei mehreren der großen Grubenexplosionen fand man die größte Zahl der Leichen in einiger Entfernung von den Arbeitsplätzen in unverletztem Zustande, so daß man auch daraus auf einen Kohlenoxydtod schließen mußte, während nur ein kleinerer Teil Verbrennungszeichen und direkte Explosionswirkungen aufwies. Von den in der Katastrophe von Taylorstown umgekommenen 57 Bergleuten waren 52 an Kohlenoxyd zugrunde gegangen[4]). Bei manchen solcher Leichen fiel das lebens-

---

[1]) HEURTEAU, Annal. des Mines, Tom. XII, 1907, p. 429.

[2]) RIEMBAULT, Annales d'hygiène publ. Tom. XLVI, 1876, p. 526.

[3]) STIRLIN, Über die medizinischen Folgezustände der Katastrophe von Courrières, 1909, eine unter Leitung von ZANGGER verfaßte, treffliche Arbeit.

[4]) HALDANE, Causes of death in colliery explosions and underground fires. London 1896.

ähnliche Aussehen auf, auch die rosenrote Farbe der Nägel, der Lippen, der Volarflächen der Hände oder des ganzen Körpers — Zeichen, die von dem in den Gefäßen vorhandenen Kohlenoxyd herrührten. Nach der Explosion auf der Wellington-Grube in Whitehaven konnten die Leichen erst 5 Monate später herausgeschafft werden. Bei 35 von ihnen gelang es noch, spektroskopisch Kohlenoxyd im Blute nachzuweisen.

Bei Überlebenden zeigten sich oft neben Verbrennungen ersten bis zweiten Grades mehr oder minder zahlreich Symptome von Kohlenoxydwirkungen bzw. Nachwirkungen, z. B. Erbrechen, Nasenbluten, Fieber, Pneumonien. Durch die Katastrophe von Senghenydd waren 440 Menschen an Kohlenoxyd erstickt. 18 Überlebende waren 20 Stunden lang den verderblichen Gasen bzw. dem Rauch ausgesetzt. Man fand bei ihnen in weiterer Entwicklung des Krankseins an Symptomen: Schwindel, Kopfschmerzen, Muskelschwäche in den Beinen und besonders in den Knien. Bei einigen folgte Kollaps durch Herzschwäche, oder auch Konstriktions- und Erstickungsgefühl, oder akutes Lungenödem und Bronchopneumonie. Bei den meisten bestanden Veränderungen an der Haut, z. B. Erytheme an den verschiedensten Körperstellen, Blasen, Ödeme. Viele klagten über Schmerzen, falls sie auf solchen Hautstellen liegen mußten. Von nervösen Störungen erschienen u. a.: periphere Neuritis, Paresen und Paralysen an den Flexoren der Füße und den Extensoren der Vorderarme. Auch die bei der Rettung der Überlebenden Beteiligten litten durch die Kohlenoxydwirkungen an Herzklopfen, erschwerter Atmung, tagelang dauernder Muskelschwäche, Erbrechen, Kopfschmerzen oder an Verwirrtsein und zerebralen Erregungszuständen [1]).

12. Kohlenoxydvergiftung durch Kriegs-Sprengstoffe.

Die Übertragung der im vorstehenden angegebenen analytischen Belege für die Bildung von Kohlenoxyd bei der Explosion von Sprengstoffen sowie des reichen Tatsachenmaterials, das über die toxische Wirkungsfähigkeit des dabei frei werdenden Gases vorhanden ist, auf die Folgen seiner Einatmung aus krepierenden Sprenggeschossen liegt nahe und ist berechtigt. Nur Unkundige können meinen, daß seine Giftwirkung nicht im Freien zu erfolgen vermag. Dagegen sprechen mehr noch als theoretische Erwägungen praktische Erfahrungen. An folgendes mag zuvörderst erinnert werden. Wirken *Pulvergase* (Revolverpulver, Militärpulver, rauchloses Pulver) *auf das Blut in der nächsten Umgebung von Nahschußwunden* ein, so verrät sich dies durch eine lichter rote Färbung des hier vergossenen Blutes und der umliegenden Muskulatur. Diese durch Kohlenoxyd bedingte Färbung findet sich in den Suffusionen des Unterhautzellgewebes, kann aber auch bis in die nächst tiefer gelegenen Schichten hinein sich fortsetzen. Meist erkennt man einen konzentrisch um den Schußkanal herum angeordneten Hof. Besonders schön kann sich der Farbenunterschied an wenig suffundierten flachen Muskeln, z. B. am Pectoralis ausprägen. Auch der wässerige Auszug aus einem Gewebsteil des lichtkirschroten Hofes läßt den Farbenunterschied erkennen [2]).

1) Ivor J. Davies, Brit. med. Journ. 1914, July-September, p. 58.
2) Paltauf, Wiener klin. Wochenschr. 1890, S. 989.

Schon dieser passive Vorgang des Eindringens von Kohlenoxyd in eine im Freien geschaffene Schußwunde läßt ahnen, wie leicht die massig aus einem krepierenden Geschoß sich entwickelnden Gase bei aktiver Aufnahme mit der Atemluft in den Körper gelangen. Diese Betätigung ist im Kriege eine alltägliche Erscheinung, die freilich von denen nicht richtig gelesen werden kann, denen die nötige medizinische Vorbildung hierfür fehlt. Es gibt aber deren auf allen Sprossen der medizinischen Würdenleiter. So werden dann die Vergiftungsstörungen in der Erkenntnisnot vielfach mit nichtssagenden Namen belegt, anstatt sie im Lichte der vom Kohlenoxyd erzeugbaren zu betrachten, wodurch ätiologische Klarheit gewonnen werden könnte. Menschen und Tiere, die in dem mit Explosionsgasen, darunter auch mit der spezifisch schweren Kohlensäure beladenen Atmosphärenkreis atmen, befinden sich in der Gefahr des Vergiftetwerdens, die meistens verwirklicht wird.

Man brachte Tiere auf das Wrack eines Panzers und beschoß diesen kriegsmäßig. Danach wurde an einem Hunde eine Gehirnfunktionsstörung in Gestalt eines Ausfalles von Erinnerungsbildern bemerkt. Es war eine retrograde Amnesie eingetreten, denn der Hund erkannte seinen Herrn nicht mehr. Hier mußten gedächtnistragende Rindenelemente in einem bedeutenden Umfange gelitten haben. Der Ausfallssymptome gab es noch andere, z. B. eine auffällige Apathie und wahrscheinlich auch Defekte im Orientieren, sowie Seh- und Gehörsstörungen[1]).

Im Kriege sind Gehirnstörungen, Kollapse, Bewegungs- und Empfindungsstörungen, Lungenentzündungen, Psychosen und andere schwere und leichte Kohlenoxydvergiftungen von verschiedener Dauer auf dem gekennzeichneten Wege zustande gekommen.

---

[1]) L. Lewin, Münch. med. Woch. 1915, S. 465.

Klinischer Teil.

Die akute Kohlenoxydvergiftung und ihre Folgen.

Als Veranlasser zu der Vergiftung mit kohlenoxydhaltigen Gasmischungen sind, wie schon aus dem bisher Mitgeteilten hervorgeht, in erster Reihe der Gewerbebetrieb und Unglückfälle bei der Heizung und Beleuchtung menschlicher Aufenthaltsräume zu nennen. Die Verluste an Gesundheit und Leben, die dadurch erzeugt werden, überwiegen weit diejenigen, die durch Selbstmord entstehen. Aber auch diese sind nicht nur in älterer Zeit häufig gewesen[1]), sondern nehmen in der Neuzeit an Zahl zu. Die Angabe, daß Selbstmorde durch Kohlendunst in Deutschland so gut wie unbekannt seien[2]), ist ganz irrig. In Paris kommt etwa ein Viertel aller Selbstmorde dadurch zustande, und nicht viel anders ist es in anderen großen Volkszentren. Gewöhnlich werden offne Kohlenbecken hierfür benutzt, die in geeigneter Weise in dem Aufenthaltsraum, auch in der Nähe des Bettes, untergebracht werden. Bequemer ist die selbstmörderische Einatmung von Leuchtgas. Wer nur die amtlichen Angaben aus Krankenhäusern darüber kennt, hält auch diese für selten[3]). Sie ist jedoch besonders häufig. Mir sind in den Jahren 1912—1914 etwa 80 solcher Fälle bekannt geworden, in denen durch Öffnen eines oder zweier Gashähne in einem Zimmer Vergiftung und Tod erfolgt sind, und im Jahre 1919 kamen, einer Angabe, nach zeitweilig wöchentlich in Groß-Berlin 30 Gasvergiftungsfälle zur Meldung — der beste Gegenbeweis gegen die Meinung, daß auf diesem Wege etwa nur 1—3% Leuchtgas sich ansammeln könnten, deren Kohlenoxydgehalt für eine tödliche Vergiftung nicht ausreiche[4]). Selbstmörder haben das Gas sogar direkt mittels Schlauches eingeatmet oder, indem sie sich in ein Faß oder in einen Kasten setzten und das Gas in diese Behältnisse leiteten[5]).

Die Möglichkeit, Kohlenoxyd *zu Mordzwecken* zu verwenden, ist vereinzelt verwirklicht worden, entweder mit gleichzeitigem Selbstmord des Täters oder ohne einen solchen. Eheliche Zwistigkeiten veranlaßten die Frau sich und ihren Mann durch Leuchtgas tödlich zu vergiften, oder den Mann, sich und sein Kind, oder Eltern, weil sie unheilbar krank oder seelisch deprimiert waren, sich und ihre Kinder auf diesem Wege zu töten. Selbst ein unwillkommener Familienzuwachs veranlaßte einen Mann zur

---

[1]) Vgl. das Kapitel: Geschichte der Kohlenoxydvergiftung.
[2]) ENGELS, Vierteljahrschr. f. ger. Medizin 1905, Suppl. S. 155.
[3]) WENDE, Vierteljahrschr. f. ger. Medizin 1906, S. 195.
[4]) SEDGWICK u. NICKOLS, Zeitschr. f. angew. Chemie 1888, S. 664.
[5]) HOFMANN, Lehrb. der ger. Medizin S. 673. — LANDESMANN, Der Amtsarzt 1910, Nr. 8.

Tötung seiner Familie Leuchtgas in die Wohnung ausströmen zu lassen. Durch Kohlendunst mordeten im Altertum die Kampaner römische Soldaten[1]. Der moderne Giftmörder sucht durch seine Tat den Eindruck zu erwecken, daß sein Opfer durch einen unglücklichen Zufall oder durch Selbstmord geendet habe. So lockte ein Kapitän seine Frau, mit der er in Unfrieden lebte, auf sein Schiff und schloß im Schlafzimmer die Ofenklappe. Die Frau starb[2]. Ein anderer tötete drei Menschen dadurch, daß er das Ofenrohr mit Lappen verstopfte[3], und ein Betäubungsversuch mit Kohlendunst wurde zum Zwecke der Vornahme eines Notzuchtattentats von einem Kurpfuscher ausgeführt[4].

Da Leuchtgas in dem Rufe steht, auf Asthma oder Keuchhusten günstig einzuwirken, sind auch auf diesem Wege Vergiftungen, die mit Bewußtlosigkeit, Unempfindlichkeit, Herzarhythmie usw. einhergingen, erzeugt worden, als man das Gas direkt einatmete[5]. Man ließ sogar einmal das Gas direkt auf einen Uteruskrebs wirken, erzielte damit angeblich sofortige Schmerzstillung, aber auch Schwindel, Kopfschmerzen und Angstzustände.

Die allgemeine Symptomatologie der akuten Vergiftung.

Warmblütige Tiere.

Aus den mannigfaltigen Symptomengruppen der Kohlenoxydvergiftung treten für gewöhnlich bei Warmblütern nach Einatmung des Gases drei als typisch hervor. Es folgen aufeinander die Gruppe der Lähmung, der Konvulsionen und der Asphyxie. Die Dauer und Schwere ihres Ablaufes sowie ihrer Gestaltung im einzelnen hängen von der Individualität und in zweiter Reihe erst von der Kohlenoxydspannung ab. *Kaninchen*, die in einer Atmosphäre mit 0,5—1—2 % Kohlenoxyd atmen, werden bald unruhig. Die Atmung wird beschleunigter. Die sichtbaren Schleimhautteile der Mund- und Nasenöffnungen röten sich, die Gefäße der Conjunctiva bulbi sind weit, mit hellrotem Blut gefüllt, und die Ohrgefäße heben sich in dem gleichen Zustande reliefartig über der Haut empor. Es folgt Schwanken des Körpers und gegen den noch erhaltenen Willen des Tieres, der sich durch allerlei Abwehrbewegungen kundgibt, nach kurzer Zeit Lähmung. Die Atmung geht noch ruhig vor sich. Dann zucken die Extremitäten eine kurze Zeit. Schon in diesem Stadium besteht Reflexlosigkeit auf Reize an der Haut, bald hernach wird auch die Hornhaut unempfindlich, sobald das nicht lange auf sich warten lassende dritte Stadium, das der Asphyxie, sich einstellt, die mit starker Erniedrigung der Körperwärme einhergeht und unabhängig von der Gegenwart von Kohlensäure ist. Die Atemzüge werden tief, beschwerlich, das Maul wird aufgesperrt, die Augäpfel prominieren bei stark erweiterter

---

[1] Vgl. S. 3.
[2] MASCHKA, Prager Vierteljahrschr. 1865, S. 115.
[3] SZELL, bei FODOR, Vierteljahrschr. f. öff. Gesundheitspfl. Bd. 12, 1888, S. 377. — HAUSER, l. c. S. 98. — Vgl. auch BROUARDEL, Ann. d'hyg. publ. 1840.
[4] REUBOLD, Friedreichs Blätter Bd. 48, 1897.
[5] ESTRADÈRE, Annal. d'hyg. publ. 1884, p. 174. — POLLAK, Ther. Monatsh. 1890, S. 256.

Lidspalte, und die Pupillen erweitern sich. Dieser Kampf des Atmungszentrums gegen die erzwungene Störung dauert etwa 10—15 Minuten oder kürzer. Die Atmung steht dann still, das Herz pulsiert noch eine Zeitlang weiter. Schon vor der Asphyxie, gewöhnlich aber, wenn sie weiter vorgeschritten ist, kommt es zur Entleerung von Harn. Im Beginn der Atmungsstörung gelingt es — aber auch nicht immer —, durch Zuführung frischer Luft das Leben zu erhalten, später kaum noch. Bei Kohlenoxydmengen bis 1% hat man hiermit öfter Erfolg, wenn der geeignete Augenblick für die Rettung nicht verpaßt wird. Die vollständige Erholung kann in einigen Stunden vor sich gehen. Wiederholt sah ich jedoch den Tod trotzdem nach 1—2 Tagen erfolgen.

Vögel sträuben sich alsbald nach der Einatmung des Gases, fallen schnell auf die Seite, schlagen mit den Flügeln, bekommen Dyspnoe und sterben in einigen Minuten.

Bei frei beweglichen *Hunden* ist der Vergiftungsverlauf ein dem Wesen nach gleicher. Sie werden unruhig, bewegen sich im Kreise, schwanken, werden durch die Lähmungsimpulse auf den Boden gezwungen, atmen sehr beschleunigt, die Exspirationen werden aktiv und die Speichelsekretion wird reichlich. Es folgen Krämpfe, bisweilen tetanischer Natur. In schwerer Dyspnoe mit Pupillenerweiterung, Exophthalmus und verminderter Herztätigkeit, meist unter terminalen kurzdauernden Krämpfen, gehen die Tiere zugrunde. Das Herz überlebt für eine kurze Zeit die Atmung.

Es ist für die Symptomatologie der Vergiftung gleichgültig, in welcher Mischung mit anderen Gasen das Kohlenoxyd sich findet, vorausgesetzt, daß nur genug davon einwirken kann. Nur in seiner Bindung mit Nickel als *Nickelkohlenoxyd* zeigt es ein von dieser Regel abweichendes Verhalten. Kaninchen gehen durch 01,—0,2—0,5 ccm des subkutan injizierten Giftes nach Stunden zugrunde. An der Injektionsstelle wirkt die Substanz entzündung- und zerfallerregend. Vielleicht schon hier oder im Blut und den Geweben findet eine Zersetzung derselben in Nickel und Kohlenoxyd oder eine Oxydation in Nickelhydroxyd und Kohlensäure statt. Die Dissoziation des Kohlenoxydnickels durch das Blut ist gering. Deshalb, und obschon in den mit ihm vergifteten Tieren geringe Mengen von Kohlenoxyd nachgewiesen worden sind, kann seine vergiftende und tötende Wirkung nicht darauf bezogen werden, zumal die Symptome andersartig sind. Die Atmung wird sichtbarlich kaum beeinflußt. Die Tiere werden apathisch, bekommen eine niedrigere Körpertemperatur und sterben [1]). Durch Selbstaufnahme des Dampfes der stark flüchtigen Substanz entstanden bei einem Naturforscher nach 2—3 Stunden ein eigentümliches Unbehagen und Störungen der Atmung bis zum Erstickungsgefühl. Kopfschmerzen fehlten. Die Störungen klangen unter Zurücklassung von mehrstündiger Mattigkeit allmählich aus [2]). Die Ursache der Giftwirkung kann in den Zersetzungsprodukten, vielleicht vereint mit derjenigen der ganzen Substanz, liegen.

---

[1]) McKendrick and Snodgrass, Brit. med. Journ. 1891, June, p. 1215. — Henriot et Richet, Compt. rend. de la Soc. de Biologie 1891, p. 185. — Langlois, ibid. 1891. — Vahlen, Arch. f. exper. Path. Bd. 48, S. 117. — Mittasch, ibid. Bd. 49, 1903, S. 366.
[2]) Mittasch, l. c.

Vergiftungsbilder und Verlaufsformen bei Menschen.

A. Typische Formen.

Man könnte sagen, daß fast jeder Vergiftungsfall durch Kohlenoxyd ein besonderes Bild liefert — so verschiedenartig aggregieren sich die zahlreichen Symptome, die dieses Gas zu erzeugen vermag. *Die Verschiedenheit der Vergiftungsbilder* ist nicht bedingt durch die Schwere der unmittelbaren objektiv erkennbaren Vergiftungseinflüsse, und ebensowenig hängt ihr frühes oder spätes Ende davon ab. Wie immer aber auch die akute Gestaltung und das Ende des Vergiftungsleidens ausfallen mag, meistens erkennt man während des Verlaufes der typischen akuten Fälle als Grundzüge die genannten Lähmungs- bzw. Erregungssymptome, es sei denn, daß besondere Vergiftungsumstände eigenartige regellose Vergiftungsformen schaffen. Gerade diese sind jedoch häufig und lassen bisweilen sogar die warnenden *Einleitungssymptome des ersten Stadiums der Vergiftung* vermissen. Diese können ebenfalls in Stärke und Gestaltung wechseln und so leicht sein, daß ein von dem Gase im Schlafe Überfallener ruhig in den Tod hinüberschlummert oder weiter in eine tiefe Kohlenoxydbetäubung fällt. Erwacht ein solcher Mensch, so ist gewöhnlich bereits das Lähmungsstadium eingetreten.

Als subjektiv empfundene Warnung erscheinen an Symptomen in wechselnder Kombination: Unlust zum Essen, Ekel vor Speisen, Druck im Magen und den Präkordien, brennendes Gefühl an der Gesichtshaut, zumal der Backen, bisweilen auch bei Kohlendunst- oder Rauchvergifteten: Husten, Augentränen, Nasenlaufen, ferner Brausen vor den Ohren, stärkeres Pulsieren der Temporalarterien, allgemeine Unruhe, Angstgefühl, Zittern im Körper und in den Armen, Flimmern und Schwarzwerden vor den Augen, Störungen in der Empfindung mit anästhetischem Charakter, Druck oder Klopfen in den Schläfen, Schwere und Eingenommensein des Kopfes oder ein Zangengefühl um denselben, und vor allem, fast konstant, Kopfschmerzen in der Schläfen- oder noch häufiger in der Stirngegend, die auch intermittierend auftreten und so stark werden können, daß sie nach den Angaben von Vergifteten den Kopf auseinanderzutreiben scheinen. Seltener sind Schmerzen im Rücken, allgemeine Gliederschmerzen oder Schmerzen in den Kniescheiben. Ziemlich konstant ist Schwindel, nicht oft entstehen Gehör- und Gesichtshalluzinationen. Ferner kommen vor: Beklemmung beim Atmen oder das Gefühl des Luftmangels ohne Dyspnoe und gelegentlich auch ein retrosternaler oder ein unerträglicher Schmerz in der Herz- und Magengegend. Der Puls wird schneller, kleiner, auch unregelmäßig. Bei manchen stellt sich Schlummersucht bzw. ein Gefühl der Ohnmacht oder Betäubung bei blassem, fahlem Gesicht ein, auch ziemlich oft Übelkeit und Erbrechen und gelegentlich Speichelfluß. Das Bewußtsein ist in irgendeinem Umfang während der Dauer dieser Symptome erhalten und braucht nicht zu schwinden, wenn es dem Vergifteten glückt, frische Luft einzuatmen. In der Regel gelingt dies aber nicht, weil schnell die entscheidendste Giftwirkung, die diesem ersten Stadium die Signatur gibt, sich einstellt, nämlich die *Lähmung.* Die Muskeln der Gefäße sowohl wie auch die der *Gliedmaßen erschlaffen.* Das Gesicht wird — wie man schon im 16. Jahrhundert einmal feststellte —

rot oder bläulichrot, carminartig. In einem Falle blieb die tief purpurne
Gesichtsfärbung mehrere Wochen bestehen. Individuelle Eigenschaften
lassen die Farbe hier wie an anderen Körperstellen sehr variieren. Die
Haut kann in wechselnder Ausdehnung auch rosenrote Flecke oder
Streifen aufweisen, oder die Verfärbungen fehlen überhaupt. Ähnliches
sieht man an den zügänglichen Schleimhäuten, z. B. an den Lippen.

Ein Gefühl allgemeiner lähmender Schwere und Mattigkeit befällt
den Menschen z. B. nach ca. 8—15 Minuten bei einer Gaskonzentration von
etwa 0,5%. Er kann sich nicht aufrecht erhalten, wird ataktisch und
bricht schließlich zusammen. Bisweilen gelingt es ihm mit Aufbietung der
letzten Kraft, sich bis zum Fenster oder zur Tür zu schleppen und diese
zu öffnen. In der Regel ist die Bewegungsschwäche so stark, daß trotz
des angstgepeitschten bewußten Willens dem Unheil zu entgehen, eine
Selbstrettung selten möglich wird. Nicht lange hält in diesem Lähmungsstadium das Bewußtsein noch an. Manche Kranke ächzen und stöhnen,
bevor sie in Betäubung mit Ideenverwirrung verfallen.

In diesem Zustande, der ganz ausnahmsweise bei manchen Menschen
das *Gefühl des Behagens* auslöst, wodurch sie veranlaßt werden, an der todbringenden Stelle zu verharren, stellt sich bisweilen psychische Erregung
bis zur Tobsucht ein, in der Vergehen oder Verbrechen begangen werden.

Wiederholt sah man bei Menschen, die Kohlenoxydvergifteten zu Hilfe
eilten, wie z. B. bei der Bergwerksexplosion in Senghenydd, bei der
440 Menschen starben und nur 18 überlebten, neben Kopfschmerzen,
Muskelschwäche und Herzklopfen eine eigenartige psychische Erregung
auftreten, wie wenn sie Stickoxydul oder kleine Mengen von Kloakengas
eingeatmet hätten: Scherzen mit anderen, Jauchzen, Lachen, Singen
oder wilde Delirien. Eine Vergiftete, die nach der Einlieferung in das
Krankenhaus orientiert war, zeigte große Redseligkeit und Betätigungsdrang und lachte unmotiviert. Die euphorische Stimmung, den ersten
Anfängen eines Alkoholrausches vergleichbar, stellte sich bei einem Arzte
ein, der Leuchtgas aus einem Gasofen im Operationssaal wiederholt hatte
aufnehmen müssen.

Ein Selbstmörder, der der Wissenschaft durch seinen Tod nützen
wollte, schrieb seine Empfindungen, bald nachdem er Kohlendunst einzuatmen begonnen hatte, mit Zeitangaben auf. Nach 15 Minuten stellten
sich heftige Kopfschmerzen, Pulserregung und Augentränen ein. Die
Schläfengefäße klopften, als wollten sie zertrümmert werden. Nach
25 Minuten peinigten ihn sehr schlimme Magenschmerzen. Nach 35 Minuten hatte er Erstickungsgefühl. Befremdliche Vorstellungen und Wahn-
sinnssymptome stellten sich ein. Nach 45 Minuten begann die Bewegungslähmung. Er konnte kaum noch hinschreiben, daß er nicht hätte glauben
wollen, daß man bis zum Sterben so viel leiden müßte. Die Angabe der
47. Minute findet sich noch auf dem Zettel verzeichnet, dann sieht man nur
noch einzelne undeutliche Schriftzeichen. Die Lähmung war vollkommen
geworden — vielleicht bei noch ganz oder teilweise erhaltenem Bewußtsein.

Die Trübung des Bewußtseins bzw. die tiefe Bewußtlosigkeit kann
verschieden schnell entstehen und sehr verschieden lange Zeit anhalten.
In einem Selbstversuche mit Wassergas war nach einem Atemzug das
Gefühl von Erstarrung in den Brustmuskeln und nach dem zweiten
Bewußtseinsverlust von nur 1 Minute Dauer erfolgt. Daran schlossen sich
noch für 24 Stunden Erschöpfung, das Gefühl drohender Erstickung,

Schwindel und reißende Kopfschmerzen[1]). In anderen Fällen hält die Störung im Bewußtsein viel länger an. *Sie kann aber auch — was eine besondere Bedeutung beansprucht — ganz fehlen*, und trotzdem können Symptome der Kohlenoxydvergiftung bestehen und ev. sogar in den Tod nach längerer Zeit führen.

Die Farbe des Gesichts und anderer Körperteile wird, sobald die Betäubung erfolgt, nicht selten blaß, livid, fahl, oder auch schmutziggelb, die Haut bei manchen gedunsen, kalt, mitunter eingefallen, auch noch rotfleckig oder rotstreifig. Wenn in diesem Zustand der Bewußtlosigkeit *Erbrechen* bei ungünstiger Lage des Vergifteten erfolgt, so kann Mageninhalt aspiriert werden und Erstickung eintreten oder eine Schluckpneumonie sich ausbilden. Harn und Kot werden durch Sphinkterenlähmung unwillkürlich entleert. Der erstere enthält häufig Zucker.

Nachdem dieser Zustand eine Zeitlang gedauert hat, erscheint *das zweite Stadium, das der motorischen Erregung*. Es kann wie jede andere Symptomengruppe bei dieser Vergiftung fehlen oder als Ausdruck nur eine gesteigerte Reflexerregbarkeit darbieten. Die Muskelerregung kann verschiedene Formen annehmen: starkes Zittern, klonische Zuckungen einzelner Muskelgruppen, Nackensteifigkeit oder allgemeine, ev. stundenlang anhaltende klonische Krämpfe mit nebenher gehenden fibrillären Zuckungen, oder tonische Krämpfe, krampfhafte Flexion der Gliedmaßen, Opisthotonus sowie ausgebildeter Tetanus und Trismus und Zähneknirschen. Tetanische Anfälle können bisweilen durch schwache peripherische Reize, Anrufen[2]) usw. ausgelöst werden. Bisweilen findet man Bißwunden an einer Seite der Unterlippe und der Zunge. Der Trismus kann unüberwindbar werden und mehr als 24 Stunden anhalten. An dem Krampfzustand, der zuweilen mit erhöhter Körperwärme einhergeht, ist bisweilen der Augapfel beteiligt.

Bei einem Vergifteten, der bewußtlos, mit Schaum vor dem Munde und schnarchender Respiration dalag, bestand nicht nur Trismus, sondern auch für über 24 Stunden Tetanus der Pectorales, der Beugemuskeln des Vorderarms, der Cucullares und anderer Rückenmuskeln, so daß man zwei Hände unter den Rücken schieben konnte. Diese Krämpfe werden bald früher, bald später von dem *dritten Stadium, dem der Dyspnoe*, dem Kampfe des Atmungszentrums gegen das auf ihn einwirkende schlechte Blut, abgelöst. Gelegentlich schließt es sich gleich an das erste an. Die Atmung wird flach, aussetzend, krampfhaft, stertorös. Auf fünf bis sechs ruckweis schnell folgende Inspirationen tritt eine starke Exspiration ein. Diese geht mit Aufblasen der Wangen vor sich, wodurch vor dem Munde Speichel zu weißem Schaum geschlagen wird. Auch ohne dies sieht man bisweilen die Backen bei der Atmung Rauchbewegungen machen. Manchmal stellt sich bald Trachealrasseln ein. Der Puls wird frequenter, unregelmäßig und klein. Die Körperwärme, die vorher erhöht gewesen sein kann, sinkt, das Gesicht wird cyanotisch oder blaurot, stark gedunsen, die sichtbaren Schleimhäute sind kongestioniert und die vorher engen Pupillen gewöhnlich erweitert, oder auch paradox reagierend und bald unempfindlich. Die Reflexerregbarkeit ist gemindert oder aufgehoben. Kneifen an den Gliedmaßen wird nicht

---

[1]) HUMPHREY DAVY, Research. on nitrous oxide gas, p. 467.
[2]) SCHOTT, Vierteljahrschr. f. ger. Medizin, Bd. 26, 1903, S. 58.

wahrgenommen. Die Empfindlichkeit in der Regio mammalis und subclavicularis soll länger anhalten. Selbst wenn das Glüheisen an den unteren Extremitäten nicht mehr wahrgenommen wird, soll dies an der Brustwand noch der Fall sein. Die asphyktischen Erscheinungen nehmen in den schlimm ausgehenden Fällen weiterhin zu. Die Respirationshilfsmuskeln arbeiten noch eine Zeitlang automatisch, alsdann macht das Individuum eine ungewöhnlich tiefe und laute Inspiration, bewegt sich konvulsivisch, und die Glieder erstarren. Die Pupillen sind starr und stark erweitert. Blutiger Schaum erscheint bisweilen vor dem Munde. In anderen Fällen wird die Atmung gradweise seltener und schwächer, und das Leben schwindet so allmählich, daß der Übergang zum Tode kaum wahrnehmbar ist. Das Herz überlebt fast immer die Atmung.

Verläuft diese Vergiftungsform gutartig, so kann sie, wenn rettende Einflüsse eingreifen, schnell beendet sein. Unter Umständen dauert es aber geraume Zeit — bisweilen einen Tag und länger — bis zum Ausgleich der krankhaften Symptome. Die asphyktischen Erscheinungen mindern sich allmählich. Der Atmungstypus ändert seine drohende Gestalt, die Inspirationen verlieren ihre gewaltsame Tiefe, die Exspirationen ihren krampfhaften Charakter. Der Kranke beginnt auf peripherische Reize merklich zu reagieren. Angedeutete Schluckbewegungen, Bewegungen der Nasenflügel und der Lider, allgemeines leichtes Zittern am Körper, bisweilen auch Herausgestoßenwerden von gelblichem Schleim aus den Luftwegen, Vollerwerden des Pulses leiten das erste Erwachen aus der Bewußtlosigkeit wie aus einem tiefen Schlafe ein. Erst nach und nach vermag der sich verwundernd umsehende Kranke auf Fragen, meist unbefriedigend, zu antworten. Er ist noch ganz unorientiert über Gegenwart und Vergangenheit. Wenn Klagen laut werden, so beziehen sie sich auf Kopfschmerzen, Brustbeklemmung, Trockenheit im Munde, auch wohl auf Durst und Schluckbeschwerden. Gelegentlich machen sich Delirien, starker Betätigungsdrang, Lachen usw. bemerkbar. Der bewußte Gebrauch der Gliedmaßen vollzieht sich nur ganz allmählich. Die restlose Wiederherstellung kann erfolgen. Man kennt einen Fall, in dem ein Mensch 6 Stunden lang Leuchtgas eingeatmet hatte, das aus einem absichtlich losgeschraubten Endstücke eines Gasarmes in nächster Nähe des Bettes ausgeströmt war und trotz schwerer Symptome nach einigen Tagen gesund aus dem Krankenhaus entlassen wurde. Ein anderer Kranker blieb 4 Tage lang dem Kohlendampf ausgesetzt und kam unter Zurückbleiben sensibler Störungen mit dem Leben davon. Mehrfach beobachtete man Vergiftete, die nach zwölf- bis vierzigstündiger, nach viertägiger, ja selbst nach achttägiger Bewußtlosigkeit wieder gesund wurden. Dies kann auch bei kleinen Kindern möglich werden. So genas ein 29 Tage altes Kind, das Kohlenoxyd eingeatmet hatte, nach etwa 11 Tagen. Aber ungeachtet solcher einzelner Vorkommnisse ist meiner Ansicht nach die völlige Gesundung nicht so häufig, wie man annimmt, weil vieles, was — nicht nur in direktem Anschluß an die Vergiftung, sondern auch noch in späterer Zeit — einem solchen Individuum an Krankhaftem zustößt, erfahrungsgemäß auf die überstandene Vergiftung bezogen werden muß. Darüber wird weiterhin das Nötige noch gesagt werden.

Die vorstehend geschilderte Verlaufsart kann man, weil sie die häufigste ist, eine typische nennen. Es gibt andere, die, wenngleich seltener vorkommend, doch an sich gleichfalls den Charakter der Eigenart besitzen.

B. Atypische Formen.

Nicht die absolute Menge oder die Konzentration des eingeatmeten Kohlenoxydgasgemisches, auch nicht die noch verfügbare Sauerstoffmenge der giftigen Atmosphäre oder andere äußerliche Umstände allein bedingen jene vielgestaltigen Verlaufsformen mit besonderer Signatur, die ich als atypische bezeichne. Überwiegend oder allein für ihr Entstehen wirkt der Einfluß des zeitlichen individuellen körperlichen Zustandes. Eine andere Deutung gibt es nicht.

1. Abortivformen.

a) Apoplektische Verlaufsform.

Dieser Vergiftungsablauf, der schon am Ende des 16. und 17. Jahrhunderts nach Einatmung von Kohlendunst beobachtet worden ist (subito attonitus procidebat[1]) ermangelt der Initialsymptome. Charakteristisch für ihn ist das plötzliche Hinstürzen mit Bewußtlosigkeit, sobald das Individuum dem schädlichen Gaseinflusse ausgesetzt gewesen ist. Erwacht es aus diesem Zustande, so können sich die üblichen Symptome der Kohlenoxydvergiftung bemerkbar machen und erst allmählich bis zur Genesung abklingen. Ein Chemiker, der zum Selbstversuch, nachdem er vorher seine Lungen durch tiefe Exspirationen entleert hatte, drei- bis viermal reines Kohlenoxyd einatmete, fiel sofort rücklings zu Boden und blieb so gefühl- und bewußtlos, wie leblos, eine halbe Stunde lang liegen. Es gelang, ihn zum Leben zurückzubringen. Alsdann stellten sich konvulsivische Bewegungen, Kopfschmerzen, Schwindel, Übelkeit usw. ein[2]. Ein anderer, der das Gas beim Entwickeln eingeatmet hatte, fiel unmittelbar danach, wie vom Blitze getroffen, hin. Das innere Bewußtseinsleben war nicht erloschen, aber alle Vorstellungen und Empfindungen spiegelten sich in eigentümlicher Weise wider. In der Brust wurden heftige Schmerzen wahrgenommen. Nach einer Viertelstunde herrschte das Gefühl von Erstickung, mit Kältegefühl und Schweiß am ganzen Körper. Mehrere Tage noch bestanden: allgemeine Mattigkeit, schlechte Verdauung, Ekel vor Speise, während des Schlafes Krampfempfindungen in den Kniekehlen und Zehen. Mehrere Monate später war noch die Gemütsstimmung traurig, das Gehör gegen Geräusche überempfindlich und an den Zehen und Fingern die Sensibilität herabgesetzt[3].

Auch im Gewerbebetriebe kann derartiges vorkommen. Ein Arbeiter einer Glasfabrik stürzte, nachdem er Leuchtgas eingeatmet hatte, plötzlich bewußtlos und bewegungslos hin. Unter Überspringen aller sonst vorkommenden Symptome schlossen sich hier sofort schwere Atem- und Herzstörungen bei Entstelltsein des Gesichts an. Es erfolgte jedoch Wiederherstellung.

In anderen, selteneren Fällen stürzten die Betreffenden unmittelbar nachdem sie in den gaserfüllten Raum getreten waren, hin und starben. So erging es einem zwanzigjährigen kräftigen Mann, der eine Kammer betreten hatte, in die eine sehr reichliche Menge Leuchtgas eingeströmt war. Er fiel sofort um und war fast auf der Stelle tot. Gichtgase töteten

---

[1] Vgl. Geschichte S. 16.
[2] WITTER, Philosoph. Magazine and Journal vol. XLIII, 1814, p. 366.
[3] CHENOT, Compt. rend. de l'Acad. des Sciences 1854, 17 avril, p. 734.

einen Arbeiter am Dolomitofen, der zu Ende der Schicht seine Kleider oben auf der Gicht wechselte.

Ein Arbeiter, der Koks ablöschte, nahm das sich hierbei entwickelnde Wassergas auf, fiel plötzlich nieder, klagte in Bewußtseinsaugenblicken über Übelkeit und Schmerzen in der Magengrube und starb innerhalb einer Viertelstunde[1]). Vielleicht gehörte hierher auch die Vergiftung einer Frau, die man am Bette ihres schon vorher durch Kohlenoxyd erkrankten Kindes noch stehend fand, den Oberkörper gebeugt, den Kopf auf den Leib des gestorbenen Kindes gestützt, in der Hand noch den Umschlag haltend, den sie auf den Kopf des Kindes hatte legen wollen. Der Tod war hier allem Anschein nach so schnell eingetreten, daß nicht einmal das Zusammensinken erfolgt ist[2]).

b) Abortivformen mit schneller Wiederherstellung.

Hierzu gehören jene leichten Vergiftungen, die in ihrer Symptomen-entwicklung durch zu kurz dauerndes Verweilen in der giftigen Atmosphäre oder durch andere Umstände gehindert werden. Bekommt ein solcher Mensch z. B. in einem kohlenoxydhaltigen Raum eines Betriebes Kopfschmerzen, Schwindel, Schwäche und Übelkeit und begibt er sich an die Luft, so kann das Kranksein durch Dissoziation des im Blute gebildeten Kohlenoxydhämoglobins in einer halben oder einer Stunde schwinden. Ja, ich sah oft sogar eine noch weitergehende Vergiftung mit Bewußtlosigkeit von 30—60 Minuten Dauer, ohne daß sich andere Symptome daran schlossen, nach Stunden wieder zur Arbeitsfähigkeit führen. Nicht immer freilich erfährt man, ob die Gesundung auch noch später anhielt. Dies gilt nicht nur für Vergiftungsunfälle im Betriebe, sondern auch für Vergiftungen aus anderen Ursachen. Immerhin ist schon die Tatsache des relativ schnellen Ausgleichs bemerkenswert. Ein Mann atmete von Mitternacht bis morgens um $1/_2 8$ Uhr Leuchtgas ein. Als man das Gas von außen roch, erbrach man die Tür und fand den Vergifteten bewußtlos, mit gedunsenem, kongestioniertem Gesicht, weiten Pupillen und Trismus. Am Nachmittag um 6 Uhr reiste der Wiederhergestellte mit der Bahn ab.

Ein anderer, der, um sich zu töten, um $1/_2 9$ des morgens Kohlendunst bei verstopften Fenster- und Türritzen stundenlang eingeatmet hatte, war am Nachmittag um 6 Uhr, bis auf ziehende Schmerzen in den Gliedern, wieder gesund.

2. Rezidivformen.

Für die ärztliche Beurteilung von Vergiftungsfällen in prognostischer und unfallrechtlicher Beziehung ist es von Wichtigkeit, die Tatsache zu berücksichtigen, daß Rückfälle auch eintreten können, selbst wenn das Individuum scheinbar ohne alle Gefahr ist oder gar seinem Berufe wieder nachging. Die Schwere der Vergiftung ist hierfür nicht ausschlaggebend. Es gibt Fälle, in denen nur Kopfweh, Übelkeit und Erbrechen oder nur Gesichtsblässe und Schweiße aufgetreten waren, das Individuum noch stunden- oder tagelang gearbeitet hatte und dann doch ziemlich bald oder nach Tagen oder Wochen schwere Symptome, ev. mit tödlichem

---

[1]) GARNIER, Compt. rend. de la Soc. de Biologie 1903, t. LV, p. 761.
[2]) MAULWURF, Wiener klin. Wochenschr. 1891, S. 188.

Ausgang, sich einstellten[1]). Ein Selbstmordversuch durch Kohlendunst führte bei einem Manne nur zu teilweisem Verlust des Bewußtseins. Nach 36 Stunden bestand nur noch Stirnkopfschmerz. Nach 20 Tagen erfolgte der Rückfall, nach 24 Tagen waren alle Gliedmaßen gelähmt, nach 25 Tagen erfolgte der Tod[1]). Ein anderer Vergifteter brauchte in den ersten 5 bis 6 Tagen nach dem Unfall nicht eimal zu Bett zu gehen. 4 Tage darauf bekam er jedoch Konvulsionen, Trismus und starb[2]). Aber auch wenn die Initialsymptome schwerer sind und die Besserung schnell erfolgt, stellen sich Rückfälle ein. Ein Mann, der durch Kohlendunst mit Kopfschmerzen, Erbrechen und Bewußtlosigkeit erkrankt war, und, der besseren Luft ausgesetzt, noch am gleichen Tage blutige Sputa auswarf, war schon am nächsten Tag gesund und heiter. Nach 4 Tagen wurde er aus dem Krankenhaus entlassen, kehrte aber nach 8 Tagen wieder dahin zurück mit Sprachstörungen und anderen Nervenstörungen. Erst nach monatelanger Pflege gewann er seine Gesundheit wieder[3]).

Ich habe wiederholt beobachtet, daß der Erkrankungsrückfall sich als Pneumonie darstellte, meistens in Fällen von nur leichter Vergiftung, die nach dem ganzen Befinden des Kranken eine gute Prognose zuließ. Mit einer solchen wird er aus der Behandlung entlassen, um nach etwa 6 bis 14 Tagen dem akuten Lungenleiden zu unterliegen. Ein vorher vorhanden gewesener Katarrh der Luftwege gibt eine Prädisposition für ein solches Ereignis ab.

Häufiger ereignen sich derartige Rückfälle nach dem Überstehen von schwerer Vergiftung. Auch hier können die Intervalle Tage oder Wochen betragen. Meistens treten in der erneuten Erkrankung, wie bei den gleich zu schildernden ohne intervalläre Besserung, kontinuierlich verlaufenden Formen, leichtere oder schwere Störungen im Zerebrospinalsystem in den Vordergrund. So erscheinen z. B. nur Mattigkeit, Schmerzen in den Beinen und allgemeines Unbehagen — als „Unfallneurose" bezeichnet — oder Blindheit und Taubheit mit Tobsucht oder Lähmungen, Geisteskrankheiten oder multiple Sklerose u. a. m. Lungenleiden oder Hämaturie können sich auch hier selbst noch nach Wochen einstellen. Die Möglichkeit der Wiederherstellung von der Rückfallerkrankung besteht, aber die Wahrscheinlichkeit ist nicht groß.

3. Postmorbidformen.

Das akute Vergiftungsleiden setzt sich recht oft mit belanglosen kurzen Besserungsansätzen oder ohne solche in eine chronische Krankheit fort, die Wochen, Monate oder viele Jahre dauert und meistens nur mit dem Tode endet. Es sind zumeist Störungen im zentralen Nervensystem — dem Rückenmark und dem Gehirn —, die sich mehr oder minder langsam entwickeln und allerlei schwere somatische Abhängigkeitsleiden von solcher zentraler Erkrankung zeitigen. Anatomische Veränderungen im Nervensystem sind erkennbar oder lassen sich nicht feststellen. Wie später im einzelnen noch ausgeführt werden soll, handelt es sich hier oft

---

[1]) L. LEWIN, Obergutachten über Unfallvergiftungen S. 41, 42. — ANDRAL, l. c. S. 469. Primär leichte Symptome, Weiterarbeit in 4 Wochen, dann plötzliche Bewußtlosigkeit und 20 Stunden später Tod. Erweichungsherde im Corpus striatum und Thalamus opticus.

[2]) SCHUMACHER, HENKES Zeitschr. 1862.

[3]) OPPOLZER, Vierteljahrschr. f. prakt. Heilk. Bd. 22, S. 103.

um psychische Ausfallserscheinungen, Bewußtseinstrübung, Gedächtnisstörungen bis zu völliger Amnesie, Defekte oder Verlust der Merkfähigkeit, des Urteils, der Assoziationsfähigkeit, der Orientierung, Störungen
im Gemütsleben bis zu stumpfer Teilnahmlosigkeit, selten nur mit kurzen
luziden Intervallen, auch psychotische Störungen des Handelns, fortschreitende Verblödung mit gelegentlichen episodischen Erregungszuständen, auch mit Halluzinationen der Sinne. In manchen Fällen treten
Symptome von Paralyse oder der multiplen Hirn-Rückenmarkssklerose in
den Vordergrund. Andere Symptomengruppen können sich mit den vorgenannten vereinen, oder in mannigfacher Aggregation für sich auftreten: teilweise oder völlige motorische bzw. sensible Lähmungen mit
oder ohne Muskelkontrakturen, Zittern oder Krämpfe in verschiedenen
Muskelgebieten, auch Ausfalls- bzw. Reizerscheinungen in Sinnesorganen,
Änderungen in der Herzarbeit, allgemeine oder an einzelnen Organen
sich abspielende, z. T. grobe, erkennbare Stoffwechselstörungen, Zerfallsvorgänge und Blutungen an inneren Körperteilen u. a. m. Das Ende kann
nach Monaten oder erst nach Jahren erfolgen. Das Schlußstück ist meistens
eine Lungenentzündung oder ein Lungenödem. Die völlige Wiederherstellung in den früheren Gesundheitszustand gehört zu den Ausnahmen.

Innerhalb der gekennzeichneten Verlaufsformen dieser akuten Vergiftung gibt es viele Varianten mit Übergängen — fast so viele als es
Fälle gibt. An sich sind die Krankheitsbilder und zumal die Störungs-
formen der Gehirntätigkeit *ätiologisch* nicht deutbar. Durch sorgfältiges
Eingehen auf die Art der Leidensentstehung und Entwicklung gelingt es
jedoch oft, auch Schlüsse auf die Ursache zu ziehen. Für das Wesen
dieser Leiden selbst, bzw. ihres Werdens, haben wir nur Vermutungen,
wenn nicht völliges Nichtverstehen.

Differentialdiagnose.

Hinsichtlich der Diagnosenstellung kommen drei Gesichtspunkte in
Frage, die sich kurz erörtern lassen:

1. Vermag man symptomatologisch *zu entscheiden, welches kohlenoxydhaltige Gas die Vergiftung in einem bestimmten Falle erzeugt hat?*
Diese Frage muß, auch für das Leuchtgas, verneint werden. Es zeugt
von Mangel an toxikologischer Einsicht, wenn man behauptet, daß die
Gase, die neben Kohlenoxyd noch Kohlensäure führen, Aufregungszustände im Sinne eines akuten Deliriums, reines Kohlenoxyd dagegen
einen mehr stupurösen Zustand erzeugt. Ebenso unhaltbar sind alle
bisher vorgebrachten ganz willkürlichen Konstruktionen in bezug auf
angebliche klinische Unterschiede zwischen der Leuchtgasvergiftung und
der Vergiftung durch andere kohlenoxydhaltige Gasgemische. Selbst
wenn man — was ich für nicht richtig halte — dem Leuchtgas eine zwei-
bis dreimal höhere Giftigkeit zuschreibt als seinem Kohlenoxydgehalt
entspricht, und dies auf einen noch unbekannten in ihm vorhandenen
giftigen Stoff zurückführen wollte[1]), so ist es ganz unverständlich, wenn
man, wie es geschah, einen hohen Gehalt des Blutes an Kohlenoxyd auf
eine Leuchtgasvergiftung zurückführen wollte, angesichts der Tatsache,
daß es viel kohlenoxydreichere Gasgemische gibt, die ein solches Verhalten eher erzeugen könnten. Nach Vergiftung von Tieren mit reinem

---

[1]) Vahlen u. Ferchland, l. c.

Kohlenoxyd fand sich im entbluteten Gehirn kein Kohlenoxyd, nach derjenigen mit Leuchtgas werden aber flüchtige Substanzen aus ihm im Gehirn festgehalten[1]. Dies gibt demnach für eine Differentialdiagnose in praktischer Beziehung kaum eine Handhabe. Die Erfahrung widerspricht auch den Behauptungen, daß bei der Kohlendunstvergiftung Ödeme der Lunge und „mäßige" Hyperämie des Gehirns bestehe, aber nicht bei Leuchtgasvergiftung, wo zirkumskriptes Alveolaremphysem ohne Ödem und eine starke Überfüllung des Gehirns mit Blut zustande komme[2]. Am Leichentische fand man demgegenüber ausnahmslos bei beiden Vergiftungen Lungenödem und einen keineswegs typisch schwankenden Blutgehalt des Gehirns[3].

Es sollte ferner auf Kohlendunstvergiftung geschlossen werden können, wenn in der Leiche neben hellrotem Kohlenoxydblut noch viel ausgesprochen dunkles Blut vorhanden ist, dagegen auf Vergiftung mit Leuchtgas, Wassergas oder einem anderen an Kohlenoxyd reichen Gase, wenn das gesamte Blut kirschrot ist[3]. Eine solche Feststellung scheitert praktisch von vornherein an der Schwierigkeit, diese Farbenunterschiede an Leichen sicher zu erkennen, die einige Tage gelegen haben. Überdies wurde Venäsektionsblut von Menschen, die durch Gase mit viel Kohlenoxyd vergiftet waren, mehrfach als auffällig dunkel befunden, und im Versuch fand man sogar die Farbe des Blutes nach Kohlendunstvergiftung heller als das der durch Leuchtgas vergifteten Tiere[4].

Noch weniger gelingt es, aus den Symptomen Unterschiede zwischen den beiden Vergiftungen abzuleiten. Nichts von allen hierauf bezüglichen Angaben ist wahr — nicht: daß Pupillar- und Sprachstörungen bei Kohlendunstvergiftung, dagegen Muskelspannung bei der durch Leuchtgas erzeugten häufiger sind, auch nicht, daß bei der letzteren besonders Trismus, Krämpfe in den Extremitäten und Anästhesie oder Nystagmus vorkommen, und schließlich nicht, daß in der Art des Coma, oder dem Verlauf der Dyspnoe bis zur Asphyxie, oder der Art der Dyspnoe irgendein Unterschied besteht. Eine klinische Unterscheidung beider Vergiftungen ist eben unmöglich. Kein Symptom ist für die eine oder die andere charakteristisch. Sie sind klinisch wesensgleich. Daher finden sich auch bei beiden unter den psychischen Krankheitsbildern dieselben Haupttypen mit gleichen Symptomen und Verlaufsarten. Wenn es auffiel, daß man bei den bis jetzt bekannten Demenzen nach Leuchtgasvergiftung keinen akuten Anfang mit stürmischen Gehirnerscheinungen bzw. Erregungszustände findet, so könnte dies, selbst wenn es zuträfe, nur auf einen Zufall oder auf eine nicht genügende Durchmusterung des Bekannten zurückzuführen sei.

2.. Gibt es andere Gifte, die in gewissen Wirkungsstadien *symptomatologisch* sich dem Kohlenoxyd so ähnlich verhalten, daß *eine Verwechselung mit dessen entsprechenden Wirkungen möglich ist?* Diese Frage muß bejaht werden. Es gibt viele Gifte, die Bewußtlosigkeit, Krämpfe, Dyspnoe und Asphyxie hervorrufen. Wird der Vergiftete in diesen Stadien gesehen, so kann darauf allein keine ätiologische Diagnose fußen. Dies

[1] Hoke, Arch. f. exper. Pathol. u. Pharmakol. Bd. 56, 1907, S. 201.
[2] Deichstetter, Friedreichs Blätter f. ger. Med. 1896, S. 33. — Biefel u. Poleck, l. c.
[3] Kratter, Arch. f. Kriminalanthropologie Bd. XIV, 1904, S. 225.
[4] Haertel, Differentialdiagnose zwischen Kohlendunst- und Leuchtgasvergiftung 1897, S. 10.

gilt z. B. von der Vergiftung durch eine Luft mit 10—30% Kohlensäure. Selbst die sehr schnelle Wiederherstellung eines so Vergifteten, die erfahrungsgemäß erfolgen kann, sobald das Individuum in die frische Luft gebracht wird, kann eine zuverlässige Diagnosenstellung gegenüber der Kohlenoxydvergiftung nicht abgeben, weil auch bei dieser schnelle Wiederbelebung vorkommt.

Zu Verwechslungen können gleichfalls akute Vergiftungen mit narkotischen Stoffen, wie z. B. durch Alkohol und Morphin, Anlaß geben. Es kann unter Umständen sehr schwer werden, falls nicht gerade ein auffälliger Geruch der Atemluft nach Alkohol vorhanden ist, nur aus dem turgeszenten, blutüberfüllten roten Gesicht, dem kleinen schnellen Puls, dem komatösen Zustande und der röchelnden Atmung, dem diese Symptome begleitenden Erbrechen und dem unwillkürlichen Kot- und Urinabgang auf eine Alkohol- und nicht auf eine Kohlenoxydvergiftung zu schließen. Das gleiche gilt für die Unterscheidung der letzteren von einer Morphinvergiftung, falls der Kranke sich im asphyktischen Stadium befindet. Selbst die Verengerung oder Starre der Pupille, die Morphin und Opium erzeugen, finden sich auch bei der Kohlenoxydvergiftung.

Einmal wurde eine Vergiftung mehrerer Personen durch Kohlenoxyd für eine solche mit Brechnuß (Strychnin) gehalten, weil starke tetanische Krämpfe vorhanden waren. Ein solcher Irrtum ist zu vermeiden. Der Strychnintetanus, der gewöhnlich durch irgendeinen Reiz ausgelöst wird, geht in Anfällen vor sich. Die Remissionen sind, wenn auch meist nur Minuten dauernd, doch deutlich erkennbar und — was wichtig ist — in ihnen ist das Bewußtsein nicht erloschen. Nur ganz gegen das tödliche Ende zu schwindet es. Auch im übrigen dürfte es keine Schwierigkeit machen, aus der ganzen Entstehungs- und Verlaufsart einen diagnostischen Irrtum gegenüber einer Kohlenoxydvergiftung sicher auszuschließen.

3. *Gibt es Krankheiten, mit denen eine Kohlenoxydvergiftung verwechselt werden kann?* Dies muß besonders für die Nachkrankheiten dieser Vergiftung und zumal für die psychischen Störungen unbedingt und in weitem Umfange zugegeben werden. Ich halte es jedoch für möglich, in allen Fällen rein klinisch aus einem oder dem anderen Symptom eine sichere Differentialdiagnose zu stellen. In Frage käme unter anderem die progressive Paralyse. Zur Unterscheidung wäre zu benutzen, daß im Gegensatze zu ihr bei der Kohlenoxydvergiftung die entsprechenden Symptome gewöhnlich schneller zur Entwicklung kommen. Aber weder das Erhaltensein der Pupillenreaktion bei der letzteren Vergiftung, noch die Meinung, daß bei ihr die Demenz lange auf derselben Stufe verbleibe, was bei Paralyse selten sei[1]), kann als entscheidend verwendet werden. Gegen Dementia praecox soll das Fehlen von Stereotypien und Negativismus sprechen, für Demenz durch Kohlenoxyd das frühe Auftreten der Gedächtnisstörung und der Verlust der Merkfähigkeit. Bei Dementia praecox blieben die Leistungen des Gedächtnisses im Vergleich zu der ausgeprägten gemütlichen Stumpfheit und der Urteilsschwäche lange Zeit überraschend gut erhalten. Auch gegenüber der Unfallneurose sollte sich diagnostisch die Kohlenoxydvergiftung abgrenzen lassen. Bei der traumatischen Neurose träte danach die Amnesie mehr sukzessiv nach einem Latenzstadium auf, bei der Kohlenoxydvergiftung schon nach dem

---

[1]) TÖPFER, Beitrag zur Geschichte der Kohlenoxydwirkung. 1912.

Erwachen aus der Bewußtlosigkeit. Bei dieser Vergiftung sei das Wesen des Kranken gutmütig, wenig egoistisch, nicht ostentativ und gleichgültig gegen die eigene Person, während der Neurotiker immer klage, niedergedrückt sei und peinliche Selbstbeobachtung übe. Ganz analog ließen sich auch die Unterschiede gegenüber Hysterie und Neurasthenie abgrenzen. Ich bezweifle die Möglichkeit, auf Grund so wenig charakteristischer Merkmale, die überdies *durch die Individualität Verwischungen erfahren können*, eine Differentialdiagnose zu stellen.

Eine solche ist dagegen möglich in bezug auf den epileptischen Anfall, dessen Dauer ja in einen verhältnismäßig engen Zeitraum eingeschlossen ist. Auch die Apoplexie kann in den meisten Fällen durch die auffällige, akut sich einstellende und selbst im Coma zutage tretende Lähmung als nicht zu der akuten Kohlenoxydvergiftung zugehörig erkannt werden. Die freilich als Nachleiden von dieser auftretende halbseitige Lähmung erschwert oder macht an sich sogar die ätiologische Diagnose unmöglich. Eine kurze Anblickstäuschung über die Erkrankungsursache ist bei Urämie oder Coma diabeticum möglich — eine Verwechslung mit Kohlenoxydvergiftung jedoch ebenso schwer wie bei Tetanus oder Meningitis epidemica oder Febris recurrens oder Ileotyphus. Vor Irrtümern in bezug auf die letzteren schützt allein schon die Betrachtung der Fieberkurven und das Verhalten des Allgemeinbefindens des Kranken. Trotzdem sollen Kohlenoxydvergiftungen für solche Krankheiten gehalten worden sein[1]).

Mehrfach wurde das Leiden akut durch das Gas Vergifteter von ihnen selbst oder von Ärzten als Vergiftung durch Fleisch bzw. Wurst bezeichnet. Ein Irrtum ist, wenn man nur gewisse einzelne Symptomengruppen, z. B. der typhösen Formen oder der Lähmungen bei Botulismus zum Urteil heranzieht, zeitweilig ebenso möglich wie *bei sehr vielen anderen Krankheitszuständen*. Um hier wie auch sonst eine Sicherung zu erlangen, sind für die Beurteilung, abgesehen von dem ev. Nachweis des Kohlenoxyds, zu berücksichtigen: die Art des Krankheitsbeginnes, der Zeitraum seines Sichtbarwerdens, die gleichzeitige Miterkrankung anderer Personen, die erkundete Möglichkeit des Hineingelangens von Kohlenoxyd in den betreffenden Aufenthaltsraum, und schließlich der Krankheitsverlauf, der, so wechselvoll er auch immer von Individuum zu Individuum und an sich sein kann, sobald er durch Kohlenoxyd entstanden ist, doch gelegentlich diagnostisch benutzbare Eigenheiten aufweisen kann.

Die spezielle Symptomatologie.

Die gezeichneten klinischen Gesamtbilder, die durch die in einem kurzen Zeitraum erfolgte Einwirkung von Kohlenoxyd auf den Menschen entstehen, setzen sich aus den verschiedensten zeitlichen Veränderungen von Funktionen einzelner Körperorgane zusammen. Diese sollen auf den folgenden Blättern in ihren großen Schwankungen und — soweit es möglich ist — in ihren inneren Zusammenhängen geschildert werden. Es ist unmöglich, sie *von den Vergiftungsfolgen*, den postmorbiden Krankheitszuständen zu trennen, weil es keinen bestimmten Zeitpunkt gibt, den man als endliche Begrenzung der akuten Vergiftung bzw. als den

---

[1]) CARRET, Compt. rend. de l'Acad. des Sciences 1865. — DECAISNE, Gazette des hôpit. 1868, Nr. 26.

Beginn der Nachkrankheit bezeichnen könnte. Auch der scheinbare Normalzustand, der in manchen Fällen nach der Vergiftung eintritt, kann dann nicht als ein solcher aufgefaßt werden, wenn sich über kurz oder lang daran erneut Gesundheitsstörungen schließen. Hier besteht trotz des scheinbaren freien Intervalls eine Kontinuität im Kranksein von der akuten Vergiftung bis zu den sich anschließenden neuen Erkrankungsformen. *Denn die Entwicklungsphasen zu einer Krankheit sind schon Krankheit.* Gerade diese Vergiftungsfolgen, die sich häufiger einstellen, als man insgemein glaubt, haben für die praktisch-medizinische und unfallrechtliche Beurteilung der Kohlenoxydvergiftung die größte Bedeutung, da sie dem nicht ganz Erfahrenen oft so seltsam, wenn nicht gar paradox erscheinen müssen, daß das Auftauchen von Zweifel an ihrem Wesen und ihrer ursächlichen Bedingtheit durch Kohlenoxyd verständlich wird. Daraus ergeben sich dann aber auch leicht Irrungen in der praktischen Behandlung solcher Fälle im Krankenhaus oder vor Gericht, die für das betroffene Individuum von bedeutender Tragweite sein können.

1. Störungen im Allgemeinbefinden und in den Stoffwechselvorgängen.

a) Das Kohlenoxydfieber.

Ich nehme an, daß sich in einem großen Teil der Kohlenoxydvergiftungen bei Fehlen lokaler Komplikationen Fieber ev. sogar bei nicht heißer Haut feststellen läßt, sowohl schon während des akuten Stadiums als auch tagelang nach diesem. Als charakteristisches Zeichen der Kohlenoxydvergiftung darf es nicht — wie man dies tat — aufgefaßt werden. Alt ist die Kenntnis dieses Symptoms. Schon DONATO berichtet es nach einem Fall, der sich im Jahre 1556 ereignet hatte[1]), und etwa um die gleiche Zeit teilt VEGA mit, daß bei einem Vergifteten Fieber sogar nach dem Überstehen der akuten Vergiftungssymptome zurückgeblieben sei. Die Neuzeit hat gute Beobachtungen über diese Störung geliefert. Nur ganz vereinzelt fand ich in einem gedruckten Gutachten eine völlige Unkenntnis derselben.

Über die Häufigkeit des Vorkommens dieses Symptoms läßt sich nur erst wenig Sicheres aussagen. In fünf Erkrankungsfällen war es jedesmal vorhanden und ging mit erhöhtem Eiweißgehalt einher[2]), während es sich in 15 anderen Fällen nur viermal zeigte.

Tiere, die zum erstenmal dem Kohlenoxyd ausgesetzt werden, zeigen eine stärkere Beeinflussung ihrer Körperwärme als die schon daran gewöhnten. Eine Erhöhung — um etwa 0,4—0,6° C — tritt bei ruhigen und erregten Tieren ein, wenn sie etwa in einer 0,25 %igen Kohlenoxydatmosphäre, eine viel stärkere, wenn Hunde 15 Minuten in einer Luft mit 0,35 % atmen. Nach der Wiederherstellung vollzieht sich eine weitere, stärkere und dauerhaftere Erhöhung. Hält man Hunde längere Zeit, z. B. eine halbe Stunde, in der letztgenannten Atmosphäre oder in einer mit 0,8 %, so erfolgt ein Sinken der Körperwärme, die bei 1—2 % Kohlenoxyd am stärksten ist[3]). Es ist bezüglich der Erhöhung der Körperwärme durch dieses Gas vielleicht nicht unrichtig, darauf hinzuweisen,

---

[1]) Vgl. S. 12.
[2]) MARTHEN, Arch. f. path. Anat. Bd. 136, 1894, S. 535.
[3]) MOSSO, Arch. ital. de Biol. t. XXXIV, 1900, p. 446.

daß, wenn ein Hund etwa die Hälfte seines Blutes verliert, seine Körperwärme schon während des Aderlasses um mehr als 1° steigt, und daß zu
dieser akuten Steigerung noch eine nachträgliche für mehrere Stunden
kommen, ja sich diese, wie eine Continua, in den nächsten Tagen bisweilen bis 40° C noch fortsetzen kann.

Bei vergifteten Menschen zeigt die Körperwärme meistens Schwankungen, mit der Neigung, zu größerer Höhe anzuwachsen. Dieser Wechsel
in dem Temperaturmaximum hat gelegentlich dazu geführt, das Fieber
als remittierend oder sogar als viertägig zu bezeichnen. In dem letzteren
Falle handelte es sich um die wiederholte Vergiftung einer Frau durch
Eindringen von Kohlendunst aus dem Ofen eines Nebenraumes. Das
Fieber soll bei ihr von einzelnen Schüttelfrösten begleitet gewesen sein.
Auch reines Kohlenoxyd erzeugte in einem bereits angeführten Selbstversuch Kältegefühl bei perlendem Schweiß, in einem anderen, ähnlichen,
abwechselnd Hitze und Kälte. Wo es sich kontinuierlich zeigte, da
fanden sich bei der Sektion schwere entzündliche Veränderungen innerer
Organe. So war es bei einem Mädchen, das, ungleich ihrer im selben
Zimmer vergifteten, aber schnell wiederhergestellten Genossin, in neun-
tägiger Bewußtlosigkeit unter kontinuierlichem Fieber rapide Abmagerung
der unteren Gliedmaßen bekam und starb. Bei ihr fanden sich u. a. eine
doppelseitige Pneumonie und diphtherische Darmentzündung.

Am häufigsten stellte man das Fieber in dem Stadium der Bewußtlosigkeit fest. Es kann so lange wie diese selbst, d. h. einen oder mehrere
Tage, anhalten, aber auch noch im Besserungszustande vorhanden sein
und ohne Bewußtseinsstörung bestehen. Auch während starke tonische
Krämpfe und Trismus den Körper erschütterten, beobachtete man es.
Bisweilen tritt es erst mehrere Tage nach der Vergiftung auf und kann
wochenlang anhalten. In einzelnen Fällen trägt es nicht wie sonst nur
den Charakter einer Steigerung der Körperwärme, sondern den eines
wirklichen Fiebers mit Durst und Unruhe. Die Höhe des Fiebers kann
sich mehrere Tage — in einem Falle während der viertätigen Bewußtlosigkeit — auf gleicher Höhe, z. B. über 38°, halten, um dann plötzlich
oder allmählich zu sinken. Es kann auch tagelang in wechselnder Höhe
ev. bis auf 41°, bestehen bleiben. Eine Vorstellung über die Kurve
eines verhältnismäßig nur kurze Zeit anhaltenden Fiebers und der damit
korrespondierenden Puls- und Atembewegung liefert das Folgende[1]):

			Atmung	Puls	Temperatur
4. Oktober	4	Uhr nachm.	52	140	39,2°
	6	,, ,,	64	130	39,7
	8	,, ,,	66	130	40
	10	,, nachts	62	126	39,8
	12	,, ,,	60	120	39,2
5. Oktober	2	,, morg.	60	128	39,2
	4	,, ,,	66	120	38,2
	6	,, ,,	60	110	38,3
	8	,, ,,	64	108	37,9
	10	,, ,,	64	100	37,0
	4	,, nachm.	60	108	38,2
	8	,, abds.	60	116	37,5
	9	,, ,,	44	104	37,8
6. Oktober	½3	,, morg.	44	90	37,5
	10	,, ,,	42	90	37,2
	8	,, abds.	40	92	37,3

[1]) Schott, Vierteljahrschr. f. ger. Mediz. Bd. 26, 1903, S. 58.

Der Mann, bei dem diese Feststellungen gemacht wurden, hatte, ob-
schon ein Fensterflügel im Zimmer offen stand, doch so viel Leuchtgas,
das aus einem offen gebliebenen Hahn ausgeströmt war, aufgenommen,
daß er u. a. starke Krämpfe und diese Steigerung der Körperwärme
bekam. Nach 6 Tagen wurde er wieder gesund.

Den höchsten Temperaturgrad, der bisher wohl vorgekommen ist[1]),
beobachtete ich bei einer Frau, die sich, ihren Mann und ihr Kind mit
Leuchtgas vergiftet hatte. Etwa 12 Stunden nach der Vergiftung war
die Körperwärme gestiegen. Nach 20 Stunden bestand Trismus. Die
Füße waren krampfhaft nach innen flektiert, das Gesicht cyanotisch,
die Atmung laut, tief, die Pupillen starr, die Temperatur 41,7° und der
Puls trotz Campherinjektionen, Venäsektion und dauernder Sauerstoffatmung kaum fühlbar. *Nach etwa 30 Stunden stieg die Temperatur auf
42,5°*, ohne daß das Krankheitsbild sich änderte. Bald darauf trat der
Tod ein.

Jedes kohlenoxydhaltige Gasgemisch kann Fieber erzeugen. So sah
man auch nach Kohlendunst ein solches von 40° entstehen[2]), ohne daß
irgendwelche entzündliche Komplikationen an inneren Organen vorhanden waren. Es kann nur seinen Grund in einer Beeinflussung der
Wärmecentra haben, die indirekt durch das ernährungsuntüchtige Blut
bzw. durch pyrogene Zerfallsprodukte der in ihrer Ernährung geschädigten zentralen Gebilde funktionell gestört werden.

Statt der Erhöhung der Körperwärme kann Kohlenoxyd ein *Sinken
derselben* veranlassen. Ich führte schon an, daß langes Verweilen in
dem Gase oder die Einwirkung einer hohen Konzentration dies bei Tieren
bewerkstelligt. So sind Abfälle von 0,2—2,7° bei Kaninchen zu erzeugen.
Viel tiefere erzielt man durch Einbringen von etwa 500 ccm des Gases
in die Bauchhöhle von Kaninchen. Der Wärmeverlust ist hier progressiv,
ohne Steigerung der Anfangstemperatur. Er kann 4—6—18° betragen[3])
und bringt das Tier in einen soporösen Zustand und in den Tod — wie
man annimmt — durch Wärmeverlust.

Bei *Menschen* sinkt, wie schon aus dem voranstehenden hervorgeht,
die Körperwärme nicht regelmäßig, wie man irrigerweise drucken ließ[4]).
Sie war in einigen Fällen in den ersten Vergiftungsstadien, in einem
anderen während der tiefsten Bewußtlosigkeit subnormal — bis 35° C —,
um dann in den ersten 12 Stunden bis 40° und höher anzusteigen. In
30 Fällen von Leuchtgasvergiftung war sie meistens nur subnormal, bei
einem Vergifteten bis 34,1° C. Auch an dem frisch aus der Vene entleerten
dicken Blut eines Vergifteten stellte man eine niedrigere Temperatur als
die des normalen Blutes fest.

b) Spezielle Stoffwechselstörungen.

Daß vergiftende Mengen von Kohlenoxyd auf die Stoffwechselvor-
gänge in Menschen indirekt einwirken können, ist als sicher anzunehmen.
Eine solche Beeinflussung ist jedoch nicht in jedem Falle nachweisbar.
Ihr Umfang muß, je nach der Anlage und dem zeitlichen Zustande des

---

[1]) Die Körperwärme von 43,33° C (110° F), die bei einem achtjährigen vergifteten
Kinde von RAVINE angeblich gemessen worden ist, erregt Zweifel.
[2]) BARTHÉLEMY et MAGNAN, Ann. d'hyg. sér. 3, t. 6, 1881, p. 406.
[3]) RICHTER, Deutsch. med. Wochenschr. 1895, S. 516.
[4]) MARC, Bayr. Korrespondenzbl. 1843, Nr. 3.

Individuums, besonders aber *nach der Verlaufsart der Vergiftung,* in weiten Grenzen schwanken. Das was bisher von solchen Störungen erkannt worden ist, entstammt zum größten Teil dem Tierversuch. Die Übertragung dieser Ergebnisse auf Menschen ist aus naheliegenden Gründen nicht ohne weiteres statthaft.

Über das Wesen der abnormen Vorgänge gehen die Ansichten so auseinander, wie über so viele andere Äußerungen der Kohlenoxydvergiftung und anderer medizinischer Probleme.

Man muß annehmen, daß das Gas keinen direkten verändernden Einfluß auf das *Organeiweiß* ausübt, und es ist nicht zu erweisen, daß das *Bluteiweiß* durch Eintreten des Kohlenoxyds an die Stelle des Sauerstoffs im Blutfarbstoff eine chemische Veränderung erfährt. Unmöglich ist es jedoch nicht, daß dies durch lange Besetzung des letzteren mit dem blutfremden Gas sekundär erfolgt. Was bisher an Stoffwechselstörungen bei den typischen Formen dieser akuten Vergiftung bzw. deren Nachleiden erkennbar geworden ist, könnte ursächlich bezogen werden:

a) auf die zeitliche Leistungsminderung des roten Blutfarbstoffs mit den Folgen der gestörten Gewebeatmung und der Änderung in der Energie der Oxydationsprozesse;

b) auf die durch eine solche Unordnung in dem chemischen Gewebsleben bei nicht bald erfolgender Regulation entstehbaren ev. giftigen Produkte einer falschen Zersetzungsrichtung des lebenden Eiweißes oder anderer Körperbestandteile;

c) auf den Einfluß von Fieber, das auf eine der genannten Weisen entstehen kann und seinerseits starke bzw. abnorme Zersetzungen von Körpereiweiß veranlaßt.

Manche der sich widersprechenden Untersuchungsergebnisse sind meines Erachtens auf die Untersuchung in verschiedenen Stadien der Vergiftung zurückzuführen. So ist z. B. zu erwarten, daß das Krampfstadium andere Zerfallsprodukte liefert als der asphyktische Zustand und allgemein eine leichte Vergiftung andere als eine schwere.

Selbst über eine scheinbar so einfache Feststellung, wie die Ausscheidungsgröße des Stickstoffs durch den Harn bei dieser Vergiftung, war bisher keine Einigung zu erzielen. Hunde, die sich im Stickstoffgleichgewicht befanden, ließ man Luft mit 0,5—5% Kohlenoxyd mit Hilfe einer gut schließenden Schnauzenkappe atmen. Die Einatmung wurde so lange fortgesetzt, bis der Puls sich verlangsamte. Gleichzeitig damit oder unmittelbar nachher erlosch oft die Sensibilität an der Conjunctiva. Wenn die Einatmung bei diesem Punkt unterbrochen wurde, erholten sich die Tiere in einer halben, höchstens einer Stunde wieder so weit, daß sie aufs neue Kohlenoxyd erhalten konnten. Es ergab die Harnstoffausscheidung in einer solchen Versuchsreihe folgende Werte: 27,7—27,72 bis 28,9—28,78—30,32—37,61—30,69, also eine ansehnliche Steigerung. Zucker fand sich nie im Harn, ebensowenig abnorme stickstoffhaltige Körper wie Leucin und Tyrosin[1]). Demgegenüber fanden andere[2]), daß unter dem Einflusse des Kohlenoxyds der als Harnstoff ausgeschiedene Teil des Gesamtstickstoffs abnehme, dagegen die Menge des als Ammoniak

---

1) Fraenkel, Arch. f. path. Anat. Bd. LXVII, 1876, S. 273; Bd. LXXI, 1877, S. 117 — Vgl. auch: Bartels, Arch. f. klin. Medizin Bd. 1, 1866.

2) Paton and Eason, Journ. of Physiol. vol. XXVI, 1901, p. 366.

abgesonderten Stickstoffs (Ammoniakstickstoff) wachse und der neutrale Schwefel eine Minderung erfahre. Setzte man hungernde Hunde wiederholt dem Einflusse des Gases aus, so zeigte sich „kein toxischer Eiweißzerfall", wenigstens keiner, der zu einer vermehrten Stickstoffausscheidung geführt hätte. In einem Versuche, der den Tod des Tieres brachte, war sogar der Gesamtstickstoff eher geringer als vergrößert. Dagegen erschien die Menge des Ammoniakstickstoffs auch in diesen Versuchen vergrößert, und die des ausgeschiedenen Kreatins überstieg die bei normalen hungernden Hunden gefundenen Werte[1]).

Konnte somit aus den letztgenannten Tierversuchen ein Einfluß der Kohlenoxydvergiftung auf die Harnstoffbildung nicht ersehen werden, so wurde doch bei *Menschen* wiederholt, z. B. nach Leuchtgas- und Generatorgasvergiftung eine starke Zunahme derselben, die um ein Drittel bis zum dreifachen Betrage die Norm überstieg, im Harn nachgewiesen. Bei einem durch Leuchtgas vergifteten jungen Mädchen, das bewußtlos mit Cyanose, Trismus, leichtem Fieber (38°) und stertoröser Atmung gefunden worden war, setzte die Harnstoffvermehrung erst nach 2 Tagen stark ein. Während am ersten Tage 15 g pro Liter ausgeschieden wurden, fanden sich am dritten 37,5 g und am fünften und sechsten je 2 7,5 g pro Liter Harn. Außerdem bestand eine sehr starke Vermehrung der Phosphorsäure[2]).

Bei einem anderen Vergifteten, der Kohlendunst wegen einer zu früh geschlossenen Ofenklappe am 21. Januar eingeatmet hatte, am vierten Tage erst wieder ganz zum Bewußtsein gekommen war und an Symptomen in dieser Zeit Dyspnoe, Trachealrasseln, Fieber und Hämaturie aufwies, zeigte die Menge des *Gesamtstickstoffs uud Chlors* folgende Wandlungen[3]):

Krankheitstage	Harnmenge	Gesamtstickstoff in g	Gesamtchlor in g
22.—23. Jan.	1300	46,28	3,124
23.—24. „	300	13,77	—
24.—25. „	1400	51,76	7,056
25.—26. „	1800	67,56	16,844
26.—27. „	1600	68,16	13,600
27.—28. „	1500	62,70	12,720
28.—29. „	900	32,94	8,901
29.—30. „	1200	39,6	11,00
30.—31. „	1400	50,40	15,12
31. Jan.—1. Febr.	1600	53,12	16,256
1.—2. Febr.	1600	53,96	23,484
3.—4. „	1800	36,72	14,776
5.—6. „	1700	41,14	15,300

Man ersieht hieraus, daß die Ausscheidung des Stickstoffs durch die Intoxikation auf das 3—4fache der bei Stickstoffgleichgewicht gewöhnlichen Menge gesteigert worden ist. Diese gewaltige Erhöhung des Stickstoffumsatzes hielt über 14 Tage an.

So auffällige Störungen sind in anderen Fällen, die gleichfalls mit mäßigem Fieber einhergingen, nicht festgestellt worden. Die *individuell verschiedene Zersetzungsenergie für Körpereiweiß* unter einem krankmachenden Einfluß wird hierfür wohl stark mitsprechen. Aber selbst wenn bei

---

[1]) WOLF und OESTERBERG, Biochem. Zeitschr. Bd. 16, 1909, S. 477.
[2]) LÉPINE, Lyon médical t. CX, 1908, p. 921.
[3]) MARTHEN, Arch. f. path. Anat. Bd. 136, 1894, S. 535.

dieser Vergiftung die Stickstoffausscheidung immer so abnorm hoch wäre, so würde dadurch noch nicht erklärlich werden, warum und wie gewisse menschliche Organe durch Vergiftung in ihrem Bestande so eigenartig geschädigt werden, daß man die Ursache in Ernährungsstörungen suchen muß. Die Stickstoffvermehrung sagt z. B. nichts über die chemischen Stoffe aus, die bei den durch Kohlenoxyd veranlaßten Erkrankungen des Gehirns und Rückenmarks in die Säftebahnen notwendig abgeschwemmt werden. Andere Produkte, auf die man bisher noch nicht gefahndet hat, vielleicht sogar noch unbekannte, müssen hierfür in Frage kommen.

Als eigenartig ist der Einfluß des Kohlenoxyds auf die Bildung der *Hippursäure* zu bezeichnen. Bei Kaninchen wird sie nach Einführung von Benzoesäure herabgesetzt[1]. Eine Kohlendunstvergiftung, die in 7 Tagen tödlich verlief, am dritten noch im Blute Kohlenoxyd neben Verringerung der Zahl der roten Blutkörperchen und der Blutplättchen hatte erkennen lassen und mit rapider Abmagerung und Gewebszerfall auch an Stellen, die keinem Druck ausgesetzt waren, z. B. hinter dem Ohre, verlaufen war, ließ im Harn Hippursäure auftreten. Bei der Obduktion der Vergifteten zeigten sich doppelseitige lobuläre Pneumonie, Eiterung und Nekrose der Pleura und Erweichungen im Zentralnervensystem[2].

An sich bedeutungslos, aber für eine vorhandene Stoffwechselstörung sprechend, ist wohl auch, daß in den Muskeln von mehrmals mit Kohlenoxyd vergifteten Tieren die Phosphorfleischsäure abnehmen soll[3].

Man fand ferner, daß bei Kaninchen die Synthese der gepaarten Schwefelsäure eine erhebliche Herabsetzung erfährt. Der alkalische Kaninchenharn wird sauer oder neutral[4].

Bei leichter Kohlenoxydvergiftung kommt es bei Tieren zu einer durch Titration nachgewiesenen Blutsäuerung, die mit mäßigem Sauerstoffmangel einhergeht. Im Harn wurde unter solchen Bedingungen viel *Milchsäure*, meist neben Zucker, und bei Kaninchen und Hühnern[5], weniger bei Hunden, ein gesteigerter Milchsäuregehalt des Blutes neben einem Sinken der Kohlensäuremenge gefunden[6], beides als Ausdruck eines unter dem Einfluß der geänderten Sauerstoffversorgung gestörten Stoffwechsels. Bei einem vergifteten Menschen wurde Fleischmilchsäure im Harn des ersten Vergiftungstages in reichlicher Menge festgestellt[7]. Dieses Mehr von Milchsäure, das bei Tieren und Menschen bei der Kohlenoxydvergiftung in den Harn übertritt, sollte in den Muskeln entstanden sein. Der Versuch lehrte aber, daß bei dieser Vergiftung der Milchsäure-

---

[1] ARAKI, Zeitschr. f. phys. Chemie Bd. 19, 1894, S. 422. — KATSUYAMA, ibid. Bd. 34, 1901, S. 83.

[2] POSSELT, Wien. klin. Wochenschr. 1893, S. 377.

[3] BONAMI e MODIGLIANI, Arch. di Farmacolog. sperim. t. III, 1904, p. 203.

[4] ARAKI, l. c. — KATSUYAMA, l. c.

[5] SAITO u. KATSUYAMA, Zeitschr. f. phys. Chemie Bd. 32, 1901, S. 214 erwiesen, daß die Paramilchsäure, die ein konstanter Bestandteil des normalen Hühnerblutes ist, bei diesen wiederholt mit Kohlenoxyd vergifteten Tieren gewaltig zunehme. — IRISAWA, ibid. Bd. 17, 1893 fand die Säure regelmäßig im Aderlaßblut von Hunden.

[6] ARAKI, Zeitschr. f. phys. Chemie Bd. 19, 1894. — IRISAWA, l. c. — SAITO u. KATSUYAMA, l. c. — SAIKI u. WAKAYAMA, ibid. Bd. 34, 1901, S. 96.

[7] MÜNZER u. PALMA, Zeitschr. f. Heilk. Bd. 15, 1896, S. 185. — IRISAWA, l. c.: Im Harn, der von kranken Menschen kurz vor dem Tode aufgefangen wurde, war unter sieben Fällen dreimal Milchsäure.

gehalt der Muskeln nicht nur nicht erhöht, sondern auf die Hälfte bzw. den siebenten Teil des Normalen herabgesetzt wurde[1]). Die erhöhte Milchsäuremenge könnte daher rühren, daß bei Sauerstoffmangel die im Blute vorhandene Milchsäure nicht verbrannt wird, sondern sich anhäuft und im Harn ausgeschieden wird.

In sinnfälliger Weise geben sich Stoffwechselstörungen bei Kohlenoxydvergifteten — freilich nicht oft — als *Abmagerung* zu erkennen. Auch bei Tieren. So sah man nach wiederholter Vergiftung an Hunden Gewichtsverluste eintreten, die durchschnittlich nicht im Verhältnis zur Stärke der Vergiftung standen. Ein kleines Tier erlitt den größten Gewichtsverlust und starb nicht, während ein anderes, das an der Vergiftung zugrunde ging, den geringsten Verlust an seinem ursprünglichen Körpergewicht aufwies — ein weiterer Beweis für die außerordentlich großen Unterschiede, die Lebewesen in ihrer individuellen Widerstandskraft gegen dieses Gift besitzen. Bei einzelnen Menschen tritt aus unerklärlichen Gründen die Abmagerung schon nach einigen Tagen rapid ein. Das vorhandene diesbezügliche Material läßt bei mir den Eindruck aufkommen, *daß es sich zum größten Teil um Fälle handelte, bei denen schwerere Funktionsstörungen im Gehirn ev. mit später nachgewiesenen Erweichungsprozessen bestanden haben.* In einigen dieser war auch Decubitus vorhanden. Bei einer Fabrikarbeiterin, die nach 7 Tagen einer Kohlendunstvergiftung erlag, waren als Symptome aufgetreten: hochgradige Pupillenverengerung, vollständiges Fehlen der Periost-, Sehnen- und Hautreflexe, rapide Abmagerung, starker Decubitus auch an ungedrückten Körperstellen, pseudoödematöse Schwellung des linken Beines u. a. m. Der Linsenkern war beiderseitig erweicht, und in den zentralen Teilen der Hinterhörner waren kleine Hämorrhagien[2]). Bei einer anderen mit Kohlendunst Vergifteten, die bis zu ihrem am neunten Tage erfolgenden Tod bewußtlos geblieben war, stellte sich eine rapide Abmagerung der unteren Gliedmaßen neben Decubitus und Pemphigus ein. Bei der Obduktion fand sich neben anderem eine Poliomyelitis acuta.

Die Abmagerung kann hohe Grade erreichen. Ein mit Leuchtgas vergifteter Arbeiter, dem es nach 3 Tagen schon besser gegangen war, wurde rückfällig, von Tag zu Tag schwächer und bekam einen derartigen Muskelschwund, daß er bei seinem Tode nach 18 Tagen nur noch etwa 42 kg wog. Ein anderer Gasarbeiter wurde durch Vergiftung verworren, hatte Halluzination des Gesichts und Gehörs, machte den Eindruck eines Paralytikers und war, als er nach 3 Wochen starb, bis zum Skelett abgemagert. In manchen Fällen dauerte es monatelang, ehe bei durch Kohlenoxyd psychisch Erkrankten der Marasmus und die Abmagerung hohe Grade erreichte. Jede kohlenoxydhaltige Luft, auch *Rauch*, kann derartiges hervorrufen. Ein durch diesen mit Nervenstörungen erkrankter Feuermann nahm in 6 Monaten 15 Pfund ab. Die Abmagerung kann sich wieder bessern. Vereinzelt sah man bei Menschen, die durch Kohlenoxyd geisteskrank geworden waren, im Laufe der Zeit eine Zunahme an Körpergewicht eintreten, oder sogar Magere fett werden[3]).

---

[1]) HEFFTER, Arch. f. exper. Path. Bd. 31, 1893, S. 256.
[2]) POSSELT, l. c.
[3]) RAFFEGEAU et BOUCHEREAU, Annal. méd. psych. sér. VII, 9, 1889, p. 455. — STIERLIN, l. c.

c) Der Kohlenoxyddiabetes.

Schon im Jahre 1853 wurde die Beobachtung gemacht und später oft bestätigt, daß *Hunde*, die Kohlenoxyd oder Kohlensäure längere Zeit aufnahmen, bisweilen mehr Harn von hohem spezifischen Gewicht und in diesem auch reichlich Zucker entleerten[1]. Daß der letztere nicht stets zu finden ist, oder in manchen Versuchsreihen, z. B. an Hunden, ausnahmslos fehlte[2], führte dazu, ihn als Zerfallsprodukt anzusprechen. Vorkommen wie Nichtvorkommen erfolgen selbstverständlich gesetzlich, ohne daß wir den Grund für das eine oder das andere zu erkennen vermögen, zumal wenn sie ihre Wurzeln in zeitlichen oder konstitutionellen individuellen Verhältnissen haben. Bei Hunden fand man in elf Versuchen mit einer einzigen Ausnahme Glykosurie[3]. Sie begann 30 bis 60 Minuten nach der ersten Gaseinatmung, dauerte etwa 3 Stunden und war stets von Albuminurie begleitet. Der Zuckergehalt betrug in sechs Versuchen 1,56, 2,21, 3,01, 3,4, 3,96 und 4,24 %, und ausgeschieden wurden insgesamt: 1,11, 1,58, 2,5, 3,7, 3,73, 5,14 g Zucker[4]. Eine niedrige Umgebungstemperatur soll das Entstehen der Glykosurie begünstigen, Temperaturerhöhung sie verhindern. Auch nach der Injektion von 10 bis 12 ccm Kohlenoxyd in die rechte Herzhälfte und von 4—5 ccm in die Aorta eines Hundes wurde der Harn und die Galle nach 4 Stunden von Cl. Bernard zuckerhaltig gefunden. Bei Kaninchen kann die Glykosurie 2 Tage anhalten. Bei Kaninchen und Fröschen, denen Kohlenoxyd in die Bauchhöhle mittels Stichkanüle gebracht wurde, fand sich etwa 2 Stunden später stets Zucker im Harn in Mengen von 1,5—8 %[5]. Eine Ente, die 12—16mal im Laufe eines Tages durch Leuchtgas asphyktisch gemacht und immer wieder durch künstliche Atmung zur Erholung gebracht worden war, schied 0,82 g Zucker im Urin der nächsten 24 Stunden aus[6]. Bei Hühnern soll nach dieser Vergiftung keine Glykosurie auftreten[7]. Sie kann aber auch unter besonderen Vergiftungsbedingungen fehlen. Dies war z. B. der Fall, als man Hunde wochenlang mit Kohlenoxyd vergiftete und die höchsten Grade von Dyspnoe erzeugt hatte[8]. Ebenso vermißte man sie — wie ich selbst vielfach feststellen konnte — bei ganz akutem Vergiftungsverlauf, und ziemlich konstant bei protrahiertem Verlauf der Vergiftung.

Woher stammt der durch Kohlenoxydvergiftung im Harn erscheinende Zucker? Die Antworten hierauf und deren Begründung weisen auch heute noch viel sich Widersprechendes auf. Von den beiden Möglichkeiten: Herabsetzung der Zuckerverbrennung oder vermehrte Zuckerbildung wurde die letztere als die wirklich in Frage kommende bezeichnet[3]. Wäre sie es, dann wiese sie vorerst für ihr Zustandekommen auf die der Vergiftung vorangegangene Ernährung des Individuums hin, und man

---

[1] Richardson, Medic. Times and Gazette 1862, vol. I, p. 234. — Cl. Bernard, Leçons sur les substances toxiques 1857. p. 161.
[2] Garofalo, Moleschotts Untersuchungen 1893, 15.
[3] Senff, Über den Diabetes nach Kohlenoxydeinatmung, Dorpat 1869.
[4] Senff, l. c.
[5] Richter, D. med. Wochenschr. 1895, S. 516.
[6] Weintraud, Arch. f. exper. Pathol. Bd. 24, S. 310.
[7] Saito u. Katsuyama, Zeitschr. f. phys. Chemie Bd. 32, 1901, S. 214.
[8] Borczyskowsky, Die chron. Kohlenoxydvergiftung, 1877.

könnte dann ferner aus diesem Umstande ev. auch Aufklärungen über Entstehen oder Ausbleiben der Glykosurie nach dieser Vergiftung erwarten. Einen gewissen stützenden Hinweis in dieser Beziehung gab die Beobachtung, daß Tiere im Hungerzustand bei hochgradiger Eiweißverarmung keinen Zucker ausschieden[1]). Einen Hund, der bei einer früheren Kohlenoxydvergiftung eine starke Glykosurie bekommen hatte, ließ man hungern und fand nach einer am dritten Hungertage vorgenommenen erneuten Vergiftung keinen Zucker mehr. Methodisch angestellte Versuche[2]) über den Einfluß der vorgängigen Ernährung auf das Entstehen des Kohlenoxyddiabetes zeigten, daß dieser bedingt sei durch die Zufuhr von Eiweiß. Aus ihm entsteht der Zucker. Ebenso wie aus zugeführtem, kann er aus dem vom Körper abgegebenen sich bilden. Wenn bei den Hunden statt der Fleischnahrung eine ausschließliche Nahrung mit Brot und Milch vorangegangen, oder wenn der Brotnahrung Traubenzucker zugesetzt worden war, oder man die Tiere mit Stärke und Fleischextrakt gefüttert hatte, verlief die Vergiftung ohne Glykosurie, während die Verfütterung von Muskelfleisch, welchem die Extraktivstoffe durch Kochen entzogen waren oder von Albumin und Leim, oder der in Alkohol löslichen, aus Fibrin durch Pankreasverdauung gewonnenen Produkte[3]) oder der durch Phosphorwolframsäure nicht fällbaren Substanzen (Monamidosäuren) aus dem Extrakt der Pankreas-Fibrinverdauung[4]) eine Glykosurie zur Folge hatte, auch wenn das Tier mehrere Tage vor dem Versuche gehungert hatte.

Diese Feststellungen vermögen leider nichts zur Lösung des Rätsels der Entstehung des Kohlenoxyddiabetes beizutragen, weil sie selber rätselhaft sind. Sie erwecken den Eindruck, als wenn durch sie wenigstens erklärbar würde, wann, warum und warum nicht die Glykosurie eintritt. Dies vermögen sie aber nicht, weil

1. nicht immer bei Tieren der angeblich gesetzmäßige Erfolg der Fütterungsart bei der Kohlenoxydvergiftung zu erzielen ist. Von mehreren Kaninchen, die auf Brotfütterung gesetzt und wiederholt vergiftet worden waren, sah ich einige Zucker im Harn bekommen, andere nicht. Es besteht mithin keine Ausnahmslosigkeit in dem Erscheinen oder Nichterscheinen der Glykosurie, und damit fällt die Möglichkeit, sichere Abstraktionen aus dem Einfluß des Ernährungsfaktors zu machen.

2. Die toxische Glykosurie durch Kohlenoxyd findet ihre Analogien in anderen durch sehr verschiedenartige Gifte erzeugbaren, wie z. B. durch Morphin[5]), Chloralhydrat, Arsen, Antimon, Urannitrat. Auch diese, sehr wahrscheinlich auf derselben Grundlage wie die Kohlenoxydglykosurie entstehenden, zeigen die gleiche Inkonstanz in ihrem Auftreten und sind — von Morphin konnte ich selbst dies feststellen — unabhängig von der der Vergiftung vorangegangenen Ernährung.

3. Es ist mehr als unwahrscheinlich, daß dieser Umstand bei Menschen für das Entstehen des Zuckerharns in Frage kommt. Dagegen spricht, daß dieser bei Vergifteten, die doch, wie anzunehmen ist, ziemlich gleich-

---

[1]) SENFF, l. c. — ARAKI, Zeitschr. f. phys. Chemie Bd. XV, 1891, S. 363.
[2]) STRAUB, Arch. f. exper. Pathol. Bd. 38, 1897, S. 139.
[3]) ROSENSTEIN, Arch. f. exper. Pathol. Bd. 38, 1897, S. 139.
[4]) VÁMOSSY, ibid. Bd. 41, S. 273.
[5]) L. LEWIN, Deutsche med. Wochenschr. 1877.

mäßig von gewöhnlicher gemischter Kost vorher gelebt haben, bald vorhanden ist und bald fehlt.

4. Um das in manchen Versuchen festgestellte Nichtauftreten der Glykosurie bei Hunden zu erklären, hat man eine nicht genügend starke Vergiftung durch Kohlenoxyd herangezogen. Dem ist entgegenzuhalten, daß man sie bei Menschen auch nach leichter Vergiftung hat auftreten sehen.

In des Erkennens Not über die Ursache des Erscheinens von Zucker im Harn ist man auch auf die durch Kohlenoxyd erzeugte Atmungsstörung gekommen, gestützt auf die Annahme, daß alle Stoffe oder Vorgänge, die Dyspnoe erzeugen, vor allem Anästhetika, Glykosurie veranlassen können[1]). Sie ist schon deswegen in ihrer Allgemeinheit unzutreffend, weil Glykosurie auch ohne eine solche bei der Vergiftung durch Kohlenoxyd und andere Stoffe auftreten kann, und weil andererseits auch bei wiederholter Asphyxie durch Kohlenoxyd der Zucker fehlen kann oder nur in Spuren vorhanden zu sein braucht[2]). Nicht jede grobe Respirationsstörung veranlaßt Glykosurie. Dagegen fand man[3]) im Harn gut genährter Hunde, Kaninchen und Hühner, die in einer Luft atmeten, in der der Partiardruck des Sauerstoffs stetig zum Sinken gebracht worden war, Traubenzucker bis zu 3,4% neben Eiweiß und Milchsäure, in gleicher Weise wie wenn diese Tiere Kohlenoxyd aufgenommen hatten. Parallel mit der Beschränkung der Sauerstoffzufuhr und der Kohlenoxydvergiftung geht bei Tieren auch eine sehr beträchtliche Abnahme von Leberglykogen und eine Minderung des Zuckergehaltes der Leber[4]). Über die letzte Ursache dieser tiefgreifenden Störung in der Leberfunktion ist nichts Sicheres bekannt geworden. Der Mangel an genügendem Sauerstoff an sich ist sehr wahrscheinlich weder hierfür noch für den Kohlenoxyddiabetes verantwortlich zu machen. Überhaupt könnte nur bei sehr starker Vergiftung an eine Hemmung der Oxydationsprozesse gedacht werden. Es müssen andere Vorgänge als die Einschränkung der Oxydationsfähigkeit im Körper lebendig werden, um alles das in dieser Vergiftung bisher Unverständliche zu bewirken. Es wäre bequem, die Glykosurie in der Einwirkung des Kohlenoxyds auf das verlängerte Mark zu suchen, in analoger Weise wie der Zuckerstich oder Erkrankungen des verlängerten Markes oder des oberen Rückenmarks oder die Apoplexie usw. dies bewirken. Eine direkte Einwirkung des Gases auf die genannten Teile ist indessen aus den bereits angeführten Gründen nicht annehmbar. Dagegen halte ich es für wahrscheinlich, daß das Gehirn durch die eigenartige Ernährungsstörung, die das Kohlenoxyd vermöge seiner Blutwirkung *bei hierfür disponierten Individuen* zuwege bringt, mithin sekundär, an der Auslösung der Glykosurie beteiligt ist. Diese Ernährungsstörung wirkt wie irgendein mechanischer, Glykosurie erzeugender Eingriff.

Manches andere ist zur Ätiologie dieses Diabetes herangezogen worden, so die Gefäßlähmung oder die durch sie erzeugten Veränderungen im Zentralnervensystem oder Blutungen und parenchymatöse Nekrosen an Leber

---

1) Reynoso, Compt. rend. de l'Acad. des Sciences t. XXXIII, 1851, p. 606.
2) Weintraud, Arch. f. exper. Path. Bd. 34, S. 310.
3) Araki, Zeitschr. f. phys. Chemie Bd. 15, 1891, S. 335.
4) Araki, l. c. — Seegen, Internat. Beiträge zur inneren Medizin Bd. 1, 1902, S. 533.

und Pankreas in Verbindung mit einer vorkommenden fettigen Degeneration u. a. m.   Diese Vermutungen sind z. T. direkt widerlegbar und
sämtlich viel weniger begründet als die eben besprochene Annahme.
Schließlich kann noch erwähnt werden, daß bei mit Kohlenoxyd vergifteten, aber nicht diabetisch gewordenen Menschen durch Zufuhr von
Traubenzucker eine alimentäre Glykosurie erzeugt wurde, was für eine
Herabsetzung des Assimilationsvermögens für Traubenzucker spricht[1]).

Erfahrungen über den Kohlenoxyddiabetes bei Menschen.

Die Schwere der Vergiftung steht *in keiner Beziehung* zum Auftreten
oder zur Menge des Zuckers im Harn.   Schon vor 50 Jahren fand man in
einem leichten Falle Zucker in beträchtlicher Menge, und die späteren
Erfahrungen lehrten sehr schwere Fälle dieser Vergiftung kennen, z. B.
durch die Gase bei Dynamitexplosionen, in denen wohl wochenlang Eiweiß, gelegentlich selbst Blut, aber nie Zucker im Harn erschien.   Es
ist hier so wie bei jedem anderen Trauma im weitesten Sinne — einem
körperlichen Trauma oder einem psychischen Shock —, daß der Unfall
ganz geringfügig sein und der Diabetes dennoch, und stark, eintreten
kann[2]).   Ganz aus der Luft gegriffen ist die Behauptung, daß *Mineure*,
die durch Kohlenoxyd leiden, häufiger Zucker im Harn haben als andere
Kohlenoxydvergiftete.   Auch die Annahme, daß dessen Auftreten an einen
mehr chronischen Vergiftungsverlauf gebunden sei, ist unrichtig, während
es wohl möglich ist, daß z. B. bei hierfür disponierten Chemikern, Heizern
usw. die häufige Aufnahme des Gases aus irgendeiner Quelle die Glykosurie entstehen lassen und solange sie es aufnehmen, auch bleiben lassen
kann.

Das Erscheinen der Glykosurie ist auch beziehungslos zu anderen
Begleiterscheinungen der Vergiftung.   Sie kann, wie in dem zuerst berichteten derartigen Falle, während schwerer, achttägiger, mit einem
Pemphigus und Decubitus einhergehender Bewußtlosigkeit[3]) und auch nach
nicht sichtbaren, körperlichen Veränderungen kommen.   Ein neunjähriges
Mädchen bekam nach Raucheinatmung Kopfschmerzen, und es wurde ihr
schwarz vor den Augen.   Sie ging in das Krankenhaus, und dort wurde am
zweiten Tage Glykosurie festgestellt.   Ihre *Häufigkeit* überhaupt bei Kohlenoxydvergiftungen läßt sich kaum schätzen, zumal da in der täglichen
ärztlichen Praxis gemeinhin darauf nicht untersucht worden ist.   Bei
16 Vergifteten der FRERICHSschen Klinik wurden sie 11mal (70%), dagegen nur 3mal (19%) Albuminurie festgestellt.   In zwölf Leichen
von Kohlenoxydvergifteten fand man sie demgegenüber nur zweimal[4]).
Meistens ist die Harnmenge während der Zuckerausscheidung vermehrt.
Wie alles andere bei dieser Vergiftung, abhängig von innerlichen oder äußerlichen Ursachen, schwankt, so auch *die Zeit des Eintritts, die Stärke und
die Dauer der Glykosurie*.   Sie ist oft schon bald nach dem Eindringen des
Kohlenoxyds oder erst nach 3, 5[5]) bis 9 Stunden, oder erst am zweiten
oder sechsten Tage sichtbar geworden.   In dem letzteren, am zwölften

[1]) MÜNZER u. PALMA, Prager Zeitschr. f. Heilk. 1894. — STRASSER, Wien. med.
Presse 1894, Nr. 28.
[2]) NAUNYN, Diabetes mellitus 1906.
[3]) HASSE, Medizinische Zeitung 1859, Nr. 35, S. 176.
[4]) MASCHKA, Prag. med. Wochenschr. 1880, Nr 6.
[5]) OLLIVIER, Arch. gén. de Méd. 1879, p. 513.

Tage zum Tode führenden Falle, bestanden Pemphigus, Decubitus am Os sacrum und Blasenlähmung. Bei Hunden sah man den Zuckerharn 3 Stunden vorhanden sein. Bei Zufuhr eiweißarmer, kohlehydratreicher Nahrung können bei diesen Tieren mehrere Wochen vergehen, bis die Glykosurie geschwunden ist. Bei Menschen hält sie nur Stunden — 8—24— oder einige, gewöhnlich bis zu 3 Tagen an. Es scheint bisher nur einmal vorgekommen zu sein, daß die Glykosurie den Charakter eines echten Diabetes angenommen hat. Ein Maurer, der beim Einsetzen eines Schornsteintürmchens Kamingase eingeatmet hatte und $^3/_4$ Stunden bewußtlos gewesen war, hatte 3 Tage später keinen Zucker im Harn. Nach etwa 3 Monaten fand man 6% davon neben Aceton und Acetessig-säure und weiterhin schwankte die Menge zwischen 4 und 9% bei einer Harnmenge von 3—11 l. Die größte in einem Tage ausgeschiedene Menge betrug 660 g Zucker. Es bestand dabei starker Durst[1]). So absonder-lich dieses Vorkommnis an sich auch ist, so ist es doch möglich, daß seine Entwicklung auf der Grundlage einer besonderen Krankheitsanlage sich ursächlich auf der Vergiftung aufgebaut hat. In der Regel betragen die ausgeschiedenen prozentischen Zuckermengen 0,5—0,7—0,9—1—2% und die Gesamtmenge nicht mehr als 15 g täglich. Beide können aber auch höher sein.

Wenn Vergifteten, die keine Glykosurie bekommen haben, wegen Herzschwäche Campher eingespritzt worden ist, kann der Harn durch Camphoglykuronsäure reduzieren und dadurch bei Ungeübten einen Zuckergehalt vortäuschen. Ein solcher Harn dreht die Polarisationsebene nach links.

2. Die Erkrankungen der Haut.

Die Entstehung der mannigfachen Hautveränderungen nach der Kohlenoxydvergiftung läßt sich nicht etwa auf Reizwirkungen durch dieses Gas zurückführen, da es für jede Gewebsart reizlos ist. Wenn der Vorgang überhaupt dem Verständnis nähergerückt werden kann, so wäre dies nur durch die auf den vorstehenden Blättern wiederholt dargelegte Vorstellung möglich, daß eine zeitweilige Durchströmung der Haut durch ein eigenartig verschlechtertes Ernährungsmaterial bei hierfür besonders disponierten Menschen mittelbar die örtlichen Veränderungen schafft. Und selbst wenn man die Hautleiden als kutane Trophoneurosen auf-fassen wollte, so würde man zu keiner anderen Entstehungsdeutung kommen, wenn man nicht auch hierbei gleichartige Ernährungsstörungen in den Nerven annähme, durch die die Innervation Schaden leidet.

a) Hautschweiße.

In sehr verschiedenen Zeiten und Stadien der Vergiftung durch die verschiedensten kohlenoxydhaltigen Luftgemische, besonders aber durch Rauch, beobachtet man lokalisierte oder allgemeine Schweiße. So wurden sie nach Rauchaufnahme beim Durchfahren eines Tunnels neben Schwin-del, Kopfschmerzen und starker Ermüdung wahrgenommen. In einem Selbstversuche mit reinem Kohlenoxyd traten sie schon nach wenigen Minuten in dem bewußtlosen Zustande, in anderen Fällen im Krampf-

---

[1]) ZIESCHÉ, Monatsschr. f. Unfallheilk. Bd. 15, 1908, S. 131.

stadium oder auch nach dem Erwachen ein. Ihr Erscheinen kann auch erst nach 1—6 Stunden erfolgen und mehr als 1 Stunde lang anhalten. Die Hyperhidrosis kann sehr stark sein. Von einem durch Leuchtgas Vergifteten wird gesagt, daß er nach 7 Stunden am ganzen Körper gedampft habe. Bei einem anderen war das Hemd naß vor Schweiß. Auch noch nach Tagen und Monaten kann dieses Symptom bestehen. Ein Vergifteter wurde nach 3 Monaten bei kleinsten Anstrengungen, z. B. schon nach 5 Minuten dauerndem Gehen, davon belästigt. An Gliedmaßen, die durch die Vergiftung gelähmt waren, z. B. an einer gelähmten Hand, tritt das Schwitzen bisweilen in profuser Weise ein. In einem solchen Falle bestand an der gelähmten Hand *glossy skin*.

b) Ödeme.

Bisweilen stellen sich schon während der Bewußtlosigkeit Kohlenoxydvergifteter[1]), gewöhnlich aber nach Ablauf der akuten Vergiftungserscheinungen, lokalisierte Ödeme ein, die ihren Sitz an Teilen von Gliedmaßen oder an der ganzen Extremität haben und bisweilen auch auf den Rumpf übergreifen. Ihr Entstehen ist unabhängig von der Art und der Schwere der Vergiftung. Es sind harte, auch wohl schmerzhaft werdende, weiße, nicht zur Eiterung führende, oder teigig-sulzige Ödeme, oder rote phlegmonöse Schwellungen, oder Infiltrationen, oder Zustände, die an glossy skin erinnern und auch als solche bezeichnet worden sind. Sie können mit Lähmung der befallenen Strecke vergesellschaftet sein oder ohne solche bestehen. Die letzte Ursache solcher Infiltrationen und Zellgewebsschwellungen ist unbekannt. Da sie auch ohne Lähmung vorkommen, kann diese an ihrem Entstehen nicht immer schuld sein. Dabei kann als sicher angesehen werden, daß an gelähmten Gliedmaßen, z. B. bei Paraplegie durch Neuritis lumbosacralis, neben heftigsten Schmerzen hochgradige Ödeme bestehen können. Man hat, nicht ohne Widerspruch, behauptet, daß diese Ödeme, ebenso wie die glossy skin-artigen Zustände von vasomotorischen Störungen abzuleiten seien. In einem gewissen Grade scheinen sie mir stets daran beteiligt zu sein. Hauptsächlich wird es sich auch hier um Ernährungsstörungen handeln, an denen alle am normalen Leben der jetzt krankhaft befallenen Hautgebiete beteiligten Faktoren partizipieren. Vielleicht kommen dabei auch Thrombosierungen vor. Blutextravasate in der Tiefe der Gewebe kommen als Ursache wohl nicht in Frage. In einem Falle bezog man die Schwellung des rechten Arms auf eine hämorrhagische Infiltration des Plexus brachialis.

Nicht nur bei der akuten, sondern auch bei der wiederholten, sogenannten *chronischen,* gewerblichen *Vergiftung* mit Kohlenoxyd sah man solche Ödeme, zumal an den unteren Gliedmaßen, erscheinen und eine Phlegmasia alba dolens vortäuschen.

Die Verlaufsarten an den nicht gelähmten oder gelähmten *Armen* können verschieden sein. In einem Falle erschien am rechten Vorderarm ein hartes, keine Grube hinterlassendes Ödem mit verschiebbarer Haut und erhöhter Temperatur in der ganzen Extremität. In den folgenden 2 Tagen schwoll der Vorderarm noch stärker an, so daß der Unterschied gegen links 9 cm betrug. Nach weiteren 2 Tagen wurde das Ödem teigig,

---

[1]) ZANGGER bei STIERLIN, Über die mediz. Folgezustände der Katastrophe von Courrières 1909, S. 57.

stieg bis auf den Arm, die Achselhöhle und den Rumpf. Die Haut bekam eine gelbliche Farbe. Nach mehreren Tagen schwand das Leiden gänzlich [1]. Einer der Vergifteten in Courrières, der nicht zum Bewußtsein kam, hatte ein mächtiges Ödem des rechten Armes. Er starb unter Erscheinungen des Lungenödems am vierten Tage.

Es ist auffällig, daß überwiegend häufig der *rechte Arm* solche Veränderungen, meist mit *Lähmung* verbunden, aufweist. Ein Mann, der nach 20 Stunden zum Bewußtsein kam, wies in weiterer Entwicklung des Leidens eine Schwellung dieses Teiles von den Fingern bis zur Wirbelsäule und eine teigig-sulzige tiefgehende Infiltration der Haut, des Unterhautgewebes und wahrscheinlich auch der übrigen Weichteile auf. Unterhalb des Olecranon hing ein ödematöser Beutel herab. Der befallene Arm war 7 cm, die Hand 4—5 cm voluminöser als die der linken Seite. Die Haut des Vorderarms war blaurot, Oberarm und Schulter citronengelb. Dabei bestand motorische Lähmung des Radialis, Ulnaris und Medianus und totale Anästhesie im Bereiche der Infiltration. Nach 19 Tagen war noch keine Rückbildung erfolgt, während pemphigusartige Blasen, die auf dem Handrücken gekommen waren, in wenigen Tagen heilten [2].

Bei rechtseitiger Hemiplegie erschien das Ödem schmerzlos zuerst am rechten Handrücken und stieg dann bis zum Ellenbogen. Es schwand in den nächsten Tagen, ebenso wie ein Brandschorf an der rechten Schulter. Im gelähmten rechten Bein bestanden Schmerzen. Bei einer rechtsseitig hemiplegisch gewordenen Frau, entstand das Ödem bald und nur an der inneren Armfläche. Es ging allmählich zurück und hinterließ nur eine indurierte Stelle [3].

Auch an beiden Armen und der Brust kann sich ein den Fingerdruck nicht haltendes teigiges Ödem bilden. Bei einer Frau entstand ein solches am zweiten Tage während der noch anhaltenden Bewußtlosigkeit an den genannten, rotbraun verfärbten Teilen [4].

An den *Beinen* ist das Ödem entweder einseitig an dem Fuß lokalisiert [5], auch von kleinen, am Metatarsus sitzenden Bläschen begleitet, oder an einem Fußrücken und Unterschenkel oder auch am ganzen Bein. Der Umfangsunterschied zwischen dem erkrankten und dem nicht erkrankten Bein kann 3—10 cm und mehr betragen. Das Gehen kann dadurch unmöglich werden, zumal wenn die Schwellung am Kniegelenk stark ist und mit Schmerzen einhergeht.

Bisweilen sind Arm und Bein stellenweise geschwollen. Ein mit Kohlendunst Vergifteter zeigte am vierten Tage ein Ödem des rechten Arms. Besonders stark und hart war es an dem von dem M. coracobrachialis und dem Clavicularteil des Pectoralis major eingenommenen Teile. In gleicher Weise geschwollen war nur der rechte Oberschenkel, der linke aber frei. In einem anderen Falle waren die linke Hand und der Vorderarm und der linke Fuß und der linke Unterschenkel geschwollen. Mit dem Liegen auf einer bestimmten Seite hat diese Erkrankung nichts zu tun. Noch anders war es bei einem durch Leuchtgas Vergifteten, der eine sulzige Schwellung am Rücken und an den Außenseiten beider Füße und außer-

---

[1] Meczkowski, Medycyna 1897, Nr. 17.
[2] Litten, Deutsche med. Wochenschr. 1889, S. 82.
[3] Rendu, Union méd. 1882.
[4] Stumpff, Nederl. Tijdschr. voor Geneesk. 1911, Nr. 15.
[5] Fr. Hoffmann. Medicina consultatoria pars V, 1726, p. 182.

dem Gelenkerkrankungen aufwies, die anfänglich wie akuter Gelenkrheumatismus verliefen[1]).

Selten bildet sich ein *Hautemphysem* aus. Bei einem mit Kohlendampf Vergifteten erstreckte es sich nur auf die oberen Teile des Thorax und die Basis des Halses[2]). Bei einem anderen, bewußtlos, mit rotem gedunsenen Gesicht Daliegenden, bestand ein subkutanes Emphysem am Gesicht, am Halse, an der ganzen Vorderseite des Rumpfes und am oberen Rücken. In den nächsten Tagen nahm diese Störung ab, um nach und nach ganz zu schwinden. Ganz lokalisiert an der Brust nahm man bei einem Blut Auswerfenden, durch Holzdampf Vergifteten nach 14 Stunden ein durch leichtes Emphysem bedingtes Krepitieren wahr, als man zwecks des Auskultierens das Stethoskop aufsetzte. Es schwand nach etwa 8 Tagen.

c) Hautausschläge.

Nur einmal ist meines Wissens bisher eine *Vitiligo* als Folge von Kohlenoxydeinatmung angegeben worden. Ein durch Rauch vergifteter Feuermann wies sie nach 6 Jahren auf. Innerhalb dieser Zeit litt er viel an Blutungen aus der Nase und dem Halse. Er hatte eine pigmentreiche Haut. An einzelnen Stellen fehlte jedoch das Pigment gänzlich. Bald nach dem Brande, bei dem er vergiftet worden war, zeigte sich schon dieser Pigmentausfall und verstärkte sich in den folgenden Jahren.

. Zu nicht ungewöhnlichen Hautleiden gehören fleckige, knötchen-, bläschen- und blasenförmige Ausschläge. Zwei oder mehrere dieser Formen können sich vergesellschaften. In manchen Fällen erscheint nach Stunden eine Erhöhung des vasomotorischen Nachrötens.

1. *Fleckige*, gelegentlich auch wohl auf Druck schmerzhafte *Ausschläge* können schon während der akuten Vergiftung oder erst in Tagen in Begleitung irgendwelcher anderen Kohlenoxydsymptome, sich ausbilden. Ihr Sitz ist sehr verschieden: Im Gesicht, am Stamm, an Handknochen, Vorder- und Oberarm, an der Brustwand, am Schulterblatt, den Dornfortsätzen, den Oberschenkeln, an der Haut über den Malleolen sowie an den Glutäen. Die Kombinationen in der Verteilung und ihre Ausdehnung wechseln ebenfalls. Sie sind fast immer einseitig. Noch an der Leiche sind sie wahrgenommen worden. So fand man sie in einem Falle von Rauchvergiftung an den abhängigen Partien des Rumpfes, am Rücken, der Hinterfläche der Oberarme und der Innen- und Vorderfläche der Oberschenkel[3]). Sie sind gewöhnlich reichlich, begrenzt, vereinzelt oder in Gruppen stehend, gleich groß oder gemischt groß, stecknadelkopf- bis linsen- bis erbsen-, selten bis handtellergroß, rosarot oder scharlach- oder kupferfarben. Bei einer schwer Vergifteten stellten sich nach einigen Tagen als „trophische Störungen" ein: zuerst eine fungöse Gingivitis mit Ulcerationen der Tonsillen und dann am Vorderarm rote Flecken mit subkutanen Verhärtungen, von denen einige verschorften und von einer anästhetischen Zone umgeben waren. Der Ausschlag kann auf ödematöser Fläche stehen. Die Dauer seines Bestandes ist verschieden. Schon nach 24 Stunden können Teile desselben durch Eintrocknen

---

1) MAYER, Ärztl. Sachverst.-Zeitung 1908, Nr. 17.
2) DUPONCHEL, Gaz. hebdom. de Méd. 1891, p. 89.
3) KOMPE, Blätt. f. ger. Medizin Bd. 56, 1905, S. 97.

schwinden. Selten kommen als Nachschübe an neuen oder den alten Stellen
Bläschen oder Blasen. Bei einem mit Kohlendunst Vergifteten, der an
verschiedenen Körperstellen Flecke gehabt hatte, kamen noch nach
12 Tagen herpesartige Bläschen.

2. *Bläschenförmige Ausschläge, Zoster faciei*, entwickeln sich im Verlaufe des Trigeminus, bisweilen schon nach 1—3 Tagen. Ein Vergifteter,
der blutigen Auswurf hatte, bekam am elften Tage einen solchen Ausschlag der linken Gesichtshälfte im Verlauf des Facialis und aller drei Tri-
geminusäste, oberhalb und unterhalb des Orbitalrandes, und am Kinn.
Herpes labialis bei erhöhter Körperwärme kann nach 3—4 Tagen sichtbar werden und nach einigen weiteren Tagen abheilen.

An der Brust entstand bei einem in Demenz verfallenen Vergifteten
am sechsten Tage ein Bläschenausschlag. Auch der Rücken wies reichlich,
förmlich die Lungen abzeichnend, die linsengroßen Bläschen auf, und
einige solcher fanden sich um den Naseneingang und auf dem Nasenrücken
und einige an den Lippen. Die Gliedmaßen waren frei davon[1]). Jucken
oder Schmerzen an den befallenen Teilen fehlten.

Während des Comas fanden sich bei einem mit Kohlendunst Vergifteten mehrere Bläschen an der rechten *Schläfe*. Nach 2 Tagen, als das
Bewußtsein schon zurückgekehrt war, schoß ein Dutzend kleiner Gruppen
von stecknadelkopfgroßen Herpesbläschen an der vorderen inneren Seite
des *rechten Vorderarmes* auf. Nach außen von ihnen saß ein roter, dem
N. radialis folgender Hautstreifen auf infiltriertem Bindegewebe. Die
Bläschen trockneten in den nächsten Tagen ein. Nach etwa 14 Tagen
erschienen in der rechten Gesäßgegend, im Bereiche des N. ischiadicus,
ungefähr 20 Gruppen von ebensolchen Herpesbläschen, von denen mehrere
bis zur Crista ossis ilium hinaufstiegen. Die Stelle war wenig schmerzhaft[2]).

3. *Blasige Ausschläge.* Sie bilden sich nach 1—20 Tagen ein- oder
doppelseitig an einzelnen sehr umschriebenen Körperstellen oder verbreiten sich über den ganzen Körper. So fanden sich bei einem vergifteten Greise nach 24 Stunden zwei Blasen an den Fußsohlen. Sie
machten den Eindruck von Vesicatorblasen, schmerzten[3]), hatten aber
keine Entzündungsröte. Auch nur an einer Fußsohle kam eine zwei-
markstückgroße Blase vor, die den Eindruck einer Verbrennung dritten
Grades machte. In anderen Fällen saßen sie an der Brust und dem rechten
Arm, oder auf den ödematösen Händen und dem rechten Knie, oder an
der Hinterfläche der Oberschenkel, am Kreuzbein und an der rechten
Wade oder auch am ganzen Körper. Es handelt sich, wie ich finde,
meistens um Vergiftungsfälle, die mit Störungen im Nervensystem einhergehen. Die Anordnung der bisweilen spontan oder auf Druck schmerzenden Blasen ist gewöhnlich regellos. Bei einer Frau waren die Ödeme
nach 1½ Wochen geschwunden und die an Händen, rechtem Oberarm, rechtem Knie und Bein sowie an der Schulter zerstreuten Blasen
unter Zurücklassung von rötlichen Flecken verheilt. Am rechten Unter-
arm standen die Blasen jedoch noch streifenförmig angeordnet in einer
der Längsachse des Armes parallelen Richtung, der eine Streifen an der

---

[1]) Barthélémy et Magnan, Annal. d'hyg. t. VI, 1881, p. 407.
[2]) Leudet, Arch. gén. de Méd. t. V, 1865, p. 516.
[3]) Rendu, L'Union méd. 1891, p. 489.

dorsalen Radialseite, der andere an der volaren Ulnarseite, wie es schien
entlang dem Verlauf der Hautnerven[1]). Sie erinnerten sehr an die Anordnung der *Zostereruptionen.*

Die blasigen Hautveränderungen können auch mit Nachschüben an
verschiedenen Körperstellen verlaufen.

Die Größe der Blasen wechselt von klein bis zu Fünfmarkstückgröße.
Bei einem Kranken ragten sie 5 mm über dem Hautniveau empor. Die
Haut in ihrer Umgebung kann infiltriert oder ohne entzündliche Röte
sein. Ihr Inhalt ist serös oder dünnflüssig, schmutziggrau, rötlich, oder so
dicklich gelatinös, daß er nicht zum Ausfließen gebracht werden kann.

Das Verheilen erfolgt im ganzen langsam, in 8—14 Tagen und länger,
und, wie eben angeführt wurde, nicht immer an allen blasigen Stellen
gleich schnell. Es bleiben schwarzrote Schorfe. Es können sich aber
auch Eiterung bzw. Nekrosen an solchen Stellen bilden und z. B. am
Kreuzbein zur Entwicklung eines tief greifenden Decubitus Anlaß geben.

4. *Petechiale Ausschläge.* Blutungen in der Haut kommen in verschiedener Ausdehnung schon nach einem Tage oder später, und lange,
auch jahrelang anhaltend, als Vergiftungsfolge, gewöhnlich nur bei
solchen Menschen vor, die gleichzeitig an Blutungen aus der Nase, dem
Munde, dem Halse aus derselben Ursache leiden. Selten ist es nur ein
großer Bluterguß, z. B. in einer Gesäßhälfte[2]) oder auch in weiterer
Ausdehnung über die Seite, auf der das vergiftete Individuum lag. Gewöhnlich erscheinen stecknadelkopf- bis linsen- oder handflächengroße
Ekchymosen an Armen, Beinen, Gesicht, Brust, Bauch. Die Bfutflecken
können auch an demselben Individuum in der Größe wechseln, z. B. an
der Armhaut und an den Oberschenkeln klein, aber an der Innenfläche
eines Oberschenkels groß sein. Es kann auch zu Blutaustritten in die
Schleimhäute kommen. Man sieht solche dann punktförmig an der
Conjunctiva, an der Mund-, Nasen- und Rachenschleimhaut. Diese
Neigung zu Blutaustritten ist an die Individualität geknüpft und, ebenso
wie die Deutung des Mechanismus für den Blutaustritt, bisher unerklärlich
gewesen. Selbst wenn man den Vorgang als Diapedesisblutung auffassen
wollte — was ohne weiteres nicht angängig ist —, so würde damit der
Vorgang selbst noch nicht aufgehellt werden. Die Atonie der Gefäßmuskulatur gibt gleichfalls noch keine genügende Erklärungsbasis ab.
Im übrigen ist diese bei jeder Kohlenoxydvergiftung vorhanden, während
nur sehr selten solche Hämorrhagien, die an Hämophilie erinnern, vorkommen. Die Art des eingeatmeten kohlenoxydhaltigen Luftgemisches
ist hierfür belanglos.

5. *Hautnekrosen.* In mannigfacher Gestalt können Zerfallsvorgänge
an der Haut und in ihren tieferen Schichten Platz greifen. So bilden sich
Panaritien oder karbunkulöse Veränderungen oder Abszesse oder Gan-
grän — nekrotische Vorgänge, die auf die gleiche Ursache, nämlich eine
Ernährungsstörung der befallenen Gewebe, vielleicht unter ätiologischer
Beteiligung naheliegender Nerven, aber nicht des Zentralnervensystems,
zurückzuführen sind. Schon im Jahre 1806 beobachtete LARREY[3]) solche
Prozesse bei mit Kohlendunst in Berlin vergifteten Soldaten. Sie scheinen

---

[1]) KNECHT, Deutsche med. Wochenschr. 1904, S. 1243.
[2]) ECKERT, Wratsch 1901, Nr. 12.
[3]) LARREY, Mém. de Méd. milit. t. III, 1812, p. 16.

nicht verhütbar zu sein, da man, sie fürchtend, bettlägerige Kohlenoxydvergiftete erfolglos auf Wasserkissen gelagert hat. Auch andere Maßnahmen, wie Aderlässe und Kochsalzinfusionen, die auf den Verlauf der akuten Vergiftung Einfluß ausüben, erwiesen sich in bezug auf das Erscheinen der Gewebszerstörung als einflußlos.

Diese erscheint schon nach 24 Stunden, oder nach 2 oder 4 Tagen, oder nach Wochen, ja, selbst erst nach 5—6 Monaten. In diesem letzteren Falle hatte eine durch Kohlenoxyd gelähmte Frau nach der angegebenen Zeit die Bewegungsfähigkeit teilweise wiedererlangt. Sie vermochte jedoch noch nicht mit der ganzen Fußsohle des gelähmten Beines aufzutreten. Ein zu langes Gehen an einem Tage ließ an der dem stärksten Drucke ausgesetzten großen Zehe Gangrän eintreten, die schnell heilte.

Mit dem Auftreten einer gangränösen Stelle braucht die Zersetzungstendenz nicht erschöpft zu sein. Es können Nachschübe kommen. So sah man z. B. nach 2 Tagen eine solche Veränderung am inneren Malleolus des rechten, am dritten Tage auch des linken Fußes auftreten. Bei einem anderen Kranken erschienen Decubitus am sechsten Tage in der Kreuzbeingegend und am zwölften Blasen am linken inneren Knöchel und symmetrische Gangrän an beiden Fersen. Hier erfolgte der Tod nach 14 Tagen. Derartige Nachschübe können sich an mehreren aufeinanderfolgenden Tagen zeigen. Bei einem mit Leuchtgas Vergifteten, der eine Lähmung der Beine davongetragen hatte, erschienen nach 11 Tagen auf dem rechten Fuß ein 6 cm langer und 2 cm breiter Brandschorf, am 12. Tage zwei neue an Zehe und Ferse und nach 14 Tagen noch zwei weitere.

Auch in der gleichen Region, in der die erste Brandblase auftrat, können weitere sich bilden. Der Druck mag manchmal die unmittelbare Veranlassung zum Entstehen der Gangrän geben [1]), aber auch ohne solchen sah man sie z. B. hinter einer Ohrmuschel oder auf der Brust an der Mamma, oder an anderen druckfreien Stellen entstehen. Sie kommt außerdem an der Schulter, an den Glutäen, an den unteren Gliedmaßen, am Trochanter und vor allem am Kreuzbein auch multipel vor. Wie weit solche Zerstörungen gehen können, lehrt der folgende Fall: Eine Frau wurde mitten in ihrer Wohnstube bewußtlos und mit ihr ein 15jähriger Sohn tot aufgefunden, dessen gerichtliche Obduktion Kohlenoxydgasvergiftung ergab. Bei der Aufnahme in das Krankenhaus fand sich bei der etwas dementen Patientin unterhalb des rechten Trochanters ein zweihandtellergroßer, ovaler, längsverlaufender, tief zwischen die Muskulatur bis nahe an den Knochen reichender, unregelmäßig zerklüfteter Substanzverlust, der von mißfarbigen, übelriechenden Gangränfetzen bedeckt war und am Rande deutliche Granulationsbildung zeigte. An der Außenseite des rechten Unterschenkels, hart an dem Kniegelenk, waren zwei ähnliche, kleinere Gangränherde, deren Zentrum von je einem, 3 mm vom zarten Überhäutungssaume entfernten, schwarzen, trocknen Schorfe bedeckt war, der so gelockert aufsaß, daß man darunter den gangränösen, mit mißfarbigem Eiter bedeckten Grund erkannte. Zwei seichte, pfenniggroße, schon in Epidermisierung begriffene

---

[1]) In einem Falle lag ein schwer vergifteter Mann 12 Stunden auf der Diele. Auf der rechten, der Liegeseite, fand man Gangrän der Schulter, des Ellenbogens, der Trochantergegend und des Malleolus.

Substanzverluste waren an der Innenseite des linken Oberschenkels und Kniegelenkes, während sich nach außen vom linken Tibiaknorren eine rötliche, oberflächlich erodierte Stelle befand. Den inneren, unteren Quadranten der rechten Mamma nahm ein apfelgroßer, zerklüfteter, Muskulatur, Fett- und Drüsengewebe bloßlegender, mißfarbig belegter Substanzverlust ein, der am Rand durch eine reaktive Entzündungszone abschloß. Auch über beiden Glutaei fand sich links ein handtellergroßer, rechts ein etwa zweimarkstückgroßer Substanzverlust, von denen der erstere im Zentrum einen schwarzen, gangränösen Schorf trug, der rechte rein granulierend erschien. Die inneren Organe waren gesund. Der Nervenstatus ergab außer einer leichten Schwäche im rechten Bein keine Veränderung. Im Harn war weder Eiweiß noch Zucker, doch ließ die Patientin Urin und Stuhl unter sich.

Es gibt noch andere Aussehens- und Verlaufsarten, die zumal bei bestehender Lähmung von Gliedmaßen trotz guten Überstehens der Allgemeinvergiftung ein unangenehmeres Gepräge bekommen. Ein Mann war neben seiner durch Kohlenoxyd im Bett getöteten Frau, gleichfalls vergiftet, erwacht. 8 Tage später hatte er Schmerzen im rechten Arm, eine Lähmung des rechten Beins und Steifigkeit des Nackens, wo sich zwischen Hinterhaupt und Schultergräte eine handtellergroße, braunschwarze, mumifizierte, von einem roten Demarkationsstreifen umgebene Hautstelle fand. Erst beim Schneiden bis in 2 cm Tiefe kam Blut. Die Gangrän schritt scharf bis zur Wirbelsäule und an das Hinterhaupt fort. Schließlich war der Schädel zwischen Protuberantia occipit. ext. und Processus mastoideus dexter teils von Weichteilen und Pericranium ganz entblößt, teils von brandigen Fetzen bedeckt. Die cariösen Spitzen sämtlicher Dornfortsätze der Halswirbel und selbst die Querfortsätze des 3.—6. Halswirbels ragten frei hervor. Die Fossa supraspinata dextra lag frei, ohne Weichteile und Periost. Die Nackenmuskulatur fehlte rechts. 2 Tage vor dem Tode erkrankte das bisher intakte rechte Schultergelenk und füllte sich mit jauchigem Eiter. Das rechte Ellenbogengelenk war geschwollen und schmerzhaft. Brandschorfe bildeten sich über dem Olecranon und ein Brandschorf, unter dem Fluktuation und Hautemphysem zu fühlen waren. Beim Einschneiden entwich Luft unter Zischen. Gangränös waren die Tricepssehne und der hintere Teil der Gelenkkapsel. Es bestand eine schlaffe Lähmung des rechten Beines und Anästhesie des rechten Fußes. Der Tod erfolgte 26 Tage nach der Vergiftung durch Pyämie. Am rechten N. ischiadicus wurden Veränderungen gefunden [1]).

Es ist nicht selten, daß vor dem Erscheinen der Gangrän oder mit ihr Pemphigusblasen an ganz anderen Stellen wie sie aufkommen. So entstanden in einem Falle in der Gegend der Lendenwirbel und auf dem Gesäß in der Trochanterengegend breite, in die Tiefe greifende Nekrosen und auf der rechten Wade und dem linken Oberschenkel die Blasen. Erst nach mehr als 6 Wochen heilte das Leiden [2]). Solche Blasen verschiedener Größe mit serösem Inhalt können auch über den ganzen Körper verbreitet sein. Hohes Fieber und eine Pulszahl von 140—190 bestehen gleichzeitig und geben auch für sich zum Entstehen von Decubitus

---

[1]) ALBERTI, D. Zeitschr. f. Chir. Bd. 20, 1884, S. 476. — ARNOZAN et DALIDET, Bull Soc. anat. de Bordeaux 1882.
[2]) PANSKI, Neurol. Zentralbl. 1902, S. 242.

Anlaß[1]). Sie werden auch wohl eitrig. Solcher Eiterherde wurden viele
an einem Manne neben Decubitus am Kreuzbein und einem Abszeß an
der linken Brust und einem ebensolchen von Kindskopfgröße an der
linken Hinterbacke beobachtet[2]). An einer solchen Stelle kann auch
ein Bluterguß vorhanden sein, ohne doch die Ursache des Zerfalls dar-
zustellen.

Die Prognose derartiger Zustände ist stets zweifelhaft, zumal wenn
multiple Gangrän mit oder ohne weitere Blaseneruption vorhanden ist.
Dies schließt nicht aus, daß auch Heilung nach Tagen oder Wochen zustande kommen kann.

Von Hautanhängen sollen auch die *Nägel* in ihrer Ernährung durch
schwere Kohlenoxydvergiftung leiden[3]). Bei Bergleuten, die durch die
Katastrophe von Courrières vergiftet worden waren, wurde diese trophische Störung gesehen. Man machte die postneuritische Nervendegene-
ration dafür verantwortlich, so gut wie für Muskelatrophie und motorisch-
sensible Lähmung, oder auch die allgemeinen Ernährungsstörungen, und
schrieb ihnen einen hohen objektiven diagnostischen Wert zu[4]). Die
Nägel werden brüchig mit tiefen Querfurchen, und der vordere Nagelteil
fällt ab. Bei einem der Vergifteten fielen nach und nach alle Nägel ab.
Ich möchte den diagnostischen Wert bezweifeln.

Angeblich soll als Folge der Kohlenoxydvergiftung auch *jauchige
Osteomyelitis* auftreten können.

3. Krankheitssymptome seitens des Digestionsapparates.

a) Mund- und Rachenhöhle.

Ein schon früher wiederholt dem Leuchtgaseinfluß ausgesetzt gewesener Monteur wurde von neuem akut vergiftet und bekam noch nach
14 Tagen Nasenbluten, dem Ekchymosen an weichem Gaumen und Uvula
folgten. Damit ging ein Foetor ex ore einher, der in den nächsten Wochen,
nachdem auch noch an der Haut Blutergüsse erfolgt waren und Fieber
sowie unwillkürliche Harn- und Stuhlentleerungen sich dazu gesellt
hatten, aashaft wurde. Die Ursache lag wohl an der Zersetzung des oberflächlich ergossenen Blutes.

Speichelfluß zeigt sich bei Menschen, wenn die Schleimhäute des Mundinnern entzündet sind, aber, wie bei Tieren, auch ohne Entzündung.
Andere klagen schon bald nach der Vergiftung über Trockenheit im
Munde und heftigen Durst, die beide nur langsam an Stärke abnehmen.
Verschiedene Grade kann die Mundentzündung aufweisen, die auch
mit Schleimhautschwellung einhergeht. Man sah sie schon am ersten und
zweiten Tage nach der Vergiftung kommen. Einmal stellte sie sich als
fungöse Gingivitis mit Ulzeration an den Tonsillen dar[5]). Ein durch
Steinkohlendunst Vergifteter hatte, nachdem er wieder zum Bewußtsein

---

[1]) HASSE, Mediz. Zeitung des Ver. f. Heilk. N. F. Jahrg. 2, 1859, S. 176

[2]) HASSE, l. c.

[3]) BRUNEAU, Contribution à l'étude de l'intoxication par l'oxyde de carbone Paris
1893, p. 29.

[4]) STIERLIN, Über die mediz. Folgezustände der Katastrophe von Courrières 1909,
S. 59.

[5]) ANDRY, Médecine moderne 1897, No. 25.

gekommen war, Kurzatmigkeit, Kopfschmerzen, Ohrensausen, am zweiten Tag: Muskelschwäche und trocknen Husten, am dritten: Salivation und eine geschwollene, wellenförmig veränderte Zunge. An Lippen, Zahnfleisch und der Wangenschleimhaut saß eine große Zahl mit Serum gefüllter, heftig brennender Bläschen. Am vierten Tage waren die meisten Bläschen geplatzt und in oberflächliche Geschwürchen verwandelt, welche allmählich größer wurden und zusammenflossen. Nach etwa 14 Tagen waren die Geschwüre geheilt. Auch ein diphtheritisches Exsudat wurde bei einer durch Kohlendunst Vergifteten und nach 3 Tagen Gestorbenen auf der Schleimhaut des weichen und harten Gaumens, des Zungengrundes, Kehlkopfs, Colons und Rectums angetroffen. Die Zunge kann Epithelbeschädigungen aufweisen und anschwellen. Bei einem mit stertoröser Atmung Daliegenden hing sie geschwollen aus dem Munde heraus und wurde durch Krampf der Kiefermuskeln so festgehalten. Sie füllte bei einem Mann und einer Frau, die durch zu frühen Klappenschluß vergiftet worden waren, die Mundhöhle so aus, daß sie ringsum an den Zähnen anlag. Manipulationen an ihr, etwa für die künstliche Atmung, waren nicht vorgenommen worden.

Daß *Blutungen* in der Form von Ekchymosen an den Schleimhäuten des Mundinnern, Gaumen, der Uvula, am Racheneingang sich einstellen können, erwähnte ich bereits. Sie wurden bisher nur bei Vergifteten beobachtet, bei denen auch an anderen Körperstellen Blutergüsse vorkamen. Häufig ist als Folge von Raucheinwirkung bei Feuerwehrleuten eine Hypertrophie der Mandeln. Gelegentlich erscheinen diese entzündlich oder geschwürig verändert, ebenso wie der Pharynx, an dem, ebenfalls bei Feuerwehrleuten, Blutflecke entstehen können. Seine Schleimhaut ist dann schon nach 24 Stunden rot, geschwollen und mit dickeitrigem Schleim bedeckt, der auch aus den Choanen abfließt. Am dritten Tage nach einer Leuchtgasvergiftung zeigte sich bei einem Mädchen die Schleimhaut des Rachens und Kehlkopfs stark entzündet. Dabei bestand auch eine Bronchiolitis. Selbst Entzündungen kruppösen bzw. diphtheritischen Aussehens nahm man wahr. Konstriktionsgefühl im Schlunde kann den pharyngitischen Zustand begleiten. Dieser kann natürlich erschwertes Schlingen veranlassen. Aber auch ohne ihn, nur auf der Grundlage von schweren Nervenstörungen, bauen sich im Verlaufe von manchen Vergiftungen nach Tagen die Schwerfälligkeit beim Kauen (N. trigeminus), die Schluckbeschwerden, wie Verschlucken, oder die Schluckunmöglichkeit (N. hypoglossus) auf. Fast immer bestehen dann dabei noch andere Lähmungserscheinungen. Als Ursache der bei einem Vergifteten zugleich mit Schwellung am Halse eingetretenen Dysphagie, die nur Flüssigkeit aufzunehmen gestattete, wurde das Eindringen von Luft in das Mediastinum anticum angesprochen. Daraus sollte ein Emphysem entstanden sein, das am unteren Halse in der Thyreoideagegend und an dem vorderen Thoraxteil sich bemerkbar machte und nach einigen Tagen schwand. Diese Erklärung halte ich nicht für zutreffend.

Die *Zähne* sollen, wie andere Gewebe, durch die Vergiftung leiden können. Bei einem Manne, der einen Selbstmordversuch unternahm, fielen Zähne aus. Ein locker gewordener befestigte sich wieder, als die Vergiftung ausgeklungen war. Zahnausfall und andauerndes Cariöswerden stellte man an einem vergifteten Bergmann von Courrières fest, der vorher über ein ganz vollständiges Gebiß verfügt haben soll.

b) Störungen von seiten des Magens.

Wenn viel Leuchtgas beim Einatmen verschluckt worden ist, kann nach Stunden Aufstoßen mit dem Geruch desselben erfolgen. Auffällig leiden Eßlust und Verdauungsvorgänge, die mit dem Beginn der Vergiftung aufzuhören scheinen. Wiederholt wurde der völlig mangelnde und erst nach Wochen wiederkehrende Appetit und bei manchen der Vergifteten Ekel gegen alle Speisen festgestellt. Den Mageninhalt fand man bei einem Selbstmörderpaar, das sich vor der Gifteinatmung mit Nahrung vollgestopft und, vergiftet, noch mehrere Stunden gelebt hatte, unverdaut vor[1]). Der Tierversuch ergab, hiermit übereinstimmend, daß der Mageninhalt offensichtlich unverändert geblieben war, selbst wenn man das Experiment über mehrere Stunden ausgedehnt hatte. Die Vasa chylifera von unvergifteten Hunden waren nach $2^{1}/_{2}$—3 Stunden voll Chylus, dagegen bei den durch Kohlendampf vergifteten fast leer.

Nur ganz ausnahmsweise kommt es vor, daß einige Tage nach dem Überstehen der akuten Vergiftung, wenn Bewußtsein und Erinnerung wieder normal sind, eine überaus starke Eßlust sich einstellt, so daß der Betreffende alle 2 Stunden Nahrung aufnehmen muß. Ein solcher Mensch bekam aber dann nach jeder Mahlzeit Brennen im Ösophagus und im Magen.

Zu den konstantesten Symptomen der Kohlenoxydvergiftung gehören Übelkeit und Erbrechen, die schon am Ende des 16. Jahrhunderts als gewöhnliche Vorkommnisse gekennzeichnet worden sind. Ekel und Übelkeit kommen unmittelbar nach der Vergiftung oder auch erst nach 24 Stunden, gelegentlich im Verein mit schmerzhaftem Druckgefühl im Magen. Die Nausea kann auch ohne Erbrechen einige Tage anhalten. Das Erbrechen ist jedoch fast die Regel. Sein Kommen oder Ausbleiben ist unabhängig von dem Füllungszustand des Magens. Wo es fehlt, kann die Vergiftung ebenso schwer wie bei seinem Vorhandensein verlaufen. Gewöhnlich erscheint es im ersten Vergiftungsstadium, bisweilen schon nach einigen Atemzügen, z. B. von Generatorgas oder Rauch. Gelegentlich stellt es sich erst ein, wenn der Vergiftete an die frische Luft gelangt oder auch erst nach 24 oder 48 Stunden. Die einzelnen Brechakte können sich häufig an einem Tage vollziehen und Brechreiz und Erbrechen überhaupt 10—24 Stunden oder, wie man es bei Feuerwehrleuten beobachtete, 3 Tage lang oder sogar Monate oder 1 und selbst 2 Jahre andauern. In so langen Zeiten bestand es bei einzelnen durch die Katastrophe von Courrières geschädigten Bergleuten[2]).

Man will beobachtet haben, daß dem Erbrechen, wie es sich nach Rauchvergiftung von Feuerwehrleuten einstellte, eine Besserung des Allgemeinbefindens folgte, entweder durch Entkongestionierung der Lungen oder dadurch, daß die Zirkulation in den Lungencapillaren beschleunigt und so die Ausscheidung des Kohlenoxyds begünstigt wird. Ich halte diese Beobachtungen und Schlußfolgerungen für irrig. Nützlich könnte sich höchstens einmal das Erbrechen erweisen, wenn sein Eintreten den Halbbetäubten erwecken und zum Fliehen veranlassen würde. Dieses wird selten einmal verwirklicht. Im Gegenteil wird manchem Bewußtlosen das Erbrechen verhängnisvoll, wenn Teile des heraufbeförderten

---

[1]) MARYE, De l'asphyxie par la vapeur du charbon 1837.
[2]) STIERLIN, l. c. S. 61, 62, 64.

Mageninhalts durch Aspiration in die Luftwege gelangen. Günstigstenfalls entsteht eine Pneumonie oder, schlimmer, der Tod durch Erstickung. Die im Coma vorhandene Anästhesie verhindert den sonst erfolgenden Verschluß des Kehlkopfeinganges und den abwehrenden Husten. So findet man dann Speiseteilchen in den Bronchialverzweigungen. Schon das Herabfließen von Speichel in die Luftwege im Coma soll Pneumonie erzeugen können.

Das Erbrechen hat meiner Meinung nach seine Wurzeln in der gestörten Gehirntätigkeit. Dies schließt nicht aus, daß bei manchen Vergifteten schon während der Vergiftung, oder einige, bis 24 Stunden später, starke und eventuell wachsende Magenschmerzen und noch lange nach der Vergiftung eine Druckempfindlichkeit des Magens oder sogar die Symptome der Magenentzündung bestehen. Die letztere, neben Pharyngitis und Nierenschmerzen, hatte ein Feuerwehrmann, der Rauch von brennendem Getreidemehl eingeatmet hatte und 1 Stunde lang bewußtlos geblieben war. Derartige Vorkommnisse sind aber im Vergleich zu der Häufigkeit der Kohlenoxydvergiftungen oder auch nur zu den dabei erscheinenden Brechvorgängen außerordentlich selten. Aus ihnen läßt sich nicht generell eine direkte Wirkung des Gases auf Magenzellen erschließen. Eine solche kommt ihm in keiner Weise zu. Selbst bei dadurch getöteten Hunden kann man gelegentlich nichts anderes als kongestive Zustände der Magen-Darmschleimhaut ev. mit Schleimhautekchymosen feststellen, die bei langsam vergifteten oder hungernden Tieren stärker waren als bei schnell zugrunde gegangenen oder vorher gefütterten. Solche uncharakteristischen Veränderungen kommen durch viele auch nicht chemische tödliche Eingriffe, z. B. durch Erstickung, zustande. Die Angabe, daß zum Unterschiede hiervon bei der Kohlenoxydvergiftung die Epithelzellen der Magenschleimhaut die Eindrücke einer Reizung und einer Degeneration erkennen lassen, beruht auf unzulänglichen Beobachtungen, die am besten dadurch charakterisiert werden, daß man das Kohlenoxyd in seinen direkten örtlichen Wirkungen im Magen mit Arsenik parallelisierte.

Läsionen der Magenschleimhaut sind, wo sie gefunden werden, von vornherein als bereits vor der Vergiftung vorhanden gewesene aufzufassen. Es gelingt z. B. nie, bei Hunden, die in irgendeiner Weise durch das Gas vergiftet wurden, auch nur Erosionen an der Magenschleimhaut zu erzeugen. Aus dem Anfang des vorigen Jahrhunderts wird berichtet, daß in einem Falle „eine förmliche Entzündung des Magens, Duodenums und dünnen Darms vorhanden gewesen wären, welche ein injiziertes Aussehen gehabt hätten. Die hintere Fläche des Magengrundes sei fast ganz mit Blut unterlaufen erschienen“. Und aus dem Ende des 18. Jahrhunderts gibt es einen Bericht, nach dem die Mägen zweier Kohlendunstvergifteter so entzündet gewesen wären, „daß sie beinahe zum Brande sich neigten“. Wahrscheinlich handelte es sich um schlecht gedeutete kadaveröse Veränderungen.

Gelegentlich ist einmal eine wirkliche Ulzeration gefunden worden[1]), die indes keinerlei Schlußfolgerungen in bezug auf Kohlenoxydwirkung gestattet. Blutungen auch in tieferen Schichten der Magenschleimhaut oder frei in die Magenhöhle dagegen dürfen mit Rücksicht auf die Ab-

---

[1]) GIRAUD, L'empoisonnement par l'oxyde de carbone Paris. 1882.

hängigkeitswirkungen, denen das Gefäßsystem durch die zentrale Kohlenoxydwirkung unterliegt, ohne weiteres in diesen Zusammenhang gebracht werden. Wiederholt wurde *Blutbrechen* unmittelbar nach der Vergiftung oder während der ersten Tage danach beobachtet. Auch in den Leichen Kohlenoxydvergifteter fanden sich wiederholt Ekchymosen auf der Höhe der Falten der Magenschleimhaut, oder auch größere Blutsuffusionen oder freie blutige Massen. Im Tierversuch treten solche Gefäßrupturen nicht gar selten zutage. Vergiftet man Tiere von der Bauchhöhle aus mit dem Gas, so findet man in der Magenschleimhaut zahlreiche stecknadelkopfgroße Hämorrhagien.

c) Störungen im Darm.

Der Leib kann aufgetrieben oder auch abgeplattet, weich sein. Über auch starke Schmerzen im Leibe klagen manche Vergiftete. Die Überlebenden von der Katastrophe in Courrières hatten sämtlich dieses Symptom. Sie lokalisierten den Schmerz, indem sie eine transversale Handbewegung unterhalb des Nabels machten[1]). Hierbei ist zu bedenken, daß diese Menschen verweste Kadaver, Holzteilchen und sogar Kohle in ihrer Verzweiflung gegessen hatten.

Die akute Vergiftung schafft gewöhnlich schon im Stadium der Bewußtlosigkeit unwillkürliche Entleerungen von Kot, meist auch mit unwillkürlicher Harnentleerung. Die erstere kann in späteren Stadien für eine Zeit spontan schwinden, die letztere bestehen bleiben. Bei durch Kohlenoxyd geisteskrank Gewordenen sah man die Lähmung des Sphincter ani wochen- und monatelang oder auch noch über 1 Jahr anhalten. Selten entwickelt sie sich erst nach der akuten Vergiftung langsam, zugleich mit der Lähmung von Extremitäten. Es kann ihr dann Durchfall oder Stuhlverhaltung vorangegangen sein. Durchfälle ohne Sphincterenlähmung können sich einige Tage nach der Vergiftung einstellen. Die Art des aufgenommenen kohlenoxydhaltigen Gases ist hierbei gleichgültig. So sah man sie z. B. neben langdauerndem Erbrechen u. a. m. bei zwei Menschen sich einstellen, die Wassergas[2]), bei anderen, die Leuchtgas oder Kohlendunst eingeatmet hatten. Koliken und Fieber können fehlen. Die Stühle erwiesen sich gelegentlich als reiswasserähnlich. Opium zeigte sich einmal als hilflos dagegen. Bisweilen bleiben, wie bei rauchvergifteten Feuerwehrleuten, die Durchfälle lange. Die Entleerungen können Blut enthalten, sehr oft, 10—12mal in 24 Stunden, erfolgen und bis 14 Tage und länger bestehen bleiben. Bei einer Vergifteten, die außer einem bullösen Ausschlag über den ganzen Körper noch eine depressive Psychose bekommen hatte, erschienen die blutigen Durchfälle erst nach etwa 18 Tagen und nahmen bis zum Tode noch zu[3]). Die Massen enthalten viel glasartigen Schleim, gelegentlich auch Schleimhautfetzen, und dunkles Blut. Bei zwei durch Leuchtgas Umgekommenen fand man im Ileum 120—150 g Blut. Der Sitz der Blutung war in einem Falle Duodenum und Ileum. Ausnahmsweise stellte man bei einer durch Kohlendunst vergifteten und nach 3 Tagen gestorbenen Frau bei der Obduktion neben Erweichungsherden im Gehirn „ein diphtheritisches

[1]) Dervieux, Annales d'hyg. publ. sér. 4, t. VI, 1906, p. 542.
[2]) Heijermans, Nederl. Tijdschr. voor Geneesk. II, 15, 1902, p. 732.
[3]) Greidenberg, Annales méd.-psychologiques VIII. sér., t. XII, 1900, p. 65.

Exsudat auf der Schleimhaut des weichen und harten Gaumens, des Zungengrundes und Kehlkopfs und am Colon und Rectum" fest. Hier handelte es sich nicht um Diphtheritis, sondern um irgendeine andere Zerfallsäußerung infolge von akuten Ernährungsstörungen der besagten Gewebe.

Bei durch Rauch vergifteten Kindern stellte man ziemlich starke Schwellung der Solitärfollikel im unteren Teil des Ileum fest.

4. Die Beteiligung von Leber und Milz an den Vergiftungswirkungen.

Einige wenige Male wiesen Kohlenoxydvergiftete *Icterus* auf. Falls nicht andere zufällige Umstände ihn veranlaßt haben sollten, so würde seine Entstehungsart durch das Gas sicher nicht auf die Blutveränderung zu beziehen sein. Die einfache Überlegung führt zu dem Schluß, daß bei der überaus großen Zahl der Menschen, die durch das Gas akut oder chronisch geschädigt worden sind, mehr an Icterus gelitten haben müßten, als zwei oder drei, über die im übrigen überaus dürftige Berichte vorliegen. Denn *bei allen* ist ja das Blut geschädigt, also die Quelle für das Entstehen eines hämatogenen Icterus. Bei einer Frau, die neben ihrem bereits durch Kohlendunst getöteten Manne, vergiftet, mit stertoröser Atmung vorgefunden wurde, sollen sich im Harn Zucker und „Urobilin", im Blutserum Hämoglobin und gleichfalls „Urobilin" gefunden haben und das letztere nach 8 Tagen geschwunden sein. Nichts in dieser sehr zweifelhaften Untersuchung gibt eine Berechtigung, das Bestehen eines hämatogenen Icterus, vielleicht nicht einmal einen Icterus anzunehmen. Nur in dem bereits angeführten eigentümlichen Vergiftungsfalle, in dem „diphtheritisches Exsudat" auf Gaumen, Zunge, Colon und Rectum sich fanden, waren am dritten Tag nach der Vergiftung die Haut und die Schleimhäute icterisch gefärbt und im Harn war Gallenfarbstoff[1]). Es ist möglich, daß hier, wie im erstgenannten Falle, die bei Berührung schmerzhafte Leber selbst in irgendeiner Weise aus besonderen individuellen Gründen gelitten hat. Bei einem Manne, der Leuchtgas eingeatmet hatte und danach nicht bewußtlos geworden war, aber am nächsten Tag wachsende Schmerzen in der Magengegend und nach etwa 4 Wochen eine Angina pectoris bekommen hatte, war um diese Zeit die Leber vergrößert[2]). Das letztere fand sich auch bei einem schon nach einem Tage an Kohlenoxyd zugrunde gegangenen Menschen. Daß die Kohlenoxydvergiftung die Leberarbeit verändern, z. B. das Leberglykogen mindern kann, habe ich schon oben dargelegt. Es sind indirekt erzeugte krankhafte Vorgänge, die, wie anderwärts, so auch in der Leber, unter besonderen Umständen einsetzen und erkennbar werden.

Auch die *Milz* wurde bisher bei einigen wenigen Vergifteten vergrößert gefunden. Bei einem akut mit Leuchtgas vergifteten Mädchen erkannte man dies am dritten Tage. Sie hatte auch einen Kohlenoxyddiabetes. In einem weiteren Falle handelte es sich um eine chronische Kohlendunstvergiftung bei drei Kindern durch ein sogenanntes Wärmenecessaire. Sie bekamen eine akut verlaufende perniziöse Anämie mit leichter Gelbsucht, Erbrechen, bleicher Haut, blasendem Herzgeräusche, Atemnot, Peptonurie und Milzvergrößerung. Bei der Obduktion des am

---

[1]) Ziemssen, Die Elektrizität in der Medizin 1864, S. 117.
[2]) Zander, Med. Klinik 1911, S. 71.

neunten Tage gestorbenen achtjährigen Kindes erwies sich die Milz vergrößert (330 g) und die Blutkörperchen an Zahl vermindert[1].

Einmal wurden — was nicht wundernehmen kann — in der Milz capillare Blutungen bei einem Manne festgestellt, der 36 Tage nach einer Kohlenoxydvergiftung gestorben war, nachdem er Symptome schwerer psychischer Depression, Demenz, Amnesie u. a. m. aufgewiesen hatte.

5. Die Erkrankung der Nieren und des Geschlechtsapparates.

a) Die Nieren.

Es würde an sich nichts Befremdliches haben, daß das Gewebsleben der Niere eine materielle und funktionelle Störung durch Kohlenoxyd erlitte, wo doch sonst im Körper mittelbar entzündliche und Zerfallsvorgänge dadurch angefacht werden. Dementsprechend wird auch mehrfach berichtet, daß z. B. durch die Aufnahme von Rauch aus brennendem Mehl Feuerwehrleute neben Schlund- und Magenentzündung Nierenschmerzen bekommen hätten[2], oder daß Nierenerkrankung durch Arbeit in Räumen entstanden sei, in denen durch Gasheizvorrichtungen der Typenmaschinen die Luft verschlechtert worden ist. Klinische Feststellungen, die solche Angaben stützen könnten, gibt es nicht, wohl aber Obduktionsbefunde, die von Veränderungen in den Nieren sprechen. So fand man bei einer Frau, die 4 Tage lang schwer vergiftet in einem Zimmer gelegen hatte, in das durch eine zu früh geschlossene Ofenklappe Kohlendunst gedrungen war, eine „starke parenchymatöse Nierendegeneration"[3]. In anderen Fällen von Tod durch Kohlendunst war nur eine mäßige oder eine „ziemlich starke" oder „sehr intensive" Trübung der Nierenrinde vorhanden. Ferner wird von einer chronischen Nephritis bei einer Frau berichtet, die 22 Stunden Gas geatmet hatte, und bei einem durch Kohlendunst Vergifteten von Ödem der BOWMANNschen Kapsel, Vakuolisierung der Malpighikörperchen, akuter Nekrose der Nierenepithelien und Hyperämie und Bluterguß in die Kanälchen[4]. Ja, man stellte die diffusen nekrotischen Veränderungen an der Corticalsubstanz den durch Sublimat erzeugten an die Seite. Eine nekrotisierende Ernährungsstörung der Niere neben Erweichungsherden im Gehirn, motorischer und sensibler Lähmung und vorübergehender Glykosurie fand man bei einem Manne, der 3—4 Tage lang in einem Zimmer gelegen, in dem er Kohlendunst aufgenommen hatte. An der Nierenoberfläche fanden sich flache, weißgelbliche, bis 1 cm große Hervorragungen, die bis in die Rindensubstanz hinein sich erstreckten. In diesen Herden zeigten sich die Kerne der Epithelzellen verändert. Sie besaßen oft zwei Kernkörperchen, und außerdem war eine interstitielle Kernwucherung sichtbar[5].

Auch bei Hunden und Kaninchen, die durch Kohlenoxyd vergiftet wurden, stellte man trübe Schwellung der Nierenepithelien und körnige Degeneration des Protoplasmas fest[6]. Die Richtigkeit aller dieser weit-

---

[1] KOREN, Norsk Magazin 1891, p. 550.

[2] COULLAUD, l. c.

[3] LESSER, Atlas der gerichtl. Medizin 1884, I, S. 145.

[4] ASCARELLI, Friedreichs Blätter f. ger. Medizin Bd. 56, 1905, S. 251.

[5] KLEBS, l. c. S. 509.

[6] OTTOLENGHI e NAZARI, Archivi di Psichiatria vol. XXV, fasc. IV, 1904. — ENGELS, Vierteljahrschr. f. ger. Mediz. 1905, Suppl.

gehenden Befunde ist, vielleicht mit Recht, bezweifelt worden. Die Veränderungen an den menschlichen Nieren werden für kadaveröse, und die an Tiernieren gefundenen für Kunstprodukte erklärt, die durch die Härtungsmethoden erzeugt worden sind. Erneute Untersuchungen an Tieren ergaben, daß Kohlenoxyd die Niere erkennbar nicht veränderte und daß z. B. eine geringe Epitheltrübung nicht stärker war, als sie sich bei ertränkten Tieren zeigt[1]). Die beobachtete Vakuolisierung des Nierenprotoplasmas bei Hundenieren ist keinesfalls krankhaft, da sie auch bei nicht vergifteten Hunden vorkommt.

Nach alledem harrt die Frage, ob und inwieweit durch Kohlenoxydvergiftung Störungen in dem Bestande und den Funktionen der Niere veranlaßt werden, noch weiterer Feststellungen. Als sicher kann meines Erachtens schon jetzt angenommen werden, daß eine direkte Wirkung des Kohlenoxyds auf das Organ nicht stattfindet, und daß die wenigen Befunde schwerer Veränderungen andere Ursachen gehabt haben müssen. Dies geht auch aus dem im allgemeinen normalen funktionellen Verhalten der Niere hervor. Die Tagesharnmenge ist gewöhnlich normal. Bisweilen nur 1—2 Tage lang erscheint Polyurie. Von zwei gleichzeitig vergifteten und nach 12 bzw. 18 Tagen gestorbenen Gasasbeitern hatte eine solche nur einer[2]). Sehr selten wird ein alkalischer oder schon in der Blase zersetzter stinkender Harn geliefert, und ebenso selten riecht dieser nach einer Leuchtgasvergiftung nach Gas.

Weniger eine praktische als vielmehr eine erkenntnistheoretische Bedeutung kommt dem Vorkommen von *Eiweiß* im Harn zu. In 16 Vergiftungsfällen fand es sich dreimal, und bei 30 durch Leuchtgas Vergifteten nur einige Male, zusammen mit Blut. Es erscheint schon während des ersten Tages oder, wie bei einem Kohlendunstvergifteten, erst am vierten Tage. Seine Menge ist exakt nie bestimmt worden. Sie wird als groß oder gering oder als Spur bezeichnet. Begleitet Glykosurie die Albuminurie, so hält diese länger als jene an. Es kann aber auch umgekehrt sein. Meistens schwindet sie schnell, schon nach 24 Stunden oder 4 bis 5 Tagen oder hält mehrere Wochen lang an — das letztere wurde nur einige Male bei psychisch sehr schwer Erkrankten festgestellt.

Ebenso schnell wie das Eiweiß schwanden in den vereinzelten Fällen, in denen sie festgestellt wurden, die hyalinen *Harnzylinder*. Bei einem durch Kohlendunst vergifteten Manne wurden sie bei der ersten Untersuchung mittags festgestellt und waren am Abend schon nicht mehr vorhanden[3]). In zwei anderen Fällen zeigten sich am zweiten Tage nur Spuren von Eiweiß neben hyalinen granulierten Zylindern. Beides schwand nach längstens 48 Stunden[4]).

Der vorstehende Tatsachenstoff über Albuminurie und besonders ihr so schnelles Entstehen in 12—24 Stunden und ihr bei den meisten der Kranken festgestelltes ebenso schnelles Verschwinden ist nicht geeignet, zugunsten ihrer Herkunft von durch Kohlenoxyd bewirkter Nierenerkrankung zu sprechen. Ein genaues Eingehen auf die einzelnen bisher

---

[1]) BALTHAZARD, Annal. d'hyg. publ. sér. IV, t. XX, 1913.
[2]) KUGEL, Prager med. Wochenschr. XXIII, 1898, S. 51.
[3]) STOLPER, Zeitschr. f. Medizin.-Beamte 1897, S. 174.
[4]) SCHAEFER, Med. Korrespondenzbl. des Württemb. ärztl. Vereins Bd. 79, 1909, S. 862.

bekannt gewordenen Fälle führt mich zu der Ansicht, daß *als Ursache dieser folgelosen Albuminurie in erster Reihe die Störungen im Nervensystem angesehen werden müssen.* Gerade die wenigen Male, in denen die Eiweißausscheidung länger anhielt, waren es überaus schwere, in langer Zeit verlaufende Psychosen. Es ist bekannt, wenn auch nicht erklärbar, daß solche zumal akut sich ausbildenden Störungen mit transitorischer Albuminurie einhergehen können. Wo sie nicht vorhanden waren, hatten die Kranken fieberhafte Zustände, die an sich, zumal so leichte Albuminurie und Zylindrurie zu veranlassen vermögen. Inwieweit und warum solche Krankheitszustände geeignet sind, die zwischen Blut und Harn befindlichen Membranen und Membranbestandteile durchlässiger als normal für Eiweiß zu machen und ob unter solchen Umständen die Epithelien Veränderungen aufweisen können — dies sicher zu beantworten, ist unmöglich, weil dafür noch immer die genügenden Unterlagen fehlen. Es ist jedenfalls außer Zweifel, daß die auch sonst bei dieser Vergiftung allgemein zutage tretende Neigung der Gefäße, Blut austreten zu lassen, auch für die Nierengefäße zutrifft. In der Tat stellte man mehrfach, aber nicht oft, Blut im Harn schon am ersten oder am zweiten bis längstens am zwölften Krankheitstage fest. Es kam vor, daß Vergiftete sich nach etwa 10—12 Tagen schon besser oder normal befanden und dann plötzlich eine Hämaturie neben Blutauswurf aus den Lungen, aber beides nur für 24 Stunden, bekamen und dann doch noch nach etwa 3—5 Wochen unter bronchitischen bzw. pneumonischen Erscheinungen zugrunde gingen. Bei einem anderen Vergifteten fand man 2 Tage lang etwas Blut im Harn. Es kann auch intermittierend erscheinen, während bei demselben Individuum Eiweiß kontinuierlich mehrere Wochen im Harn vorkommt oder mehrere Wochen gleichmäßig Blut mit Eiweiß vorhanden sein kann, wie man dies bei zwei Brüdern sah, die durch Dynamitexplosionsgase vergiftet und für 3 Wochen benommen waren und später unheilbar geisteskrank wurden. Bei der Obduktion fand man einmal in der Schleimhaut des Nierenbeckens kleine punktförmige Blutungen und nebenher Petechien an den Pleuren und Ekchymosen an der Pia bzw. im Stirnhirn.

Der Füllungszustand der Blase bei akut Vergifteten wechselt. Eine gefüllte Blase hat weder diagnostische noch prognostische Bedeutung. Am häufigsten besteht *Inkontinenz.* Sie ist nicht eine Beeinträchtigung des Gemeingefühls, sondern eine Zwangsleistung, eine vom Gehirn aus veranlaßte Lähmung des Sphincter vesicae. Sie kann intermittierend auftreten. Am häufigsten kommt sie während der Stadien der akuten Vergiftung, in der Bewußtlosigkeit oder bei stabil gewordenen Kohlenoxydpsychosen vor. Bei manchen auch nicht mehr bewußtlosen Vergifteten setzt sie nach einem bis zum achten oder sechzehnten Tag, oder auch, wenn nach scheinbarer Genesung ein Rezidiv erfolgt, erst einige Tage vor dem Tode ein.

Schon nach kurzem Fahren in einem geheizten, Kohlenoxyd enthaltenden Wagen bekam ein Arzt[1]) neben anderen, bis zu 6 Wochen anhaltenden Symptomen, für 2 Tage Harndrang, der, da allgemeine Muskelschwäche bestand, wohl auf einen paretischen Zustand des Sphincter zurückzuführen ist. Die volle Inkontinenz kann auch tagelang, ja selbst

---

1) Motet, Annal. d'hyg. publ. t. XXXI. 1894, p. 258.

mehrere Wochen anhalten.   Heilung kann sehr schnell oder erst nach Wochen eintreten.   Einen bis drei Monate lang sah man sie und Darminkontinenz — im ersteren Falle bei einer schließlich wiederhergestellten Frau — bestehen bleiben.

Auch *Harnverhaltung* kommt vor, die auf eine zentral veranlaßte Lähmung des Detrusor urinae zurückzuführen ist.   Der Urin sammelt sich in der Blase an, während das Bedürfnis zur Harnentleerung wenig fühlbar ist.   Ich teile nicht die Ansicht, daß es sich um einen Krampfzustand des Sphincter vesicae handelt.   Die Ischurie besteht am häufigsten bei Bewußtlosen, aber auch wenn der Sopor geschwunden und der Kranke sensoriell frei ist.   Einem solchen entleerte man in der Bewußtlosigkeit am ersten Tage 800 ccm und am zweiten, bewußtseinsfreien, 230 ccm Harn.   Trotz aller Anstrengung kann Harn zuweilen gar nicht oder in sehr geringer Menge entleert werden.   Bei dem einen zeigt sich dies Unvermögen schon nach 10—24 Stunden, bei anderen am dritten oder sechsten oder zehnten Tage, bei noch anderen nach Wochen beim Beginne eines Rezidivs.   Es kann 2—4 Tage oder kontinuierlich, bzw. mit kurzer Unterbrechung, auch wochenlang, ev. bis zum Tode anhalten.   Bei einem in Courrières Geretteten zeigte sich die Harnverhaltung nicht nur für mehrere Tage im unmittelbaren Anschluß an die akute Vergiftung im Bergwerk, sondern mehrmals noch im Verlaufe der nächsten zwei Jahre, ohne zu rechnen, daß oft langes Warten und Pressen auch in der Zwischenzeit erforderlich war, um den Harn zu entleeren.   Es kommt gelegentlich vor, daß an eine Harnretention sich eine Inkontinenz anschließt.   Die Heilung kann in einigen Tagen erfolgen.   Eine Frau, die nach einer 24stündigen Bewußtlosigkeit ins Krankenhaus geschafft worden war und dort noch 8 Tage lang eine Blasenlähmung hatte, verlor sie bald, nachdem man mit der Galvanisierung begonnen hatte.

Selten kommen Strangurie, Cystitis oder Entleerung eines alkalischen Harnes vor.

b) Der Geschlechtsapparat.

Als Erstickungswirkung fasse ich die öfters beobachtete Erektion des Penis ohne oder mit Samenergießung auf.   Das letztere ist das häufigere. Aus den weiblichen Genitalien fließt nicht selten blutiger Schleim aus. Einige Male stellte man als Folge von Vergiftungsunfällen schon nach einigen Tagen geschlechtliche *Impotenz* fest, so z. B. bei einem Maurer, der Gase bei dem Arbeiten an einem Schornstein eingeatmet hatte, danach bewußtlos geworden war und nach etwa 3 Monaten einen Diabetes, allgemeine Schwäche u. a. m. bekommen hatte.   Vor dem Erscheinen des Diabetes bestand eine Minderung der sexuellen Potenz.   Der Defekt kann für seine Regulierung Monate in Anspruch nehmen.   Ein junger, nie nervös gewesener Feuerwehroffizier mußte sich bei einem Brande etwa 1 Stunde lang im stärksten Qualm aufhalten.   Nach $1\,^1/_2$ Stunden traten heftige Kopfschmerzen und Mattigkeit ein, nach 3 Stunden auch Erbrechen.   Dieser Zustand, zu dem sich noch ziemliche Apathie gesellte, dauerte $2\,^1/_2$ Tage.   6 Tage nach dem Brande versuchte der Kranke den Coitus, bei erhaltener Libido blieb aber die Erektion aus.   Spuren einer solchen kamen erst nach 2 Monaten, und 3 Monate später gelang ohne jeden therapeutischen Versuch der Beischlaf[1].   Die Störung ist auf eine

---

[1] HEYMANN, Zeitschr. f. Urologie 1809, Nr. 8.

zentrale Ursache zurückzuführen. Sie kam auch bei einem Manne zur
Beobachtung, der bei der Beschäftigung an einem Leuchtgas-Reinigungs-
kasten vergiftet wurde und nachher in langsamer Entwicklung an einer
multiplen disseminierten Sklerose des Zentralnervensystems erkrankte[1]).
Ich selbst habe zwei so Erkrankte gesehen.

Die *Menstruation* hat auf den Verlauf der Vergiftung keinen Einfluß.
Bei einem von zwei unter gleichen Bedingungen Kohlenoxyd aufnehmen-
den Mädchen blieb zwar die gerade menstruierte unvergiftet, was aber
andere Ursachen gehabt haben muß. Denn in einem anderen Falle wurde
eine in Menstruation befindliche Person ziemlich schwer vergiftet. Bei
dieser blieb aber weiterhin die Menstruation aus. Sie kann auch nur unregelmäßig werden. Gewöhnlich erfolgt Normalwerden. Bei einer mit
Lähmung als Nachkrankheit der Vergiftung Behafteten geschah dies
nach 6 Monaten.

Für die Beantwortung der so wichtigen Frage, *ob die Schwangerschaft durch die Kohlenoxydvergiftung leiden könne*, bildet die Möglichkeit
des Überganges des Gases aus dem mütterlichen Blute in das fötale eine
der Grundlagen. Ich habe darüber bereits einiges dargelegt[2]). Das
Kohlenoxyd wandert in der Tat in der angegebenen Richtung. Schon
die Anwesenheit des Gases im Serum läßt dies erkennen. Ja, man meinte
sogar, nicht mit Unrecht, daß in genügend langer Zeit das Blut des
Fötus und der Mutter gleich viel davon enthalten könne[3]). Dem entsprechen auch gute Untersuchungen[4]). Belehrend ist die folgende. Eine
Frau machte am Ende der Schwangerschaft an einem Abend um 11 Uhr
einen Selbstmordversuch durch Einatmen von Leuchtgas. Um 7 Uhr
morgens wird sie bewußtlos gefunden, und am Nachmittag um 6 Uhr
gebiert sie ein totes Kind. Sie litt noch 5—6 Tage an Kopfweh und
Übelkeit, war aber nach 10 Tagen gesund. Das Kind, obschon tot, sah
so rosig aus, daß die Hebamme künstliche Atmung an ihm versuchte.
Die innerlichen Gewebe waren auch hellrot durch Kohlenoxydhämoglobin.
Durch Entgasung des Blutes stellte man fest, daß $1/5$ des Hämoglobins
in Kohlenoxydhämoglobin übergegangen war[5]).

Bei einer im achten Monat durch Kohlenoxyd vergifteten Schwangeren
waren:

> **im mütterlichen Blut 18 ccm Kohlenoxyd: 100 ccm Blut**
> **im Blute des Fötus 4,07 ccm Kohlenoxyd: 100 ccm Blut[6]).**

In früheren Zeiten glaubte man, daß sogar der Rauch von ausgelöschten
Kerzen die Schwangeren zur vorzeitigen Geburt bringen könne[7]). Der
Kohlendunst und die anderen stärker kohlenoxydhaltigen Gase vermögen
dies leichter zu bewerkstelligen, ohne daß jedoch über den endlichen

---

[1]) BECKER, l. c.

[2]) Vgl. S. 128.

[3]) NICLOUX, Compt. rend. de l'Acad. des Sciences t. CXXXIII, 1901. — Volume
jubilaire du PR. RICHET 1912.

[4]) Es gibt auch schlechte, mit ungenügendem Können unternommene, z. B. von
FALK, Vierteljahrschr. f. ger. Mediz. 1884.

[5]) TISSIER, Journ. de Méd. 1910, p. 132.

[6]) NICLOUX et BALTHAZAR, Société d'obstétrique et de gynécol. de Paris 1912,
2. déc.

[7]) PLINIUS, Hist. nat. lib. VII. — SOLENANDER, Consil. medicin. Sect. V, Consil. V.
— FORESTUS, lib. XXVIII, Obs. 30.

Ausgang irgendeine Vorhersage möglich ist. Mutter und Kind oder — was häufiger eintritt — nur das letztere können zugrunde gehen[1]). Nach etwa 24 Stunden oder früher oder später stellen sich Wehen ein und das tote Kind wird geboren. Das Kind kann aber auch im Uterus absterben und totfaul erst nach Wochen ausgestoßen werden. Wenn die Umstände dem günstig sind, kann die Mutter mit leichten Vergiftungssymptomen davonkommen. Solche Vergiftungen von Schwangeren sind wahrscheinlich viel häufiger als sie zur Kenntnis kommen, besonders im Gewerbebetriebe, wo Frauen in einer Kohlenoxydatmosphäre arbeiten. So erkrankte z. B. eine Schwangere, welche an einer mit Gasmotor betriebenen Buchdruckereipresse arbeitete, mit Kohlenoxydsymptomen und abortierte schließlich. Es war das Gas in den Arbeitsraum gedrungen, weil der Zylinder der Gasmaschine einseitig abgenutzt war.

Trotz starker Vergiftung mit Bewußtseinsverlust, Konvulsionen u. a. m. kann nicht nur die Schwangere wiederhergestellt werden, sondern sogar zur rechten Zeit ein normales Kind gebären. Ja, es kam vor, daß von zwei unter gleichen Verhältnissen durch Leuchtgas vergifteten Schwangeren die eine abortierte, während bei der anderen die Geburt eines lebenden Kindes normal erfolgte.

Die Frage, ob es angezeigt sei, bei einer am Ende der Schwangerschaft durch Kohlenoxyd Gestorbenen den Kaiserschnitt zu machen, muß mit Rücksicht darauf, daß der Kohlenoxydgehalt des fötalen Blutes sehr viel geringer ist als der der Mutter, bejaht werden — wenngleich ich den Erfolg für mindestens zweifelhaft halte.

6. Störungen in der Atmung und in den Atmungsorganen.

a) Atmungsänderungen zerebralen Ursprungs.

Die Atmung bietet bei Tieren und Menschen, je nach der Art, nach der individuellen Veranlagung und vor allem nach der Konzentration des aufgenommenen Gases und nach dem Stadium der Vergiftung ein sehr verschiedenes Bild. Bei *Tieren* (Kaninchen, Hunden) ist sie oft eine geraume Zeit lang ruhig, dann wird sie, ev. bis über das Krampfstadium hinaus, bewegter. Im Beginn des komatösen Zustandes geht sie wieder zur Norm über. Das Tier liegt gleichmäßig atmend da, während die Herzschläge stark vermehrt sind. Nicht lange dauert dies. Die Atmung wird tiefer, seltener, etwa ein Atemzug in 10 Sekunden, die Flanken werden inspiratorisch stark eingezogen und es kommt zu allmählicher Entwicklung von Dyspnoe mit Zuhilfenahme aller Respirationshilfsmuskeln, Maulaufsperren usw., bei gleichzeitiger völliger Anästhesie, Exophthalmus und Pupillenerweiterung. Dieser Zustand schwerster inspiratorischer Atemnot bei unmerklicher Exspiration klingt dann allmählich ab, die Inspirationen werden flacher, weniger krampfhaft, seltener, bis zur letzten, kaum noch erkennbaren Inspiration. Es ist für diesen Verlauf völlig gleichgültig, ob reines Kohlenoxyd oder ein Kohlenoxyd-Kohlensäuregemisch eingeatmet wird. Er ist nur etwas anders, wenn der Tierversuch so eingerichtet wird, daß das Gas jäh, mit sehr wenig atmosphärischer Luft gemischt zur Einatmung gelangt, oder wenn

---

[1]) L. Lewin, Die Fruchtabtreibung durch Gifte 1904, 2. Aufl. S. 232.

— wie angegeben wird — das Kohlenoxyd von der Bauchhöhle aus in das Blut eintritt.

Bei *Menschen* ist die Atmung im Beginne der Vergiftung meist ruhig, oberflächlich, verlangsamt. Ausnahmsweise erscheint dann schon Atembeklemmung. Selbst wenn Bewußtlosigkeit eingetreten ist, kann das Individuum fast normal atmen und eine regelmäßige Herzarbeit aufweisen. Dies war bei einer Frau der Fall, die, durch Kohlendunst vergiftet, am dritten Tage der Bewußtlosigkeit Decubitus und ödematöse Schwellung des Beins, am siebenten Tag, noch immer bewußtlos, Decubitus am rechten Ohr und enorme Abmagerung bekommen hatte und dann gestorben war. Selbst noch im Krampfstadium fand man die Atmung normal oder in der Frequenz etwas erhöht. Nach Leuchtgasvergiftung riecht der Atem bei manchen Menschen danach. Dementsprechend wurde bei der Obduktion der Gasgeruch auch in der Lunge wahrgenommen. Mit dem Fortschreiten der Vergiftung ändert sich gewöhnlich auch der Atmungstypus, besonders im Zustande der Bewußtlosigkeit bzw. dem tiefen Coma, in dem auch das asphyktische Stadium liegt. Bei manchen Vergifteten findet man hier kaum noch Andeutungen einer Atmung. Die Nn. phrenici und der behachbarte Plexus brachialis wurden dann so unempfindlich gegen den faradischen Strom gefunden, daß erst nach sechs- bis achtmaliger Schließung des Stromes eine Atembewegung ausgelöst wurde, oder daß die künstliche Atmung einen nur kurzen vorübergehenden Erfolg hatte und außerstande war, den definitiven Atemstillstand aufzuhalten. Dies ist aber nicht die Regel. Gewöhnlich entwickeln sich die Änderungen der Atmung in Rhythmus und Tiefe allmählich. Die Inspirationen können noch leidlich normal, wenn auch vertiefter erfolgen, wenn die langen Exspirationen schon so stark geworden sind, daß jede von ihnen die Wangen aufbläht und die Lippen vorwölbt. Es macht den Eindruck, als wenn der Kranke Tabak rauchte. Bald hört die Atmung auf, oberflächlich und regelmäßig zu sein. Die Inspirationen werden hörbar, stöhnend, oder schnarchend, oder röchelnd, die Exspirationen keuchend, pfeifend. Die Zahl der Atemzüge nimmt zu. Die Atmung wird beschwerlich. Ich sah sie mit leichten oder tiefen Einziehungen im Epigastrium, an den Interkostalräumen und am Jugulum erfolgen. Dieser Zustand kann für eine Zeit schwinden und dann wiederkommen.

Es können ferner lange Atempausen mit allmählich an- und abschwellender tiefer Dyspnoe eintreten. Dieser CHEYNE-STOKESsche Atemtypus ist nicht selten. Er kann früh oder erst nach längerer tiefer sensorischer Benommenheit auftreten. Nach Wassergaseinatmung fand man bei einer Frau ein livides Gesicht, kalte Gliedmaßen, einen arhythmischen Puls und eine derartige Atmung, bei der in besonders auffälliger Weise forcierte, auch schnell aufeinanderfolgende Inspirationen mit Tiefenabnahme bis zum Atemstillstand wechselten. Solcher Unregelmäßigkeiten gibt es noch andere Typen und Kombinationen. Cyanose kann dabei vorhanden sein oder trotz heftiger Dyspnoe ganz fehlen. Dies gehört jedoch zu den großen Seltenheiten. Bisweilen ist das turgeszierte Gesicht durch das Kohlenoxydhämoglobin in den erschlafften Gefäßen so stark purpurartig gerötet, daß die Cyanose nicht leicht erkennbar wird. Im asphyktischen Stadium, also dann, wenn das Ringen des Atmungszentrums um seine funktionelle Existenz am stärksten wird, ist sie stets vorhanden. Dieses Ringen kann Remissionen haben und viele Stunden, ja sogar 2 Tage lang andauern und doch zur Genesung führen. Gewöhnlich endet es freilich mit dem Tode. In einzelnen Fällen, in denen schon Besserung erfolgt war, stellten sich noch nach einigen Wochen Anfälle heftiger Dyspnoe ein. Weder im Gehirn noch in den Lungen wurden dann Veränderungen gefunden, während bei anderen nach vorübergehender Besserung Blutungen in das Gehirn oder entzündliche Veränderungen in den Lungen erneut Atemstörungen veranlaßten.

Die Atemstörungen können auch erst am Tage nach der Vergiftung einsetzen. Dies geschah z. B. bei einem rauchvergifteten Feuerwehrmann, der an akuten Symptomen nur Kopfschmerzen, Übelkeit und Erbrechen bekommen hatte. Als Nachleiden stellten sich bei Feuerwehrmännern asthmatische Störungen ein.

b) Materielle Erkrankungen der Luftwege.

1. Die Nase.

Atmet ein Mensch in einer auch freien, Kohlenstaub enthaltenden Atmosphäre, so kann sich dieser an den zugänglichen Schleimhäuten, z. B. in den Conjunctivalsäcken, aber vor allem in der Nase, den Lippen, der Zunge und im Kehlkopf als Rußbelag fixieren. Aber die hier in Frage kommenden Raucharten können durch die Kohlenteilchen als Träger teeriger saurer oder nicht saurer Produkte sowie durch sich selbst auch Reiz- bzw. Entzündungswirkungen an den genannten Schleimhäuten entfalten. So kommt es, daß gelegentlich rauchvergiftete Pferde aus der *Nase* in großen Mengen schleimig-jauchige Flüssigkeit entleeren und daß Feuerwehrleute, die in Rauch und Qualm geatmet haben, eine Entzündung der Nasenschleimhaut mit starker Absonderung und auch wohl Entzündung der Sinus frontales bekommen.

Anders ist das *Nasenbluten* aufzufassen, das nur eine Allgemeinvergiftung durch Kohlenoxydeinatmung begleitet oder ihr folgt. Hier handelt es sich um eine Folge jener, dem Wesen nach unerklärlichen Einwirkung des Gases auf den Zustand der Gefäße, die nicht nur typisch eine Erweiterung, sondern auch so überaus oft Blutaustritte an irgendwelchen Körperstellen zur Folge hat. Zu ihrem Erscheinen gehört, besonders wenn sie sich als reichliche Blutung darstellen, noch eine individuelle zeitliche Prädisposition. Speziell die starken und wiederholten Blutungen aus der Nase nötigen zu einer solchen Auffassung, weil diese Form im ganzen selten ist und den Eindruck erweckt, als seien die daran leidenden Individuen mit einer „hämorrhagischen Diathese", wie Bluter, belastet. Die akuten Erscheinungen, in deren Gefolge diese Störung auftritt, brauchen nicht heftig zu sein. Ein durch Kohlendunst in seiner Kabine vergifteter Schiffsgehilfe hatte am ersten Tage einen leichten Grad von Verwirrtheit, Schwäche, Gliederschmerzen, Kopfschmerzen und Durchfall bekommen. Er konnte herumgehen. In den folgenden 3 Tagen erschienen kleine Blutungen aus der Nase und den Lungen. Ganz anders aber gestaltete sich das Leiden bei einem Feuerwehrmann, der in einem brennenden Hause Rauch eingeatmet hatte. Er wurde ohnmächtig und bekam alsbald Nasenbluten und Bluthusten. In den nächsten 6—8 Wochen lag er krank mit Kopfschmerzen und dem Gefühl des Berauschtseins. Fast täglich hatte er schwer stillbares Nasenbluten. Wegen dieser Neigung zu Blutungen war er über 5 Jahre in Behandlung. Nach dieser Zeit hatte er an Lippen, Rachen, Kehlkopf und Conjunctiva punktförmige Blutungen, und die Nasenblutungen wiederholten sich noch immer. Schneller und schlimmer verlief ein solches Leiden, das ein Monteur durch Einatmen von Leuchtgas sich zuzog. Auch hier waren die Initialsymptome sehr gering. Nach 14 Tagen erschien plötzlich mehrstündiges Nasenbluten, das zum Stillstand gebracht wurde, sich aber nach Wochenintervallen trotz chirurgischer Tamponade und trotz Verwendung von Eisenchlorid wiederholte. Nach dem weiteren Hinzutreten von Ekchymosen an den verschiedensten anderen Körperteilen erschienen unwillkürliche Stuhlentleerungen, Lungenentzündung, Lungenödem, CHEYNE-STOKESsche Atmung, Delirien und der Tod. Die bei der Obduktion in der Nase gefundenen Schleimpolypen mögen zu den Blutungen beigetragen haben, können aber nur als Locus minoris resistentiae angesehen werden.

Das Nasenbluten kann sich auch direkt an die Bewußtlosigkeit anschließen. So sah man es bei einigen der in Courrières verunglückten Bergleute.

2. Kehlkopf und Trachea.

Stärker und häufiger als in der Nase findet man an den weiteren Teilen der Atmungswege als ursächliche Merkmale von Zustands- und Funktionsänderungen die Entzündung. Von der Zungenbasis, dem weichen Gaumen und dem Pharynx an bis zu der Luftwege letzten Verzweigungen kann sie bestehen. Der Kehlkopfeingang, zumal der Kehldeckel, zeigt bisweilen eine solche Veränderung. Bei einem Mädchen, das Leuchtgas eingeatmet, dadurch aussetzende Atmung, Trismus, klonische Zuckungen in den Unterarmen, Inkontinenz des Harns und Peroneuslähmung bekommen und erst nach etwa $2^1/_2$ Tagen das Bewußtsein wiedererlangt hatte, erschien um diese Zeit eine starke Empfindlichkeit und Rötung des Kehldeckels, der aryepiglottischen Falten, der Aryknorpelgegend, die erst nach zehntägigem Bestehen schwanden[1]).

Es kann sich auch *Glottisödem* einstellen. In einem solchen Falle war die Vergiftung durch Kohlendunst zustande gekommen und die Vergiftete nach mehr als 82 Stunden aus der Bewußtlosigkeit in den Tod gegangen. Einen Tag vor diesem zeigte sich Glottisödem, gegen das die Tracheotomie gemacht wurde.

Bei einem durch Strohrauch Vergifteten war nach den ersten in 24 Stunden erschienenen, unter klonischen Muskelzuckungen und der üblichen schnarchenden aussetzenden Atmung verlaufenden akuten Symptomen das Krankheitsbild von Störungen in den Luftwegen beherrscht, zu denen sich nach etwa 12 Tagen ein Kehlkopfkatarrh mit Aphonie gesellte. Dieser heilte in 14 Tagen, der Kranke starb aber etwa 6 Wochen später an Bronchopneumonie. In diesem Falle mag die Wirkung der teerigen Rauchprodukte einen Teil zu dem Leiden beigetragen haben, wie man das gut bei Feuerwehrleuten annehmen kann, die durch ihre Tätigkeit ev. Glottisödem und Laryngitis bekommen[2]). Es kann aber mit Rücksicht darauf, daß auch nach Leuchtgas- und Generatorgasvergiftung akute starke Laryngitis mit Heiserkeit beobachtet wurde, nicht zweifelhaft sein, daß das Kohlenoxyd an dem Entstehen derselben indirekt wesentlich beteiligt ist. Die Schleimabsonderung

---

[1]) BLOCH, Beiträge zur Kohlenoxydvergiftung 1902.
[2]) COULLAUD, Ann. d'hyg. publ. t. XII, 1909, p. 490.

kann so reichlich sein, daß sie sich an Mund und Nase stark bemerkbar macht.

Auch ohne erkennbare entzündliche Veränderungen im Kehlkopf kann der Vergiftete akut oder als Nachleiden im bewußtlosen oder bewußten Zustande durch Hustenreiz und kurzen, trocknen, anhaltenden Husten, der paroxysmenweise, auch 1—2 Stunden lang, zumal morgens, auftritt, gequält werden, wie man seit nunmehr 350 Jahren weiß. Einzelne Male ging er nach Rauchaufnahme mit Druck auf der Brust und Pfeifen im Kehlkopf einher. Starke Raucheinatmung kann Krampfhusten, auch mit Blutauswurf, veranlassen. Der Husten kann monatelang anhalten. Daß auch Bluthusten in den Fällen vorkam, bei denen noch viel weiter ausgedehnte Blutungen den Eindruck einer bestehenden hämorrhagischen Diathese machten, erwähnte ich bereits.

Ein besonderes Interesse beansprucht das Vorkommen kruppöser Bildungen an den Schleimhäuten der Luftwege durch Kohlendunst oder Raucheinatmung bei Menschen und Tieren, weil, wie ich schon ausführte, derartiges auch im Pharynx bzw. im Darm festgestellt worden ist. Die Luftwege können sie zu gleicher Zeit wie die letztgenannten Stellen aufweisen. Hierbei scheint der Raucheinfluß eine bedeutende, wenn auch nicht die alleinige Rolle für das Zustandekommen des Zustandes zu spielen.

Durch Rauchentwicklung in einem Stalle erkrankten zuerst drei Kälber so akut und schwer, daß sie notgeschlachtet werden mußten. Im Laufe des folgenden Tages erst erkrankten weiter zehn Rinder mit großer Atemnot, sie standen mit gespreizten Vorderbeinen und gesenktem Kopf und zeigten reichlichen Nasenausfluß. Sie wurden gleichfalls notgeschlachtet. Man fand bei ihnen eine kruppöse Entzündung des Kehlkopfs und der Luftröhrenschleimhaut, sowie eine Lungenentzündung.

Wiederholt ist bei Kindern ein kruppöser Zustand an den oberen Luftwegen in Verbindung mit Glottisödem festgestellt worden. Derselbe kann sich schnell ausbilden. Durch Rauchaufnahme erkrankten zwei Kinder. Das eine erholte sich sofort, das andere nach künstlicher Respiration von einer Viertelstunde, beide litten aber daran anschließend an hochgradigem Krupp. Das Ödem schwand in dem einen Falle nach 5 Stunden, in dem anderen verschlimmerte sich der Zustand für 3—4 Tage, während deren das Kind nach Art der Kruppkinder atmete, endete aber in Genesung. Zwei andere Kinder von $3^3/_4$ bzw. $5^3/_4$ Jahren bekamen durch Raucheinatmung Larynxstenose, die die Tracheotomie erforderlich machte. Das eine Kind starb während der Operation, noch vor der Eröffnung der Trachea. Bei dem anderen wurden aus der Trachealwunde röhrenförmige, Kruppmembranen durchaus ähnliche, auf ihrer Oberfläche mit Kohlenstaub besetzte Gerinnsel entfernt. Dieses Kind befand sich am nächsten Tage ganz wohl, bekam aber am übernächsten Dyspnoe und Cyanose und starb schnell. In seiner Leiche fanden sich sehr spärlich in Trachea und Larynx, aber voluminöser und massenhafter in den großen und mittelgroßen Bronchien, fibrinöse Membranen[1]). Daß die Tracheotomie nicht einen guten Ausgang des Leidens sichert, wird dadurch erklärlich, daß eben die krankhaften Gewebsveränderungen die Tendenz zeigen,

---

[1]) Pütz, Über Vergiftung durch Kohlenoxyd. Halle 1882.

.auch in der Tiefe Platz zu greifen. Bei einem weiteren, auf die gleiche Weise, trotz Tracheotomie schon nach einigen Stunden zugrunde gegangenen vierjährigen Kinde fanden sich die kruppähnlichen Membranen noch tiefer in die Lunge hinein. Nach ihrem Abziehen blieb eine äußerst starke dunkle Injektionsröte zurück. Die Prognose ist in solchen Fällen aus den angegebenen Gründen in der Regel schlecht zu stellen.

3. Die Bronchien.

Wie die obersten Teile der Luftwege, so können auch die Bronchien in einen krankhaften Zustand geraten. Es ist sicher, daß auch das Atmen einer rauchfreien kohlenoxydhaltigen Luft *Bronchitis* auf indirektem Wege veranlassen kann. Daß eine solche, wie man behauptet hat, stets vorhanden sei, ist unrichtig. Unter 18 durch Kohlenoxyd vergifteten Bergleuten fand man sie z. B. nur dreimal[1]), und zweimal eine Bronchopneumonie. Sie kann sich schnell, z. B. schon nach 24 Stunden, diffus ausbilden oder mehrere Tage zu ihrer Entwicklung brauchen. Eine durch Kohlenoxyd vergiftete und stundenlang komatös gebliebene Frau bekam nach 24 Stunden Husten und nach 3 Tagen warf sie viel glasigen, schaumigen, am Glase ziemlich fest haftenden Schleim aus. Dabei bestand leichtes Fieber. Nach 7 Tagen war die Genesung vollkommen. — Der während des Lebens gemachten Feststellung entsprechend, fand man in der Leiche eines solchen Individuums Rötung der großen Bronchien, die zähen, eitrigen Schleim enthielten[2]).

· Bei einem bereits an Bronchitis leidenden, durch Sprengstoffgase vergifteten Bergmann fand man, als er nach etwa 15 Monaten gestorben war, dickrahmigen gelben Eiter in den Luftröhrenästen des rechten Unterlappens[3]). Meistens bleibt der Katarrh nicht lange auf Trachea und die groben Bronchien beschränkt. Statt des anfänglichen groben Schnurrens nimmt man bald pfeifende Geräusche oder feuchtes, grob-, mittel- oder feinblasiges Rasseln wahr, als Zeichen dafür, daß die mittleren und feineren Bronchialverzweigungen durch Schwellung der Schleimhaut und durch reichliches zähes, schleimig-eitriges, viscöses Sekret verengt sind. Pfeifen und Schnurren können zusammen mit Rasselgeräuschen bestehen. Ein durch Rauch Vergifteter wies diese neben Trachealrasseln bei beschleunigter und erschwerter Atmung auf. Er starb nach 5 Tagen, nachdem wiederholt Zustände von Atemnot sich eingestellt hatten. Das Trachealrasseln kann so stark sein, daß alle übrigen auskultatorischen Phänomene dadurch verdeckt werden, ja, daß man es auch schon ohne Hilfsmittel hören kann. Für gewöhnlich hört man die Rasselgeräusche über beiden Lungen an der Basis. Aber auch nur über einer Lunge vorn und oben oder diffus wurde feinblasiges Rasseln wahrgenommen. Die *Prognose* wird durch die Einseitigkeit der Erkrankung nicht verschlechtert, weil auch in solchen Fällen schon am nächsten Tag Genesung eintreten kann. Im allgemeinen schwinden diese Geräusche, falls nicht weitergehende Prozesse in der Lunge zur Entwicklung kommen, nach einigen Tagen. So kann das Leiden auch bei Tieren verlaufen, die z. B. durch Rauch vergiftet wurden. Bei Pferden und Rindern zeigten sich

---

1) Ivor Davies, Brit. med. Journ. 1914, p. 58.
2) Simon, Arch. f. Psychiatrie Bd. 1, 1868.
3) L. Lewin, Obergutachten über Unfallvergiftungen S. 37.

Husten und Rasselgeräusche, die aber bald wieder schwanden. Es kann
aber auch anders gehen. Der quälende Husten kann wochen-, ja viele
Monate lang, wie z. B. bei Bergleuten, die Explosionsgase eingeatmet
haben[1]), mangels einer Regulation als Nachleiden anhalten. Man hört
dann über den Lungen Rhonchi bzw. Rasselgeräusche.

Die Ausbildung von tieferen, auch bösartigen Lungenveränderungen
ist bei jeder Verlaufsart der Bronchitis drohend. Wiederholt sah man es
zu einer Bronchitis putrida kommen — bei einem durch Koksgase auf
einem Neubau Vergifteten schon nach kaum 2 Tagen. Daneben bestanden
doppelseitige Bronchopneumonie und Lungenödem[2]).

Einen *bronchektatischen Zustand* mit reichlichem Auswurf stellte man
bei einem Feuerwehrmann fest, der nach einem längeren Aufenthalt in
einem rauchigen Keller zuerst Hämoptöe bekommen hatte.

4. Blutungen aus den Luftwegen.

In manchen Vergiftungsfällen erschienen ohne oder mit bronchitischen
Symptomen Blutabscheidungen aus den Luftwegen. Ihr Entstehen ist
nach alledem, was ich gesehen und darüber erfahren habe, unabhängig
von der Schwere der Vergiftung, denn auch wenn diese an sich leicht ist
und in den Folgen ein schnelles Ende nimmt, kann Blut ausgeworfen
werden und dieses Symptom in schweren Vergiftungen fehlen. So atmete
z. B. ein Schiffer im Schiffsraum, wo man Segel trocknete, Kohlendunst
ein. Es erfolgte keine Bewußtseinsstörung. Er war verdrießlich und
klagte nur über Schwäche in den Beinen. Der Kapitän erlaubte, daß er
sich ins Bett legte, weil er den Zustand für die Folge von Trunkenheit
ansah. Am nächsten Tag konnte der Mann wieder herumgehen, an den
folgenden 3 Tagen hatte er jedoch Blutungen aus der Nase und der Lunge.
Damit endete das Leiden. Ein anderer, der zum Selbstmorde Kohlendampf
eingeatmet hatte, erwachte aus der Bewußtlosigkeit erst nach 14 Stunden
im Krankenhaus. Schon am nächsten Tage warf er schaumiges Blut aus.
Dies hielt 4—5 Tage an. Man hörte in der ganzen Ausdehnung des oberen
rechten Lungenlappens vorn und hinten krepitierendes Rasseln, zumal in
der Gegend des rechten Sternalrandes. Die Perkussion ergab hier eine
leichte Dämpfung, wo wahrscheinlich die Blutung saß. Nach 8 Tagen
war der Zustand so ziemlich normal, nach 15 erfolgte ein Rückfall. Die
rechte Lungenspitze schien affiziert zu sein. Nach Aushusten eines großen
Blutgerinnsels hörte das Blutauswerfen auf. Andere Symptome, wie
mehrwöchige Hemiplegie und Hemianästhesie, Ischurie von 10 Tagen
Dauer, Ageusie usw. ließen den Kranken erst nach 2 Monaten ganz
genesen.

Ein durch Kohlendunst Vergifteter verlor an der frischen Luft die
Bewußtlosigkeit, klagte über Druck in der Brust und warf an diesem
Tage blutige Sputa aus. Am nächsten Tage fühlte er sich gesund, am
vierten wurde er aus dem Krankenhaus entlassen, am achten kehrte er
mit Kopfschmerzen und lallender Sprache ins Krankenhaus zurück und
verließ es erst nach monatelanger Pflege[3]). Auch nach nur einige
Augenblicke langer Einatmung von Koksdämpfen, die keine Arbeits-

---

[1]) Stierlin, l. c. p. 61.
[2]) Bloch, Beiträge zur Kohlenoxydvergiftung. 1902.
[3]) Oppolzer, Vierteljahrschr. f. pr. Heilk. Bd. 22, S. 103.

unterbrechung erforderlich machte, stellten sich Husten mit blutigem Auswurf, Atembeschwerden und nach deren Schwinden Hüftschmerzen ein[1]). Bisweilen, z. B. bei Feuerwehrleuten erscheint kurzdauerndes Lungenbluten auch erst nach Tagen neben neurasthenischen Symptomen als Nachwirkung.

Die Ursache dieser Blutungen ist nicht immer leicht erkennbar. Sie wären verständlich, wenn sie nur bei schwerer Dyspnoe aufträten, wo ja Capillarzerreißungen, z. B. als subpleurale Ekchymosen, fast die Regel sind. Sie erscheinen jedoch meistens in Fällen ohne Dyspnoe, so daß man genötigt ist, den Zustand der Gefäße ursächlich dafür verantwortlich zu machen, dies um so mehr, als recht oft, wie ich schon darlegte, Blutungen in die Haut, aus der Nase, dem Magen, der Milz usw. und, wie die Leichenbefunde ergeben, auch in innere Organe erfolgen, die auf den gleichen Grund zurückgeführt werden müssen. Per diapedesin kommt der Blutaustritt sicher nicht zustande. Es muß sich immer um Gefäßzerreißungen handeln, als deren Vorbedingung akut sich ausbildende, durch das minderwertige Blut veranlaßte Veränderungen der Gefäßwände anzunehmen sind. Die Vorstellung, daß die kohlenoxydhaltige Atemluft, z. B. Rauch, eine starke Reiz- oder Entzündungswirkung auf die Schleimhäute der Luftwege ausübt und dadurch den Weg zu Gefäßtrennungen liefert, muß von der Hand gewiesen werden, weil jede auch nicht reizende kohlenoxydhaltige Atemluft, z. B. Wassergas, innere Blutungen an den bezeichneten Stellen zuwege bringen kann. Die Bronchitis ist nicht erforderlich, um Blutungen aus den Luftwegen entstehen zu lassen, wenngleich auch bei ihr allein capilläre Blutungen erfolgen können. So fand man bei 4 von 15 durch Leuchtgas Vergifteten neben Rötung der Schleimhäute der Luftwege in dem schaumigen Schleim, der fest an der Wand von Larynx, Trachea und Bronchien hing, Blutstreifen. Rückt freilich der entzündliche Prozeß in tiefere Lungenabschnitte vor, entsteht Bronchiolitis, so findet man in der Leiche multiple hämorrhagische interstitielle und ev. auch intraalveolare Blutungsherde.

Einmal beobachtete man bei einem Manne bald nach der mit Kohlendunst erfolgten Vergiftung Lungenblutungen neben *Lungenemphysem.* Später stellte sich eine Zona an den Facialisästen des Trigeminus ein. Nach etwa 4 Wochen erfolgte der Tod durch Pneumonie[2]).

5. Lungenödem.

Schon während des Lebens machen sich nicht gar selten Erscheinungen des Lungenödems nach Erkrankung durch irgendein kohlenoxydhaltiges Luftgemenge bemerkbar. Es ist durchaus irrig, wie es geschah, anzunehmen, daß es nach Vergiftung durch Leuchtgas nicht vorkäme. Die Erfahrung lehrt, daß sogar ,,ausnahmslos'' sowohl bei Kohlendunst- wie bei Leuchtgasvergiftung Lungenödem in der Leiche zu finden ist[3]). Unter 18 aus der Bergwerksexplosion von Senghenydd Geretteten wurde nur bei einem Lungenödem festgestellt. Die Wiederherstellung davon kann sogar schnell erfolgen, selbst nach langer und schwerer Vergiftung.

---

[1]) BOURRU, Arch. de Méd. navale 1877, p. 232.
[2]) LEUDET, Arch. gén. de Méd. t. V, 1865, p. 521. — TURNER, Edinb. Med. Journ. vol. XVI, 2, 1871, p. 798.
[3]) KRATTER, Arch. f. Kriminalanthropol. Bd. XIV, S. 225.

Eine Frau hatte 15 Stunden lang Kohlenoxyd eingeatmet und dadurch Trismus, Cyanose und Lungenödem bekommen, von dem sie wiederhergestellt wurde. Wiederherstellung erfolgte schnell in einer anderen Vergiftung durch Emanationen eines glühenden Kokskorbes auf einem Neubau, bei der, während des Comas, das Lungenödem erkannt worden war.

Gewöhnlich ist der Verlauf schlimm. Als Komplikation von Nephritis kommt das Lungenödem hier nicht in Frage. Herzerkrankungen, die es veranlassen könnten, kommen in der Stärke, die dafür erforderlich ist, bei dieser Vergiftung auch nicht zustande. Es handelt sich für sein primäres Entstehen mit großer Wahrscheinlichkeit um ein Zusammenwirken von krankhafter Veränderung des Blutes und der dadurch herbeigeführten Ernährungsstörung der Blutgefäßwände, die eine erhöhte Durchlässigkeit verursacht. Diese Entstehungsursache halte ich, wenngleich die Art der Verwirklichung ihrer Folgen dunkel ist, auch für das mit der Pneumonie vergesellschaftete Lungenödem für zutreffend.

Das Vorkommen des letzteren in Begleitung einer Bronchopneumonie ist wiederholt während des Lebens und bei der Obduktion festgestellt worden. Da es schon für sich zu einer ernsten Lebensgefahr werden kann, so in erhöhtem Maße in dieser Kombination. Mehrfach erfolgte der Tod Kohlenoxydvergifteter durch das Dazwischentreten eines solchen Ödems in 24 Stunden. Das in der Agonie entstehende beruht hier wie auch sonst wahrscheinlich auf herabgesetzter Propulsivkraft des Herzens.

6. Lungenentzündung.

Von weittragender theoretischer, praktisch-medizinischer und unfallrechtlicher Bedeutung ist die Tatsache, daß nach der Vergiftung mit Kohlenoxyd, in Begleitung von Lungenödem oder ohne dies, eine Lungenentzündung nicht ganz selten einsetzt, die heilen kann, meistens aber zum Tode führt. Die höher gelegenen Luftwege, Bronchien und Bronchiolen brauchen nicht notwendig vorgängig erkrankt gewesen zu sein. Sie können für sich *allein* ohne weitere Ausdehnung erkranken. So tritt dem Untersucher dann der Fall entgegen, daß die Hinterbliebenen eines Arbeiters, der z. B. Wassergas oder Kohlendunst aufzunehmen Gelegenheit hatte, dadurch in irgendeinem Umfange vergiftet wurde, weiterhin eine Lungenentzündung bekommen hatte und daran gestorben ist, unfallrechtliche Ansprüche stellen. Dann spitzt sich die Frage daraufhin zu, ob das Kohlenoxyd das Lungenleiden zu erzeugen vermag oder ob ihm nur eine Beteiligung an dem Erzeugen des Leidens durch andere Einflüsse zukommt. Diese letztere Auffassung wird vielfach geteilt. Man hält noch immer daran fest, daß die Lungenentzündung eine Nurinfektionskrankheit sei, daß deswegen eine Vergiftung z. B. durch Kohlenoxyd sie nicht unmittelbar erzeugen und höchstens durch sie den Infektionserregern der Boden bereitet werden könne. *Diese Anschauung halte ich für irrig. Sie konnte nur entstehen, weil bisher das gesamte Tatsachenmaterial über Pneumonien, die letzten Endes immer auf Gift als Verursacher zurückzuführen sind, nicht gehörig in Rechnung gestellt und bewertet wurde.*

Man kann die Ansicht haben, daß der so außerordentlich verbreitete, bei vielen gesunden Menschen in der Mund- und Rachenhöhle, auch wohl sogar in normalen Lungen vorkommende Pneumococcus für die Erzeugung einer Pneumonie eine hohe oder sogar entscheidende Bedeutung habe — es wird aber nicht gelingen, den Nachweis zu erbringen, daß gewisse Gifte nicht auch ohne ihn diese Krankheit verursachen können. Meiner Überzeugung nach gibt es der Pneumonie veranlassenden Ursachen viele, aber alle laufen in ihrer letzten Wirkung auf die Einleitung einer Ernährungsstörung in dem angegriffenen Organ hinaus. Es ist ebensowenig wahr, was früher als Axiom galt: „Frigus pneumoniae unica causa est", als daß der Pneumococcus ihre einzige Ursache darstellt. Die *Erkältung*, d. h. die sehr schnell erfolgende Abkühlung eines Organs, kann die chemischen Stoffwechselvorgänge in ihm ebenso beeinflussen, wie für den Ablauf gewisser chemischer Reaktionen im Glase der Temperatureinfluß ausschlaggebend ist. Ist einmal durch die Abkühlung die Ablenkung der normalen chemischen Lebensvorgänge in eine falsche Bahn erfolgt, so können sich auch Produkte bilden, denen eine gewebliche Reiz- bzw. Entzündungswirkung zukommt. Damit wird die Erkältung, die angeblich nur eine Hilfsursache der Pneumonie darstellen soll, zu deren essentieller Ursache. Durch die Erkältung kann in den Geweben selbst Gift entstehen, während die Pneumokokken es in sich bilden und allmählich auf das Lungengewebe wirken lassen. Die Entwicklung der Lungenentzündung verläuft in solchen Fällen aus begreiflichen Ursachen meist langsam.

Zu Veranlassern der *ersten Gruppe der Pneumonie, durch sich erst im Körper bildende Entzündungsgifte*, der *Pneumonia endotoxica*, gehören auch alle von außen in den Körper dringenden Gifte, die, an sich frei von Entzündung erregenden Eigenschaften, durch erkennbare Veränderungen des Blutfarbstoffs Stoffwechselstörungen zu veranlassen geeignet sind. Obenan steht hier *das Kohlenoxyd*. Fehlte jede andere Stütze für die Annahme, daß es ohne Beteiligung von Bakterien eine Pneumonie zu erzeugen vermag, so würde schon das auf den vorstehenden und nachfolgenden Seiten über Gewebsstörungen durch dieses Gift Ausgeführte ausreichen, um die Annahme, daß auch hier Bakterien die eigentlichen Verursacher seien, auszuschalten. Gibt es doch kaum ein Gewebe des menschlichen Körpers, an dem die durch dieses Gas veranlaßte Blutveränderung nicht auch entzündliche Zerfallsvorgänge indirekt auslösen könnte.

Als verkehrt ist die Meinung zu bezeichnen, daß die Beteiligung der Luftwege bei der Vergiftung durch Kohlenoxyd eine Zufälligkeit sei, deren Ursache schon in der Zeit vor der Vergiftung zu suchen wäre. Dies ist schon deswegen zurückzuweisen, weil ja sonst alle anderen Begleit- und Nachleiden der Kohlenoxydvergiftung als Zufälligkeiten angesehen werden müßten.

Die Ursache der Pneumonie kann gelegentlich in einer Aspiration von Mundinhalt liegen. Die Bewußtlosigkeit, mangelhafter Schluß der Glottis bzw. die Anästhesie am Kehlkopf, die den reflektorischen Husten nicht entstehen läßt, geben hierfür Möglichkeiten ab. Dies sind spezielle Fälle, die mit der eigentlichen Kohlenoyxdpneumonie nichts zu tun haben. Es zeugt von wenig Erfahrung und Verständnis für die Frage, wenn man die letztere generell als Aspirationspneumonie anspricht.

Der endotoxischen Gruppe gegenüber steht die zweite, die *Pneumonia exotoxica*. Sie wird erzeugt durch Gase, Dämpfe, staubförmige Stoffe usw., denen eine fertige, sofort bereite, direkte Reiz- bzw. Entzündungsfähigkeit innewohnt. Die Zahl solcher ist überaus groß. Ich wies nach, daß man z. B. durch *Acrolein* experimentell bei Tieren eine Lungenentzündung in ganz kurzer Zeit erzeugen kann[1]). Ammoniakgas[2]) so gut wie Salzsäuregas oder das dieses bildende Phosgen oder Siliciumfluorwasserstoffsäure oder schweflige Säure, nitrose Gase, Brom, Superphosphat[3]), Thiodiglykolchlorid usw. können, abhängig von ihrer Menge, ihrer Konzentration, der Dauer der Einwirkung und des individuellen Widerstandsgrades in meist schneller Entwicklung das Lungengewebe in Entzündung versetzen. Der Verlauf des Leidens deckt sich nicht immer mit demjenigen der typischen bakteriellen Pneumonie. Die Abweichungen sind zu einem Teil durch die Schnelligkeit und Massigkeit des einwirkenden Giftes bedingt. Dies tritt z. B. bei der Vergiftung durch das Dimethylsulfat, den Schwefelsäuredimethylester zutage. Unter schwerer Mitbeteiligung aller anderen zugänglichen Schleimhäute traten schon kurze Zeit nach der Einatmung dieser Dämpfe bei Menschen brennende, heftige Schmerzen in der Brust auf, als Zeichen dafür, daß der Entzündungsprozeß in der Lunge bereits begonnen hatte. Nach 48 Stunden war der Zustand hoffnungslos. Die Obduktion ergab Zerstörungen an den oberen Luftwegen, Hepatisation der beiden Lungenunterlappen und anderes. Es kann wohl niemand einfallen, hier angesichts einer solchen rohen, chemisch ohne weiteres erklärbaren Wirkung von einer ursächlichen Beteiligung des Pneumococcus an der Lungenentzündung zu sprechen. Was hier aber in so überaus grober Weise entstanden und zum tödlichen Verlauf gekommen ist, unterscheidet sich nur quantitativ von den Lungenentzündungen, die durch andere entzündungserregende Stoffe hervorgerufen werden können. *Deswegen kann ein Vergiftungsunfall unmittelbar eine Lungenentzündung bedingen. Aber ebenso sicher ist es, daß Gifte, die endotoxisch eine Pneumonie erzeugen, wie z. B. das Kohlenoxyd, dies für sich ohne Zutun eines anderen als höchstens des individuellen Widerstandsfaktors zuwege bringen können.*

Dies wird am leichtesten vor sich gehen, wenn in den Luftwegen schon eine wenn auch leichte Entzündung besteht und so die durch Kohlenoxyd eingeleitete Ernährungsstörung bereits krankhaft verändertes Gewebe vorfindet. Nichts kann irreführender sein, als die unbegründete oberflächliche Meinung, daß die krankhafte Beteiligung der Luftwege bei der Kohlenoxydvergiftung eine Zufälligkeit sei, deren Ursache schon aus der Zeit vor der Vergiftung herstamme. Abgesehen von allem anderen, was hiergegen spricht, müßten dann die Ursachen von Veränderungen im Halse, im Magen, im Darm, an der Haut, den Nägeln, den Muskeln, Nieren usw. auch aus früherer Zeit stammen, was anzunehmen absurd sein würde. Es ist so: Alle Stoffe, die endotoxisch eine Pneumonie erzeugen, wie z. B. das Kohlenoxyd, bringen dies für sich, ohne Zutun eines anderen als höchstens des individuellen Widerstandsfaktors zuwege. Dieser soll bei Tieren künstlich durch wiederholte leichte Vergiftungen mit Kohlenoxyd oder Kohlensäure so herabgesetzt werden können, daß das Einbringen von Kulturen des Diplococcus lanceolatus selbst von geringer Virulenz in die Trachea bronchopneumonische Herde entstehen läßt[4]). Diese Versuche mögen an sich gewiß richtig sein, erklären aber nicht die Vorkommnisse des Alltagslebens, nicht warum so viele dem

---

[1]) L. Lewin, Arch. f. exper. Path. Bd. 43, S. 351.
[2]) L. Lewin, Berl. klin. Wochenschr. 1908, Nr. 42.
[3]) L Lewin, Ärztl. Sachverst.-Zeitung 1907, Nr. 11.
[4]) Biondi e Leoncini, Rivista critica di Clin. med. t. VII.

Kohlenoxyd täglich ausgesetzte, also angeblich in ihrer Lunge minderwertige Arbeiter, z. B. Schmiede, falls sie einmal akut vergiftet werden, nicht jedesmal eine Pneumonie bekommen, warum ferner robuste Menschen mit gesunden Lungen auch nach einer leichten Vergiftung gelegentlich an diesem Leiden erkranken, warum lungengesunde Menschen ungestraft die Pneumokokken auch in der Lunge tragen und warum ungleich der bakteriellen Pneumonie auch nach leichter Kohlenoxydbetäubung schon 24 Stunden später blutige Sputa ausgeworfen werden können. Der Erklärungslücken gibt es noch andere.

Gleich dem Menschen können auch Tiere: Rinder, Pferde usw. durch kohlenoxydhaltigen Rauch oder andere kohlenoxydhaltige Atemluft schnell eine Lungenentzündung bekommen, gewöhnlich von Lungenödem begleitet. Mosso hält sie für eine Vaguspneumonie, hervorgerufen durch die von Kohlenoxyd erzeugte Anoxhämie. Die Störung des Blutlebens kann, wie ich auseinandersetzte, direkter das Lungenleiden machen.

Gewöhnlich handelt es sich um das Entstehen einer Bronchopneumonie. Das Alter hat darauf keinen Einfluß. Auch bei kleinen Kindern von 11 Monaten bzw. 3 Jahren, die Leuchtgas eingeatmet hatten, das aus einem im benachbarten Straßenkörper geplatzten Leitungsrohr in das Haus gedrungen war, sah man sie auftreten. Unter 18 durch Sprenggase vergifteten Bergleuten kam sie zweimal vor. Das Entstehen des Leidens ist, wie ich schon hervorhob, unabhängig von der Schwere der Vergiftung. Das gleiche kann auch von der Art der kohlenoxydhaltigen Atemluft gesagt werden, mit der Einschränkung, daß der Rauch durch seine örtlich reizenden Bestandteile leichter und stärker als andere Luftgemische mit Kohlenoxyd die Schleimhäute der Luftwege auch exotoxisch beeinflussen kann. So kommen Bronchopneumonien z. B. bei Feuerwehrleuten und bei Grubenarbeitern, die in brennenden Stollen Brandgase aufnahmen, nicht selten vor. Aber auch Mischgas, Wassergas, Sprengstoffgase, Leuchtgas, Gichtgas vermögen schon nach kurzdauernder Einwirkung die Zeichen der Lungenentzündung entstehen zu lassen. Bisweilen geht dies sehr schnell vor sich. Ein Mann, der kaum 10 Minuten lang Mischgas eingeatmet hatte und in das Krankenhaus gebracht worden war, wies alsbald feuchte Rasselgeräusche auf und warf beim Husten blutige Sputa aus. Die Herztätigkeit war sehr geschwächt. 3 Tage später war der Zustand schon wieder befriedigend. Häufiger bildet sich die Pneumonie nach 1 —3 Tagen aus[1]). Ein Mann bekam am Morgen nach der Vergiftung durch Kohlendunst tracheales Rasseln bei angestrengter Atmung und hatte nach 36 Stunden eine Temperatur von 39°. In den hinteren unteren Lungenpartien hörte man Rasseln. Er warf pneumonische Sputa aus. Nach 11 Tagen war er noch nicht ganz hergestellt.

Die pneumonische Infiltration kann einen großen Umfang annehmen. Bisweilen schreitet sie an einer Lunge von unten nach oben vor. Knisterrasseln, tympanitischer Schall können sich, wie die Dämpfung, schon am ersten oder nach einigen Tagen vernehmen lassen. Bisweilen bildet sich das Leiden erst nach 7—9—25 Tagen aus. Der Verlauf ist verschieden, wie bei bakterieller Pneumonie. Auf Besserung kann Rückfall folgen, Genesung nach Tagen oder Monaten oder der Tod schon am dritten bis achten Tag eintreten. Das Fieber sah man bis über 40° steigen. Wie

---

[1]) L. Lewin, Obergutachten S. 45, 1912, 86 ff.

Lewin, Kohlenoxyd. 16

es scheint, bestand bei einem Kranken eine Pneumonie ohne Fieber[1]). Sie ist häufiger einseitig als doppelseitig und betrifft überwiegend den rechten Unter- und Mittellappen. Ein mit Brandgasen Vergifteter, der nach 7 Tagen die Lungenentzündung, begleitet von Durchfällen, nach 8 Tagen Herzbeschwerden bekommen hatte und nach 9 Tagen gestorben war, ließ eine Entzündung aller rechten Lappen erkennen. Auch bei doppelseitiger Bronchopneumonie sind am häufigsten die Mittel- und Unterlappen ergriffen. Bei einem Vergifteten fand man rechts die Entzündung und links eine mit Eiter gefüllte Aussackung eines Luftröhrenastes. Auch ein- und doppelseitige fibrinöse Pneumonie kommt vor, auch so, daß bei *beider*seitiger Bronchopneumonie eine fibrinöse nur *eines* Lappens besteht.

Neben der Pneumonie kann Ödem vorkommen und als Komplikation die Pleura an dem entzündlichen Prozeß, wie bei jeder Pneumonie aus anderen Ursachen, teilnehmen. Auch schwere Pleurapneumonien mit starken Schmerzen kommen vor. Man sah nach einer Besserung am fünften Tage eine Zunahme der Dämpfung sich ausbilden, den Prozeß von der ursprünglichen rechten auch auf die linke Seite übergreifen und nach 15 Tagen ein pleuritisches Exsudat entstehen. Erst nach 6 Wochen konnte der Kranke, nur gebessert, entlassen werden. Ein Mann, der Gase aus einem glühenden Kokskorb aufgenommen hatte, 5 Tage bewußtlos geblieben war und während dieser Zeit an Atmungsstörungen mit Trachealrasseln, drohendem Lungenödem und Fieber gelitten hatte, bekam am fünften Tage rechtseitig ein rein seröses pleuritisches Exsudat, das nach etwa 18 Tagen ganz aufgesaugt war[2]). Das Exsudat kann massig und eitrig werden[3]). Eine solche eitrige Pleuritis kann schnell entstehen. Bei einem Bergmann, der 10 Minuten lang die Schwaden von einer Dynamitexplosion eingeatmet hatte und nach 24 Stunden im Krankenhause gestorben war, fand man schwere Reizerscheinungen in den Luftwegen und der Lunge, Bronchitis und eitrige Pleuritis. Diese hat nichts mit einer Aspirationspneumonie zu tun. Gleichfalls unabhängig von einer solchen entwickeln sich unter unbekannten, seltenen individuellen Verhältnissen *eitrige Zerfallsvorgänge in den Lungen.* Eine mit Kohlendunst vergiftete Frau, die bis zum letzten Atemzug soporös geblieben war, stertorös geatmet und stark an Kontrakturen, Trismus und Gesichtskonvulsionen gelitten hatte, wies, als sie am dritten Tage gestorben war, eine eitrig zerfließende Lungenentzündung auf. Hier war es, was auch sonst einmal bei Pneumonien sich ereignet, zu einer Nekrose und Einschmelzung auch des interstitiellen Bindegewebes gekommen.

Die mit grobem Zerfall einhergehenden Lungenleiden können noch andere Formen darbieten. Vor allem kommen diejenigen in Frage, die den Charakter der Phthisis tragen ohne oder mit Nachweisbarkeit von Tuberkelbazillen. Ob es die hochgradige Beeinträchtigung der gesamten Konstitution[4]) ist, die ein solches Leiden auslöst, oder mehr individuelle örtliche Zustände in der Lunge sein Entstehen begünstigen, läßt sich sicher nicht beantworten. Ich halte das letztere für wahrscheinlicher. Läßt man nur die Tatsachen sprechen, so ergibt sich, daß nicht nur nach der

<hr>

[1]) DUFOURNIER, Gaz. des hôpit. 1892, p. 837.
[2]) MÜNZER u. PALMA, Zeitschr. f. Heilk. Bd. 15, 1894, S. 186.
[3]) POSSELT, Wien. klin. Wochenschr. 1893, S. 377.
[4]) STIERLIN, l. c. S. 63.

Vergiftung durch Rauch, sondern auch nach anderen kohlenoxydhaltigen Luftgemischen, bald früher, bald später sich Zustände entwickelt haben, die schon während des Lebens symptomatologisch auf ein schweres Ergriffensein der Lungen hinwiesen und bei der Obduktion sich als käsige Pneumonie bzw. als ulceröse Phthisis oder Tuberkulose darstellten. Im letzteren Falle, der nach dreimonatigem Leiden des Vergifteten endete, waren 4 Wochen vor dem Tode im Auswurf keine Tuberkelbazillen nachweisbar gewesen, während bei der Obduktion neben einer Thrombose der Pulmonararterie des linken Unterlappens und einer fibrinösen Pleuritis, in beiden Lungen ausgedehnte knötchenförmige Tuberkulose mit zahlreichen, bis kirschengroßen, vielfach kommunizierenden Höhlen beider Oberlappen gefunden wurde. Außerdem fanden sich tuberkulöse Geschwüre der Ileocoecalklappe, des Coecum und des Colon, entsprechend den etwa 6 Wochen vor dem Tode vorhanden gewesenen, auch durch übergroße Mengen von Opium nicht zu stillenden Schmerzen[1]).

Ein anderer, durch Leuchtgas Vergifteter, dessen Befinden nach 3 Tagen normal geworden war, bekam nach 18 Tagen bronchitisches Atmen, kleinblasiges Rasseln und rechts unten Dämpfung und nach 28 Tagen ein übelriechendes Sputum. Nach 5 Wochen erfolgte der Tod. In der Leiche fand man eine Bronchitis neben einer ulcerösen rechtseitigen Phthisis und einer linkseitigen käsigen Pneumonie[2]).

Aus diesen Beobachtungen geht hervor, daß nach der Vergiftung durch kohlenoxydhaltige Luftgemische bei Menschen schlimme Zerfallsvorgänge tuberkulöser Natur sich einstellen können[3]). Man darf nicht — wie es leider geschehen ist[4]) — einen solchen Zusammenhang von Tuberkulose und Kohlenoxydvergiftung a priori leugnen und dadurch etwa einen Unfallvergifteten nicht zu seinem Rechte kommen lassen. Für die Lungentuberkulose, die bei rauchvergifteten Feuerwehrleuten mehrfach festgestellt wurde, schuldigte man als Ursache die Reizwirkungen von Rauchbestandteilen an, die eine Minderung des Widerstandes der Schleimhäute gegenüber den pathogenen Mikroben bewirken sollten. Eine solche künstliche Prädisposition schuf man auch durch Tierversuch. Tuberkulöse Tiere, die man einem starken Raucheinfluß aussetzte, starben durchschnittlich schneller als solche, die weniger Rauch einatmeten, und solche, die mehrere Wochen mäßige Mengen Rauch aufgenommen hatten, bekamen eine Pneumonie durch Inhalation von Aspergillus fumigatus, während die Kontrolltiere davon frei blieben[5]).

Ich beziehe die Erkrankungsfolgen in diesen Versuchen nicht auf die Reizstoffe des Rauches, sondern auf das Kohlenoxyd, in Übereinstimmung mit den angeführten Beobachtungen an auch nicht mit Rauch vergifteten Menschen, und ich verlege ferner die Disposition für das Entstehen gerade so schlimmer Formen der Lungenleiden in das Individuum selbst. Wäre dem nicht so, dann müßte man sie viel häufiger erwarten als sie wirklich vorkommen. Sie sind Seltenheiten. Auf der Grundlage einer solchen speziellen Individualdisposition in den Lungen schafft das schlechte Kohlenoxydblut die Zerfallsvorgänge, mit denen sich eventuell

---

1) MARTHEN, l. c. S. 535.
2) PEIPER, Med. Klinik, Greifswald 1887/88.
3) ASCHER, Über den Einfluß des Rauches auf die Atmungsorgane. Stuttgart 1905.
4) LEPPMANN, Ärztl. Sachverst.-Zeitung 1908, S. 136.
5) ASCHER, l. c. S. 17, 36.

auch, beim Vorhandensein pathogener Pilze deren destruktive Energie verbinden kann. Unter solchen, individuell ungünstigen Umständen kann auch *Lungengangrän* entstehen. Bei rauchvergifteten Pferden bestand nach 12 Stunden ein schleimig-jauchiger Ausfluß aus der Nase, schwere Dyspnoe und schon aus der Entfernung hörbare rasselnde und pfeifende Geräusche. Bei der Sektion der am nächsten Tage gestorbenen Tiere fanden sich die Lungen gangränös. Kohlendunsteinatmung schuf bei einem Manne neben schnell sich ausbildender Hemiplegie Decubitus, Dämpfung und Bronchialatmen im unteren linken Lungenlappen. Hier ließ die Sektion nach dem am vierten Tage erfolgten Tode eine Gangrän in Form mehrerer walnuß- bis kleinapfelgroßer Herde erkennen. Bei einem anderen, dement gewordenen Vergifteten bildete sich die freilich nicht durch die Obduktion gestützte Gangrän erst in den nächsten Monaten aus.

7. Funktionsstörungen am Herzen und den Gefäßen als akute Vergiftungsäußerung und als Nachleiden.

Das Kohlenoxydgas äußert bei Tieren und Menschen cardiovasculäre Wirkungen. Diese kommen *nicht dem Kohlenoxydhämoglobin zu.* Das Froschherz schlägt bei Speisung mit solchem lange Zeit kräftig fort. Die Angabe, daß das Warmblüterherz unter solcher Bedingung bald still steht, ist widerlegbar. Das Gas verursacht bei höheren Tieren gewöhnlich nach einer erheblichen Zunahme eine Minderung der Herzschläge mit Vergrößerung der Höhen der Einzelsystolen. Der Vagus ist an dem Zustandekommen dieser Wirkungen nach den einen beteiligt, nach anderen unbeteiligt. Jede direkte oder reflektorische Wirkung als Ursache der Änderungen in der Herzfunktion wird mit Recht in Abrede gestellt und vielmehr die mangelhafte Ernährung des Herzmuskels durch das veränderte Blut dafür verantwortlich gemacht[1]). Der gleiche Umstand kann natürlich auch an zentralen Gebilden, die einen Einfluß auf die Regulation des Herzganges ausüben, wirken.

Bei *Menschen* geben sich auch am Herzen die Schwankungen in den individuellen Empfindlichkeitsgraden gegenüber dem Kohlenoxydeinfluß mehr als bei Tieren kund. Dazu kommt, nach alledem was ich in dieser Beziehung gesehen habe, bei manchen Vergifteten ein auffälliger Widerstand, die im Gange befindliche Funktionsstörung wieder in die Normalbahn gehen zu lassen. Diese beiden Gründe schaffen in den verschiedenen Zeiten der Vergiftung nicht selten Leidensbilder, die, obschon an sich nach Gesetzen entstanden, uns oft den Eindruck des Paradoxalen machen.

Schon im Beginn der Vergiftung ist der Puls meist klein, ev. bis zur Unfühlbarkeit, gewöhnlich aber schnell. Diese Erhöhung der Herzarbeit kann sich im Stadium der Krämpfe noch steigern. Sie wird dann stürmisch, der Spitzenstoß verbreitert und bebend. Dieser Zustand verbleibt gewöhnlich auch noch dann, wenn die Atmung stertorös geworden ist. Jede kohlenoxydhaltige Atemluft kann dies zuwege bringen: Kohlendunst wie Rauch, wie Generatorgas, wie Explosionsgase, wie Leuchtgas usw. Die Pulszahlen gehen in der Minute auf 100, 120, 130, 140, 160, 188, und

---

[1]) BENEDICENTI e TREVES, Arch. ital. de Biologie t. 34, 1900, p. 372. — MARCACCI, ibid. t. XIX, p. 115 hatte die naive Vorstellung, daß Herz- und Atemstörungen nach Kohlenoxyd durch Reflex von den oberen Luftwegen aus zustande kämen.

manchmal sind sie überhaupt nicht mehr feststellbar. In einzelnen Fällen
sind sie Begleiter von Fieber, können aber auch ganz ohne ein solches,
bei blasser, cyanotischer Haut, oder ganz im Beginn bei den tetanischen
Krämpfen die großen Höhen erreichen und auf ihnen mehrere Tage
verharren.

Eine anschauliche Vorstellung von dem Verlaufe einer solchen Vergiftung mit bis zum Tode anhaltender hoher Pulszahl und Fieber, das
nicht von einer entzündlichen Erkrankung innerer Organe abhängen
konnte, liefert die Geschichte eines achtzehnjährigen Mannes, der, durch
Leuchtgas vergiftet, trotz reichlichster Verwendung von Sauerstoff
68 Stunden nachdem er bewußtlos aufgefunden worden war, zu Tode ging.

Zeit	*Pulszahl*	*Temperatur*	*Respiration*
26. April			
8 Uhr 50 (aufgefunden)	150	39,4°	—
10 „ 55	160	38,9	52
11 „ 40 Sauerstoffatmung			
11 „	—	40,5	—
12 „	150	38,8	48
27. April			
5 Uhr morgens	148	40,0	52
5 „ 45 morgens	—	39,3	—
8 „ „	144	39,5	48
9 „ 5 „	140	—	57
10 „ 15 „	—	40,0	—
11 „ 40 „	140	40,5	51
7 „ abends	160	41,0	65
28. April			
3 Uhr 30 morgens	180	41,3	66
8 „ „	180	40,5	64
1 „ 15	—	41,2	—
5 „ 10	180	39,8	56
29. April			
3 Uhr 50 morgens	unfühlbar	41,1	—
4 „ 30 Tod.			

Die Lungen waren bis auf eine stärkere Blutfülle normal, ebenso das
Herz, das Gehirn stark kongestioniert.

Das Unfaßliche wird auch hier Ereignis, daß von zwei in demselben
Bett dem Einflusse von Kohlendunst Ausgesetzten der eine starb, der
andere aber, der Pulszahlen von 140—160 hatte, gesund wurde. Diese
Pulsvermehrung kann Intermissionen aufweisen oder auch mit unregel-
mäßiger Schlagfolge einhergehen. Bei manchen der Vergifteten hält die
Tachykardie bis zum Tode an, bei anderen schwindet sie auch nicht mit
Überstehen des akuten Leidens. Bei Fehlen von Herzschwäche hält die
Herzunruhe dann ohne oder mit anderweitigen Begleitsymptomen, wie
einer höheren nervösen Erregbarkeit, Intentionszittern, Änderungen in
der Reflexerregbarkeit, Muskelzittern, Kopfschmerzen, oder nur mit
Blutungen u. a. m. konstant, eventuell wochen-, monate- oder mehr als
ein Jahr lang an. Ich untersuchte einen Bergmann, der Sprenggas
aus Dynamit mit über 34% Kohlenoxyd eingeatmet hatte. Er war
schwindlig und bewußtlos geworden, erholte sich aber bald danach. Obschon er dann die Bergarbeit verlassen hatte, litt er $1\,^1/_4$ Jahr an
,,Lungenschmerzen und Herzklopfen''. Nach über 2 Jahren bestanden
bei ihm eine Tachykardie und eine Verstärkung der scharf klappenden

Herztöne[1]). Über die veranlassende Ursache einer solchen hartnäckigen Störung läßt sich Gewisses nicht aussagen. Man nahm als möglich an, daß in solchen Fällen Herde im Ursprungsgebiet der Vagi beständen[2]), was sicherlich nicht immer zutrifft.

Dieser häufig vorkommenden Tachykardie gegenüber steht die während der Dauer der akuten Vergiftungssymptome oder in den nächsten Tagen aber noch in der Besinnungslosigkeit vorkommende — als Nachkrankheit aber seltene — Verminderung der Pulszahl. So kommt z. B. bei Bergleuten, die Brandgase aufzunehmen genötigt sind, eine äußerst verlangsamte und geschwächte Herztätigkeit bei auffälliger Gesichtsblässe vor. Der Sauerstoffmangel der Kranzarterien kann an diesem Sinken der Herztätigkeit beteiligt sein. Der verlangsamte Puls ist bisweilen hart. Dieser Pulsus tardus durus bei geringer Füllung der Gefäße kann auch Unregelmäßigkeiten aufweisen. Diese sind lange bekannt, und zwar bei jeder Frequenzart des Pulses. Sie stellen sich vorwiegend schon kurz nach Beginn oder in einem der beiden anderen Stadien der akuten Vergiftung zugleich mit der Pulsvermehrung ein.. In der beschleunigten turbulenten Herzbewegung nimmt man dann wahr, daß z. B. vier bis fünf Schläge rapid aufeinander folgen und dann eine Pause eintritt. Der Puls kann auch inäqual bei der Irregularität sein. Eine Frau atmete während des Schlafes Wassergas ein. Man fand sie komatös, mit lividem Gesicht und kalten Gliedmaßen. Der Puls schlug acht- bis zehnmal, wurde dann flattrig, blieb aus, wurde wieder stark usw. Die Atmung zeigte ein ähnliches Bild. Die Unregelmäßigkeit des Pulses kann auch *als Nachleiden* auftreten. Man sah dies bei einem durch Kohlendunst vergifteten Arbeiter, der 6 Monate später, nachdem bedrohliche Anfälle von Herzschwäche und nervöse Symptome vorangegangen waren, als geisteskrank in eine Anstalt gebracht werden mußte.

Der *Blutdruck* erwies sich nach Tierversuchen im Beginne der Vergiftung als erhöht[3]). Während des Lähmungsstadiums ist er subnormal und steigt dann bei der Erholung für eine gewisse Zeit auch über die Norm. Bei *Menschen* kann die Kurve ähnlich verlaufen. Die primäre, mit Tachykardie einhergehende Blutdrucksteigerung — auch bei rauchvergifteten Feuerwehrleuten nicht selten — hat vielleicht sogar in manchen Fällen einen Anteil an den hier und da im Körper zustande kommenden Gefäßzerreißungen. Das spätere Sinken des Blutdrucks kann recht beträchtlich sein, so daß man bei der Venäsektion nur wenige Tropfen Blut kommen sieht. Man führte es auf eine Lähmung des spinalen Zentrums für sämtliche Gefäßnerven zurück.

Gelegentlich stellte man auch Veränderungen an den Herztönen fest, z. B. einen stark paukend klingenden ersten Ton bei irregulärem und inäqualem Pulse, oder ein nach 24 Stunden auftretendes und 5 Tage anhaltendes systolisches Geräusch an der Herzspitze bei Benommensein oder Klarsein und ohne Fieber. Während einer mit hohem Fieber einhergehenden Pneumonie durch Raucheinatmung nahm man zwischen dem 7. und 11. Tage nach der Vergiftung Geräusche über der Aorta wahr. Der zweite Pulmonalton war von einem scharfen Geräusche be-

---

1) Lewin, Obergutachten 1912 S. 52.
2) Stursberg, Deutsche Zeitschr. f. Nervenheilk. Bd. 34, 1908, S. 432.
3) Die gegenteilige Angabe von Traube l. c. ist, wie anderes in seinen Ergebnissen, falsch, trotz aller Aufwendung von Subtilitäten.

gleitet. Bei einem durch Koksofenemanationen Vergifteten, der ohnmächtig geworden war, Husten mit viel Auswurf und Herzklopfen bekommen hatte, zeigte der Puls plötzlich einsetzende Übergänge von langsamer zu rascher Schlagfolge und Verschiedenheiten in der Qualität der einzelnen Schläge. Er variierte auch je nach der Körperhaltung. So zählte man z. B. im Stehen 92, im Sitzen 112 und im Liegen 76 Schläge. An den Herzostien nahm man unbestimmte Geräusche wahr. Es gab aber auch Tage, an denen alle diese Störungen fehlten.

Im Anschluß an eine Pleuropneumonie, die durch Rauchvergiftung veranlaßt worden war, stellte man bei einem fünfzehnjährigen Knaben eine Hypertrophie und Dilatation des Herzens fest.

Zu den häufigeren, in der Bewußtlosigkeit und bei späterem Bewußtsein als quälend, auch anfallsweise auftretenden Symptomen gehört das *Herzklopfen.* Schon vor 90 Jahren fiel es an drei durch Kohlendunst vergifteten, bewußtlos, mit gedunsenen geröteten Gesichtern, stierem Blick und kalten Füßen aufgefundenen Menschen auf. Es bestand in einer „unkräftigen und gleichsam zitternden Kontraktion und Expansion des Herzens bei sehr frequentem wogenden Arterienschlag". Dieses Herzklopfen stellt sich bei manchen als eine der frühesten Vergiftungserscheinungen noch vor der Gliederschwäche und zugleich mit Kopfschmerzen ein. So war es z. B. bei einem Arzt, der lange einen Kranken in einem Kohlendunst enthaltenden Zimmer zu verbinden hatte. Als er ins Freie kam, hielt dieses Symptom an, und dann kamen Schwindel, Gesichtsverdunkelung, Ohrensausen, Zittern der Beine, Ideenverwirrung, Angst und Lähmung der Muskelkräfte. Bei der Senghenydd-Explosion, bei der 440 Bergleute starben, bekam die Rettungsmannschaft so starkes Herzklopfen, daß die Nebenmänner es hörten und für Klopfen der verschütteten Bergleute hielten[1]). Es ist nicht unmöglich, daß zu der besonders großen Intensität dieses Symptoms, das an sich dem Kohlenoxyd zugehört, in diesen Fällen unverbranntes, aus dem Sprengstoff in die Luft gelangtes Nitroglycerin beigetragen hat. Gewöhnlich begleitet Pulsvermehrung das Herzklopfen. Aber auch das Gegenteil wurde, z. B. nach Vergiftung durch Wassergas, beobachtet.

Bei Feuerwehrleuten stellte man häufig Herzpalpitationen, auch mit der Empfindung heftiger Schläge in der Praecordialgegend fest, neben Störungen, die auf Myokarditis bezogen wurden: Schwäche und Unregelmäßigkeit der Herzkontraktionen mit Pulsbeschleunigung. Mit dem Herzklopfen verbindet sich bei ihnen auch wohl das Gefühl innerer Unruhe. Nach einer gewissen Zeit können diese als Herzneurose aufgefaßten Symptome wieder schwinden. Es kommt aber bei anderen durch Kohlenoxyd vergifteten Menschen auch ein mehrere Monate oder mehr als 1 Jahr lang anhaltendes Fortdauern dieses Symptoms vor.

In Begleitung des Herzklopfens oder ohne dies stellen sich gelegentlich nach längerer Zeit auch Angstgefühl und Herzbeschwerden in Form von Brustbeklemmung oder von unerträglichem Schmerz in der Herzgegend ein. Das Leiden kann den Eindruck einer *Angina pectoris* machen[2]). Ein Monteur sollte den Verschlußdeckel eines Gasbehälters abnehmen,

---

[1]) J. Davies, Brit. med. Journ. 1914, July-Sept., p. 58. — Lewin, Obergutachten 1912, S. 62.

[2]) Zander, Med. Klinik 1911, S. 71.

was etwa 1 Stunde dauerte. Obschon Gas ausströmte, beendete er die Arbeit. Im Freien bekam er Übelkeit und Schwindel, am nächsten Tage zunehmende Schmerzen in der Magengegend. Nach 4 Wochen hatte er ungemein schmerzhafte Krämpfe in der Herzgegend, die nach dem Magen ausstrahlten, mit Angstanfällen. Das Herz ergab einen normalen Befund. . Dem Geschädigten wurde eine Unfallrente zugesprochen.

Die Veränderungen an den Blutgefäßen.

Wo immer Blutgefäße bei Warmblütern sich direkt beobachten lassen, z. B. an den Gefäßen der Flughäute von Fledermäusen oder an denen des Mesenteriums oder den Ohren von Kaninchen usw., nimmt man nach der Allgemeinwirkung von Kohlenoxyd das wahr, was FRIEDRICH HOFFMANN schon deutlich erkannt hatte: „atoniam und gleichsam paralyticam resolutionem in denen Blutgefäßen"[1]), d. h. eines der ersten Symptome des Lähmungsstadiums. Die Erweiterung erfolgt durch stark herabgesetzte Kontraktionsfähigkeit der Wandmuskulatur. Ihre Ursache ist in einer akuten Ernährungsstörung der Gefäßwände oder des Nervenapparates zu suchen, der sie bzw. die Muskulatur versorgt. Das erstere ist das Wahrscheinlichere. Eine der Folgen einer solchen Erweiterung ist die Verlangsamung der Blutzirkulation, und eine weitere die Anhäufung von Blut in den peripherischen Teilen des Gefäßsystems, die sich auch durch fleck- oder strichweise Rötung der Hautdecke bemerkbar machen kann. An die Störungen in den Arterienwandungen kann sich sekundär eine fettige Nekrobiose der dazugehörigen Gewebe anschließen.

Bei manchen Vergifteten treten noch lange Zeit nach der Vergiftung, abgesehen von vasomotorischem Nachröten, Dermographie, auch Schmerzempfindungen an den Gefäßen, besonders auf Druck, speziell den Kopfgefäßen und Reißen in der Carotis auf[2]).

Mit degenerativen Gefäßerkrankungen im Zusammenhang stehen die schon zum Teil geschilderten, bisweilen wie habituell erscheinenden Blutungen, die den Eindruck einer hämorrhagischen Diathese machen und überall am Körper, an der Haut, den Lippen, den sichtbaren Schleimhäuten und inneren Organen vorkommen, nachdem Leuchtgas oder Rauch oder eine andere kohlenoxydhaltige Atemluft aufgenommen worden ist.

8. Funktionelle Störungen im Nervensystem mit ihren Folgen.

Wiederholt mußte im Zusammenhang mit anderen Symptomen und Symptomengruppen auf den vorstehenden Blättern dasjenige an Krankseinsäußerungen mitgeteilt werden, was seine Wurzel allein im Zentralnervensystem haben konnte. Vielleicht wurzelt sogar manches Krankhafte, von dem man dem Anschein nach glauben könnte, daß es an dem entsprechenden peripherischen Orte entstanden sei, auch an jener Stelle. Ich habe keinen Zweifel über meine Ansicht walten lassen, daß, wie immer auch das nervöse Krankheitsbild sich gestalten mag, an eine direkte örtliche Wirkung des Gases auf das Nervensubstrat nicht zu denken ist. Es ist nicht angängig, nur einzelne zerebrale Symptome, wie z. B. Rausch- und Dämmerzustände, als Reaktion eines weniger widerstandsfähigen

---

[1]) Vgl. S. 19.
[2]) HAUSER, l. c. S. 23.

Nervensystems auf Kohlenoxyd anzusehen. Jede von dem gewöhnlichen Verlaufstypus abweichende Kohlenoxydwirkung baut sich auf einer besonderen Eigenart des betroffenen Menschen auf, wenn es sich auch selbst nur um ein Mindestmaß von Energie handelt, die eingesetzt werden muß, um den durch das Gas gesetzten Ernährungsschaden wieder auszugleichen. Dies gilt besonders für alle jene funktionellen Gehirnstörungen, die als Nachleiden entstehen und ein so verschiedenartiges und wechselvolles Gepräge annehmen können, wie die folgenden Blätter sie schildern werden. Über die Art der besonderen Disposition, der psychopathischen Konstitution, weiß man nichts. Sie braucht sich jedenfalls nicht mit dem Zustande zu decken, der sich als „Nervenschwäche" darstellt. Denn trotz einer solchen sah man Kohlenoxydvergiftungen gut verlaufen.

1. Störungen in der Empfindung.

Zu den konstantesten Primärsymptomen des Leidens gehören die *Kopfschmerzen*, die bisweilen als Einleitung Schwere oder Klopfen im Kopfe haben. Nur ausnahmsweise fehlen sie im Beginn der Vergiftung und später. Sie können in ihrer Stärke und speziellen Geartung verschieden sein. So treten sie bei manchen Vergifteten anfangs nur leicht, dann schwer auf. Bisweilen tragen sie als mittelbare Folge der Vergiftung den Charakter eines Hauptsymptoms. So sah man es z. B. nach Vergiftung durch Sprengstoffgase. Ein Mann, der mehrere Stunden in einem Raum Kohlenoxyd geatmet hatte, bekam nur Kopfschmerzen. Als er aber ins Freie gegangen war, schwankte er wie ein Betrunkener und stürzte mit Zuckungen hin. Viele Kranke bezeichnen diese Schmerzen als Gefühl der Einschnürung des Kopfes (cephalée en casque). Bei absoluter Ruhe haben manche Vergiftete eine Erleichterung dieser Schmerzen. Bei mir trat, nachdem ich sie bei einer Sprengung mit Gelatinedynamit in einem Bergwerk etwa 900 m unter der Erde durch Aufnahme von Sprenggasen bekommen hatte, trotz zehnstündiger völliger Bettruhe keinerlei Änderung in ihrer Stärke ein. Es gibt Fälle, in denen sie nicht als Primärsymptome, sondern erst nach einem oder mehreren Tagen im Anschluß an andere Symptome, oder sogar nach mehrtägigem Wohlsein auch einseitig auftreten. Bisweilen kommen die Schmerzen nur anfallsweise. Ihr gewöhnlicher Sitz ist die Stirn-, seltener die Schläfengegend oder Stirn, Platte und Hinterhaupt. Manchmal breiten sie sich im Umkreis des Schädels aus. Sie können, wie ich aus eigener Erfahrung weiß, unerträglich werden, und sind dann schlimmer als die schlimmsten Migränekopfschmerzen. Man hat das Gefühl, als würden die Schädelknochen auseinander getrieben. Gar nicht selten weisen sie außer ihrem fast konstanten Vorhandensein noch den Charakter einer großen Hartnäckigkeit auf. Sie halten dann mit Intermissionen, gewöhnlich aber ununterbrochen tage- oder wochenlang, ja bisweilen sogar für Monate und Jahre auch in solchen Fällen an, in denen kein tiefer gehendes Gehirnleiden vorliegt. Schwindel, Ohrensausen, Muskelschwäche, auch Übelkeit können sie begleiten. Jede Art kohlenoxydhaltiger Atemluft vom Kohlendunst bis zum Wassergas kann sie veranlassen.

Subjektive Schmerzen verschiedener Qualität, bohrende, reißende, stechende oder lancinierende, erscheinen weiter als Abhängigkeitsleiden in verschiedenen Nervenbahnen, bisweilen schnell oder sogar plötzlich, paroxysmatisch oder kontinuierlich, oder mit Exacerbationen während der gleichmäßigen Dauer. Das Bewußtsein braucht vorgängig nicht gestört gewesen zu sein. Druck auf den schmerzenden Teil verursacht nicht selten ein Anschwellen des Schmerzes. Dieser kann nicht aufgefaßt werden als das „flehende Schreien des Nervensystems nach einem besseren Blut“, weil dann, wenn er erscheint, das Blut in der Regel — wenigstens insoweit dies erkennbar ist — schon wieder normal geworden ist. Ich erblicke vielmehr in ihm die Folgen einer durch das schlechte Blut veranlaßten Ernährungsstörung, die mangels einer genügenden Gewebsenergie nicht zum Ausgleich gebracht werden konnte. Da jedes Gewebe bei der Kohlenoxydvergiftung dem schlechten Ernährungseinfluß ausgesetzt ist, so können die Schmerzen unter der genannten Bedingung durch sekundäre zentrale oder peripherische Veränderungen veranlaßt werden. Das letztere kommt vor. Man hat gemeint, für die Erklärung der Kohlenoxydneuritiden noch ein mechanisches Hilfsmoment, den Druck auf einen Körperteil, hinzufügen zu müssen, der auch die Lokalisation der Neuritis bedinge. Dies ist durchaus unnötig, da nachweislich auch ohne eine solche zufällige Begleitwirkung aus dem angegebenen Grunde die peripherischen Nerven ebenso in irgendeiner Form leidend werden können wie das zentrale Nervensystem.

Der Zeitpunkt des Eintretens der Schmerzen ist sehr verschieden und scheinbar unabhängig von der Schwere der Vergiftung. Bei einem Greise traten sie schon am Tage der Vergiftung, unmittelbar nach dem Erwachen aus schwerem Coma, in beiden Beinen auf, und bei einer Frau, die einen Selbstmordversuch unternommen hatte und 6 Stunden komatös geblieben war, erschienen sie nach 10 Stunden in den Gliedmaßen so stark, daß sie schreien mußte. Nach einer Bewußtlosigkeit von nur 15 Minuten Dauer schmerzten nach 3 Tagen die Ellenbogen- und Kniegelenke. Auch erst nach 10—15 Tagen, ja sogar noch nach einem halben und anderthalb Jahren stellten sich in einigen Fällen neuritische Symptome zumal in den Beinen ein.

Die Schmerzen können mit Schwellung des leidenden Teiles verbunden sein. Bei einer Frau erschienen, nachdem schon einige Tage Wohlbefinden bei freiem Sensorium bestanden hatte, am zehnten Tage für etwa 14 Tage Schmerzen an der Innenseite des linken Oberschenkels, an dem ein länglicher, auf Druck sehr schmerzhafter Strang, vielleicht eine thrombosierte Vene, fühlbar war.

Bisweilen dehnen sich erst nacheinander die Schmerzen auf verschiedene Nervenbahnen aus. Bei einer Vergifteten stellte man 3 Wochen nach der Vergiftung, als bereits psychische Störungen bestanden, eine Druckempfindlichkeit bzw. Schmerzhaftigkeit der Nn. tibiales fest, die sich später auf die Nn. crurales und sämtliche große Nervenstämme der oberen Extremitäten ausdehnte. Bei einem Arbeiter in einem Gaswerk, der dem Einfluß von Leuchtgas ausgesetzt gewesen war und sich dabei zufällig am Daumen und Zeigefinger gestoßen hatte, traten Schmerzen im Arm und weiterhin eine multiple Neuritis am anderen Arm und den unteren Gliedmaßen auf, mit schmerzhafter Beteiligung der Gelenke neben Kopfschmerzen, tetanieähnlichen Zuckungen an den Gliedmaßen, Bewußtseinsstörungen u. a. m. [1]).

---

[1]) MAYER, Ärztl. Sachverst.-Zeitung 1908, S. 358.

In den bisherigen Berichten über Schmerzen nach den Vergiftungen
erscheinen die verschiedensten Nervengebiete einer oder beider Körperhälften, eines oder mehrerer Nerven, als beteiligt. So stellte man Schmerzhaftigkeit an der Carotis fest, Schmerzen in den Schlüsselbeinen und den
oberen Rippen, die erst gegen den zwanzigsten Tag schwanden [1]), reißende
Schmerzen in der Brust, die auch in Selbstversuchen mit reinem Kohlenoxyd empfunden wurden, solche im Gebiete des Radialis und besonders
in den Beinen. Die *Nn. tibiales und peronei*, meist nur einer Seite, sind
wohl am häufigsten ergriffen, auch so stark, daß das Gehen behindert
wird [2]). Ödem, wohl als Folge von Blutextravasaten, begleitete die
Neuritis monotibialis bzw. die angenommene Polyneuritis in drei Fällen.
Die Schmerzen können auch in Gliedmaßen und im Rücken, in den
Glutaei, sowie in der Brust und im ganzen Leibe lokalisiert sein.

Besonders häufig ist der *N. ischiadicus* Sitz des schmerzhaften Leidens,
das nach Stunden oder Tagen einsetzt. In einigen Fällen kamen anfangs Lumbarschmerzen bzw. Lumbo-Sakralschmerzen. Von 40 durch
Leuchtgas Vergifteten zeigten 35 Nervenstörungen, vorzugsweise neur-
algischer Natur, darunter auch die letztgenannten Schmerzen. Ein
Gießereiarbeiter, der nur während einiger Augenblicke die Gase eines
Koksofens eingeatmet und danach ohne Bewußtseinsverlust Erbrechen
und Atemnot bekommen und in den nächsten Tagen weitergearbeitet
hatte, bekam 3 Wochen später außer Husten, Dyspnoe und blutigem
Auswurf linkseitigen Lumbarschmerz, der sich auf den Ischiadicus fortsetzte und, zeitweilig von einer Trigeminusneuralgie unterbrochen, etwa
7 Monate blieb. Der Nerv kann in seinem ganzen Verlauf auf Druck empfindlich sein. In einem Falle erschienen in seiner Bahn Herpesbläschen,
die schon vorher an der Schläfe, am Vorderarm usw. Platz gegriffen
hatten. Hier war nur eine Seite erkrankt. Es können aber auch beide
Ischiadici schmerzen. So war es bei einem Arbeiter, der aus einem schadhaften Gasrohr Leuchtgas eingeatmet und Übelkeit, Erbrechen Kopfschmerzen, Ohrensausen und Schwindel bekommen hatte. Längs beider
Nerven waren die typischen Druckpunkte nachweisbar. Nach ca. 16 Tagen
waren auch andere Nervengebiete befallen. Es bestand eine aufsteigende
Neuritis und dazu kamen Präkordialangst, Halluzinationen des Gesichts
und Gehörs, Verworrenheit, Unruhe, rasche Abmagerung bis zum Skelett.
Der Kranke starb nach etwa 5 Wochen. Man fand bei der Obduktion
eine jauchige Osteomyelitis des Schädels [4]). An eine nach dem Erwachen aus einer 36stündigen Bewußtlosigkeit erschienene Ischias
schloß sich bei einem Manne, der einen Selbstmordversuch mit Kohlendunst aus Holz gemacht hatte, in allmählicher Entwicklung die Lähmung
beider Beine, Arme und des linken Facialis, die nach etwa 3 Wochen
vollständig war und zu der noch hochgradige Schling- und Sprachstörungen getreten waren. Bald danach erfolgte der Tod. Die Krankheit
wurde als LANDRYS akute aufsteigende Paralyse angesprochen [5]). Im
Gehirn und Rückenmark fand man trotz sorgfältigster Untersuchung
keine Veränderungen. Dagegen fand sich eine Perineuritis des rechten

---

[1]) SCHAEFER, Vierteljahrschr. f. ger. Medizin Bd. XVIII, 1899, S. 125.
[2]) MECZKOWSKI, Neurolog, Zentralbl. 1900.
[3]) COURMONT, Académie de Médecine, Séance du 20. Déc. 1910.
[4]) Ärztl. Sachverst.-Zeitung 1903, S. 461.
[5]) LEUDET, Arch. gén. de Méd. VI⁰ sér., t. V, p. 525.

Ischiadicus, der um etwa ein Drittel stärker als der linke war. Es bestanden Anschwellung, Verdickung, Verhärtung der Bindegewebsscheide und des Neurilemms des Nerven. Bei einem nach 4 Tagen an Kohlendunst zugrunde gegangenen Mädchen fand sich die Scheide des Ischiadicus beiderseits, sowie die seiner Äste auffallend durchfeuchtet und rosenrot gefärbt[1]. In dem schon erwähnten Falle von Lähmung eines Beines und Gangrän am Hinterhaupt und der Wirbelsäule war der rechte Ischiadicus in seinem Verlauf hinter dem Trochanter minor auf eine Länge von 3 cm geschwollen und seine Scheide verdickt, hämorrhagisch infiltriert. Die Nervenfasern waren mit fettig-körnigem Detritus angefüllt[2].

Derartige Veränderungen sind selten, auch an Nerven der oberen Extremität, wo man einmal den N. musculocutaneus derart krankhaft verändert gefunden hat, daß auch seine kleinsten Zweige nur aus vollkommen leeren Nervenschläuchen bestanden, deren Kerne sehr deutlich hervortraten[3]. Gerade die Seltenheit solcher Vorkommnisse gestattet nicht die allgemeine Voraussetzung, daß den Schmerzen in Nervenbahnen auch entsprechende anatomische Veränderungen zugrunde liegen müßten. Die Möglichkeit hierfür muß zugegeben werden. Sie können jedoch auch ohne solche bestehen. Schon die Nervenschmerzen, die sich unter dem Bilde einer Polyneuritis darstellen, schließen sowohl ihre *generelle* Zurückführung auf Druck auf Nerven als auch auf Entzündung der betroffenen, an verschiedenen Körperstellen liegenden Nerven aus. Eine angebliche Polyneuritis im Gebiete des Facialis, Trigeminus, Hypoglossus und Oculomotorius, mit Schmerzen in Händen und Füßen und schweren Bewegungsstörungen, von der man berichtete, wird in ihrem Wesen verständlicher, wenn man sie als Ausdruck eines zentralen Leidens auffaßt. Gegen eine solche Auffassung spricht nicht das symmetrische Befallensein beider Körperseiten oder die Parästhesie, die den Zustand begleitete, oder die Störung der elektrischen Erregbarkeit. Für die Entstehung von Neuralgien ist in letzter Reihe das individuelle Glück ausschlaggebend. Es ist wohl möglich, daß eine während der Vergiftungszeit bestehende Krankheit, z. B. Syphilis[4], die Widerstandskraft des Nervensystems gegenüber dem Kohlenoxyd herabsetzt.

Zu den subjektiven Empfindungsstörungen gehören noch die *Parästhesien*, die meistens in Gesellschaft von Schmerzen im Gebiete peripherischer Nerven, bisweilen schon nach 1—2 Tagen, auftreten. Geklagt wird über Kribbeln, Ameisenlaufen, das Gefühl des Gehens auf Filz oder über schmerzhafte Sensationen im ganzen Körper. Solche Störungen können auch, eng lokalisiert, nach wiedererlangtem Wohlbefinden, z. B. in einer Gesichtshälfte auftreten. Eine Vergiftete klagte über Kältegefühl im Bereiche des rechten Trigeminus. Sie hatte das Gefühl, als sei ihre rechte Wange eisig kühl, während sie in der Tat heiß war. Andere klagen über Kältegefühl neben Schmerzempfindungen in den Beinen.

Als *objektive Störung der allgemeinen Sensibilität* ist zuerst die Hauthyperästhesie und Hyperalgesie zu nennen, die nach dem Erwachen aus dem Coma vorkommt, über den ganzen Körper verbreitet sein und

---

[1] Rokitansky, Wien med. Presse 1889, Nr. 52.
[2] Alberti, l. c.
[3] Klebs, l. c.
[4] Dreyfuss, Münch. med. Wochenschr. 1912, S. 51.

mehrere Tage[1]) anhalten kann, gewöhnlich aber schnell schwindet. In einem Falle waren nur die unteren Gliedmaßen hyperästhetisch.

Ungleich viel häufiger ist eine *Anästhesie* an der Haut, die für sich oder vereint mit Bewegungsstörungen vorkommt. Schon die vor vielen Jahrzehnten vorgenommenen Selbstversuche mit reinem Kohlenoxyd ließen sie erkennen. Nach zwei- bis dreimaligem Einatmen des Gases stellte sie sich in einem leichteren Falle neben Zittern, Schwindel, Schwäche und Kopfschmerzen ein. Ja, sie kann sogar als alleinige Vergiftungsfolge bestehen. Selten einmal schwindet sie nach dem Coma, um noch einmal wiederzukehren. Hierher gehört nicht die Anästhesie, die im dritten, asphyktischen Stadium der Vergiftung auftritt. Denn diese ist eine Erstickungsanästhesie, die jedem asphyxierenden Gift zukommt und erkennbar wird, sobald der schwere Kampf des Atmungszentrums im verlängerten Mark gegen das Gift beginnt. Die Anästhesie, die als Störung des Nervenlebens hier in Frage kommt, kann schon bald nach der Vergiftung sichtbar werden. Verschiedentlich wurde dies bei Grubenarbeitern, die dem Gase ausgesetzt waren, festgestellt. Sie fühlen dann nicht, daß sie etwas mit der Hand ergreifen, und stehen, ohne zu fühlen, daß sie stehen. Das Ausdehnungsgebiet der Gefühllosigkeit ist in den einzelnen Fällen sehr verschieden groß, einseitig oder doppelseitig. So sah man sie bei einem Goldarbeiter, der nach Einatmung der Gase von einem Kohlenbecken in geschlossenem Raum ohnmächtig wurde, dann noch mehrere Tage an Kopfweh und Schwindet litt, für mehr als 14 Tage im Gebiete nur eines Trigeminus ohne Beteiligung der motorischen Portion sich einstellen[2]). Das Leiden deutete auf Ergriffensein der Corpora restiformia im äußeren Teil der Rautengrube. Die Beschränkung auf den Trigeminus hat jedoch mit Rücksicht darauf, daß an dieser Stelle verschiedene Nervenursprünge sich finden, etwas Auffallendes.

Eine Köchin, die Rückfallsymptome ihrer wiederholten Vergiftung in der Küche nach etwa 3 Wochen bekommen hatte, ließ auf Stechen an der rechten Augenbraue und dem rechten oberen Lid keine Reaktion erkennen. Diese fehlte auch im Bereiche des N. maxillaris superior und inferior und war an der rechten behaarten Kopfhälfte vermindert. Cornea und Conjunctiva sind dann ohne Reflexbewegung berührbar. Bei einem anderen, durch Kohlendampf Vergifteten, war eine völlige Anästhesie der Haut mit Ausnahme des Kopfes, Halses und des vorderen und oberen Teiles der Brust erkennbar, die längere Zeit bestehen blieb. Ganz regionär kann die Sensibilität an den Gliedmaßen im Bereiche eines oder mehrerer Nerven, z. B. des Medianus, Radialis, Musculocutaneus, der Äste des Plexus brachialis usw. Verluste erlitten haben. So bestand bei einer Frau, die 3 Tage bewußtlos geblieben war und über Nacht auf der linken Seite gelegen hatte, anfangs Bewegungslosigkeit des linken Arms und Beins, die sich besserte, später Gefühllosigkeit über dem rechten Handwurzelgelenk und Gestörtsein der Sensibilität am linken und rechten Bein. Eine andere Kranke wies noch am zehnten Tage nach der Kohlenoxydaufnahme an der Vorderfläche des linken Vorderarms sowie an der Innenfläche des linken Unterschenkels umgrenzte, völlig unempfindliche Hautstellen auf, die äußerlich nicht als krank auffielen. So umgrenzt kann die

---

[1]) Barthélemy et Magnan, Annal. d'hyg. publ. t. VI, 1881, p. 407.
[2]) Borsari, La Riforma medica 1889, Marzo.

Anästhesie sein, daß sie sich z. B. nur auf die hintere Fläche eines Oberschenkels zu erstrecken braucht, oder daß das Berührungsgefühl am Fuße
geschwunden, am Bein aber fast normal sein kann. Die Tiefe der Empfin-
dungsstörung schwankt nicht nur von Individuum zu Individuum, sondern auch bei dem gleichen Menschen an verschiedenen anästhetischen
Stellen. Bei dem schon erwähnten Vergifteten, der am ganzen Körper bis
auf Brust, Hals, Gesicht und Kopfhaut am dritten Tage gefühllos wurde
und es noch am fünften Tage war, konnte weder durch Stechen noch
drehendes Kneifen eine Empfindung ausgelöst werden[1]). Ein Arbeiter,
der beim Herausnehmen eines Dolomitofens vergiftet worden war und
nach $2\,^1/_2$ Stunden das Bewußtsein wiedererlangt hatte, ließ nach etwa
$3\,^1/_2$ Monaten neben anderen zerebralen Symptomen auch ein völliges
Geschwundensein der Schmerzempfindung erkennen. Man konnte Haut-
falten durchstechen, mit einer Nadel auf dem Schädelknochen kratzen
oder in die Nasenschleimhaut stechen, ohne daß Abwehrbewegungen gemacht wurden.

Die Hautanästhesie dauert einige Tage, auch über einen Monat. In
dem Selbstversuche von Chenot, in dem nur einige Atemzüge in reinem
Kohlenoxyd gemacht worden waren, bestand noch nach mehreren
Monaten Unempfindlichkeit an den Extremitätenenden. Ja, bei einem
rauchvergifteten Manne dauerte sie neben anterograder Amnesie und
psychischen Defekten noch nach 4 Jahren an den unteren Gliedmaßen
derart an, daß man eine Nadel beinahe bis zum Kopfe ohne Schmerzempfindung einstechen konnte. Bei einem Vergifteten wandte sich der
Zustand zum Besseren, als Ameisenlaufen in Schultern usw. kam.

Das Verhalten der Empfindungs- zu der Bewegungslähmung ist verschieden. Ich erwähnte schon, daß die Bewegung und das vasomotorische
System ganz normal sein und nur die Sensibilität Einbuße erlitten haben
kann. Bisweilen geht die lokale Empfindungslähmung der motorischen
um einige Zeit, z. B. einen Tag voraus, während sie in anderen Fällen
auf die letztere folgt und sie überdauert. Beide Lähmungsformen können
zeitlich zusammenfallen, ohne daß eine örtliche Übereinstimmung zu bestehen braucht. Es ist irrig, anzunehmen, daß beide immer den überein-
stimmenden Sitz haben. Es gibt auch motorische Kohlenoxydlähmungen
ohne Sensibilitätsstörungen, z. B. bei der Lähmung nur einer bestimmten
Muskelgruppe. Ausnahmen hiervon kommen auch vor. So sah man bei
einer Lähmung der Extensoren des Vorderarms und des Beins eine Anästhesie am Hand- und Fußrücken bis zum unteren Viertel des Beins
bestehen. Bei Paraplegie stellte man oft eine Verminderung aller Emp-
findungsqualitäten fest. Bei Hemiplegie durch Kohlenoxyd ist oft auch
Hemianästhesie feststellbar, aber auch hier sich nicht immer mit den
gelähmten Zonen deckend. Ein Soldat bekam als Folge eines Selbst-
mordversuches mit Kohlendunst eine mehrwöchige Lähmung der rechten
Körperhälfte mit Freibleiben des Gesichts. Das Gefühl war auf der befallenen Seite mit Einschluß des Gesichts, des Kopfes und der Zunge
derartig aufgehoben, daß auch die stärksten Ströme an den gefühllosen
Teilen unempfunden blieben. Dieser halbseitige Empfindungsausfall
kann zum größten Teil schwinden. In dem obenerwähnten Fall einer
rechtseitigen Parese durch Kohlendunstvergiftung war nach 4 Stunden

---

[1]) Gauchet, L'Union méd. 1857, Nr. 19, p. 77.

die Sensibilität des rechten Arms bezüglich der Schmerzempfindung gestört, das Berührungsgefühl herabgesetzt, die Sensibilität der Beine und des übrigen Körpers erhalten. Nach 8 Tagen fand sich die Sensibilität am ganzen Körper normal, nur fehlte sie gänzlich an der volaren Fläche der rechten Hand, dem distalen Drittel des rechten Handrückens und den Fingern der rechten Hand. Die Bewegungsstörungen besserten sich, während die der Empfindung, besonders der Verlust der Schmerzempfindung, auch für den faradischen Strom, noch eine Zeitlang blieben[1]).

Wiederholt ist Empfindungslähmung im Trigeminusgebiet einer Seite isoliert, auch nach leichter Vergiftung, erwiesen worden. Bei einer Köchin erschien wenige Tage nach der Vergiftung eine schmerzhafte Schwellung des linken Beines und nach Verschwinden derselben nach 3 Wochen Empfindungslosigkeit der rechten Stirnhälfte, der hebaarten Kopfhaut bis zum Scheitel, der rechten Conjunctiva und Cornea, der Nasenhälfte und Nasenhöhle und der rechten Zungenhälfte, wähend an Wange und Kinn derselben Seite die Anästhesie „nur relativ" war.

2. Zustand der Reflexe.

Veränderungen in den Reflexfunktionen (Reaktion der Pupille auf Lichteinfall und Akkommodation, Störungen der Kot- und Harnentleerung) sowie in Haut- und Schleimhautreflexen, die das Kohlenoxyd erzeugt, sind auf den vorstehenden Blättern wiederholt berührt worden. Bei Tieren wächst die Reflexerregbarkeit im Beginn der Vergiftung, um dann allmählich bis zum Tode abzunehmen. Schon im Beginne des asphyktischen Stadiums vermochte ich nie durch mechanischen Hautreiz eine Muskelzuckung auszulösen. Es kommt bei Hunden vor, daß anfangs Reize noch Reflexe auf derselben Seite veranlassen daß jedoch, sobald die Querleitung unterbrochen ist, es unmöglich wird, reflektorisch irgendeine Bewegung zu erzielen. Bei Menschen zeigt sich weder während der akuten Vergiftung noch in den Nachleiden eine Einheitlichkeit in dem Verhalten der Reflexe. Alle drei Möglichkeiten: Erhaltensein, Steigerung und Fehlen derselben werden beobachtet. So waren z. B. bei einem akut vergifteten Gasrohrleger, der u. a. schnell Atemstörungen und Rigidität von Armen und Beinen bekommen hatte, von Sehnenreflexen das Kniephänomen (Patellarreflex) erhalten. Er starb in einem Rückfall nach etwa 18 Tagen[2]). Bei anderen akut Vergifteten bestand im Stadium der Bewußtseinsstörung eine Steigerung der Reflexe, auch wenn schnell halbseitige Lähmung eingetreten war. Den Plantarreflex sah man bei einer durch Kohlendunst Vergifteten nach 3 Tagen auf einer Seite, an der eine Beinschwellung bestand, geschwunden, auf der anderen normal sein. Bei demselben Individuum kann regionär die Reflexerregbarkeit verschieden sein, z. B. der Fußsohlenreflex erhöht, die übrigen Hautreflexe normal. Am häufigsten sind diese bei der akuten Vergiftung gesunken oder aufgehoben. So war es z. B. bei einem Manne bald nach der Vergiftung, als sich die Zeichen einer halbseitigen Gesichtslähmung eingestellt hatten; Cremaster-, Bauchdecken- und Fußsohlenreflex fehlten. Scheinbar wahllos werden alle Reflexarten getroffen. Es kann auch so sein, daß Hautreflexe, wie die letztgenannten, fehlen, aber der eine oder andere Sehnen-

---

[1]) KNECHT, Deutsche med. Wochenschr. 1904, S. 1242.
[2]) BROADBENT, Brit. med. Journ. 1893, I, p. 1004.

reflex, z. B. der Patellarreflex, erhöht ist. Bei einem durch Leuchtgas Vergifteten fand man im Stadium tiefer Bewußtlosigkeit einen Ausfall von Haut-, Schleimhaut- und Sehnenreflexen. Der Zustand änderte sich dann: Der Pupillarreflex auf Licht stellte sich wieder ein, während die Sehnenreflexe noch fehlten. Im weiteren Verlaufe zeigte sich dann eine starke Erhöhung des Kniephänomens. Dieser Zustand wechselte wieder. Zeitweilig fehlten wieder die Hautreflexe, und auch der Patellarreflex war nicht mehr auslösbar. Schließlich war die allgemeine Reflexerregbarkeit so erhöht, daß schon das Anrufen oder das Anstoßen an die Lagerstätte sofort Krämpfe auslöste.

In ähnlicher uneinheitlicher Weise verhalten sich bei den verschiedenen Menschen die *Reflexe* bei *den Nachleiden der Kohlenoxydvergiftung*. Dies gilt von Haut-, Schleimhaut- und Sehnenreflexen. Besonders die letzteren erfahren als Zeichen der Unterbrechung des Reflexbogens oft eine Deformierung. Unabhängig von der Dauer und der Art des Nachleidens können sie gesteigert sein. Diesen Zustand sah man nach Monaten z. B. nach einer Gichtgasvergiftung im Verein mit einer vielleicht von Herden im Vaguskern herstammenden Tachykardie bestehen. Bei einem durch Kohlendunst Vergifteten, der an einer intervallären regressiven Psychose mit Apathie, Demenz und amnestischen Störungen erkrankt war, waren die Sehnenreflexe noch nach 15 Monaten gesteigert. Auch einseitiger Fußklonus wurde bei Hemiplegie und Hemianästhesie festgestellt. Verhältnismäßig recht oft ist unter solchen Umständen der Patellarreflex erhöht. Bei sechs von sieben aus der Katastrophe von Courrières Geretteten fand man den Patellarreflex gesteigert. Auch das Gegenteil kommt vor. Wiederholt wurde unter den Vergiftungsfolgen durch Generatorgas, Sprengstoffgase usw. ein Fehlen aller Reflexe, z. B. des Patellar-, Achillessehnen-, Bauchdecken-, Gaumenreflexes schon nach Tagen oder nach über einem Jahr an einer oder an beiden Seiten oder an den letzteren ungleich festgestellt.

3. Die Störungen der Bewegung.

a) Lähmungszustände.

α) Muskelschwäche.

Bereits im Beginne der akuten Kohlenoxydvergiftung wird oft die so frühzeitig sich einstellende Muskelschwäche verhängnisvoll. Schon BACO v. VERULAM schätzte ihre Bedeutung richtig ein[1]). Bei vollem Bewußtsein der Gefahr ist das Individuum unfähig, seine Gliedmaßen zu rühren. Der angstvolle Wunsch, an die Luft zu gelangen, wenn die Gefahr zum Bewußtsein gekommen ist, bringt das Individuum dahin, sich noch bis zu einem Fenster oder einer Tür zu schleppen, um dort zusammenzusinken. Nicht der Verlust des Bewußtseins ist es, der dies bewirkt, sondern die lähmungsartige Schwäche, die dem Erkrankten die Flucht unmöglich macht. Angst und Ideenverwirrung können den Zustand begleiten, die erstere ihn qualvoll machen. Bei dem Brande der Komischen Oper fand man im Erfrischungsraum siebenundzwanzig Menschen tot vor. Keiner hatte Verbrennungszeichen an Haaren usw. Nur die Handschuhe waren durch die Wärme mit Schrumpfstellen versehen. Die Temperatur konnte

---

[1]) Vgl. S. 10.

mithin nicht höher als etwa 110° C gewesen sein. Das Kohlenoxyd
hatte die Unglücklichen erreicht, und dadurch waren sie in dem vergeb-
lichen Fluchtbestreben übereinander gestürzt. Beim Grubenbrand in
Plauen konnten sich die Vergifteten nicht durch die Flucht retten, weil
ihnen die Beine gelähmt waren, wohl aber noch bei gut erhaltenem Bewußtsein Abschiedsbriefe schreiben. Der Wille kann den Zustand nicht
überwinden. Ein Ehepaar war in dem Schlafraum von Kohlendunst
überfallen worden. Die Frau forderte den Mann auf, für das Kind Milch
zu holen. Taumelnd ging er hinaus, und als er wiederkehrte, fiel er über
die Frau und konnte sich nicht wieder erheben. Mancher Vergiftete hatte
das Glück, frühzeitig genug aus der giftigen Atmosphäre ins Freie zu ent-
kommen, um auch da noch die Bewegungsschwäche hindernd wahrzunehmen. Ein solcher setzte sich auf einen Stein, war aber unfähig, sich
sogleich wieder zu erheben, um so weniger, da er auch an Schwindel und
Nebligsehen litt. Bisweilen gesellt sich zu der Muskelschwäche, die sich
besonders in den Knien bemerkbar macht, Zittrigsein und das unwider-
stehliche Verlangen, sich hinzulegen. Es ist auch vorgekommen, daß ein
Mann, der im Schlummer durch ausströmendes Leuchtgas vergiftet wurde,
entfliehen wollte, bis zur Tür gelangte, vergeblich versuchte das Schloß
zu öffnen, und als dies ihm nicht gelang, gegen die Tür gelehnt stehen
blieb und stehend vom Tode ereilt wurde. Als man die Tür gewaltsam
öffnete, fiel dem Öffnenden der stehende Kadaver in die Arme.

In manchen Fällen, die im Beginne leicht verliefen, trat erst nach
vielen Stunden Abgeschlagenheitsgefühl bzw. in den nächsten Tagen
Schwere und Schwäche in den Beinen auf. Als Nachleiden wurde bei
Bergleuten, die durch Explosionsgase vergiftet worden waren, noch nach
Monaten leichte Ermüdbarkeit beim Gehen beobachtet, ja, manche
mußten das Gehen erst allmählich wieder lernen und sich noch wochenlang mühen, um von der hochgradigen Bewegungsschwäche befreit zu
werden. Unsicherheit und Unbeholfenheit des Ganges, Gehen mit steif
gehaltenen Beinen. beobachtete man nach der Vergiftung durch Sprenggase bei zwei Arbeitern, die später verblödeten. Ganz ausnahmsweise
kann die Gliederschwäche bei erhaltenem Bewußtsein auch fehlen, der
Vergiftete weiterarbeiten und doch später noch ein plötzlicher Tod als
Vergiftungsfolge eintreten.

Auch die oberen Gliedmaßen können schwach werden. Bei der Grubenexplosion von Senghenydd klagten einige von dem Personal, das den
Verunglückten zu Hilfe gekommen war, darüber, daß ihnen alles, was
sie bei sich trugen, zu schwer sei. Sie warfen deshalb Hammer, Nägel usw.
von sich.

β) Schwindel.

Als Begleiter der Muskelschwäche und der Kopfschmerzen stellt sich
bei vielen Kohlenoxydvergifteten bald nach der Vergiftung oder erst am
nächsten Tage jene eigenartige Störung des Gemeingefühls der Bewegung
ein, die als *Schwindel* bezeichnet wird. Auch Tiere leiden daran. Ein
Pferd, das im Stalle Leuchtgas eingeatmet hatte, wurde mit Schweiß
bedeckt, schnellerer Atmung und hochroter Riechhaut gefunden. Es
taumelte einige Tage lang beim Gehen. Gleich den Kopfschmerzen beherrscht der Schwindel, der auch anfallsweise oder an einigen Tagen
stärker als an anderen auftreten kann, bei manchen das anfängliche Krankheitsbild. Er hat in seinen Wirkungen Ähnlichkeit mit den Bewegungs-

störungen der Trunkenheit. Der Gang wird unsicher und schwankend. Ein Arzt, der in einer mit Glühkohle geheizten Kutsche zu Kranken-, besuchen gefahren war, bekam plötzlich die Empfindung, als seien ihm zwei Schläge gegen die Ohren gegeben worden. Ohrenklingen stellte sich ein. Sein Kopf fiel gegen die Wagenwandung. Da er den Grund dieser Störung ahnte, ließ er das Wagenfenster herunter. Am neuen Bestimmungsorte wollte er aussteigen. Seine Beine gehorchten ihm aber nicht mehr. Er mußte sich an einer Laterne festhalten. Man brachte ihn nach Haus und ins Bett. In jeder Lage hatte er außer Übelkeit und kalten Schweißen Schwindel. Er hatte beim Liegen vollständige Gewalt über seine Beine. Weiterhin traten Ideenverwirrung, Schlaflosigkeit und Störungen des Persönlichkeitsgefühls ein. Nach 15 Tagen war das Treppensteigen nur möglich, wenn er sich am Geländer sehr festhielt. Noch 6 Wochen später war er nicht fest auf seinen Beinen. Zeitweilig fühlte er sich noch beim Gehen nach der Seite gezogen[1]).

Der Schwindel kann, wie VAN HELMONT im Jahre 1667 auf Grund einer Beobachtung an sich selbst angab, einige Monate lang anhalten[2]). Bei einem Bergmann, der durch die Katastrophe in Courrières vergiftet worden war, stellte man noch nach $2\,^1/_2$ Jahren Schwindelanfälle fest, denen Ohrensausen voranging. Man nahm an, daß beide Symptome die gleiche Ursache wie bei dem MENIEREschen Symptomenkomplex haben, d. h. vom Gleichgewichtsorgan, den halbzirkelförmigen Kanälen, ausgehen[3]). Selbst wenn sie wirklich von einer Erregung des Labyrinths herstammen sollten, so würden meiner Ansicht nach die sie oft begleitenden Übelkeit und Erbrechen nicht etwa, wie man wollte, als sekundäre Irradiationen des Schwindels aufzufassen sein, wenn schon aus keinem anderen Grunde, so doch dem, daß sie auch ohne Schwindel vorkommen und eine andersartige richtigere ursächliche Ableitung gestatten.

γ) Lähmung.

Alle erdenkbaren Formen und Grade von Bewegungsunfähigkeit oder abnormer Gestaltung der Bewegung können, wie man seit langer Zeit weiß, durch die Kohlenoxydvergiftung verwirklicht werden. Bald nach dem Erwachen aus dem tiefen Coma besteht bei vielen Vergifteten allgemeine Anästhesie und Paraplegie. Die allgemeine Lähmung kann nachlassen und eine partielle Bewegungs- und Empfindungslähmung zurückbleiben. Bald ist es nur ein Muskel, bald sind es Muskelgruppen mit gleicher oder verschiedener Innervation, bald ist es nur *eine* Körperhälfte, bald sind es alle den Bewegungszwecken des Körpers dienenden Muskeln, die den Dienst versagen oder auch unzweckmäßig arbeiten, z. B. so, daß im Schulter- und Ellenbogengelenk die Bewegungen schleudernd bzw. schnellend ausgeführt werden und der Gang zickzackartig oder taumelnd wird. Diese Zustände können sich mit Funktionsstörungen in sensiblen Nervenbahnen verbinden. So sah man bei einem Manne einige Tage nach der Vergiftung Bewegungsstörungen im rechten Bein und Herabsetzung der Kraft in den oberen Gliedmaßen sich einstellen,

---

[1]) MOTET, Annales d'hyg. sér. III, 31, 1894, p. 258.
[2]) Vgl. S. 16.
[3]) STIERLIN, l. c. S. 41. — Vgl. auch SAHLI, Klin. Untersuchungsmethoden 1905, S. 910.

neben heftigen Schmerzen und Druckempfindlichkeit in den Nn. ischiadici, femorales, des linken unteren Facialisastes, einer Neuritis optici usw. [1]).

Verschiedentlich hat man versucht, solche Veränderungen auf dem Wege des Experimentes an Tieren zu erzeugen. Dies ist ebensowenig gelungen wie die Bemühungen, über die letzten Ursachen der Störung eine zuverlässige Einsicht zu gewinnen. Wie bei anderen Giften, z. B. Arsen und Blei, die motorische Lähmung veranlassen können, muß jeder Versuch, die Störungen auf eine Einheitsbasis des Geschehens zu stellen, scheitern, weil der Erkenntnismöglichkeit hierfür zu enge Grenzen gezogen sind. Ich halte es für wahrscheinlich, daß eine solche Einheitlichkeit überhaupt nicht besteht, weil unter besonderen Umständen an zentralen und an peripherischen Nervengebilden früher oder später sowohl Ernährungsstörungen durch das veränderte Blut einsetzen, als auch andere Einflüsse, z. B. interstitielle Blutungen oder Kompression durch benachbarte ödematöse Gewebe Platz greifen und damit Lähmungsfolgen bedingen können. Druck, Quetschung oder Zerrung als Ursache peripherischer Lähmung nach der Kohlenoxydvergiftung kann man schon deswegen nicht annehmen, weil ein solches Vorkommnis sehr selten ist, Lähmungen ohne ein solches aber die Regel darstellen. Nur ausnahmsweise fand man einmal, daß ein Vergifteter auf dem später gelähmten Körperteil längere Zeit besonders ungünstig gelegen hatte, oder daß schon im Coma ein hartes Ödem an einem Gliede oder ein „Hämatom" in der Achselhöhle oder der Kniekehle vorhanden war.

Für den weitaus größten Teil der Lähmungsfolgen muß freilich der zentrale Ursprung angenommen werden. Schon im Jahre 1843 hat BOURDON Lähmungsfälle berichtet, die durch Kohlendunsteinatmung entstanden waren und deren Ursache er in das Gehirn verlegte. Hier sollten primär Blutungen, durch sie Gehirnerweichungen und dadurch als Abhängigkeitsleiden Lähmungen entstehen. Es wird jetzt als sicher angenommen, daß der zerebrale Lähmungstypus die häufigste Form der Kohlenoxydlähmung ist [2]). Ihre Bedingnisse liegen nicht immer in groben anatomischen Veränderungen an der Konvexität der Hemisphären oder in den basalen Ganglien, sondern können auch anatomisch unauffindbar sein.

Neben diesem Typus kommen als Nachkrankheit auch Lähmungen spinalen Ursprungs vor. Dafür sprechen jene, die mit Blasenstörungen einhergehen, ferner Erweichungsbefunde im Rückenmark, z. B. eine hämorrhagische Erweichung der grauen Rückenmarkssubstanz, namentlich der Vorderhörner, oder eine hämorrhagische Erweichung des Dorsalmarks bei gleichzeitigen Erweichungsherden im Linsenkern und der Brücke. Wiederholt ist das ROMBERGsche Symptom: Schwanken und Lidflattern bei Fuß- und Augenschluß im Verein mit anderen zentralneuralen Symptomen festgestellt worden.

Mit zentralen Veränderungen oder auch ohne solche kommen motorische, sensible und vasomotorische Lähmungen vor, die von entzündlichen Veränderungen in peripherischen Nerven abgeleitet werden. Schmerzen, Nervenschwellung, Veränderungen an der Haut in der Gestalt von Blasen, Herpes, Decubitus können die Bewegungslähmung begleiten. Es ist, wie ich schon hervorhob, nicht angängig, allen Kohlenoxydläh-

---

[1]) SCHWABE, Münch. med. Wochenschr. Bd. 48, S. 39.
[2]) v. SÖLDER, Jahrbücher f. Psychiatr. 1902, S. 288.

17*

mungen nur die peripherische Natur zuzuerteilen. Dafür sollten sprechen: die vorkommende Begrenzung auf einen Nerv bzw. auf eine Muskelgruppe, die häufige Lokalisation auf die Extensoren des Fußes und der Hand, die schon angeführten begleitenden trophischen Störungen an der Haut und das Verschwinden der faradischen Erregbarkeit[1]). Diese Begründungen reichen nicht zur Stütze der Behauptung aus. Sie haben keinen allgemeinen Wert, weil sie nur auf einige Fälle zutreffen. Selbst diejenigen, die generell die peripherische Natur der Lähmungen behaupten, sind genötigt, selbst für ein und denselben Fall mit verschiedengestaltigen Lähmungen verschiedene Verursachungsumstände heranzuziehen. So kam man dazu, an den Gliedmaßen eine rein peripherische, durch zirkulationsschädigende Hilfsmomente begünstigte Lähmung, eine gleichzeitige Augenmuskellähmung als nuklearen und eine Facialislähmung als zentralen Ursprungs anzusprechen, wenn sie spät eingetreten ist[2]).

Nicht genug mit den genannten Annahmen für die encephalische, spinale und neuritische Entstehung von Bewegungslähmungen, wird als weitere noch die *myopathische* als vorkommend bezeichnet. Es gibt Autoren, die zugunsten dieser Ansicht sogar der Meinung sind, daß die Existenz einer Kohlenoxydpolyneuritis noch nicht bewiesen sei. Es soll eine Kohlenoxydlähmung geben, die auf primäre, d. h. nicht vom Nervensystem abhängige Muskelveränderung, so sicher zurückzuführen sei wie die Bleilähmung. Man fand z. B. in den Muskeln eines gelähmten Arms Atrophie und fettige Degeneration und sah diese, obschon die Nerven dort schwere Veränderungen aufwiesen, als unabhängig entstandenes Leiden an[3]). In einem anderen Falle kam es infolge der Vergiftung zu tonischen Krämpfen, Herzschwäche und Cyanose. Nach 10 Tagen war eine scheinbare Wiederherstellung erfolgt. Es folgten bald Symptome der progressiven Demenz mit starken Gedächtnisstörungen, Herabsetzung der Merkfähigkeit, Erinnerungsfälschungen, Marasmus, Decubitus usw. An den Beinen bestand Lähmung im Hüft- und Kniegelenk bei erhaltener Beweglichkeit in den Fuß- und Zehengelenken. An einzelnen Ober- und Unterschenkelmuskeln war maximale Atrophie. Die Muskelerkrankung wurde als direkte Giftwirkung aufgefaßt und als weniger wahrscheinlich bezeichnet, daß eine fettige und hyaline Muskeldegeneration auf dem Umwege über eine hyaline Gefäßentartung zustande gekommen sei[4]). Die Voraussetzung, daß der Muskel direkt durch Kohlenoxyd erkranken könne, halte ich, wie ich schon ausführte, für durchaus abwegig. Solche Eigenschaften fehlen dem Kohlenoxyd ganz. Wohl aber ist es für möglich zu halten, daß, da an der stets einsetzenden zeitweiligen Ernährungsstörung auch die Muskeln teilnehmen, an diesem oder an jenem von ihnen infolge mangelhaften Ausgleichs materielle Veränderungen sich einstellen. Die im Beginne der Vergiftung erscheinende Muskelschwäche ist nach allem ähnlichen, was andere Gifte erzeugen, nicht als myopathische Erscheinung aufzufassen.

Noch andere Vorstellungen haben für die Entstehung von Lähmungen nach der Kohlenoxydvergiftung Platz gegriffen, so z. B. diejenige, die

---

[1]) BOULLOCHE, Arch. de Neurologie t. XX, 1890, p. 212.
[2]) SIBELIUS, l. c. S. 159.
[3]) KLEBS, l. c.
[4]) v. SÖLDER, l. c. S. 287.

in der letzteren die Auslöserin von Lähmungen erblickt, die durch andere Stoffe: Alkohol, Diphtheritisgift usw. oder durch neuropathische Zustände: Nervenshock usw. veranlaßt, aber im Körper gewissermaßen latent geblieben sind. Nichts kann unwahrscheinlicher als eine solche Auffassung sein, die ja auch auf Symptome Verwendung gefunden hat, die durch andere Gifte, wie z. B. Blei, erzeugt worden sind. *Ein Gift lockt nicht die verborgenen Sünden eines anderen aus dem Körper, sondern wirkt an sich durch seine ganze ihm innewohnende Energie bis zu jeder Grenze, die durch die Verhältnisse gestattet ist.* Kaum daß man eine Synergie annehmen darf. Und wenn Kohlenoxyd in Hunderten von Fällen bei nicht durch frühere chronische Giftwirkungen oder Funktionsschwächen belasteten Menschen das hervorruft, was es auch bei einem oder dem anderen solchen Belasteten macht, so ist die Annahme seiner Rolle als Nur-Agent provocateur wissenschaftlich und praktisch als unhaltbar und undiskutierbar anzusehen. Es ist unmöglich, eine Kohlenoxydhemiplegie als hysterisch zu bezeichnen, weil in einem Falle ihre schnelle Heilung erfolgte und Schmerzen in der Leistengegend, Dermographie, Hemianästhesie und Fußklonus bestanden. Völlig unabhängig voneinander können die verschiedensten körperlichen Störungen nebeneinander bestehen, also auch Vergiftungswirkungen neben irgendwelchen konstitutionellen oder andersartigen Krankheiten.

Die motorischen Lähmungen spiegeln alle Typen der bekannten, auch den der schlaffen Lähmung wider. Bei einem durch Generatorgas Vergifteten bestand neben Funktionsbehinderungen im Gebiete des Oculomotorius, Trigeminus und Hypoglossus eine derartige Herabsetzung der Muskelkraft, daß der Versuch, ihn auf die Füße zu stellen, zum Einknicken in Hüften und Knien führte.

An den gelähmten Teilen ist oft die *faradische Erregbarkeit* geschwunden. Herabsetzung für beide Stromarten kommt ebenfalls vor. Ein durch Leuchtgas vergiftetes Dienstmädchen wies schon nach 24 Stunden, noch in der Bewußtlosigkeit, beiderseits Spitzfußstellung mit Innenrotation auf. Noch nach 8 Tagen bestand die Peroneuslähmung. Der Gang war unsicher, schwankend, und die Fußspitze blieb am Boden hängen. Nach 3 Wochen war die elektrische Erregbarkeit an den unteren Gliedmaßen für den galvanischen und faradischen Strom herabgesetzt. *Entartungsreaktion* ist an gelähmten Gliedern wiederholt festgestellt worden. Ein Mann wurde durch Kohlendunst vergiftet und blieb 1 Stunde lang komatös. Als er erwachte, war sein linker Arm gelähmt. Nach 2 Monaten zeigte sich an ihm die Entartungsreaktion. Am Deltoideus war die faradische Kontraktion sehr vermindert. Bei einem anderen Kranken entstanden einige Tage nach der Vergiftung motorische und sensible Störungen mit partieller Entartungsreaktion im Gebiete der Nn. ulnaris, radialis, medianus, musculocutaneus, ischiadicus, glutaeus, cutan. femoris ext. et post., tibialis und peroneus. Nach 4 Monaten erfolgte Besserung nur in den oberen Gliedmaßen. Im Gebiete der Nn. tibiales und peronei bestand nach dieser Zeit Entartungsreaktion[1]. Man fand diese auch an einem Arm, dessen Nn. medianus und ulnaris glähmt waren und faßte diese Veränderungen als Folge eines Druckes auf, dem der Arm während der Asphyxie ausgesetzt gewesen war.

---

[1] MACZKOWSKI, Neurol. Zentralbl. 1900.

Die Auftretenszeiten der Lähmungen sind sehr verschieden. Sie schwanken von Stunden bis zu Tagen und Wochen und können gleich den geistigen Störungen nach einem freien Intervall sich einstellen. Schmerzen leiten nicht selten den Lähmungszustand ein. Sie kommen als Vorläufer auch bei anderen toxischen Lähmungen, z. B. denen durch Arsen vor. Bisweilen klagen solche Vergiftete über Schmerzen, die schon bei ausgebildeter Lähmung z. B. eines Armes in Intervallen auftreten. Man kann im allgemeinen annehmen, daß mit einer motorischen Lähmung auch die *Sensibilität* in irgendeiner Form leidet. Bei halbseitiger motorischer Lähmung besteht an den befallenen Teilen sehr oft, aber nicht immer, Anästhesie. Es kann auch so sein, daß bei Hemiplegischen an der oberen Extremität auch die Sensibilität, an der unteren nur die Motilität gestört ist. Auch bei partiellen Lähmungen, z. B. nur der Fingerextensoren, kann die Empfindung erhalten sein.

Wie bei der Arsenlähmung kommen bei der Kohlenoxydvergiftung zeitweilig *Kontrakturen einzelner Körperteile* vor. So bestand z. B. bei einem rechtseitig hemiplegisch Gewordenen eine dauernde Kontraktur des kleinen Fingers und des Ringfingers rechterseits für 2 Tage.

Auch *Schwellung*, Rötung und Hautausschläge — Pemphigus, Herpes usw. — können die Lähmung begleiten. Bei einem durch Sprenggas Vergifteten stellte sich eine Lähmung der Extensoren des Vorderarms mit absoluter Anästhesie ein. Weiterhin bildete sich eine Handatrophie mit Ankylose des Carpo-Metacarpalgelenkes des Daumens in Adduktionsstellung aus.

Nach längerer oder kürzerer Zeit stellt sich bei manchen Gelähmten an den gelähmten Teilen *Atrophie* ein. Sie ist im allgemeinen wenig ausgeprägt, kann aber an isolierten Muskelgruppen oder einem ganzen Glied bestehen. Ihre Entwicklung vollzieht sich in der Regel allmählich. Eine durch Kohlendunst Vergiftete hatte sich schnell wieder erholt und war nach 10 Tagen aus der Behandlung entlassen worden. Bald zeigten sich die Symptome progressiver Demenz mit Marasmus, Decubitus usw., unter denen sie nach 4 Monaten starb. An den Beinen hatte sich Lähmung mit maximaler Atrophie einzelner Ober- und Unterschenkelmuskeln ausgebildet[1]. Bei einer anderen schwer vergifteten, aber nach 3 Monaten ganz wiederhergestellten Frau bildete sich nach und nach eine völlige Lähmung und Unempfindlichkeit des rechten Arms aus, der atrophisch und kühl wurde.

Der Gang der Lähmung vollzieht sich an einer oder beiden Körperhälften, an den unteren und dann an den oberen Gliedmaßen, nacheinander oder auf einmal. Irgendwelche Gesetzmäßigkeit ist für uns nicht erkennbar. Ein durch Kohlendunst Vergifteter hatte nach sechsunddreißigstündiger Bewußtlosigkeit Schmerzen im rechten Ischiadicus. Es folgte allmähliche Lähmung der Extensoren des rechten Oberschenkels, dann Schwäche in beiden Beinen. Nach 20 Tagen war das rechte, nach 22 Tagen das linke Bein gelähmt. Am 23. Tage kamen beide Arme und der linke N. facialis in diesen Zustand, am vierundzwanzigsten Tage waren alle Gliedmaßen gelähmt, und am fünfundzwanzigsten Tage erfolgte der Tod, nachdem Schling- und Sprachstörungen vorangegangen waren[2].

---

[1] v. Sölder, l. c.

[2] Leudet, Arch. génér. de Méd. 1865, t. V, p. 525.

Die Lähmungen treten in mannigfaltigen Kombinationen auf.

Als *Monoplegie* erscheint sie an den unteren und oberen Gliedmaßen. Unter dreißig durch Leuchtgas Vergifteten kam sie z. B. nur einmal als Beinlähmung vor, und bei anderen sechs Vergifteten war fünfmal die obere Extremität gelähmt. Bisweilen sind nur einzelne Muskelgruppen an Arm oder Bein, oder sogar nur ein Muskel, z. B. der Deltoideus, betroffen. In einem solchen Falle wies nur der hintere Anteil dieses atrophisch gewordenen Muskels die Entartungsreaktion auf. Wiederholt wurde eine einseitige isolierte Axillarlähmung festgestellt. Die Extensoren scheinen häufiger als die Flexoren betroffen zu sein. So fand man z. B. diese Muskelgruppe am Vorderarm und dem Bein der gleichen Seite. Die Lähmung im Radialgebiet kann den Eindruck einer durch Blei veranlaßten machen. Sie erstreckte sich bei einem Kranken nur auf die Extensoren der drei letzten Finger der rechten Hand. Am Bein leidet, wie so oft auch nach anderen Giften, das Peroneusgebiet selten ganz allein, gewöhnlich im Verein mit anderen Ischiadicuszweigen. Die Annahme ist nicht richtig, daß die Flexoren nach den Extensoren funktionell leiden. Sie können für sich allein leistungsunfähig werden. Es ist möglich, daß dies auch an den Atemmuskeln vor sich geht.

Die Hemiplegie ist die zweite der zur Beobachtung kommenden Lähmungsformen. Man weiß seit über hundert Jahren, daß beim Erwachen aus der Benommenheit eine halbseitige Lähmung von Gesichtsmuskeln, der Zunge, einseitige Pupillenerweiterung u. a. m. bestehen können. Der Zeitpunkt ihres Entstehens ist sehr verschieden. In über der Hälfte der Fälle erschien sie während des Comas bzw. der Asphyxie oder im Anschluß daran. Es kann auch länger dauern: 8—12 Stunden oder mehrere Tage oder selbst Wochen, ja sogar 2 Monate. Manche Vergiftete befanden sich schon auf dem Wege der Besserung oder wiesen kaum noch Vergiftungssymptome auf, als plötzlich die Lähmung einsetzte. Sie wurde dann gewöhnlich von erneuter Somnolenz eingeleitet. Es kann sogar ein fast oder ganz freies Intervall zwischen Vergiftung und Eintreten der Hemiplegie bestehen. Ein durch Koksgase vergifteter Arbeiter ging, nachdem er das Bewußtsein verloren hatte und wieder zu sich gekommen war, ohne sichtbare Vergiftungsresiduen nach Hause. Am nächsten Morgen fand man ihn bewußtlos und mit rechtseitiger Lähmung von Arm, Bein und der unteren Gesichtshälfte im Bett vor. In den nächsten Tagen bestand motorische Aphasie. Das freie Intervall betrug bei einem durch Kohlendampf Vergifteten 4 Wochen, während welcher er Arbeit verrichtete. Bei der Obduktion fanden sich Erweichungen im Corpus striatum und Thalamus opticus.

Überwiegend ist die rechte Körperhälfte an der motorischen und meist auch sensiblen Lähmung beteiligt. Nicht immer bietet diese im Entstehen und in ihrer Ausdehnung das typische Bild der apoplektischen dar. So kann die Gleichzeitigkeit des Ergriffenwerdens von Gesicht und Gliedern fehlen und z. B. das erstere einen Tag später als die letzteren betroffen werden. Bei einem Kranken, der in der sich vollziehenden Besserung hemiplegisch wurde, war anfangs der Mund nach links verzogen und der rechte Arm gelähmt. Nach 2 Tagen erst kam auch die Lähmung des rechten Beines. Der Tod erfolgte 48 Stunden nach Beginn dieser Phase. Im Gehirn fanden sich Erweichungsherde. Bei einem anderen Vergifteten begann die rechtseitige Hemiplegie zuerst an dem

Bein. Die unvollständigen Hemiplegien erscheinen in mannigfaltigen Kombinationen. Das Gesicht kann ganz verschont bleiben, oder auch nur Zunge und Lippen unbeteiligt sein. Den M. orbicularis palpebrarum sah man wiederholt betroffen sein, ebenso den Levator palpebr. superioris.

Der Facialis einer Seite wurde bei manchen Vergifteten als alleiniges halbseitiges, auch intervalläres, mit oder ohne Psychose einhergehendes Lähmungssymptom festgestellt, das sicher zentraler Natur ist. Der Mundwinkel hängt herab, die Nasolabialfalte ist wenig ausgeprägt oder verstrichen, das Auge der befallenen Seite manchmal weniger offenbar und die entsprechende Pupille weiter. Eigenartig stellt sich bisweilen auch die Auswahl der einseitig gelähmten Extremitäten dar. Eine beim Plätten durch Kohlendunst vergiftete Frau wies nach dem Erwachen aus der Bewußtlosigkeit eine Hemiplegia facialis mit Lähmung des rechten Vorderarms und Beins auf. Einige Wochen später waren Oberarm und Oberschenkel frei, dagegen verschieden stark gelähmt der Extensor digitorum communis, pollicis, indicis, der Supinator brevis und die interossei, und am Unterschenkel die Extensoren und die Peronei.

An der vollständigen oder unvollständigen halbseitigen Lähmung können die Sphincteren, besonders der Blasenschließmuskel, teilnehmen.

Im Bereiche des einseitig gelähmten Facialis und Trigeminus sah man eine Zona bestehen.

Bei den in der Hemiplegie Gestorbenen sind — wie weiterhin noch ausführlicher geschildert werden wird — Erweichungsherde verschiedenen Umfangs und verschiedener Lokalisation gefunden worden, z. B. im mittleren Drittel der Großhirnhemisphäre, im Gebiete der Art. fossae Sylvii, im Nucleus lenticularis, im Corpus striatum, Hineinreichen der kranken Partien in das Knie der inneren Kapsel, sowie meningeale und zerebrale Apoplexien.

Paraplegie kommt viel seltener als Hemiplegie und meistens im Anschluß an die akute Vergiftung vor. Die Symptomenkomplexe lassen in manchen Fällen den Schluß zu, daß die Prozesse sich im Hirnstamm, Großhirn und Rückenmark abspielen. Mit der motorischen kann sich eine ausgedehnte sensible Lähmung verbinden. Die beiderseitige Lähmung umfaßt Gliedmaßen oder läßt Teile aus. Im ersteren Falle kann das Krankheitsbild eine Myelitis vortäuschen. Die Arme bleiben bisweilen frei. Die Beine sind entweder gleich oder verschieden stark gelähmt. Diese Bewegungsunfähigkeit kann lange anhalten. Bewegungslos, mit im Hüft- und Kniegelenk gebeugten Beinen lag ein solcher Kranker noch nach 3 Wochen im Bett. Harn und Kot werden unwillkürlich entleert.

Seltsame Lähmungskombinationen kommen vor. So war bei einem Vergifteten links nur das Gesicht, rechts nur der Arm motorisch und sensibel gelähmt. Zu der Paraplegie gesellen sich manchmal anderweitige Folgen zerebraler Störung, z. B. Schling- und Sprachstörungen. Die Paraplegie kann weichen und als Rest eine Hemiplegie lassen.

δ) Ausgänge der Lähmungszustände.

Eine günstige Vorhersage bezüglich einer vollständigen Heilung gestatten die Lähmungen durch Kohlenoxyd nicht, obschon es wiederholt vorgekommen ist, daß auch die letzten Reste davon schwanden. Die Wiederherstellung der Empfindung geht gewöhnlich derjenigen der Lähmung voraus. Eine halbseitige Zungenlähmung nach Kohlendunstvergiftung schwand schon nach 24 Stunden. Aus dem Jahre 1795 wird berichtet, daß eine Frau, die durch einen in das Schlafzimmer gestellten glühenden Ofen rechtseitig, mit Schmerzen an der Pfanne des Oberschenkels und der Schulter, gelähmt worden war, durch Aderlaß, Brech- und Abführmittel nach einigen Tagen vollständig wiederhergestellt worden sei. Auch in späteren Zeiten wurden wiederholt Heilungen von monoplegischen und hemiplegischen Lähmungen nach 6—8 Tagen oder 5 Wochen oder 2—3—9 Monaten beobachtet, auch so, daß ein Körperteil, z. B. ein Arm, früher als das entsprechende Bein motorisch oder sensibel funktionsfähig wurde.

Gewöhnlich erfolgt *nur Besserung* der gesamten Bewegungsstörungen oder eines Teiles derselben. Der Kranke kann die betreffenden Gliedmaßen, wenn auch unvollständig, wieder gebrauchen, aber die Kraft ev. auch nur eines einzigen Muskels oder einer Muskelgruppe weist dauernd gegen früher Mängel auf. Wiederholt wurde dies bei Kohlenoxydgelähmten noch nach 2 Jahren festgestellt. Die Muskelschwäche kann dann, als erschwerend, mit leichter Gliederatrophie verbunden sein. Zurückbleiben können nach Hemiplegie auch Kontrakturen einzelner Finger. Geistesstörungen sah man nach völliger Heilung der Hemiplegie weiter bestehen. Rückfälle nach auffällig schneller Besserung kommen vor. Das Gesagte trifft auch für die allgemeine Lähmung zu. Nichtheilungen, zumal der letzteren Form, trotz eifriger Behandlung mit Elektropunktur oder anderer Eingriffe, wurden berichtet. Die mit Gliederlähmung bisweilen verbundene Blasen- und Rectumlähmung ist einer Heilung kaum zugänglich.

b) Motorische Reizzustände.

α) Zitterbewegungen und fibrilläre Zuckungen.

Mancherlei Gestalt können die Erregungsformen des Muskelsystems als Abhängigkeitsleiden von der zentralen Störung schon während des Zeitraums, den man für eine akute Vergiftung in Anspruch nimmt oder als spätere Folge annehmen. Dahin gehört das *Zittern*, das selten bei akut Vergifteten und dann gewöhnlich vereint mit Trismus, meistens jedoch als Nachleiden nach Tagen oder Wochen sich einstellt, und Monate oder über ein Jahr bestehen bleibt. An ihm beteiligen sich der ganze Körper oder nur einzelne Teile, die Zunge, die Beine, die Finger, von denen aus manchmal das allgemeine Körperzittern eingeleitet wird. Der Tremor der Finger kann auffällig grobschlägig sein. Bei manchen Vergifteten ruft Anstrengung denselben hervor. Als Begleiter schwerer zentraler Nervenstörungen, die z. B. unter dem Bilde der multiplen disseminierten Sklerose verlaufen, kann er — schon nach kaum 2 Wochen — den Charakter des Intentionszitterns annehmen. An den Armen macht sich, namentlich bei feineren Zielbewegungen, eine starke Unsicherheit und auch beim einfachen Vorstrecken ein deutliches Zittern bemerkbar[1]). Dieser Zustand erreicht auch noch höhere Grade der Behinderung. Jede gewollte Bewegung, z. B. das Ergreifen eines Gegenstandes, das Zuknöpfen oder das selbständige Essen und Trinken kann dadurch unmöglich werden[2]).

---

[1]) L. LEWIN, Obergutachten über Unfallvergiftungen 1912, S. 98 (Fall von multipler Sklerose des Gehirns und Rückenmarks).
[2]) BECKER, l. c.

Bei völliger Ruhelage fehlte bei einem solchen Kranken der Tremor. Bei Gemütsbewegungen erschienen Schüttelbewegungen an Armen und Beinen.

Eine noch andere muskuläre Funktionsstörung, nämlich *fibrilläre Zuckungen*, sind an den Muskeln schon im Zeitbereiche einer akuten Vergiftung, auch als Vorläufer von Krämpfen oder mit Intentionszittern verbunden und als Folgeleiden nicht selten. Diese isolierten Kontraktionen einzelner Muskelbündelchen geben sich dann als ein wellenförmig zitterndes Spiel der Oberfläche zu erkennen. Manche andere Vergiftungen, wie z. B. die durch Nicotin oder verschiedene Nervenleiden, können gleich dem Kohlenoxyd dieses Symptom hervorrufen. Die Zuckungen sind meistens an größeren Teilen des Körpers sichtbar, z. B. beiderseits an den Armen, vorzugsweise an den Bicipites, an den Pectoralmuskeln am Rücken und den unteren Gliedmaßen. Sie können aber auch mehr oder minder isoliert, z. B. an einzelnen Bündeln der Thoraxmuskel, für Stunden oder Tage auftreten. Man hat gemeint, daß dadurch vielleicht die angebliche Verschiedenheit im Respirationstypus bei der Kohlenoxydvergiftung und der Erstickung verursacht würde. Diese Annahme ist falsch, schon deswegen, weil die Atemstörungen oft dem Eintritt der fibrillären Muskelzuckungen vorangehen. Bei einer Vergifteten nahmen diese auf Reize, z. B. nach Ätheraufträufelung, an Stärke zu. Als sie aufgehört hatten, konnten sie nach einer Stunde wieder ausgelöst werden.

β) Krampfzustände.

Klonische und tonische Krämpfe. Reflexkrämpfe. Epileptiforme und choreatische Zustände.

Krampfzustände treten auch noch in anderen Gestaltungen an einzelnen Muskelgruppen oder Körperteilen auf und nehmen oft ein viel unangenehmeres Gepräge an. Die akute Vergiftung durch Kohlenoxyd erzeugt solche bei *Tieren* als Zwischenstadium zwischen dem Bewegungsverlust und der Asphyxie, die meist nicht lange anhalten. Sie entstehen um so heftiger, je schneller die Vergiftung erfolgt, bei langsamer sind sie schwächer oder können ganz fehlen. Weder die Bewegungsnerven noch die Muskeln sind hierbei in bezug auf ihre Reizbarkeit verändert. Die Ursache der Funktionsstörung liegt auch hierbei im zentralen Nervensystem. Bei der Vergiftung von der Bauchhöhle aus sollen Krämpfe ganz fehlen. Kurz vor dem asphyktischen Tode kommt es gewöhnlich zu einigen tetanischen Streckungen.

Bei *Menschen* treten Krämpfe nicht regelmäßig und gewöhnlich in der Bewußtlosigkeit, manchmal auch beim Wiedererwachen auf. Unter dreißig durch Leuchtgas Geschädigten erschienen sie nur viermal. Auch bei 22 unter gleichen Bedingungen durch Sprengstoffe Vergifteten hatte nur einer Flexionskrämpfe der Gliedmaßen und Trismus, die anderen schlaffe Glieder. Bei der Befreiung der Erkrankten aus dem vergifteten Raume treten die Krampfsymptome oft stärker hervor. Für das Entstehen dieses Symptomenkomplexes ist eine Disposition erforderlich. Es scheint, als wenn u. a. der *chronische Absinthismus* eine solche liefert. Im Anschluß an eine schließlich durch Selbstmord endende Leuchtgasvergiftung eines chronischen Absinthtrinkers wurden, auch um die Rolle der ätherischen Öle bei gleichzeitiger Einwirkung von Kohlenoxyd zu erkennen, Tiere vor der Vergiftung mit *Salbeiöl* behandelt. Diese bekamen

Krämpfe, Vergleichstiere angeblich nicht[1]). Diese Versuche sind als Beweis unzulänglich.

Die Eintrittszeit der Krämpfe ist verschieden wie ihre Dauer. Ein Arbeiter, der nur 10 Minuten eine Luft mit 25,5 % Kohlenoxyd eingeatmet hatte, sprach schon nach 1 Stunde wieder zusammenhängend und hatte gute Atmung und Puls. Plötzlich bekam er für 2 Stunden klonische Krämpfe, die nach einer vorübergehenden Besserung in den nächsten 48 Stunden weiter anhielten. In den Intervallen bestand ein komatöser Zustand. 14 Tage später hatte er nur noch Zittern der Flexoren. Daran schloß sich bleibende Demenz[2]). In anderen Fällen erschienen Krämpfe nach 4 Tagen. Ein Maurer, der in einer Zisterne Koksgase eingeatmet hatte und nach einem Tage blind geworden war, bekam am sechsten Tage Krämpfe mit erneuter Bewußtlosigkeit von einigen Tagen, Zucken rechts in Arm und Hand bei Parese des linken Mundfacialis. Nach Wochen stellten sich neben anderem epileptiforme Anfälle und nach 3 Monaten der Tod ein[3]). Den gleichen Ausgang nahm die Erkrankung einer unauffällig mit Leuchtgas vergifteten Frau, die 10 Tage lang behandelt worden war, ohne daß man die Krankheitsursache erkannt hatte. Nach 6 Tagen legte sie sich erst zu Bett und bekam dann krampfhafte Bewegungen von Händen und Füßen. Ein durch Dynamitexplosionsgase vergifteter Bergmann war 3 Wochen lang besinnungslos und während dieser Zeit fortgesetzt von lebhaften Krämpfen, die einer Eklampsie glichen, heimgesucht. Es bestanden krampfhafte Zuckungen in Armen und Beinen und allgemeine Muskelkrämpfe. Der Mann brüllte wie ein Tier. Nachdem er $2\,^1/_2$ Monate bettlägerig gewesen war, verblödete er[4]).

Die Dauer der Krämpfe erstreckt sich auf Stunden oder Tage. So sah man die nach 4 Tagen aufgetretene Starre der Muskulatur des Nackens und Rückens erst nach 14 Tagen und den Trismus erst nach 7 Tagen schwinden. Reste von Muskelerregungen können noch nach Monaten sichtbar werden. So bekam ein durch Generatorgas vergifteter Hüttenarbeiter nach 5 Monaten gelegentlich Gesichtszuckungen, nachdem er zuvor an tonischen Muskelkrämpfen und einer Psychose gelitten hatte.

Der tetanoide Charakter der Muskelerregung überwiegt bei weitem die klonischen, universell oder an einzelnen Gliedern ablaufenden Formen. Die tetanisch ergriffenen Muskeln erscheinen rigid und setzen passiven Bewegungsversuchen starken Widerstand entgegen. Dies gilt besonders für die Masseteren. Der Trismus kann so stark sein, daß er mit einem Meißel nicht zu überwinden ist, oder daß die eingeführte Mundsperre bricht.

Die akuten tonischen Muskelkrämpfe können — mehr oder minder lokalisiert, ein- oder doppelseitig — für ein oder mehrere Tage während der Bewußlosigkeit zu starren, meist schwer zu überwindenden Kontrakturen führen. Gewöhnlich sind die Arme ihr Sitz. Eine Vergiftete wies in·dem asphyktischen Stadium neben unüberwindlichem Trismus Starre im Ellenbogengelenk und eingekrallte Finger auf. Es kann auch so sein, daß die Finger einer Hand eingekrallt sind, der Arm aber beweglich ist.

---

[1]) Lesieur et Rebattu, Annal. d'hyg. publ. 4. sér., t. XVI, 1911, p. 481.
[2]) Scott, The Lancet 1896, I, p. 217.
[3]) Sibelius, l. c. S. 48.
[4]) Töpfer, l. c.

Bei einer nach 8 Tagen scheinbar wiederhergestellten und nach etwa 4 Wochen rückfällig gewordenen Frau wurden die Gliedmaßen von Tag zu Tag steifer und in Ellenbogen und Knie gebeugt gehalten, so daß sie ganz zusammengekrümmt saß oder lag. Nach weiteren 10 Tagen hielt sie in der Bewußtlosigkeit die im Ellenbogen spitzwinklig flektierten Arme meist über der Brust gekreuzt. Links gelang die passive Extension, rechts nicht. Dabei verharrten die Finger in Krallenstellung. Die Beine waren angezogen, adduziert. Durch Gewalt gelang beiderseits die Extension.

Als Nachleiden kommen derartige *Kontrakturen* mit meistens flüchtigem Charakter vor. Solche Zustände, deren Ursache im Gehirn zu suchen ist, kommen auch nach den verschiedensten, nicht aus Vergiftung entstandenen Gehirnkrankheiten vor. Bekannt ist z. B. die Kontraktur der Hemiplegischen — „late rigidity" von Todd — wie sie bei vaskulären Herden infolge von Gefäßzerreißung oder -verstopfung sich entwickelt. Sie stellt gewöhnlich die Gelenke von Ellenbogen, Hand, Fingern und Fuß in Beugestellung, das Knie in Streckung. Ein durch Kohlenoxyd hemiplegisch Gewordener, der schon wieder gehen konnte, zeigte dieses Symptom vorübergehend am rechten Masseter und rechtseitig auch am Bein, Vorderarm, Schulter und der äußeren Partie des Deltoideus. Er genas ganz. Noch wochenlang nach der überstandenen akuten Vergiftung blieben bei einer Frau Kontrakturen im Gebiete des Corrugator supercilii, des Orbicularis palpebrarum und Zygomaticus. Die Arme wurden rechtwinklig im Ellenbogen, das rechte Knie flektiert gehalten. Bei der Obduktion fanden sich symmetrische Erweichungsherde am inneren Segment des Nucleus lentiformis und Verkalkung der Gefäße im Erweichungsgebiet. Eine eigentümliche Lokalisation der Kontraktur wies ein durch Sprengstoffgase Vergifteter auf: den linken Ringfinger und kleinen Finger hielt er in Beugestellung fixiert. Die übrigen, rechten, Finger konnte er nicht aneinanderlegen, sondern hielt sie gespreizt. Die Bewegungen im Schulter- und Ellenbogengelenk führte er schleudernd bzw. schnellend aus.

Scheinbar wahllos beteiligen sich an den *Krämpfen* Gesichts-, Stammund Gliedermuskeln. So sah man z. B. bei einem im Schlafe durch eine blakende Petroleumlampe vergifteten Manne neben epileptiformen Zuständen einen leichten doppelseitigen Spasmus klonischer Art in beiden Facialisgebieten bestehen: Zusammenkneifen der Lider und zuckendes Heben der Nasenflügel und Mundwinkel[1]. Einseitiger Facialiskrampf mit einseitiger Mydriasis stellten sich neben Herz- und Atemstörungen noch während der akuten Vergiftung bei einer Frau ein, die im Schlafe Wassergas eingeatmet hatte. Besonders häufig besteht Trismus zugleich mit anderen Krampfäußerungen. Er kann nach 2—48 Stunden seit dem Vergiftungsbeginn kommen. Durch Husten oder Erbrechen soll er unterbrochen werden. Mit ihm verbindet sich auch bisweilen anhaltender Opisthotonus. Ein Kranker, der beides aufwies, hatte zudem Druckempfindlichkeit des Kopfes und der Wirbelsäule. Ohne genügenden Beweis leitete man diese Symptome von einer Leptomeningitis serosa mit vorzugsweiser Beteiligung der Pia der hinteren Schädelgrube ab.

Die Pectoralmuskeln können in einen so hochgradigen tetanischen Kontraktionszustand verfallen, daß die Arme mit großer Gewalt adduziert

---

[1] Dossecker, Allgem. Wien. Med. Zeitung 1899, S. 463.

werden. Durch die Kombinationen von Krampfvorgängen in verschiedenen Muskelgruppen gewinnen die Krankheitsbilder ein sehr verschiedenes Aussehen. Bald bestehen nur für Stunden Trismus und Starre der Flexoren, bald tetanische Kontraktionen der Masseteren des Pectoralis, der Beugemuskeln des Vorderarms, des Cucullaris und anderer Rückenmuskeln, oder Pendelbewegungen der Augäpfel bei tonischen Krämpfen in Brust- und Bauchmuskeln, in Ober- und Unterschenkeln, mit Fixiertsein der Arme in Beugestellung, Trismus und Tremor des ganzen Körpers.

Mitunter nehmen die Krämpfe beängstigende Formen und Umfänge an. Vier Menschen, die in einem Haus durch den Kohlendampf eines Balkenbrandes vergiftet worden waren, lagen in einem bewußtlosen, teilweise von furchtbaren Krämpfen begleiteten Zustande. Zwei weitere, die als Nachtwache geholt worden waren, fielen gleichfalls bewußtlos hin und bekamen Krämpfe, die mit gelegentlichen Unterbrechungen, aber in schwerer Gestaltung, lange fortdauerten. Bei einem durch Koksofengas Vergifteten stellten sich solche schlimmen Konvulsionen bei anfangs verlangsamtem, später beschleunigtem Puls und tiefer schwerer Atmung trotz Sauerstoffinhalation ein. Nach 24 Stunden erfolgte der Tod, ebenfalls unter heftigsten Zuckungen[1]).

Die Krampfzustände können auch *anfallsweise* auftreten. Ein so Leidender wies hundswutartige, alle 5 Minuten unter Angstgefühl kommende Krämpfe neben Trismus auf. Er genas. In einem anderen Falle erschienen sie in anfangs ganz kurzen, später längeren Intervallen. Hier erfolgte der Tod in der Bewußtlosigkeit ohne Dyspnoe. Eine solche bestand bei einem Knaben, der, zugleich mit Vater, Mutter und Bruder vergiftet, starb, während die anderen bald wiederhergestellt wurden. Mit röchelnder Atmung, Nystagmus, 184 Pulsen und Trismus wurde er aufgefunden. Die Muskeln der oberen Extremitäten waren in halber Beugung und Adduktion. Nach 45 Minuten ließ der Trismus nach. Nach weiteren 30 Minuten erschien von neuem ein Krampfanfall. Die Hände waren im Handgelenk und Metacarpophalangealgelenk gebeugt, in den Interphalangealgelenken gestreckt, die Daumen adduziert, die Beine gestreckt. Dazu bestand Facialiskrampf. Der Mund war nach vorn gezogen, die Atmung erschwert. Solcher Anfälle kamen mehrere bis zu dem noch am gleichen Tage erfolgenden Tode[2]). Es ist falsch, diesen Vorgang als Tetanie zu bezeichnen und den Tod von einer Beteiligung der Atemmuskeln abzuleiten. Selbst Strychnin tötet nicht auf diesem Wege. Es gibt noch heftiger verlaufende Krampfzustände als der berichtete, die nicht tödlich endeten: Ein Arbeiter wurde aus einem Gasrohr 20 Minuten nach dem Hineinsteigen herausgeholt. Nach 30 Minuten eines Scheintodzustandes brachen in der Bewußtlosigkeit konvulsivische Anfälle aus, die sich in Intervallen wiederholten. Sie begannen mit einem lauten Schrei, dann trat Kontraktion der den Mund öffnenden Muskeln ein, so daß die Spalte geöffnet und die Mundwinkel nach unten verzogen wurden, ferner Kontraktion der Sternocleidomastoidei und der vorderen Halsmuskeln, krampfhaftes Emporrichten auf die Füße mit Seitwärtsbewegungen und Schlagen der Arme und endlich Wiederhinfallen. Nach einer halben Stunde abnehmend, steigerte sich der Zustand aufs neue. Nach oberflächlicher Chloroform-

---

[1]) Kissinger, Monatsschr. f. Unfallheilk. 1908, Nr. 9, S. 261.
[2]) Voss, Deutsche med. Wochenschr. 1892, S. 891.

narkose trat mehrstündiger Schlaf ein, aus welchem der Kranke mit Bewußtsein erwachte[1]).

Bei manchen Erkrankten sind die *Krämpfe reflektorisch* durch taktile Reize, ja sogar schon durch Anrufen *auslösbar*. Ein in einem Gasreinigungskasten Verunglückter, bei dem 2 Stunden lang künstliche Atmung gemacht wurde, bekam nach 4 Stunden fibrilläre Zuckungen in allen Muskeln, die nach 8 Stunden zu heftigen, von nur kurzen Intervallen unterbrochenen Krämpfen anwuchsen. Zwei Wärter mußten den Kranken festhalten. Jede Berührung löste neue Anfälle aus, so daß 2 Tage lang deswegen kein Essen beigebracht werden konnte. Nach mehreren Tagen hörten die Krämpfe zuerst an der linken Körperseite auf. Analoge Zustände beobachtete man bei einem Matrosen, der bei einem Übungsschießen auf einem Panzerschiff *Explosionsgase* eingeatmet hatte. Er fiel im Turm bewußtlos hin, hatte einen kleinen Puls, unregelmäßigen Herzschlag und tumultuarische Krämpfe, die sein Forttragen fast unmöglich machten. Er delirierte und kam nur langsam zu sich. Schon das leiseste Geräusch löste die Krämpfe wieder aus. Nach kurzer Zeit kam er wieder zum Bewußtsein. Die Annahme ist irrig, daß Beimengungen von nitrosen Gasen zu den Explosionsgasen an den Krämpfen schuld seien. Es ist nur das Kohlenoxyd anzuschuldigen.

Eine weitere besondere Gestaltung der *Krämpfe* ist die *epileptiforme*. Man hat sie als Nachleiden der Kohlenoxydvergiftung nach mehreren Tagen oder Wochen in der Nacht oder am Tage, oder auch in diesen Zeiten wechselnd, in oder nach tiefer Bewußtlosigkeit auftreten und ebenso lange bestehen gesehen. Sie haben mit Hysterie nichts zu tun, sondern sind Folgen einer besonderen individuellen Empfindlichkeit und Reaktion des Zentralnervensystems. Auch hier gleichen sich die Äußerungsformen nicht immer. Drei Schulmädchen wurden, unter mehreren anderen, besonders stark durch Kohlendunst vergiftet. Zwei kamen bald wieder zu sich — die dritte bekam einen *epileptiformen Anfall*, der sich mehrere Wochen hintereinander stets an demselben Tage und in derselben Weise wiederholte. Benommenheit und Magendrücken blieb nach den Anfällen zurück.

Bei dem schon erwähnten, durch Qualm einer Petroleumlampe vergifteten Manne stellte sich ein Krampfanfall schon in der folgenden Nacht ein. Seit dieser Zeit wiederholten sie sich in unregelmäßigen, ein- bie zweimonatlichen Intervallen meist nächtlich. Sie begannen mit Stöhnen, dann folgten Muskelzuckungen und Amnesie. Kamen sie am Tage, so begannen sie mit einer Aura von der Magengegend: Beklemmung, Gefühl des Aufsteigens und dann folgte eine nur wenige Sekunden anhaltende Bewußtlosigkeit ohne Krämpfe. Besserung stellte sich nach Bromkaliumgebrauch ein. Anders verlief das Leiden bei einem Arbeiter, der eine undichte Gasleitung zu reparieren hatte. Als er sich nicht gut fühlte, ging er nach Hause, frühstückte noch, stürzte dann aber bewußtlos hin. Das Bewußtsein kehrte wieder. Am dritten und vierten Tage nach der Vergiftung stellten sich zwei, und 5 Tage später wieder zwei epileptiforme Anfälle, Bewußtlosigkeit und Fieber ein. Der Tod erfolgte am zehnten Tage nach der Vergiftung[2]). Einmal rief eine Kohlenoxydvergiftung bei

---

[1]) Gill, The Lancet 1870, Dec. 10.
[2]) Leppmann, Ärztl. Sachverst.-Zeitung 1908, S. 90.

einem epileptisch gewesenen, aber seit 20 Jahren davon befreiten Manne, wieder Epilepsie hervor.

Als gestaltliche Besonderheit von Krämpfen werden auch ataktische *choreaartige*, im wachen oder seltener im schlafenden Zustande vor sich gehende *Zwangsbewegungen* angeführt, die an einzelnen oder mehreren Körperstellen zugleich, gleichmäßig oder ungleichmäßig ablaufen und tagelang anhalten. Auffällig oft war der rechte Arm hieran beteiligt. In einem vor etwa 100 Jahren mitgeteilten, tödlich verlaufenden Vergiftungsfalle waren die Muskeln der linken Seite tetanisch kontrahiert, während der rechte Arm sich beständig bewegte. Ein anderer mit Kohlendunst Vergifteter führte in der Bewußtlosigkeit fortwährend Beuge- und Streckbewegungen mit dem rechten Arme aus. Während in den nächsten 3 Tagen die geistigen Fähigkeiten wiederkehrten, bestanden die Armbewegungen, aber nur während des wachen Zustandes, noch einige Tage länger fort[1]). Bei einem Kranken bildete sich beim Gehen ein eigentümlicher Zustand aus: Jeder Flexionsbewegung wurde durch Extensionsbewegung entgegengewirkt. Die bisweilen als Nachleiden sich fortsetzenden Bewegungen können sich auch unregelmäßig vollziehen. Eine solche Kranke warf bisweilen den Körper nach vorn, darauf nach hinten und fiel dann hin. Ihre Finger beugten und streckten oder spreizten sich krampfartig und ihre Beine verwickelten sich — eine eigentümliche Kombination von *Athetosis und Tetanie*. Schmerzen begleiteten die choreatischen Bewegungen[2]). Auch drehende Bewegungen des Körpers kommen vor.

4. Funktionsänderungen in den Sinnesorganen.

a) Störungen am Auge.

Gleich anderen Organen des menschlichen Körpers kann auch das Auge unter dem Einfluß des Kohlenoxyds funktionell und materiell erkennbar während des akuten Vergiftungsstadiums und lange darüber hinaus leiden. Warum dies nicht häufiger vorkommt, als bisher berichtet wurde, läßt sich, wie viele andere hierher gehörige Fragen, nicht beantworten. Meiner Ansicht nach würden sie, selbst unter Berücksichtigung des individuellen Faktors, häufiger erwiesen werden können, wenn man in jedem Falle darauf genau untersuchen würde[3]).

α) Conjunctiva und Cornea.

Durch Rauchteilchen kann die Conjunctiva streifenweise schwärzlich gefärbt sein. Häufiger ist, auch nach Kohlendunst- und Leuchtgaseinwirkung, eine schon seit der Mitte des achtzehnten Jahrhunderts bekannte stärkere Kongestion derselben. Bei einem Gasarbeiter, der während einer Nachtwache bei den Gasöfen einer Gasanstalt vergiftet worden war, erschien die Conjunctivitis erst am dritten Tage, noch während der Somnolenz. Dabei kann, wie man es bei Feuerwehrleuten, die dem Raucheinfluß ausgesetzt gewesen waren, sah, Augentränen und Fremdkörpergefühl bestehen.

---

1) Leudet, Arch. gén. de Méd VI. sér., t. V, 1865, p. 522.
2) Trénel, Gaz. hebdom. de Méd. 1895, p. 351.
3) L. Lewin, in Lewin u. Guillery, Wirkungen von Arzneimitteln und Giften auf das Auge, 2. Aufl., Bd. 1, S. 609.

Bei heftigerer Einwirkung kann es zu einer Tränendrüsenentzündung und Schleimabsonderung kommen, wodurch die Lider verklebt werden. Bei mit Steinkohlendunst Vergifteten, die man mit aufgedunsenem Gesicht bewußtlos aufgefunden hatte, bestand eine Schwellung der Lider.

Blutungen in der Form von Ekchymosen unter der Conjunctiva zeigten sich bei einem durch Leuchtgas zugrunde gegangenen Manne neben Ekchymosen unter den serösen Häuten, wie bei einer Erstickung. Bei einem Feuerwehrmann, der nach Rauchvergiftung lange Zeit hindurch an Blutungen aus der Nase, dem Halse und der Haut gelitten hatte, traten auch frische, punktförmige Blutungen an der Conjunctiva auf.

Bei ausgesprochenem Ergriffensein des Gehirns kommt es meist zur Aufhebung des Cornealreflexes an beiden Augen oder zur Empfindungslosigkeit von Cornea und Sclera nur an einem Auge. Die Reflexempfindlichkeit kehrt gewöhnlich bald wieder zurück, wenn die künstliche Atmung einen Erfolg hat. Bei Tieren sah ich stets auf der Höhe der Vergiftung und oft auch noch eine Zeitlang nach derselben eine solche Reflexlosigkeit erscheinen. Wirken Rauch und Hitze, z. B. bei Bränden, ein, so kann dadurch eine Ernährungsstörung des Hornhautepithels zugleich mit Photophobie und Blepharospasmus, ja sogar Keratitis ulcerosa auftreten.

β) Die Funktionsstörungen an Augenmuskeln.

Exophthalmus in irgendeinem Grade entsteht mit Eintritt des dyspnoischen Stadiums als typisches Erstickungszeichen bei Tieren immer. Die Augenachsen nehmen eine solche Lage ein, daß sie für einen unendlichen Fernpunkt akkommodiert erscheinen. Ein stoßweißes Hervortreten der Augäpfel, wie es bei Kaninchen vorkommen soll, habe ich nie beobachtet. Nicht anders ist es bei Menschen, bei denen der Exophthalmus freilich auch in anderen Stadien und ev. sogar noch Monate nach der Vergiftung beobachtet wird. Die Erweiterung der Orbitalgefäße mit stärkerer Blutfülle, vielleicht auch die dadurch bedingte Schwellung des Orbitalzellgewebes, sind Gründe für die Lageveränderung des Augapfels. Auch ausgedehnte Lähmungen von Augenmuskeln, z. B. Oculomotoriuslähmungen, können dies bewirken. Der Exophthalmus kann bei krampfhafter Rotation der Bulbi bestehen.

Als Nachleiden der Kohlenoxydvergiftung kommen zumal abendliche Schmerzen in den Augäpfeln vor.

Sowohl im Lähmungs- wie im Krampfstadium der Kohlenoxydvergiftung, auch bei der „Tetanie", mit der sie verlaufen kann, stellen sich bisweilen abnorme, krampfhafte, bilaterale, assoziierte Bewegungen der Augäpfel dauernd, „unaufhörlich" oder nur zeitweilig ein. Man sah sie z. B. nach Vergiftung mit Wassergas, auch erst nach der Rückkehr des Bewußtseins, als ruckweise, schleudernde Augenbewegungen erscheinen. Nach der Aufnahme von Dynamitexplosionsgasen entstanden neben anderen Bewegungsstörungen starkes Zittern des Körpers bei den geringsten Anstrengungen, besonders aber Augenzittern[1]. Die abnormen Augenbewegungen lassen sich zumeist unter den Begriff des *Nystagmus* bringen. Die Augen bewegen sich ohne oder mit Fixation in schnellem oder langsamem Tempo, oder auch bei demselben Individuum in wech-

---

[1] Westphal, Archiv f. Psychiatrie Bd. 47, 1910, S. 884.

selndem Tempo zwangsweise in gewissen Richtungen. Am häufigsten ist
der Nystagmus horizontalis, den man schon im Jahre 1817 bei dieser
Vergiftung feststellte. Bei einem mit Kohlendunst Vergifteten bestand
im Beginn bei tonischen Krämpfen in verschiedenen Körperteilen ein
Hin- und Herpendeln der Bulbi. Es kann auch so sein, daß bei lichtstarren
Pupillen und fehlendem Cornealreflex einige Stunden nach der Vergiftung
die Bulbi langsam und zitternd, häufig divergierend, hin und her gleiten
und meistens stark nach oben gedreht sind. Ein solcher Nystagmus kann
nur Stunden oder einige Tage lang anhalten und bei noch bestehender
völliger Reaktionslosigkeit schwinden.

Die horizontale Pendelbewegung wechselt bisweilen mit einer vertikalen. Bei einer mit Leuchtgas Vergifteten stellten sich schnell bei völligem Orientiertsein Strabismus, reaktionslose Pupillen, bald danach
Akkommodationsstörungen und für 2 Tage Doppeltsehen ein. Nystagmus horizontalis wurde beim Blick nach der Seite sichtbar. Diese Auf-
einanderfolge von Diplopie und Nystagmus horizontalis wurde auch bei
normaler Pupillenreaktion beobachtet.

Nystagmus verticalis kommt gelegentlich vereint mit Nystagmus
rotatorius und horizontalis vor. Beschrieben wurde auch eine bei Mydriasis
und Reaktionslosigkeit der Pupillen zustande gekommene „rhythmische
Rollung beider Augäpfel von links oben nach rechts unten"[1].

Krampfartige Rotation der Bulbi (Nystagmus rotatorius) mit oder
ohne Exophthalmus kam nach Leuchtgasvergiftung und nach Berg-
werksexplosionen zur Beobachtung. Sie kann längere Zeit bestehen
bleiben.

Von dem *Nystagmus der Bergleute* wird mit Recht angegeben, daß er
durch chronische Kohlenoxydvergiftung herbeigeführt werden kann. Man
fand denselben am häufigsten bei solchen Arbeitern, welche in der Nähe
von brennenden Strecken und glimmenden Kohlenflötzen zu arbeiten
hatten und der Einwirkung der entstehenden unvollkommenen Oxy-
dationsprodukte in besonderem Maße ausgesetzt waren. Weitere Erfahrungen haben gelehrt, daß für das Zustandekommen dieser Art von
Nystagmus auch noch eine Reihe von anderen Schädlichkeiten in Betracht
kommen, wie schlechte Beleuchtung, gezwungene Haltung des Körpers,
Kopfes und der Augen bei der Arbeit[2], doch läßt sich nach dem von mir
soeben Angeführten die Bedeutung der verschlechterten Luft als Ursache
nicht von der Hand weisen.

Weniger typisch und systematisiert als diese Erfolge klonischer
Krämpfe der Augenmuskeln ist die Drehung und zeitweilige Fixation
der Augäpfel nach oben. Man beobachtet dies häufig während des para-
lytischen und konvulsivischen Stadiums.

Lidzittern bei Augenschluß ist eine von den mannigfaltigen Bewegungsstörungen, die bei schwererem Ergriffensein des Zentralnervensystems sich einstellen.

Lähmungssymptome am Auge können die Folge einer jeden schwereren
Kohlenoxydvergiftung sein. Ihre nächste, anatomisch nicht nachweis-
bare Ursache liegt wahrscheinlich in encephalitischen Herden in der
Nucleargegend. Hämorrhagien in den Nervenkernen können hierbei eine

---

[1] ROCHELT, Wien. med. Presse 1875, S. 1157.
[2] SNELL, Brit. med. Journ. 1891, 11 July.

Rolle spielen. Die encephalitischen Herde fasse ich als Ausdruck von
Ernährungsstörungen durch ein Blut auf, das ernährungsunfähige und
vielleicht sogar giftige Eiweiße führt. Sämtliche Augenmuskeln können
beiderseits betroffen sein. Ein Mann erkrankte durch Schlafen in einem
mit Kohlendunst erfüllten Raum. Zehn Tage lang war er lebensgefährlich erkrankt, obschon das Bewußtsein bald zurückgekehrt war. Es bestand zunächst eine Parese aller Augenmuskeln, wodurch eine gewisse
Steifheit und Glotzauge verursacht wurden, ferner Presbyopie und Licht-
scheu. Beide Augen waren leicht vorgetrieben. Beim Fixieren über
der Horizontalen wurden die Lider gehoben, während die Erhebung der
Augäpfel zurückblieb. Nur in den ersten Wochen erfolgte eine Besserung.
In dieser Zeit konnten die Augen gar nicht nach oben gewendet werden.
Auf anfängliches Auswärtsschielen blieb nur eine Insuffizienz der Interni.
Akkommodationsparese und Doppelbilder belästigten den Kranken. Durch
Tenotomie des rechten äußeren Rectus wurde die binoculare Fixation
wiederhergestellt, doch blieb noch eine erhebliche Insuffizienz, so daß
trotz prismatischer Gläser noch Asthenopie blieb. Zeitweilig nur half die
Tenotomie auch des linken Rectus internus[1]). Man glaubte diesen Fall
als doppelseitige Neuritis motorischer Augenmuskelnerven auffassen zu
dürfen.

Am häufigsten stellen sich die Störungen im Bereiche des Oculomotorius
ein. Sowohl der Levator palpebr. super. als auch die vier exterioren
Augenmuskeln und die zwei inferioren können an der Lähmung teilnehmen. So sah man nach kurzer Einatmung von Generatorgas neben
Lähmungen im Bereiche des Facialis, Trigeminus, Hypoglossus und
schweren Bewegungs- und Empfindungsstörungen an den Gliedmaßen
auch Ptosis nach 9 Tagen bestehen und sich erst allmählich bessern.
Ein solches Leiden kann nicht, wie man es tat[2]), als Polyneuritis aufgefaßt werden. Bei einem anderen Vergifteten erschien am ersten Tage
Nystagmus horizontalis und am fünften Ptosis und Insuffizienz des linken
M. rectus internus[3]). Es kann auch der ganze linke Oculomotorius neben
einzelnen Ästen des Trigeminus und Facialis gelähmt sein und Wiederherstellung erfolgen. Dies geschah nach einer Leuchtgasvergiftung[4]).

Die *Pupillen* verhalten sich nicht nur in den verschiedenen Phasen
der Vergiftung verschieden, sondern wechseln ihren Zustand nicht selten
auch bei dem gleichen Individuum im gleichen Stadium. Man kann im
allgemeinen eine *Pupillenerweiterung* als das überwiegend Häufige annehmen. Dies gilt auch für andere Stadien als das asphyktische, bei dem
gewöhnlich Mydriasis besteht. Im Beginne der Vergiftung, im Stadium
der Lähmung, bei verlorenem Bewußtsein, erweitern sich die Pupillen
allmählich. Die Erweiterung kann noch nach Wiedereintritt des Bewußtseins bestehen bleiben. Bei einem Vergifteten war dies für 8 Tage
der Fall. Auch ohne Bewußtseinsstörung zeigen dem Kohlenoxyd Ausgesetzte, z. B. Arbeiter in brennenden Stollen, bisweilen Mydriasis.
Physostigmin läßt, wie an einer normalen Pupille, Verengerung eintreten. Durch Physostigmin verengte Pupillen werden durch Kohlenoxyd
nicht weit. Kohlenoxyd dürfte mithin keinen Erregbarkeitsverlust der

---

[1]) KRAPP, Archiv f. Augenheilk. Bd. IX, S. 229.
[2]) KRANTZ, Über einen Fall von Kohlenoxydvergiftung Aachen. 1913.
[3]) STOLPER, l. c. S. 213.
[4]) EMMERT, Korrespondenzbl. f. Schweiz. Ärzte 1882, S. 396.

Iris, sondern nur einen Tonusverlust erzeugen. Wie dem in Wirklichkeit
auch sein mag, es ist so, wie man schon vor langer Zeit richtig annahm:
wie die quergestreiften, so büßen auch die glatten Muskeln ihre Spann-
kraft ein, sobald der Stoffwechsel in ihnen durch die Sauerstoffaus-
treibung hinlänglich gestört ist. So sind die Lähmung der Sphincteren
(Erweiterung der Pupille, Abgang von Stuhl und Urin) und die Atonie
der Gefäße zu erklären. Während des tonischen Krampfzustandes können
die Pupillen über mittelweit und reaktionslos, in den Pausen eher eng
sein und auf Licht reagieren. Eine starke Verengerung wird auch außerhalb des konvulsivischen Stadiums, z. B. im tiefen Sopor, beobachtet.
Nach Einatmung des Rauches von Werg erschien sie bei einem am Löschen
des Brandes beteiligt Gewesenen erst nach etwa 5 Minuten.

Ungleichheit der Pupillen kommt bei halbseitig Gelähmten und Nicht-
gelähmten vor. Bei den letzteren entstand sie in einem Falle 6 Tage nach
der Vergiftung. Die rechte Pupille war weiter als die linke und blieb so
14 Tage lang. Noch nach Wochen sah man die Differenz bei durch Kohlendunst oder Rauch Vergifteten bestehen. Bei Gelähmten wurde die Pupille
der gelähmten Seite lange erweitert gefunden. Noch in der Leiche kann
der Unterschied sichtbar sein.

Vereinzelt zeigt sich bei Vergifteten ein Wechsel in der Weite bald
der einen, bald der anderen Pupille.

Mit der Mydriasis verbindet sich, wie man schon seit anderthalb Jahrhunderten weiß, gewöhnlich *Pupillenstarre*, bisweilen sogar für mehrere
Tage nach wiedererlangtem Bewußtsein. Auch bei Myosis und, wie ich
beobachtete, bei mittelweiten Pupillen kommt sie vor. Noch lange über
die Zeit der akuten Vergiftung hinaus kann sie bestehen. Statt des Ver-
lustes der Pupillenreaktion kann auch nur eine Herabsetzung in irgendeinem Grade bestehen, oder, trotz tiefster Bewußtlosigkeit, eine Licht-
reaktion auslösbar sein. Es kommt vor, daß eine Pupille besser wie die
andere reagiert.

Die sogenannte paradoxe Pupillenreaktion, eine im Krampfstadium
bisweilen sich zeigende Erscheinung, kam bei einer Familie, aus Mann,
Frau und Tochter bestehend, zur Beobachtung, die bewußtlos im Bett
gefunden wurden. Auf dem Rost waren Feuerreste. Die Gase konnten
wegen eines Kaminfehlers nicht abziehen. Krämpfe bestanden am
Körper, mit Ausnahme des Gesichts. Die Pupillen hatten mittleren
Durchmesser. Sie zogen sich im Dunkeln zusammen und erweiterten sich
bei Belichtung.

Die *Akkommodation* für die Nähe kann nach der Vergiftung mit
irgendeinem kohlenoxydhaltigen Gase einseitig oder beiderseitig leiden.
Gewöhnlich wird die Beschränkung oder Lähmung derselben bald nach
dem Erwachen aus der Bewußtlosigkeit wahrgenommen. Sie besteht
dann auch tagelang. Wassergas bewirkte ein Undeutlichsehen noch für
mehrere Monate. Gleichzeitig mit der Abnahme der Akkommodationsbreite kommen andere Störungen, wie Reduktion der Sehschärfe, Einengung des Gesichtsfeldes, Neuritis optica usw. vor.

Von anderweitigen Muskelstörungen ist die des M. orbicularis palpebrarum zu erwähnen. Man sah ihn bei einer Vergifteten sich auf der
einen Seite stärker als auf der anderen kontrahieren[1]. Einmal wurde

---

[1] Poelchen, Berl. klin. Wochenschr. 1882, S. 390.

neben anderen peripherischen Nervenlähmungen auch eine solche des Trochlearis festgestellt[1]).

Gleich den psychischen können, wie ich schon erwähnte, Störungen in den Funktionen der Augenmuskeln erst wochenlang, z. B. 7 Wochen nach der Kohlenoxydvergiftung auftreten. In einem solchen Falle entstand Diplopie infolge einer Parese des rechten Obliquus superior. Heilung erfolgte nach einigen Wochen. Bei einem durch konstruktive Fehler in der Heizanlage mit Kohlenoxyd vergifteten Fräulein zeigte sich am ersten Tage, an dem schon bald Orientiertsein wieder eingetreten war, das Doppeltsehen für 2 Tage neben reaktionslosen Pupillen, erheblichen Akkommodationsstörungen und Strabismus. Die Lähmung des linkseitigen Abducens bestand in diesem Falle mehrere Wochen lang[2]).

Das *Schielen* stellt sich als Kohlenoxydwirkung nicht selten ein. Linkseitiger Strabismus vereinte sich bei einem durch Leuchtgas Erkrankten mit Parese der mimischen Gesichtsmuskulatur.

γ) Herpes zoster ophthalmicus.

Das Kohlenoxyd scheint gelegentlich auch die direkte oder mindestens indirekte Veranlassung zum Entstehen von Herpes zoster gegeben zu haben.

So entwickelte sich bei einem fünfundachtzigjährigen, durch Kohlenoxyd vergifteten Manne, der zum Zwecke der Wiederbelebung mit kaltem Wasser übergossen war, 4 Tage später unter neuralgischen Schmerzen ein Herpes zoster, entsprechend der Verbreitung des *ersten Trigeminusastes mit Einschluß des N. nasociliaris und Beteiligung des Auges*[3]). Es erschienen Abschilferung des Hornhautepithels, eine Hyperämie der Iris und Chorioidea, Verengerung der Pupille, *sowie Glaskörpertrübungen*. Nach 14 Tagen erfolgte der Tod.

Am Ganglion Gasseri zeigte der mediale, zum ersten Aste gehörige Abschnitt eine interstitielle Infiltration mit Rundzellen und Fettkörnchenzellen. Die Ganglienzellen waren geschwunden. Die Nervenfasern ließen nur geringe Veränderungen erkennen, aber die von Ganglien ausgehenden Fasern waren in hohem Maße degeneriert. Das Ganglion ciliare, bis in welches sich diese Fasern verfolgen ließen, erschien normal. Im Bereiche des Orbiculus ciliaris fanden sich mykotische Thromben.

δ) Sehstörungen durch Kohlenoxyd.

In nicht gar seltenen Fällen, und bisweilen recht ausgedehnt, erzeugt das Kohlenoxyd eine auch auf Akkommodationslähmung beruhende *Beeinträchtigung des Sehvermögens*. Dieses Symptom ist lange bekannt. Schon vor viel mehr als 200 Jahren wurde berichtet, daß ein Heizer, der Glasöfen mit zu jungem, stark rauchendem Holze geheizt und dabei viel Rauch aufgenommen hatte, neblig sah: „gemina eius sidera tenebricosa involvebantur nebula quam excipiebat, plenaria eorum velatio, nulla arte detegenda". Und aus nicht viel späterer Zeit wurde gemeldet, daß eine Jungfrau, die viel Kohlendunst eingeatmet hatte, blind geworden sei.

---

[1]) Meczowski, Gaz. lekarska 1902, Nr. 29.
[2]) Rudolph, Über eine mit ungewöhnlichen Symptomen verlaufene Kohlenoxydvergiftung. 1911.
[3]) Sattler, Wien. med. Wochenschr. 1889, S. 327.

Sicherlich leidet in dem größeren Teil der hierhergehörigen Fälle der Opticus. Es würde ebenso unberechtigt sein, alle derartigen Sehstörungen auf zerebrale Erkrankungen (Blutungen, Erweichungen) zurückzuführen, wie wenn man verlangen wollte, daß die Sehschärfe immer leide wenn das Kohlenoxyd die Gehirnfunktionen schwer beeinträchtigt hat. Bei vielen solchen Kranken, bei denen während des Lebens psychische Leiden vorhanden und nachher grobe Veränderungen im Gehirn erkennbar waren, bestanden nur geringfügige oder gar keine Sehstörungen.

Die zentrale Sehschärfe kann nur vermindert oder ganz aufgehoben sein. Man stellte ein- und doppelseitige Sehstörungen fest. Nicht immer sind diese exakt untersucht worden. Oft finden sich nur die Angaben, daß sie vorhanden waren, so z. B. bei einem Manne, der einen Selbstmordversuch unternahm und, noch bei Bewußtsein, als ziemlich letztes Symptom aufschrieb, daß sein Sehvermögen sich trübe. Andere gaben dies schon ganz früh an, als Erbrechen sie quälte. Die Pupillen können dabei weit und starr sein. Gelegentlich leidet gleichzeitig auch das *Gehör*. Manche Kranke sehen erst nach Überstehen der akuten Vergiftung, nach 1—2 Tagen, neblig. Bisweilen vergeht eine längere Zeit bis zur Ausbildung der Amblyopie. So vergiftete sich z. B. eine Frauensperson in selbstmörderischer Absicht mit Kohlendunst. Vierzehn Tage später erkrankte sie mit Schmerzen und eigentümlichen Ödemen an den Beinen, später kam Fieber hinzu. Anästhetische Zonen fanden sich an verschiedenen rechtseitigen Körpergebieten, vorzugsweise dem N. trigeminus. Schloß sie das linke Auge, so sah sie mit dem rechten die Gegenstände verschleiert. Nach etwa 6 Wochen bestand an der rechten Cornea und Sclera Insensibilität, die sich aber nach weiteren 2 Wochen verminderte. Die Sehschwäche blieb aber bestehen.

Ein junger Mann, der in einer Ammoniakfabrik eine Luft mit etwa 25 % Kohlenoxyd eingeatmet hatte und dadurch 3 Tage lang maniakalisch geworden war, wurde für 17 Tage amblyopisch. Manche Vergiftete klagen darüber, daß sie innerhalb des Nebligsehens noch in der Luft flottierende kleine Körper wahrnehmen. Dieser Zustand hielt in einem Falle 5 Tage an.

Die Amblyopie kann noch umfangreicher und substantiierter sein. Ein Arbeiter hatte aus einem geborstenen Rohr in einem Kanale Leuchtgas eingeatmet. Er wurde bewußtlos, klagte, als er wieder erwachte, über Muskelschwäche und später über Eingenommensein des Kopfes. Nach 5 Tagen betrug seine Sehschärfe beiderseits nur ein Sechstel. Die Akkommodationsbreite war um die Hälfte der normalen verringert und das Gesichtsfeld jederseits ringförmig so eingeengt, daß Grün, Blau, Rot erst im Fixierpunkt erkannt wurden. Weiß war bis 5.° von letzterem entfernt. Unter Blutentziehung, Augendiät, Dunkelkur nahm die Einengung ab. Der ophthalmoskopische Befund ergab außer einer stets zu beobachtenden Fülle und Schlängelung der retinalen Venen ein leicht wolkiges Getrübtsein der Pupillengrenzen und in der Retina eine graurötliche, ein Retinalgefäß streckenweise verdeckende Trübung. Bis auf eine stärkere Füllung der Retinalvenen wurde der Augenhintergrund wieder normal[1]).

Ohne weitere Befunde am Augenhintergrund sind wiederholt auch konzentrische *Einengungen des Gesichtsfeldes* festgestellt worden. Sie

---

[1]) SCHMITZ, Festschrift z. Feier d. ärztl. Ver. Arnsberg 1893.

können einseitig oder doppelseitig auftreten mit Nervenstörungen, z. B. halbseitiger motorischer Lähmung oder Hemianästhesie oder ohne solche, für Weiß, für einzelne oder für alle Farben[1]), bald vorübergehend oder für mehrere, selbst für 8 Jahre anhaltend. Die Einschränkung kann von dem FOERSTERschen Ermüdungsphänomen begleitet sein. Jedes kohlenoxydhaltige Gas kann sie veranlassen, auch Rauch. Deswegen sieht man sie bisweilen bei Feuerwehrleuten.

Selten wurde eine *Entzündung der Sehnerven* beobachtet. Als Ausdruck ihres Vorhandenseins trat in dem folgenden Falle neben dem objektiven Befunde die linkseitige Herabsetzung des zentralen Farbensinnes hervor. Die rechtseitige Akkommodationslähmung wurde unter Berücksichtigung des den übrigen neuritischen Krankheitserscheinungen parallelen Verlaufes auf einen entzündlichen Prozeß am peripheren Nerven oder an den Wurzelfasern und nicht auf eine destruktive Veränderung im Kerngebiet zurückgeführt.

Infolge der akuten Einatmung von Kohlenoxydgas beim Hineinwerfen von Kalkstein in einen Koksofen wurde ein Arbeiter plötzlich bewußtlos, delirierte und lag dann im Krankenhaus komatös mit Pulsverlangsamung und Erbrechen. Das Bewußtsein kehrte nach etwa 10 Tagen zurück. Bewegungsstörungen an beiden Beinen, besonders dem rechten, folgten, die von einer peripherischen Lähmung abzuleiten waren, ebenso Verminderung der Sensibilität. Zu den Symptomen, die einer multiplen Neuritis zugeschrieben wurden, gesellte sich eine Beteiligung des Sehnerven. Vier Monate nach dem Unfall betrug die Sehschärfe rechts + 6,5 D $^4/_5$, links + 7,0 D $^4/_6$. Bei normalen Gesichtsfeldgrenzen war nach einigen weiteren Monaten der zentrale Farbensinn wesentlich auf dem linken Auge am stärksten für Grün, am geringsten für Blau herabgesetzt. Die Papillengrenzen waren etwas verschwommen. Rechts bestand an der Papille eine allgemeine, links auf den oberen inneren Quadranten beschränkte abnorme Rötung. Diese entzündlichen Erscheinungen gingen später zurück. Mit der Wiederkehr der Funktion und des Muskeltonus besserte sich auch die Refraktion des Auges[2]).

Bei einem anderen Vergifteten zeigte sich nach Wiederkehr des Bewußtseins Nystagmus, Herabsetzung der Sehschärfe, konzentrische Gesichtsfeldbeschränkung, Verlust der Farbenempfindung bis auf Rot und Hyperämie der Sehnervenpapille. Nach $2^1/_2$ Jahren waren auch schwere motorische und sensible Störungen an den Gliedmaßen vorhanden[3]).

Daß völlige *Blindheit* mit sehr verschiedenem endlichen Ausgange durch Kohlenoxyd veranlaßt werden kann, ist lange bekannt. Schon im Jahre 1814 erkannte man dies an einem Experimentator, der das Gas absichtlich eingeatmet hatte. Bewußtsein und Willenskraft schwanden ihm schnell. Nach Sauerstoffeinblasungen erfolgte die Wiederbelebung unter starkem Kopfschmerz, konvulsivischen Bewegungen und unregelmäßigem Puls. Bei vollem Bewußtsein stellten sich gänzliche Blindheit, Übelkeit und Schwindel ein. Einen Tag später waren diese Symptome verschwunden[4]). Mancher andere Vergiftungsfall wies gleichfalls dieses

---

[1]) TRENEL, Gazette hebdom. de Méd. 1895, p. 351. — STIERLIN, l. c. p. 129, 126 etc.
[2]) SCHWABE, Münch. med. Wochenschr. 1901, S. 1530.
[3]) STURSBERG, Deutsche Zeitschr. f. Nervenheilk. 1908, Bd. 34, S. 432. — MANZUTTO, La clin. ocul. 1911, p. 610.
[4]) WITTER, Philosoph. Magazine and Journal vol. XLIII, 1814, p. 367.

Symptom auf, dem man ophthalmoskopisch nicht nachzugehen vermochte oder nicht nachging. Gewöhnlich schließt sich die Blindheit unmittelbar an die akute Vergiftung an, so daß der Kranke aus der Bewußtlosigkeit blind erwacht. Sie ist scheinbar unabhängig von der Dauer der Gaseinwirkung, denn man sah sie nach nur 5 Minuten dauernder Vergiftung als Dauerleiden und nach 5—12 Stunden langem Verweilen in einer Kohlenoxydatmosphäre mit Besserung bzw. Heilung, selbst nach einem Rückfall verlaufen: Ein Mann, der in einem mit Kohlen geheizten Zimmer arbeitete, fiel, durch Kohlenoxyd vergiftet, plötzlich bewußtlos um und blieb so 12 Stunden lang. Am Abend stellten sich Bewegung und Empfindung ein, aber für 5 Tage blieb Verlust von Gesicht, Gehör und Sprache bestehen. Nun schwanden diese Symptome. Nach 7 Tagen erfolgte nach vielem Gehen in der Sonne ein Rezidiv in vollem Umfange. Erst nach weiteren 27 Tagen kam Heilung. Bei einem Selbstmörder, der 5 Stunden in einer Kohlenoxydatmosphäre zugebracht hatte, entstand für 8 Tage Blindheit bei völliger rechtseitiger motorischer Lähmung. Nach 8 Tagen kehrte etwas von dem Sehvermögen zurück. Amblyopie blieb aber noch für lange Zeit bestehen.

Der Verlauf des Leidens ist unberechenbar. Ein 12 Stunden lang dem Kohlendunst ausgesetzt gewesener, bewußtlos gewordener Mann erlangte das Bewußtsein schnell wieder, verblieb jedoch eine Zeitlang noch in einer allgemeinen Muskelschwäche. Für eine Stunde stellte sich dann völlige Blindheit ein. Die Besserung des Sehvermögens erfolgte allmählich, bis sie nach 8 Tagen aufhörte. Nach 20 Tagen bestand noch Nebligsehen. Ophthalmoskopisch nahm man jetzt beiderseits eine leichte Neuritis und eine beginnende papilläre Atrophie wahr. Eine weitere Besserung erfolgte nicht.

Der Befund am Auge selbst bei völliger Blindheit kann negativ sein, trotz schwerster funktioneller Störung. In solchen Fällen kann man diese auf eine corticale Ursache zurückführen. Es ist für eine solche Annahme nicht erforderlich, daß auch noch anderweitige schwere corticale Störungen, wie z. B. Demenzen vorhanden sind. Das Zusammentreffen mit solchen kommt freilich vor: Ein Mann war nur 5 Minuten den Gasen eines Koksfeuers ausgesetzt. Die eingetretene Bewußtlosigkeit wich erst am folgenden Tage. Er erwachte aus ihr völlig blind. Am sechsten Tage erschienen Krämpfe, begleitet von Bewußtlosigkeit, die noch am zehnten Tage anhielten. Die Pupillen waren reaktionslos. Zeitweilig erfolgten Zuckungen rechts. Es bestanden Parese des linken Facialis und leichtes Fieber. Nach 1 Woche war das Sensorium freier. Weiterhin bildete sich Demenz mit wechselnder Stimmung, Erschwerung des Sprechens, Parese der Beine und anderes mehr aus. Etwa 3 Monate nach der Vergiftung erfolgte der Tod im Coma.

Zu den ziemlich häufigen Sehstörungen nach der Kohlenoxydvergiftung gehört die *Hemianopsie*. Sie kann alle Teile des Gesichtsfeldes, den äußeren, inneren oder oberen Teil der Retina betreffen und mit normalem oder herabgesetztem oder fehlendem zentralen Sehvermögen einhergehen. Es deuten diese hemiopischen Sehstörungen auf Erkrankungen des intrakraniellen Teiles des Sehorgans, deren spezieller Sitz hier und da erschlossen werden konnte: Bei einem mit Kohlenoxyd vergifteten Manne war Bewußtlosigkeit eingetreten, welche dauerte, bis starke Brechbewegungen erschienen. Nach dem Erwachen war der Kranke auf beiden

Augen vollständig erblindet, doch begann schon am nächsten Tage das
Sehvermögen mit der Besserung des Allgemeinbefindens wiederzukehren
bis auf Nebligsehen, das aber auch nach 3 Tagen wieder verschwunden
war. Schließlich blieb jedoch eine rechtseitige Hemiopie übrig. Am Augenhintergrund waren beiderseits ringförmige Staphylome nachweisbar. In
beiden Augen fehlte die rechte Gesichtsfeldhälfte. Der blinde Fleck,
dessen Mitte Zentrum des Gesichtsfeldes war, wurde als abnorm vergrößert bezeichnet. Man suchte das Krankheitsbild zu erklären unter
der jetzt vollends unhaltbar gewordenen Voraussetzung einer Total-
kreuzung im Chiasma. Man meinte, durch die Brechbewegungen sei ein
Blutextravasat entstanden im linken seitlichen Chiasmawinkel. Dieses
hätte komprimiert: vom linken Nervus opticus die Fasern, welche zur
äußeren linken Netzhauthälfte ziehen, und zwar nach oben hin unvollkommen, nach unten hin vollkommen, ferner einen Teil der Fasern, die
zur inneren Netzhauthälfte ziehen; vom linken Tractus opticus die Fasern,
die zur inneren Hälfte der rechten Retina streichen und noch einen Teil
der Fasern, die zur äußeren Netzhauthälfte gehen[1]). Es handelte sich
offenbar um einen Herd im linken Tractus oder um eine corticale Störung.

Ein sechzigjähriger Pfarrer hatte um Mitternacht den Gashahn wahrscheinlich nicht vollständig zugedreht. Morgens 4 Uhr wurde er bewußtlos
in seinem Bette gefunden. Durch Wiederbelebungsversuche kam er gegen
Abend wieder zu sich. *Die ersten 10 Tage war er vollständig blind*, dann
trat allmähliche Besserung ein. Wochenlang war er geistig umnachtet.
Nach 6 Wochen waren noch Denkvermögen und Gedächtnis geschwächt.
Sechs Wochen nach dem Unfalle machte er einen verworrenen Eindruck.
Sprache und Bewegungen waren langsam, die Augen äußerlich normal,
ebenso die Augenmuskeln, die Pupillen etwas weit, ihre Reaktion träge.
Die Sehschärfe betrug kaum $^3/_{12}$, beiderseits. Der *ophthalmoskopische
Befund* war fast normal, die Arterien vielleicht etwas geschlängelt, und
Arterien und Venen etwas dünner als normal. Das Gesichtsfeld erwies
sich bei der Prüfung mit der Hand nur nach oben ziemlich erhalten, links
auch ein wenig nach innen vom Fixierpunkte noch vorhanden. Farben
wurden richtig erkannt. Nach 2 Monaten war die Sehschärfe kaum $^3/_4$
und die Sprache sicherer. Die Zunge wich etwas nach links ab. Das Gedächtnis hatte sich gebessert. Die Pupillen waren unverändert. Bei
Belichtung von rechts erfolgte an beiden Augen lebhafte Reaktion, von
allen anderen Richtungen träge. Links war die Reaktion noch schwächer
als rechts. Es fehlte beiderseits die ganze linke Gesichtsfeldhälfte außer
dem üblichen Bezirk um den Fixierpunkt, ebenso die untere Hälfte der
rechten. Im beiderseitigen Gesichtsfelde waren nur die rechten oberen
Quadranten erhalten und diese auf 45° eingeengt. Die Rotempfindung
reichte nach oben bis 22°, nach außen bis 23°; die Blauempfindung
oben bis 32°, außen bis 34°. Beiderseits bestand eine fast mathe-
matische Kongruenz der Gesichtsfelder für Weiß und Farben. Nach
fast 2 Monaten war die Sehschärfe $^3/_3$ und das Gesichtsfeld unverändert.
Auch direkt in das Auge geworfenes Licht wurde auf den defekten Stellen
nicht empfunden. Sonst kam keine Änderung, auch nicht später[2]). Es

---

[1]) ILLING, Wiener allgem. med. Zeitung 1874, Nr. 23—25.
[2]) PURTSCHER, Zentralbl. f. prakt. Augenheilk. 1900, S. 228. — Beiderseitige homonyme Hemianopsie, zugleich mit sensorischer Aphasie hat LOCHTE beobachtet. Münch.
med. Wochenschr. 1905, S. 1611.

handelte sich also um *eine vollständige linkseitige, teilweise rechtseitige homonyme Hemianopsie mit normaler Sehschärfe* und verhältnismäßig gutem Farbensinn. Anscheinend bestand anfangs eine Störung der optischen Erinnerungsbilder, da der Kranke sich auch in bekannter Umgebung nicht mehr zurecht fand. Es wurden kleine corticale Blutungen als Ursache angenommen[1].

Vorübergehende Beschränkung eines, z. B. des rechten, Gesichtsfeldes bei bestehender rechtseitiger Lähmung, Kontraktur, Anästhesie, Blasenlähmung usw. kann ebenfalls entstehen[2].

Die Beobachtung einfacher konzentrischer Einengung des Gesichtsfeldes läßt auch die Beteiligung des extrakraniellen Sehapparates in gewissen Fällen zweifellos sein.

Der *Farbensinn* ist bei einzelnen Kranken erhalten, bei anderen gestört gefunden worden. So erkannte ein Hemiopischer Rot gut, aber nicht Grün. Ein Lithograph, der nach Vorlagen Farben auf den Stein auftragen mußte, verlor nach einer Kohlenoxydvergiftung für mehrere Wochen das Farbenunterscheidungsvermögen.

Auch Xanthopsie kommt vor. Ein 16jähriger Bursche wurde durch Kohlendunst vergiftet. Nach dem Wiedererlangen des Bewußtseins entstanden Kopfschmerzen, Schwerbesinnlichkeit und doppelseitige Xanthopsie für 8—10 Stunden. Alle Gegenstände, namentlich helle, erschienen glänzend schwefelgelb. An Abnormem festellbar war nur eine doppelseitige Herabsetzung der Sehschärfe auf $^6/_9$ und eine konzentrische Einengung der Gesichtsfelder[3].

Ein Ehepaar wurde durch einen beweglichen Ofen mit Kohlenoxyd vergiftet. Während die Frau bald das Bewußtsein wiedererlangte, erwachte der Mann erst allmählich aus dem Coma, *war blind*, erkannte erst vom fünften bis sechsten Tage an die Stimme seiner Frau, machte von dann an in seinem Verhalten den Eindruck eines Paralytikers und blieb so. Die Untersuchung der Augen ergab: Äußerer Anblick normal; Muskeln nicht gelähmt. Pupillen gleich, von mittlerem Durchmesser und guter Reaktion auf Licht, schwächer auf Akkommodation. Rechts bestand hypermetropischer Astigmatismus; Staphylom an dem unteren Teil der Papille. *Papille gleichmäßig rot, leicht verschleiert.* Links: Peripapilläre senile Chorioiditis. Papille gleichmäßig gerötet. Zentrale Exkavation. Leichte Hypermetropie. Das Sehvermögen schien in der oberen Hälfte beider Retinae zu fehlen; die untere Hälfte konnte Finger erkennen. Rot wurde hier gut erkannt, aber nicht Grün. Die Trennungslinie der sehenden von der blinden Partie des Auges ging fast horizontal durch das Auge. Die Macula fiel beiderseits in die amblyopische Zone[4].

Das Bestehen symmetrischer Skotome in Form einer Hemianopsia inferior in dem vorstehenden Falle gab Anlaß, die Ursache der Sehstörung in die Hinterhauptslappen zu verlegen, um so mehr, als intellektuelle Störungen, die an corticale erinnerten, vorhanden waren. Man hielt es aber auch für wahrscheinlich, daß gleichzeitig in dem intrakraniellen Teile beider Nervi optici, vielleicht auch im Chiasma centrale retrobulbärneuritische Herde bestanden. Das Erhaltensein des pupillären Licht-

---

[1] ENSLIN, Klin. Monatsbl. f. Augenheilk. 1904, I, S. 39.
[2] DUPONCHEL, Gaz. hebdom. de Méd 1891, Nr. 8, p. 88.
[3] HILBERT, Memorabilien Bd. XL, 1895, S. 72.
[4] RAFFEGEAU, Annales médico-psychologiques 1899, sér. VII, t. IX, p. 454.

reflexes erklärt sich durch das Erhaltensein eines guten Teils der Seh-
nervenfasern, die das Auge mit den primären Opticuszentren verbinden.

Ein fünfundvierzigjähriger Mann hatte vorübergehend durch fünf-
stündiges Einatmen von Leuchtgas das Bewußtsein verloren. Am fünften
Tage war die rechte Pupille enger als die linke, sonst konnte kein abnormer
Befund festgestellt werden. Auf beiden Augen bestand vollständige
linkseitige Hemianopsie ·für Farben, während Weiß nur im linken
oberen Quadranten fehlte. Der Zustand blieb. während der Beobachtung in mehreren Monaten unverändert[1]). Es wurde ein Erweichungsherd im Sehzentrum angenommen.

Eine vierundfünfzigjährige Frau hatte vor 5 Monaten eine Kohlenoyxd-
vergiftung erlitten. Sie erwachte damals mit Schwindel- und Angstgefühl,
starker Benommenheit, Kopfschmerzen, Gliederzittern, Brechneigung.
Nachdem sie sich in frischer Luft erholt hatte, bemerkte sie eine Sehstörung der Art, daß sie von mehreren nebeneinander befindlichen
Gegenständen nur einen sah. Im Laufe der Zeit erfolgte langsame
Besserung. Die spektroskopische Untersuchung des Blutes hatte Kohlenoxydhämoglobin ergeben. Es bestand keine hemiopische Pupillenreaktion. Sehschärfe = $^6/_8$; — 1 D, zyl. Achse horizontal = $^6/_6$ beiderseits. Mit + 2,5 D Sn 0,4 — 25 cm ganz glatt gelesen. Es bestand
eine ausgesprochene homonyme linkseitige Hemianopsie für Farben,
scharf in der Mitte abschneidend. Die Weißgrenzen waren links intakt,
rechts war ein sektorenförmiger Einschnitt von innen her an dem
Fixierpunkt feststellbar.

ε) Befunde am Augenhintergrunde und im Gehirn.

Die Befunde an den Augen mit Kohlenoxyd vergifteter Menschen
sind teilweise schon in den bisher berichteten Fällen mitgeteilt worden.
Im Einklang mit sonstigen Veränderungen am Körper stehen die Gefäß-
erweiterungen und die Schlängelung der Arterien und Venen. Ein solcher
Zustand kann natürlich nicht in jedem Stadium der Vergiftung erwartet
werden, weil die wechselnden allgemeinen Verhältnisse, unter denen dann
der Körper steht, auch eine Änderung der Gefäßweite bedingen. Einmal
wurde eine venöse Kongestion und Leersein der Arterien bei Rötung der
Papille beobachtet, bei einem anderen Kranken Erweiterung der Cho-
rioideal- und Papillarvenen.

Präretinale und retinale Blutungen kommen sehr wahrscheinlich häufiger
vor als sie erkannt werden, gelegentlich wohl auch einmal eine Thrombose.
Das Erbrechen im ersten Stadium der Kohlenoxydvergiftung hat direkt
mit dem Entstehen der Blutungen nichts zu tun. Sie hängen mit der Gefäßerweiterung und dem geänderten physikalischen Verhalten des Blutes
zusammen. Kommt zu diesen Faktoren noch eine, wenn auch nur kurz
dauernde, aber starke Erhöhung des Blutdrucks, z. B. im Konvulsions-
stadium, dann ist der Blutdurchtritt durch oder aus den Gefäßen leicht
möglich. Ein beobachtetes kleines *Papillarexsudat* wurde auf eine solche
Blutung zurückgeführt.

Ein Mann zog sich eine schwere akute Vergiftung dadurch zu, daß
er bei der Reinigung der sogenannten Reinigungskästen einer Gasanstalt
aus Unvorsichtigkeit das Gas in großen Mengen ausströmen ließ. Er

---

[1]) FRIEDENWALD, Arch. of Ophthalm. vol. XXIX, 1900, p. 294.

fiel bewußtlos um und konnte nur durch lange fortgesetzte künstliche
Atmung und energische Reizmittel aus seinem gefahrdrohenden Zustande
errettet werden. Es traten heftige Krämpfe auf. Die Pupillen waren
weit und von träger Reaktion, die Augen in rollender Bewegung. Es
bestand eine Erhöhung der Körperwärme. Zahlreiche rosarote Flecke
waren auf der Haut. Das Blut hatte eine hellrote Farbe, im Urin war
etwas Eiweiß. Am zweiten Tage ließen die Konvulsionen nach, am vierten
war wieder Nahrungsaufnahme möglich. Die Pupillen waren meist weit
und reagierten etwa 8 Tage lang nicht auf Licht. Allmählich stellte sich
hochgradige Erschöpfung, ein stuporöser Zustand und Parese der linken
Körperseite für 8 Tage ein. Der Harn wurde wieder normal. Alsdann
zeigten sich: Gedächtnisschwäche, langsame und skandierende Sprache,
Muskelzittern, Schwindel und *Flimmern vor den Augen*, ein Symptom,
das meistens im Beginne der Vergiftung besteht und wohl durch Zirku-
lationsstörungen bedingt sein mag. Das fernere Krankheitsbild entsprach
mit dem Muskelzittern usw. fast vollständig dem der *multiplen Sklerose*,
doch fehlte der Nystagmus, wie auch sonstige Störungen der Augenbewegungen. Die Sehschärfe war normal, doch wurde noch zeitweise über
Flimmern vor den Augen geklagt. Am Hintergrunde fand sich beiderseits Hyperämie der Netzhautvenen und rechts am unteren inneren
Papillenrande ein kleines Exsudat, welches eine Vene eine Strecke weit
bedeckte.

Die *Umgrenzung der Papillen* erschien bei einem anderen Kranken
leicht wolkig trübe, nach oben rechts und bis zum doppelten Abstand
von der Papille in der Retina eine graurötliche, ein Retinalgefäß streckenweise verdeckende Trübung, die sich in 6 Wochen verlor. Auch *Stauungspapille* und eine ausgesprochene *Sehnervenatrophie* kann entstehen.

b) Funktionsstörungen im Gehör.

Ein nicht geringer Teil der Vergifteten bekommt schon in den ersten
Stadien, auch beim Erwachen aus dem Coma, *Ohrensausen* oder Ohrenklingen, meist zugleich mit Kopfschmerzen und gelegentlich auch mit
Gesichtsverdunkelung. In einzelnen Fällen trat es erst am vierten bis
zwölften Tage auf. Es kann ganz kurz oder auch Tage oder wochenlang
anhalten.

Nach starker Rauchaufnahme sollen auch *Ohrenschmerzen* neben anderen Körperschmerzen, zumal bei Feuerwehrleuten, vorkommen.

Das *Gehör* kann in allen Abstufungen leiden, recht oft in Begleitung
von Sehstörungen. Aber selbst, wenn diese den Grad doppelseitiger
Amaurosis erlangt haben, kann das Gehör intakt bleiben. Die Gehörstörungen fand man auch bei zufällig durch Kohlenoxyd vergifteten
Hunden als völlige Taubheit. Bei Menschen kann diese, bzw. Schwerhörigkeit, auf einem oder beiden Ohren und in dem letzteren Falle ver-
schiedengradig auf jedem vorhanden sein, so daß z. B. das Ticken der
Uhr links auf 20 cm, rechts auf höchstens 4 cm wahrgenommen wird.
Ohrensausen kann die Taubheit begleiten. So erwachte eine 4 Tage nach
der Niederkunft zufällig zugleich mit ihrer schnell dadurch gestorbenen
Tochter vergiftete Frau aus der Bewußtlosigkeit absolut taub und mit
heftigem Ohrensausen. In den ersten Tagen stellten sich bei noch vorhandener Bewußtseinstrübung psychische Erregung ein, begleitet von

Gehörshalluzinationen, wie Glockenläuten, Gänseschnattern usw. Während die anderen Symptome sich besserten, waren die Gehörsstörungen noch nach etwa 5 Wochen stark: Flüsterstimme wurde beiderseits kaum in unmittelbarer Nähe des Ohrs gehört. Tiefe Stimmgabeltöne wurden durch die Luft wahrgenommen, hohe, von C_4 ab, nicht. Die Knochenleitung war abgeschwächt. Der RINNESche Versuch fiel beiderseits positiv aus. Die Perzeptionsdauer durch Knochenleitung für Stimmgabeltöne war im Vergleich zu Normalhörenden deutlich verkürzt. Das Gehör und die subjektive Geräuschsempfindung besserten sich nach Faradisation so, daß die Frau nach weiteren 4 Wochen als arbeitsfähig entlassen werden konnte. Vierunddreißig Wochen nach der Vergiftung wurde Flüsterstimme rechts auf 20, links auf 40 cm wahrgenommen[1]). Als nächste Ursache des Leidens nahm man eine Blutung im Acusticus an.

In einem anderen Falle wurden die Symptome am akustischen Apparat durch die Annahme einer Neuritis des N. acusticus mit besonderer Beteiligung des N. cochlearis erklärt. Ein durch Kohlenoxyd Vergifteter klagte kurz nach dem Erwachen aus der Bewußtlosigkeit über große Mattigkeit, Herzbeklemmungen, Kopfschmerzen und rechtseitige Hörstörung. Nach viertägiger Ruhe arbeitete er wieder mit Mühe. Er hatte anfallsweise auftretende Schmerzen in der rechten Stirn und hinter dem rechten Ohr, Gedächtnisschwäche, Verwirrung beim Lesen, schnelles Vergessen des Gelesenen, Schwerhörigkeit und Klopfempfindlichkeit des Schädels.

Ohrbefund	rechts	links
Flüstersprache	10 cm	8 m
Stimmgabel C 50 Sek verkürzt	—	,,
Stimmgabel C¹ 25 Sek verkürzt	—	,,
Stimmgabel Fis⁴ stark verkürzt	—	,,
Galtonpfeifchen 0,15		

Die auf den Scheitel aufgesetzte schwingende Stimmgabel C^1 wurde nur auf dem linken Ohr gehört, ebenso vom Hinterhaupt und der Glabella aus. Der Mann litt überdies an einer Neuralgie des rechten Astes des rechten Trigeminus und des rechten N. occipitalis major als Folgen der Kohlenoxydvergiftung[2]).

Die Besserung des Gehörleidens kann sich schnell in 1—7 Tagen vollziehen, oder monatelang andauern. Materielle Veränderungen sind kaum erweislich gewesen. Labyrinthhyperämie soll sich als anatomischer Befund ergeben haben. Dies kann nur ausnahmsweise einmal der Fall gewesen sein. In der Regel werden keine Veränderungen gefunden. Bei einem durch die Katastrophe von Courrières geschädigten Bergmann bestanden nach $2^1/_2$ Jahren Schwindelanfälle, denen starkes Ohrensausen voranging, und seit der ganzen Zeit Ausfluß aus dem linken Ohr, verbunden mit Schmerzen und Herabsetzung des Hörvermögens.

c) Geruch und Geschmack.

Manche Vergiftete bemerken schon kurz nachdem sie wieder zum Bewußtsein gelangt sind, den Verlust beider oder nur eines der genannten Sinnesempfindungen. Bei anderen stellt er sich erst später ein und dauert

---

[1]) KAYSER, Wiener med. Wochenschr. 1893, S. 1665.
[2]) WEIDNER, Schädigung des Nervensystems nach Vergiftung mit Kohlenoxyd 1910.

nicht lange Zeit. So beschreibt schon van Helmont, wie er, als er nach einer Viertelstunde wieder zu sich selbst gekommen sei, gemerkt habe, daß er allen Geschmack und Geruch verloren habe, daß es ihm in den Ohren sauste und Schwindel ihn beherrschte [1]).

Verminderung oder Verlust des Geruchs kann einseitig bestehen oder, zugleich mit dem des Geschmacks, noch nach $1^1/_2$ Jahren vorhanden sein. Den Geschmacksverlust stellte man bei hemiplegisch Gewordenen auf der gelähmten Zungenseite neben halbseitiger Lähmung und Anästhesie im Gesicht und am Kopfe fest. Bei einem durch Kohlendunst Vergifteten fehlten dagegen für 4—5 Tage Gesicht, Gehör und Sprache, während nur der Geschmack erhalten war.

Auch Geschmacksänderungen kamen bei Menschen vor, die mit Generator-, Wasser- oder Explosionsgasen vergiftet worden waren. Sie klagten über einen faden, nach Aufnahme von Sprengstoffgasen über einen süßlichen Geschmack. Der letztere könnte von unverbranntem Nitroglycerin herstammen.

d) Störungen des stereognostischen und des Muskelsinnes.

Die Fähigkeit, die jeweilige gegenseitige Stellung unserer Körperteile, ihre Lage im Raum und ihre aktiven und passiven Bewegungen richtig zum Bewußtsein kommen zu lassen, kann durch Kohlenoxydeinwirkung Einbuße erleiden. Bei dem schon erwähnten Arbeiter am Dolomitofen, bei dem als Nachleiden außer schwerer Hautanästhesie u. a. auch motorische und psychische Störungen aufgetreten waren, bestand ein Verlust des Lagegefühls und des stereognostischen Erkennungsvermögens. Fehlen des stereognostischen Sinnes stellte man auch bei der obenerwähnten Frau [2]) fest, die das Bewußtsein nach 4 Stunden wiedererlangt, aber eine Parese der ganzen rechtseitigen Körperhälfte davongetragen hatte. Nach 8 Tagen bestanden empfindungslose Stellen auf dieser Seite und noch mehrere Wochen später Verlust von Schmerz- und Temperaturempfindung und stereognostischem Sinn. Dieser letztere Defekt war für die Frau am unangenehmsten, da ihr das Ergreifen von Gegenständen, das Essen usw. mit der rechten Hand große Schwierigkeiten bereitete. Ein durch Kohlendunst Vergifteter, der allgemeine Empfindungs- ohne motorische Lähmung davongetragen hatte, fühlte nach 4 Tagen seine Beine und Füße nicht beim Aufsetzen.

Als Störung des Allgemeingefühls sind jene gleichfalls beobachteten Empfindungen aufzufassen, die Gegenstände und den eigenen Körper dicker bzw. angeschwollen erscheinen lassen.

5. Störungen in der Geistestätigkeit.

a) Die akuten Bewußtseinsstörungen.

Die Regel ist es, daß nach den ersten warnenden Symptomen bei der akuten Vergiftung Störungen im Bewußtsein als Ausdruck einer weitergegangenen krankhaften Änderung in der Ernährung des Gehirns, aber nicht als Druckwirkung der erweiterten Gefäße auf die Gehirnrinde, entstehen. Ausnahmsweise können jedoch auch bei erhaltenem Bewußtsein

---

[1]) Vgl. S. 16.
[2]) Knecht, l. c.

mannigfaltige Vergiftungssymptome in verschiedener Entwicklungszeit, Schwere und Dauer zutage treten, z. B. Ischias, Trigeminusläh-
mungen, Lungenblutungen, Herzstörungen und ev. der Tod nach Wochen
oder noch nach einem Jahr, und es können Somnolenz und Apathie mit
maniakalischen Zuständen abwechseln. Der Eintritt der Bewußtlosigkeit
vollzieht sich gewöhnlich allmählich, kann aber auch rapid vor sich gehen.
Ein Laternenanzünder atmete Leuchtgas ein und wurde dadurch so
schnell bewußtlos, daß er von der Leiter fiel und sich einen Schädelbruch
zuzog. Wie umfangreich die Großhirnhemisphären hierbei ausgeschaltet
sind, geht daraus hervor, daß ein auch starker Schmerz, z. B. das Auf-
schlagen des Kopfes auf den Boden nach dem Herabfallen von einem
Stuhl, an der Bewußtlosigkeit nichts ändert. Es gehen ihr gewöhnlich
voran, abgesehen von Kopfschmerzen und Schwindel: eine dumpfe
Schwere oder Pochen und Brausen im Kopf und Schwarzwerden vor
den Augen. Das Bewußtsein kann wiederkehren, obschon der Vergiftete
in der Atmosphäre verbleibt, in der er vergiftet wurde, vorausgesetzt,
daß der Gehalt der Atemluft an Kohlenoxyd sich verringert hat. Die
Dauer der Bewußtlosigkeit schwankt außerordentlich. Es gibt perakut
verlaufende Fälle, in denen sie bald nach der Einatmung des Kohlenoxyds
einsetzt und bis zum Tode anhält, auch solche, in denen sie nur von kurzer
Dauer ist und später von anderen Symptomen abgelöst wird. Sie kann
je nach den erkennbaren und nicht erkennbaren Vergiftungsverhältnissen
einzelne Stunden, Tage und Wochen anhalten. Verhältnismäßig häufig
dauert sie 2—3 Tage. Der tödliche Ausgang erfolgt mit Wahrscheinlichkeit, wenn sie darüber hinaus anhält. Doch auch hiervon gibt es Ausnahmen. Ein bei einem Flözbrand vergifteter Bergmann war 5 Tage lang
bewußtlos. Als er nach dieser Zeit erwachte, war er stark verwirrt und
amnestisch und hatte rechtseitig Facialislähmung. Die Symptome gingen
allmählich etwas zurück. Ein anderer Mann, der Kohlendunst zum
Selbstmord eingeatmet hatte, blieb 7 Tage bewußtlos. Nach 10 Monaten
bestand noch Gedächtnisschwäche. Ein durch Kohlenoxyd Vergifteter
war 10 Tage semikomatös, am fünfzehnten für 24 Stunden maniakalisch
und dann für 8 Tage wieder semikomatös. Alsdann erfolgte Besserung.
Der Geisteszustand war gestört. Der Tod erfolgte nach 3 Monaten[1]).
Es gibt noch weitere Fälle, in denen der Bewußtseinsverlust 14 Tage,
3 Wochen und noch länger anhielt, aber dann stets in Geisteskrankheit
bzw. den Tod auslief.

Es ist kein seltenes Vorkommnis, daß bei Vergifteten die Bewußtlosigkeit remittierend und intermittierend auftritt. Sie erwachen, antworten bisweilen auch vernünftig, versinken dann aber zeitweilig, mitunter Umständen langen Intervallen, wieder in einen Zustand von unvoll-
kommenem Bewußtsein, der viel änger dauern kann als das erste Coma.
Auch solche intervallären Anfälle können nach Tagen in den Tod führen.

b) Die Amnesie.

Unter den nach Kohlenoxydvergiftungen sich einstellenden Ausfalls-
symptomen sind die Störungen im Gedächtnis besonders drückend.
Portal beobachtete sie als Nachleiden im Jahre 1787 zugleich mit Be-

---

[1]) Scott, Lancet 1896, I, p. 217.

wegungsschwäche der Gliedmaßen, und áus den folgenden Jahrzehnten
werden Fälle berichtet, in denen, im Wesen übereinstimmend, bei Vergifteten Abschwächung oder Verlust der Erinnerung für das Vergiftungs-
geschehnis oder andere Dinge sich einstellten. Man hat, ohne dadurch
erkenntnistheoretisch irgend etwas besagen zu können, die Amnesien ein-
geteilt in retrograde und anterograde. Diese Bezeichnungen sind meines
Erachtens schlecht gewählt. Ich ersetze sie, weil leichter verständlich,
durch *antakzidente* und *postakzidente Amnesie*. Die *antakzidente* (retrograde) Amnesie, die nur als solche bestehen kann, erstreckt sich auf den
Unfall. Die Kranken wissen nichts oder fast nichts über das, was ihnen
zugestoßen ist. In schwereren Formen fällt auch ein großer Teil der Zeit
vor dem Unfall und nicht selten die ganze Vergangenheit — Erfahrungen,
Erkenntnisse, Erlebnisse des früheren Lebens — aus, so daß der Betroffene,
als hätte er den Lethestrom durchschwommen, dadurch auf die Stufe eines
kleinen Kindes zurückversetzt wird. Die *postakzidente* (anterograde)
Amnesie, die auch eine präsentive sein kann, gesellt sich oft zu der
antakzidenten hinzu. Sie äußert sich in Gedächtnisverlust für die Ereignisse nach dem Unfall, in der Unfähigkeit, neu hinzukommende Eindrücke und Erfahrungen und die Dinge der Gegenwart festzuhalten.
Die Störungen der Merkfähigkeit, der funktionellen Entwicklungsbedingung
des menschlichen Geistes und der Ausfall ganzer Erinnerungsreihen
können so stark wie bei dem KORSAKOWschen Symptomenkomplex
sein [1]).
   Die Amnesie ist entweder dem Kranken völlig unbewußt, oder er hat
eine klare Auffassung seines Gedächtnisverlustes und äußert auch wohl
das Bestreben, diesen Mangel bessern zu wollen. Schon dies beweist,
was auch sonst die Erfahrung lehrt, daß die Amnesie bei völlig intakter
Psyche bestehen und gewissermaßen eine Krankheitseinheit, mit dem
Anschein eines von anderem unabhängigen Leidens darstellen kann.
Häufig ist sie freilich mit anderen psychischen Ausfällen oder Reizungen,
besonders der Demenz, verknüpft.
   Amnesien kommen auch nach anderen und nicht nur nach narkotischen Giften wie Opium, Morphin, Chloroform, Haschisch usw. vor.
Selbst die Arsenvergiftung kann sie erzeugen, wie andere Einflüsse:
Strangulation, Ertränkung, Encephalitis, Typhus, Cholera, Epilepsie usw.
Sie gewinnen jedoch hier in der Regel nicht Tiefe, Ausdehnung und vor
allem nicht die Dauerhaftigkeit wie in gewissen Fällen von Kohlenoxydvergiftung. Bei der letzteren handelt es sich sehr wahrscheinlich nur um
die Folge von sekundären organischen Störungen in den gedächtnis-
tragenden Elementen des Gehirns. Eine „psychogene" Entstehung ist
als grundlagenlos abzulehnen.
   Das Werden der Amnesie ist, den Entstehungsbedingungen nach,
auch unabhängig von dem vorgängigen Geisteszustand des Betroffenen.
Ein Selbstmörder ist nicht prädestinierter als ein durch Zufall Vergifteter.
Auf sekundären Rindenprozessen beruhen ebenfalls jene Kohlenoxyd-
amnesien, die als hysterische angesprochen werden, aber zusammenhanglos mit Hysterie sind. Präsentive und antakzidente Formen unterscheiden

---

[1]) Eine besondere ant- und postakzidente Mischform zu schaffen ist überflüssig.
Ebenso sind die Bezeichnungen „Normopsychamnesie" und „Pathopsychamnesie" zu
verwerfen.

sich nicht im Wesen voneinander. Eine differentiell diagnostische Trennung der Kohlenoxydamnesie von anderen, zumal derjenigen der traumatischen Neurose, ist durch das Leiden an sich unmöglich, vor allem halte ich es für verfehlt, darauf Gewicht zu legen, daß die erstere sich alsbald nach dem Erwachen aus der Bewußtlosigkeit zeige, die letztere dagegen sich sukzessiv nach einem Latenzstadium entwickele. Dies kann auch anders vor sich gehen.

Es ist müßig, die Frage aufzuwerfen, ob die der Amnesie verfallenen Erinnerungsbilder überhaupt ausgelöscht sind oder nur nicht reproduziert werden können. Viel Gröberes ist schon unbeantwortbar, geschweige denn derartige Subtilitäten. Weder die im Gesundungshergang ganz oder teilweise erfolgende Ausfüllung von Gedächtnislücken, noch das Bestehenbleiben von Ausfällen assoziativer Erinnerungsstücke lassen Schlüsse auf die dunklen Vorgänge machen, von denen wir als wahrscheinlich annehmen können, daß sie einer Ernährungsstörung einer bestimmten Hirnregion ihr Entstehen verdanken. Sie kann die Erinnerung so beeinflussen, *wie der Abschwächer alle Grade des Sichtbarseins des Bildes auf der photographischen Platte ev. bis zu dessen Verschwinden bewirkt,* und günstige körperliche, regulatorische bzw. restitutive Umstände können ihr so entgegenarbeiten, wie *ein Verstärker das kaum noch auf der Platte sichtbare Bild wieder hervortreten läßt.* Bewußtlosigkeit und Amnesie bedingen sich gegenseitig, weil sie Folgen eines Rindenprozesses sind, in dem beide ihre natürliche gesetzmäßige Grundlage haben. Einen interessanten Beleg hierfür liefert das folgende Vorkommnis: Ein Mann half einen Brand stillen. In dem Intervall zwischen seiner Rauchvergiftung und der bald danach aufgetretenen Bewußtlosigkeit gab er anderen Aufklärungen über die Entstehung des Brandes. Nach 5 Tagen jedoch war die Erinnerung an den Vorfall, den er doch vor der Bewußtlosigkeit angegeben hatte, vollkommen erloschen.

Während die Amnesie in der Regel eine vorangegangene Bewußtlosigkeit voraussetzt, hat nur ein Teil der Fälle von Bewußtlosigkeit durch Kohlenoxyd Amnesie zur Folge. Es muß deshalb im ersteren Falle entweder der sekundäre Rindenprozeß ein tiefgreifenderer sein, oder die Regulation desselben ausbleiben. Dies letztere halte ich für wahrscheinlicher. Die Tiefe der Bewußtlosigkeit ist nicht entscheidend für Auftreten oder Nichtauftreten der Amnesie. Sie macht sich gewöhnlich nach Ablauf der akutesten Vergiftungserscheinungen, nach dem Erwachen aus dem Coma, selten später, nach Tagen oder Wochen, bemerkbar. Ein durch Rauch Vergifteter wurde nach 2 Tagen aus dem Krankenhaus geheilt entlassen, arbeitete fast 4 Wochen, wurde dann unlustig und müde und hatte Erinnerungsdefekte. Nach etwa 6 Monaten bestand eine postakzidente Amnesie, die nach weiterer Zeit nur gebessert wurde [1]).

Die Anfangsgrenze der Amnesie kann verschwommen sein, aber auch zeitlich scharf in die Erscheinung treten. Die amnestischen Zustände umfassen bisweilen, selbst innerhalb ihrer beiden großen Gruppen, nur einzelne Zeitstrecken. Fünf Monate nach einer Vergiftung durch Leuchtgas war noch bei einem Manne eine Amnesie für alles, was seit 36—48 Stunden vor dem Unfall sich ereignet hatte. Für das weiter Zurückliegende bestand volle Erinnerung. Bei einer Frau, die einen Selbstmordversuch mit

---

[1]) SIBELIUS, l. c. III, S. 79.

Kohlendunst unternommen hatte, zeigte sich völlige Amnesie für die Gegenwart und alles bis 8 Tage vor der Tat Zurückliegende. Bei einem anderen Vergifteten ließ sich der Zeitraum der Amnesie genau auf 42 Stunden umgrenzen. Solche Kranke können z. B. nicht die Wochentage nennen, kennen nicht den eigenen Namen oder ihren Wohnort oder Menschen, mit denen sie sich sonst täglich trafen, wissen nicht mehr, daß sie Kinder haben oder welchen Beruf sie ausübten, haben vergessen, wo sie sich vor der Vergiftung eine noch ungeheilte Wunde zugezogen haben, u. a. m. Eine Frau, die 50 Stunden im Coma gelegen hatte und dann nach einem kurzen maniakalischen Anfall amnestisch geworden war, erkannte ihren Mann und zwei ihrer Kinder, wußte aber nichts von dem dritten, das 6 Monate alt war. Sie leugnete energisch sowohl diese Schwangerschaft als auch die Niederkunft und war über ihren Aufenthalt völlig unorientiert. — Ein Arzt, der durch die Kohlendunstemanationen eines Ofens in dem tieferen Stockwerk 6—7 Stunden bewußtlos geworden war, wußte, als er seinen Beruf wieder aufnehmen wollte, weder Namen und Wohnung seiner Klienten noch die Leiden, an denen er sie behandelt hatte [1]). — Handwerker können nach der Vergiftung ihnen sonst geläufige Hantierungen vergessen. Am häufigsten besteht die Gedächtnislücke nur für den Unfall selbst und die Ereignisse bis zur Wiederkehr des Bewußtseins. Ein Arzt stattete dem Kollegen, der ihm nach der Vergiftung durch Kohlendunst beigestanden hatte, einen Dankesbesuch ab, fügte aber hinzu, daß er selbst gar nichts davon wüßte und nur auf Wunsch seiner Frau käme.

Statt realer Gedächtnislücken kann auch nur eine allgemeine intellektuelle Schwäche bzw. eine vielleicht darauf beruhende Vergeßlichkeit bestehen. Ein bei der Reinigung eines Kondensationstopfes durch Leuchtgas vergifteter Arbeiter wurde zwar bewußtlos, arbeitete aber am nächsten Tage wieder. Nach 14 Tagen war er wegen Mattigkeit und Schmerzen in den Beinen arbeitsunfähig und mußte 6 Wochen pausieren. Er litt neben Gliederschmerzen an hochgradiger Vergeßlichkeit. Diese kann sich auch erst spät einstellen. Ein durch Brandgase vergifteter Steiger ließ sie nach 2 Jahren erkennen. Er tat dieselbe Frage in kurzen Zwischenräumen mehrmals, vergaß dienstliche Obliegenheiten usw. Er wurde wiederhergestellt.

Eigentümlich ist das wiederholt beobachtete *intermittierende Auftreten des Gedächtnisverlustes*. Ein bei einem Brande durch Rauch Vergifteter war, als er aus der Bewußtlosigkeit erwachte, amnestisch. Bald nachher war er dies nur zeitweilig, bei gleichzeitigem Bestehen psychischer Defekte. Er mußte erst allmählich wieder schreiben und lesen lernen. Noch nach 4 Jahren ging sein Gedächtnis nur bis zur Brandnacht. Bei einem anderen, in akute Demenz mit völligem Gedächtnisverlust verfallenen Manne traten im Irrenhause delirante Zustände auf, die gleich der Amnesie so intermittierten, daß man eine Zeitlang an Simulation glaubte [2]).

Die Gedächtnisstörung schwindet zuweilen nach kurzem Bestand plötzlich, oder bleibt lange, ehe Genesung erfolgt, oder es gehen gewisse oder alle Gedächtnisbilder für immer verloren. So hielt sie z. B. in ein-

---

[1]) BROUARDEL, Bull. de l'Acad. de Méd. 1893.
[2]) BARTHÉLÉMY et MAGNAN, Ann. d'hyg. publ. 1831, Nov. — STIERLIN, l. c. p. 21.

zelnen Fällen nur 2—3 Stunden oder Tage und Wochen an. Heilung
erfolgte bei einer mit Leuchtgas vergifteten Frau nach 3, und bei dem
schon erwähnten Arzte[1]) nach 18 Monaten. Die Ausfüllung der Gedächtnislücken kann auch ruckweise erfolgen. Ein melancholisch Kranker, der
infolge von Leuchtgaseinatmung die Erinnerung für die der Tat unmittelbar vorangegangenen und nachfolgenden Ereignisse, insgesamt für
einen Zeitraum von 24 Stunden verloren hatte, gewann nach 25 Tagen
das Gedächtnis für die ersteren und nach 36 Tagen für die letzteren
wieder. Durch mnemotechnische Kunstgriffe (Vorführung begünstigen-
der Assoziationen) und anhaltendes Üben kann bei anderen Kranken die
Wiederkehr gewisser Erinnerungsbilder nach längerer oder kürzerer Zeit
herbeigeführt werden. So entsinnen sich solche Kranke z. B. ihres Selbst-
mordversuchs, oder des Eintritts in das Krankenhaus, sie lernen wieder
lesen, schreiben, rechnen usw. Sie lernen sich erinnern, wie ein Apha-
sischer sprechen lernt. Gewisse Teile der Erinnerung bleiben indes wie
von einem Schleier umhüllt, oder es stellt sich dafür ein gewisser Grad
von Vergeßlichkeit ein. Bei der dritten Gruppe der Kranken beharrt die
Störung, weil die Gehirnnarbe des Gedächtnisses so fest wie sie anfangs
gewesen war, bleibt. Groß ist die Zahl derer, die noch nach Monaten und
Jahren neben anderen Symptomen auch die Amnesie unverändert bis zum
Tode aufweisen.

Im Zusammenhang mit den Gedächtnisstörungen stehen die Erinne-
rungslücken. Auch sie kommen bei den Kohlenoxydpsychosen gelegentlich vor.

c) Die Aphasie.

Sprachstörungen verschiedener Gestaltung, mit und ohne Hemiplegie,
weisen manche Kohlenoxydvergiftete auf. Es handelt sich meistens um
eine *motorische Aphasie*, bei der also das Sprachverständnis erhalten,
aber Spontansprechen und Nachsprechen in irgendeinem Umfange verloren gegangen sind. Bei den hemiplegisch Gewordenen liegt offenbar
ein Erkrankungsherd der entsprechenden Hemisphäre vor. Entstehen
und Vergehen von Hemiplegie und Aphasie können zeitlich voneinander
getrennt sein. Eine durch Kohlendunst Vergiftete wurde bewußtlos und
hatte stundenlang Krämpfe. Beim Erwachen aus der Bewußtlosigkeit
war der linke Arm gelähmt und Sprechen unmöglich. Schon am Abend
des gleichen Tages war das Sprachvermögen zurückgekehrt, während die
Lähmung erst nach 3 Monaten aufhörte. In anderen Fällen beharrten
beide Störungen noch nach Monaten. Ein durch Koksgase vergifteter
Arbeiter wurde nach dem Verlassen der Arbeitsstätte auf dem Hofe für
kurze Zeit bewußtlos. Er konnte wieder sprechen und nach Hause gehen.
Am nächsten Morgen wurde er bewußtlos und rechtseitig gelähmt im
Bett gefunden. In den darauf folgenden Tagen stellte sich motorische
Aphasie ein. Bei dem Bestreben, zu sprechen, brachte er nur sinnlose
und von ihm als sinnlos erkannte Worte heraus, während das Verständnis
für gesprochene und geschriebene Worte erhalten war. Nach etwa 9 Monaten hatte sich noch nichts in dem Zustande geändert[2]).

Die motorische Aphasie kann die einzige, stark hervortretende zerebrale Störung beim Abklingen einer Kohlenoxydvergiftung sein. Die

---

[1]) BROUARDEL, l. c.
[2]) KNECHT, D. med. Wochenschr. 1904, S. 1242.

Art der vergiftenden Kohlenoxydatmosphäre ist für sie gleichgültig. Man sah sie z. B. noch am elften Tage nach der Vergiftung plötzlich entstehen. So war ein Vergifteter, der nach dem Erwachen aus der Bewußtlosigkeit blutige Sputa ausgeworfen hatte, schon am nächsten Tage wieder gesund und heiter und konnte am vierten Tage entlassen werden. Am achten Tage klagte er über Kopfschmerzen und konnte nur lallen. Einzelne Worte vermochte er nicht auszusprechen. Erst nach Monaten gesundete er wieder.

Die genannten Störungen in der Ausführung der Sprachbewegung haben weite Grenzen. Die motorische Aphasie kann deswegen auch unvollständig sein. Der Vergiftete spricht alle oder viele Worte unrichtig aus.

Außer der motorischen kommt noch eine *sensorische* bzw. *amnestische Aphasie* vor, bei der Sprach- und Begriffsfeld Schaden gelitten haben. Für die verschiedenen Funktionen des Wiedererkennens und der Wortfindung werden dadurch sehr verschiedene Störungen bedingt. Diese Aphasieform kann mit paraphrasischen Störungen einhergehen. Solche Kranke haben die Erinnerungsbilder der Wortklänge verloren. Sie hören die gesprochenen Worte, verstehen sie aber nicht. Das Wortverständnis, der Begriffsinhalt der Sprache, ist ihnen verloren gegangen. Sie können, selbst wenn sie sonst körperlich gesund sind, ihrem Berufe nicht nachgehen. Besserung kann durch Gewöhnung und Übung nach Monaten erfolgen.

Am häufigsten werden *dysarthrische Sprachstörungen* bei Gehirnstörungen durch Kohlenoxyd beobachtet. Die Worte werden sehr langsam, schwerfällig, gebrochen produziert, einzelne Silben oder Worte sind durch längere oder kürzere Pausen getrennt, manche kommen außerdem verstümmelt heraus. Es kann Silbenstolpern bestehen. Die Sprache wird deutlich skandierend, so daß daraus und aus charakteristischen Begleiterscheinungen mehrfach die Diagnose auf multiple Sklerose gestellt worden ist[1]).

Leichte dysarthrische Sprachstörungen können sich schon einige Tage nach der Vergiftung einstellen, schwerere brauchen gewöhnlich Monate und mehr zu ihrer Entwicklung, die sich parallel mit anderen gröberen nervösen Funktionsstörungen vollzieht[2]). Ein Vergifteter bekam sie nach 5 Tagen, zusammen mit Lähmung der unteren Gliedmaßen und geistiger Schwäche (Tiefsinn, Apathie). Der Zustand wurde auf eine disseminierte Myelitis oder eine Encephalomyelitis zurückgeführt. Bei schwer Verblödeten sind die Dysarthrien als schwerfällige, abgehackte Sprache oder unartikulierte murmelnde, auch tierische Laute häufig. Eine Aussicht auf Wiederherstellung ist in solchen Fällen im allgemeinen nicht, wenngleich eine Besserung des Sprechens möglich ist.

d) Die Kohlenoxydpsychosen.

Bereits um die Mitte des 16. Jahrhunderts war erkannt worden, daß Kohlendampf einen Menschen in Verwirrung und Delirien zu versetzen vermöge[3]), im Jahre 1815 beobachtete man bei einem so Vergifteten

---

[1]) L. Lewin, Obergutachten über Unfallvergiftungen 1912, S. 98.
[2]) Panski, Neurol. Zentralbl. 1902, S. 242.
[3]) Vgl. S. 15.

nach 24 Stunden neben Hemiplegie Imbezillität und Amnesie, die nach 22 Tagen geschwunden waren, und 1830 stellte man bei einem vergifteten Ehepaar Irrereden neben anderen Symptomen fest.

Die an Zahl überreichen neueren Beobachtungen lehrten *den großen Formenreichtum der Geistesstörungen* kennen, die das Kohlenoxyd veranlassen kann. Sie sind in bezug auf Symptomengruppierung, Verlauf und Ausgänge verschieden: Schwere organische Formen mit raschem, tödlichem Ausgang oder langem Verblödungssiechtum, leichte Verwirrtheitszustände bzw. amnestische Störungen mit mehr oder weniger vollständiger Heilung. Die erzeugten Reiz- und Ausfallszustände von funktionstragenden Gehirnteilen unterscheiden sich in keiner Weise von den Reaktionstypen, die durch andersartige krankmachende Einflüsse entstehen können. Die Gesetzmäßigkeiten sind — nach den Verlaufsarten zu urteilen — in diesen Krankheitsvorgängen die gleichen wie in jenen. Beider innerstes Wesen ist uns unerschlossen. Der Tierversuch versagt in seiner sonst wohl einmal das Dunkel krankhafter körperlicher Vorgänge etwas aufhellenden Kraft ganz. · Was er hier bisher geleistet hat, ist toxikologisch selbstverständlich und für die Aufklärung ganz belanglos, nämlich daß bei langsamer Gasvergiftung bei trepanierten Tieren anfangs eine Zunahme der Erregbarkeit der Rinde und dann eine Abnahme, bei akut vergifteten nur die letztere erscheint[1]).

Das Sicheinstellen einer Psychose als Vergiftungsfolge kann dem Grunde nach ebensowenig verstanden werden als das einer Pneumonie oder eines sulzigen Ödems oder einer Poliomyelitis. Was zur Erklärung herangezogen worden ist, trägt den Stempel des Erklügeltseins und kann überdies als unzutreffend erwiesen werden. So sollte Minengas nur Initialdelirien oder analoge, schnell vorübergehende Zustände, aber nicht länger dauernde oder nach einem Intervall auftretende psychische Erkrankung veranlassen. Dies ist generell ebenso falsch wie die generelle Behauptung, daß Konzentration und Einwirkungsart des kohlenoxydhaltigen Gasgemisches für den Eintritt der Geistesstörung nach einem freien Intervall oder ohne ein solches entscheidend seien. Die Funktionsstörungen im Gehirn, die, wie ich des öfteren schon dargelegt habe, *nicht* das Produkt einer direkten Schädigung der Nervenelemente sind — niemals und von niemand ist dies erwiesen worden —, entstehen und *verlaufen nach Gesetzen, die uns das Mysterium der Individualität verhüllt.* Die Umstände der erfolgten Vergiftung verschwinden in ihrer Bedeutung gegenüber der persönlichen Empfindlichkeit des Vergifteten. Daß ein nicht ganz normaler Gehirnzustand an sich eine Wurzel für die Entwicklung der Psychose in einer bestimmten Zeit abgeben kann, ist unbeweisbar. Was als Belege für diese Annahme bisher geliefert wurde, hält der Kritik nicht stand, z. B. daß man einer sechzigjährigen, durch Kohlendunst vergifteten, psychisch erkrankten Frau ohne erweislichen Grund eine angeblich vorhanden gewesene beginnende senile bzw. arteriosklerotische Demenz andiagnostizierte. Von Feuerwehrleuten wird angegeben, daß, falls sie schon einmal nervöse Störungen durch Rauchvergiftung überstanden hätten, sie für eine erneute derartige Vergiftung empfindlicher und die Symptome auch schwerer wären. Für Explosionsvergiftungen hat man die Möglichkeit einer Addition der Schreckpsychose mit der Kohlenoxyd-

----

[1]) HERLITZKA, Arch. ital. de Biol. t. XXXIV, 1900, p. 427.

psychose hervorgehoben. Als Beweise können alle die Anführungen schon deshalb nicht gelten, weil es genügend Fälle gibt, in denen es trotz vorhanden gewesener „Nervosität" nicht zu einer Psychose kam.

Verschiedentlich ist der Versuch gemacht worden, Einteilungsprinzipe für die geistigen Erkrankungen durch Kohlenoxyd aufzustellen. Dafür wurde besonders die Tatsache benutzt, daß ein Teil derselben unmittelbar sich an das der initialen Vergiftung folgende Coma anschließt, ein anderer sich erst einstellt, nachdem dem Coma ein mehr oder weniger freies Intervall gefolgt ist, in dem die Kranken ein ziemlich oder ganz normales Verhalten darbieten.

Um ein Bild davon zu geben, auf Grund welcher Vorgänge man geglaubt hat, die intervallären von den nicht intervallären geistigen Störungen trennen zu dürfen, lasse ich die Angaben darüber[1]) hier folgen:

Intervalläre Formen.	*Nichtintervalläre Formen.*
Im Intervall bestehen Mattigkeit und Abgeschlagenheit, aber auch Schlimmeres, z. B. Blindheit.	Die psychische Erkrankung schließt sich an die Vergiftung an.
Die Psychose erscheint nach dem Abklingen der akuten Vergiftungssymptome plötzlich oder allmählich, auch eingeleitet durch Verwirrung, Erregung, oder ein der Meningitis ähnliches Bild oder durch Anwachsen von Depression und Apathie. Somatische Störungen kommen in größerem Umfange, besonders als Motilitätsstörungen vor. Sinnestäuschungen und Wahnideen fehlen meistens oder spielen jedenfalls keine Rolle in dem psychischen Krankheitsbild.	Die Erkrankung erreicht meist schon zu Anfang ihre volle Höhe und schreitet nicht weiter fort. Somatische Störungen zeigen sich in geringerem Umfange. Selten sind Motilitätsstörungen. Geringe Wahnideen.
Die *progressiven Formen* führen bald früher, bald später zum Tode. Sie gehen einher mit schweren körperlichen und psychischen Schädigungen: Demenz ' mit Amnesie. Urteilsschwäche, ev. „paranoide Formen". Verlauf lang.	a) *Die schweren Formen von akuter Demenz* enden nicht letal, sondern gehen in stabile Demenz über. Schwerste Amnesie, Urteilsschwäche. Gemütliche Stumpfheit.
Zu den *regressiven Formen* gehören: a) Kurze abortive Formen. Dauern oft nur einige Tage an. Stuporöse Krankheitsbilder. Zustände von Verwirrtheit, Benommenheit neben Muskelschwäche, Gedächtnisschwäche usw.	b) *Leichtere stabile Demenzen.* c) *Nervöse Schwächezustände* und psychoneuropathische Konstitutionen, die den Grad einer Psychose nicht erreichen: Neurosen, Hysterie, Neurasthenie. Bisweilen bestehen nur Gedächtnisstörungen. Sie können kurz oder lange dauern.

---

[1]) SIBELIUS, l. c. S. 84, 147.

b) *Akute Demenzen* kommen bei alten Leuten vor. Sie sind der Dementia praecox ähnliche Zustände. Unterscheiden sich von der letzteren durch Merkfähigkeitsstörungen sowie durch Entstehen und Verlauf. Können in Heilung übergehen.

c) *Pseudoparalyse.* Sie zeigt nach dem Intervall Formen wie Paralyse: Auffälliges Handeln, geistige Schwäche, Amnesie, Wahnideen, körperliche Lähmungen (Lichtstarre, Reflexlähmung).

d) *Rausch- oder Dämmerzustände.* Erregungszustände, welche die nachfolgende Psychose einleiten und stunden- bis tagelang anhalten und mit motorischer Erregung, Verwirrtheit, Wahnideen, Sinnestäuschungen einhergehen.

Die angeführten Verlaufsunterschiede glaubte man für so wichtig halten zu müssen, daß man sie als zwei „prinzipiell verschiedenartige Krankheitsformen" bezeichnete, und daß man bei der nicht intervallären Form sogar eine andere Art der Kohlenoxydwirkung annahm als bei der intervallären. Diese Annahmen sind irrig. Eine Vertiefung in alle anderen Äußerungen der Kohlenoxydvergiftung hätte sie gar nicht aufkommen lassen können. Klinisch läßt sich eine Wesenheitsscheidung in intervalläre und nichtintervalläre Geistesstörungen nicht durchführen. Die Bilder lassen sich nicht scharf abgrenzen. Jede der beiden Gruppen kann Funktionsstörungen enthalten, die schematisch nur einer von ihnen zugeschrieben werden. Dies muß so sein, weil beide individuelle und deswegen nicht typisch einheitlich verlaufende Reaktionsformen gegen die gleiche Schädigungsart darstellen. In beiden kommen leichte und schwere Verlaufsarten, progressive und regressive Formen, Erregungs- und Depressionszustände, Krämpfe und Abhängigkeitsleiden, von zerebralen Innervationsstörungen herstammend, wie z. B. Sehstörungen, Amaurose, Hemiopie, Lähmungen, Sprachstörungen usw. vor.

Schnelle oder nach einem scheinbar freien Intervall erfolgende Ausbildung gewisser Vergiftungssymptome, z. B. der Lungenentzündung, weist nicht nur die Vergiftung durch Kohlenoxyd, sondern auch manche andere auf. Es braucht nur an Quecksilber oder das syphilitische Gift erinnert zu werden.

Fast jede Abstraktion, die aus dem angeblichen klinischen Getrenntsein der intervallären und nicht intervallären Formen gemacht worden ist, kann widerlegt werden z. B. daß die Defektzustände in den Wahnideen bei der nichtintervallären Form nur wenig hervortreten und Lähmungen oft fehlen, daß bei der intervallären Form die Progressivität der Rindenerkrankung viel deutlicher zutage trete und die Mannigfaltigkeit der Zustandsbilder größer sei usw. Da es sich um Ernährungsstörungen im Gehirn als letzte Veranlasser der Erkrankung handelt, wobei auch sekundäre Gefäßwandveränderungen eine Rolle spielen dürften, so können mit Rücksicht auf die variable Ausdehnungsmöglichkeit solcher Störungen und die schwankenden Empfindlichkeitsgrößen verschiedener Gehirnteile bei verschiedenen Menschen keine konstanten Folgesymptome zu erwarten sein.

Die Intervallszeit zwischen Vergiftung und Psychose kann nichts anderes als eine symptomatologisch mehr oder minder latente Entwicklungszeit sein, selbst wenn der eine oder andere Vergiftete sich wohl fühlt und fast heiterer Stimmung ist. Andere sind in dieser Zeit deprimiert, still oder müde usw. Das Intervall kann 4—10 Tage, mehrere Wochen oder mehrere Monate dauern. In ihm sind Kranke aus dem Hospital als geheilt entlassen worden, um nach der Rückkehr in ihr Haus geisteskrank zu werden. Die Psychose entwickelt sich ganz plötzlich oder allmählich. Im ersteren Falle können, einleitend, Bewußtlosigkeit, Krämpfe oder Unruhe, Stöhnen, Schreien usw. eintreten und zu den später zu zeichnenden Bildern führen. Bei der langsamen Entwicklung zu schlimmen Formen entstehen bisweilen im Anschluß an einen Rest geistiger Schwäche Krankheitszustände, die sich aus psychischen und somatischen Symptomen zusammensetzen und z. B. in Verrücktheit oder Demenz enden. Eine Frau, die schon nach 8 Tagen wieder ihre Wirtschaft versehen hatte, wurde nach 3 Wochen in ihren Bewegungen von Tag zu Tag träger, ging langsam, wie „schlafend“, blieb oft ohne Grund stehen oder sitzen und machte den Eindruck eines geistesschwachen, willenlosen Kindes. Teilnahmlosigkeit verband sich bald mit soporösen, geistesabwesenden und körperlichen tonisch-krampfartigen Zuständen. Der Tod erfolgte nach etwa 6 Wochen.

Ein durch Leuchtgas vergifteter Mann war 2 Tage bewußtlos, am fünften Tage war er psychisch normal. Schon 3 Tage nach der Entlassung aus dem Krankenhaus setzten Kopf- und Gliederschmerzen ein und dazu kamen trübe Stimmung, Gedächtnisschwäche, Apathie, Unbeweglichkeit Starre der Nackenmuskeln und dann Krampfzustände [1]).

Die nichtintervalläre Form der Geisteskrankheit schließt sich entweder unmittelbar an den kurzdauernden oder tagelang anhaltenden komatösen oder semikomatösen Zustand oder an leichtere Vergiftungserscheinungen an. Ein um 9 Uhr durch Generatorgas mit Übelkeit und Kopfschmerzen Erkrankter war schon um 11 Uhr „ganz irre“. Noch gehend wurde er in diesem Zustande nach Hause und dann in ein Krankenhaus gebracht, wo in weiterer Entwicklung Somnolenz und Apathie mit Erregungsäußerungen wechselten. Nach 8 Wochen bestand Manie mit heiterer bzw. zorniger Verstimmung und Beschleunigung des Vorstellungsablaufes mit krankhaftem Bewegungsdrang. Nach etwa $5\,{}^{1}/_{2}$ Monaten war nur Besserung erfolgt [2]).

Aus dem Krankheitsbilde läßt sich nicht entnehmen, ob sich eine Psychose einstellen wird, und ebensowenig läßt sich die Verlaufsart der Kohlenoxydpsychosen voraussagen. Es entspricht nicht den Erfahrungen, daß die kontinuierlichen, sich direkt an die Vergiftung anschließenden Störungen immer eine andere und quoad vitam bessere Prognose zulassen, als die mit einem Intervall einsetzenden. Es kann auch das Umgekehrte eintreten. Die Art des vergiftenden Gases ist ohne Einwirkung auf den Vergiftungsverlauf. Ich erwähnte schon die falsche Meinung, daß Minengas nur Initial-Nervenstörungen erzeuge. Es kann im Gegenteil eine jahrelange Psychose dadurch veranlaßt werden. Die Prognose ist im allgemeinen schlecht, mindestens aber zweifelhaft zu stellen. Es kommen

---

1) HEDREN, zit. bei SIBELIUS, l. c. S. 54.
2) PETERSEN-BORSTEL, Vierteljahrschr. f. ger. Medizin 3. F., Bd. 32, 1906, S. 57.

Heilungen und nach Monaten Besserung vor, aber sehr oft verharrt der Erkrankte bis zu seinem Tode in einer geistigen Störung, die freilich sehr verschiedene Äußerungsformen, von leichten nervösen Schwächezuständen bis zu typischer KORSAKOWscher Krankheit, bis zur Verblödung haben kann.

α) Die Formen der durch Kohlenoxyd veranlaßten Geistesstörungen.

Eine nicht weitsichtige Auffassung giftenergetischer Vorgänge im menschlichen Körper hat es zuwege gebracht, daß hier und da gewisse geistige Störungen, die in dem weiteren Verlauf nach einer Kohlenoxydvergiftung sich einstellen, z. B. maniakalische Zustände, als zusammenhanglos mit der Vergiftung angesprochen werden. Schon daß die Vergiftung die Causa proxima darstellt, sollte von einer solchen Meinung abhalten, die bei konsequenter Durchführung alle Nachleiden einer Vergiftung als unabhängig von dieser ansehen lassen müßte. Sie würde sogar die Fortentwicklung einer einfachen Pneumonie zu einer käsigen, oder die Entstehung von Verwachsungen, oder die Bildung eines Hypopion bei Iritis, oder Rückenmarksveränderungen nach der syphilitischen Vergiftung, oder eine Parotitis nach chronischer Bleivergiftung leugnen müssen. Warum bei manchen Vergifteten Erregungs-, bei anderen Depressionszustände sich ausbilden, warum sie bald schnell, bald spät, in langsamer Entwicklung, zutage treten, warum, zeitlich voneinander getrennt, auch Reiz- und Ausfallssymptome sich einstellen — darauf und auf viele andere gleichartige Fragen könnte nur ein unendlicher Geist, der das innere Walten individueller Körperkräfte verstände, eine Antwort geben. Unserem so eng begrenzten biologischen Erkenntnisvermögen wird nie auch nur ein Zipfel dieses Mysteriums enthüllt werden. Der Eintritt geistiger Störungen, als Folge der Kohlenoxydvergiftung und ihre so verschiedenartige Gestaltung, haben die gleiche Wesenheitsgrundlage wie das Werden der gleichen Störungen aus anderen endogenen oder exogenen Ursachen. Das Kohlenoxyd kann — ganz unabhängig davon, ob es rein oder mit Kohlensäure gemischt eingeatmet wird — im Gehirn Funktionsveränderungen sekundär eintreten lassen.

Es kann nicht wundernehmen, daß bei der Vielgestaltigkeit der hier möglichen psychischen Erkrankungen *bisweilen auch solche erscheinen, die den hysterischen Leidensformen ähneln.* Dies hat nach alledem, was bisher ausgeführt wurde, nichts Auffälliges. Für abwegig aber halte ich die Meinung, daß das Gas in solchen Fällen nur den Auslöser einer vorher schon vorhanden gewesenen Hysterie (Provocateur de l'hystérie) bilde. Dies trifft weder für die angeborene dauernde hysterische Veranlagung noch für die erworbene zeitliche Fähigkeit „hysterisch zu reagieren" zu. Man mag zugeben, daß gewisse innerliche oder äußerliche Einflüsse, wie Pubertät oder Geschlechtsleben oder körperliche und seelische Erschütterungen „hysterische Symptomenkomplexe", d. h. wie man annimmt, gewisse Ausfalls- und Reizerscheinungen auf allen möglichen Nervengebieten auszulösen vermögen, aber angesichts der oft so brutalen, durch die Blutveränderung geschaffenen energetischen Äußerungen des Kohlenoxyds auf so verschiedenartiges körperliches Substrat, wie sie auf den vorstehenden Blättern geschildert wurden, kann ihm eine derartige untergeordnete Rolle bei dem Werden der Kohlenoxydpsychosen nicht zuerteilt werden. Solche Umdeutungen könnten dazu führen, einen sehr großen

Teil von Wirkungsformen auch anderer Gifte als solche überhaupt auszuschalten. Die Toxikologie gibt eine solche falsche Buchung nicht zu. *Sie erkennt keine psychogene Entstehungsart von Vergiftungsleiden an.* Die nach Kohlenoxydvergiftung auftretenden psychotischen Krankheitsbilder fallen nicht in das Gebiet der Hysterie bzw. Hysteroneurasthenie. Sie können deren Symptomen ähneln, sind aber an sich originär.

Wenn ein durch Leuchtgas vergifteter Werkmann Krampfsymptome bekommen hat, nach Wiederkehr des Bewußtseins schluchzt, im Krankenhaus irre redet, über seine Persönlichkeit amnestische Angaben macht, Verfolgungsideen äußert, später Gehörshalluzinationen hat und lange einen unmotivierten Stimmungswechsel bemerkbar werden läßt, so ist dies *eine* Gestaltungsform der Kohlenoxydpsychose, deren es viele gibt. Sie nicht auf Kohlenoxyd, sondern auf Hysterie zurückzuführen, heißt, sich besserer toxikologischer Erkenntnis verschließen. Ebenso charakterisiere ich die Umdeutung des Leidens eines Schulmädchens, das, neben zwei anderen durch Kohlendunst bewußtlos gemacht, ungleich diesen letzteren, wiederholt, auch in den nächsten Wochen noch, Anfälle von Benommenheit und Magenschmerzen bekam. Um dies entstehen zu lassen, bedarf es keiner hysterischen Anlage. Und es sind nicht nur so leichte Symptome, die nosologisch mißdeutet worden sind. Hat man doch die Hysterie als Grundlage eines nach einer Kohlenoxydvergiftung auftretenden Symptomenkomplexes angesprochen, in dem zutage traten: subkutanes Emphysem, blutiger Auswurf, zehntägige Ischurie, mehrwöchige Hemiplegie mit Hemianästhesie usw.[1]). Ja, selbst das übliche Coma im Beginne der Vergiftung ist als „variété d'apoplexie hystérique" bezeichnet worden. Eine solche Auffassung hat mit guter toxikologischer Erkenntnis nichts mehr gemeinsam.

Gewerbliche Vergiftungen durch Kohlenoxyd hat man wiederholt als Unfallhysterie bezeichnet. Ich halte es für möglich, daß hier und da einmal derart Geschädigte der Rente wegen übertreiben, erkenne aber — ganz abgesehen von Begleiterscheinungen wie: Klopfempfindlichkeit des Schädels, Druckempfindlichkeit der Orbitalnerven, Erhöhung der Reflexe, Hyperästhesie am ganzen Körper, vasomotorischem Hautnachröten, Dermographie, — in den psychischen Depressionszuständen mit geistiger Haltlosigkeit, in dem Aufgehen in Selbstbeobachtung, in der Konzentration des Denkens auf die Empfindungen des Körpers usw. nur leichtere individuelle Ausdrucksformen von zerebralen Funktionsstörungen, deren mittelbare Ursache das Kohlenoxyd so sicher ist, wie in den bald zu schildernden schweren Formen. Materielle, wenn auch nicht immer nachweisbare Ursachen liegen den einen wie den anderen zugrunde. Kompromisse können hier nicht geschlossen werden. Deswegen ist es nicht angängig, Amnesien, Hemianästhesien, Hemianopsie u. a. m. als hysterische und andere Symptome als aus organischen Gehirnprozessen stammend anzusprechen.

β) Die geistigen Erregungszustände.

Zu verschiedenen Zeiten im Vergiftungsverlauf können manische Erregungs- und Verwirrungszustände auftreten. Sie sind als einleitende Symptome vor dem Erscheinen der Bewußtlosigkeit selten. In solchen

---

[1]) Duponchel, Gaz. hebdom. 1891.

Fällen stürzt der Vergiftete bald hin, und nach dem Bewußtseinsverlust nimmt die Vergiftung dann den bereits geschilderten Verlauf. Bei teilweiser Betäubung können die Aufregungszustände sich bis zu Tobsuchtsanfällen, zu einer *Mania transitoria* steigern. Bisweilen stellt sich dies ein, wenn der Mensch an die frische Luft gebracht wird. Als ein durch Koksgase auf einem Neubau vergifteter Mann sich des Morgens, noch betäubt, erhoben und sich angeschickt hatte, auf die Straße zu gehen, brach bei ihm Manie aus. Schreiend raste er umher und konnte nur mit Mühe gebändigt werden. Bei Arbeitern, die durch Minenkatastrophen vergiftet wurden, sah man solche Zustände nach einer Stunde eintreten. In anderen Fällen zeigen sie sich erst nach 24 Stunden oder nach Tagen oder Wochen als intermediäre Symptomengruppe bei anderen geistigen Störungen. Ein Mann, der 12 Stunden lang bewußtlos dagelegen, dann für 4—5 Tage Gesicht, Gehör und Sprache verloren und nach 7 Tagen nur noch Körperschwäche aufgewiesen hatte, wurde plötzlich so tobsüchtig, daß er in eine Zwangsjacke gesteckt werden mußte. Erst nach 11 Tagen kehrten das von neuem verloren gewesene Gehör und die Sprache wieder. In einem anderen Falle waren 10 Tage nach der Vergiftung intensive Neuralgien im Oberschenkel von achttägiger Dauer und nach deren Beseitigung am neunzehnten Tage akut Geistesstörungen mit Halluzinationen, Fluchtversuchen usw. erschienen. Das Intervall bis zum Auftreten der Manie kann noch länger sein. Sie schließt sich in manchen Fällen an einen komatösen, ev. auch von Krämpfen begleiteten und von Aufhellungen des Bewußtseins unterbrochenen, oder auch an einen dementen Zustand an. Ein schon 4 Tage nach der Vergiftung durch Generatorgas aus dem Krankenhaus Entlassener kehrte nach weiteren 4 Tagen wieder dorthin zurück. Er war in einem Dämmerzustande. Er saß unbeweglich, sah stumpf um sich, murmelte vor sich hin und antwortete nicht auf Fragen. Am Abend bekam er einen heftigen Tobsuchtsanfall, der bald endete und dem alten Zustand Platz machte, zu dem sich nun noch der Verlust des Orientierungsvermögens hinzugesellte. Nach 4 Wochen konnte der Kranke gebessert entlassen werden [1]). Einige Male sah man den manischen Zustand sich intermittierend einstellen, derart, daß Apathie bzw. Dämmerzustände und Somnolenz von mehrtägiger Dauer mit verschieden langen Erregungsanfällen wechselten. Der Zustand kann dann den irrigen Gedanken an Simulation erwecken.

Auch die Dauer der geistigen Erregung schwankt. Sie kann nur einige Stunden oder 2—5 Tage betragen. Sie ist in Verbindung mit Halluzinationen in seltenen Fällen die einzige Kundgebung der psychischen Störung gewesen. Einmal wurden Tobsuchtsanfälle angeblich durch ein Wassergeräusch ausgelöst. Die Erregung hat leichte und schwere Ausdrucksformen. Die ersteren sieht man z. B. bei Feuerwehrmännern, die einmal oder wiederholt reichlich Rauch aufgenommen haben. Sie weisen bisweilen eine Wesenheitsänderung auf: Stimmungswechsel, Schreckhaftigkeit, hohe Geräuschempfindlichkeit, Reizbarkeit, lebhafte Unruhe, Fröhlichkeit und Expansivität, auch im Wechsel mit melancholischen Anwandlungen. Mehr den manischen Charakter beobachtete man an Helfern, die nach einer Explosion in der Grube Kohlenoxyd eingeatmet hatten. Sie wurden verwirrt, scherzten, jauchzten, lachten,

---

[1]) FINKELSTEIN, Jahrb. f. Psychiatrie 1897, Bd. 15, S. 116.

sangen, als ständen sie unter dem Einfluß von Alkohol oder Stickoxydul. Dieser rauschartige Zustand von Verwirrung geht mit Unorientiertheit über Raum, Zeit und den eigenen Zustand und mit hastigen, erfolglosen Versuchen, einen Willensimpuls zu verwirklichen, einher. Häufiger als die heitere Stimmung ist die gereizte. Der Kranke redet irre, ist erregt, schreit und lärmt, zeigt sehr stark erhöhten Bewegungsdrang und kann nur zwangsweise von mehreren Personen ruhig gehalten werden. Ein gesunder Mann, der in einem Kohlendunst enthaltenden Zimmer speiste, spürte plötzlich eine unerklärliche Aufregung und Gedankenverwirrung. Bald danach begann er wild zu singen, zu tanzen, Gesichter zu schneiden, zu springen, so daß man ihn kaum bändigen und zu Bett bringen konnte. Noch hier schwatzte und schrie er. Nach einigen Stunden wurde er ruhig und erzählte, daß ihm der Drang zu springen und alles zu zerstören plötzlich gekommen sei. Die Erregung kann auch hohe Grade von *Zornmütigkeit* erlangen. Der Vergiftete wirft mit Gegenständen, zerstört, was ihm unter die Hände kommt, greift in seinem furibunden Delirium diejenigen an, die ihm helfen wollen, begeht gewalttätige Handlungen, die ihn mit den Strafgesetzen in Konflikt bringen, ja, tötet selbst, ohne von alledem später etwas zu wissen. Die akute Manie kann auch Selbstmord zur Folge haben.

Erregungs- wie Depressionszustände nach der Kohlenoxydvergiftung haben bisweilen auch *Sinnestäuschungen mit oder ohne Wahnvorstellungen* von Verfolgung oder Beeinträchtigung als Inhalt. Sie fügen sich entweder sofort dem Erregungsbilde ein oder erscheinen erst nach einiger Zeit. Ein Vergifteter, der 5 Jahre lang an Energielosigkeit, völliger Gleichgültigkeit gegen sich und andere sowie an Störungen der Merkfähigkeit gelitten hatte, bekam sie im sechsten Jahre für 3 Monate, zugleich mit Schwindelanfällen und Wahnideen. Nach Ablauf dieses Zwischenfalles stellte sich der alte Zustand wieder ein[1]). Die Halluzinationen können Begleiter intervallloser oder intervallärer Psychosen sein. Bei Bergleuten, die durch Sprengstoffgase vergiftet worden waren, kamen sie nach 28stündiger Bewußtlosigkeit, bei zweien noch früher. Diese wiesen einen Zustand lebhaftester motorischer Erregung, verbunden mit vollständiger Verwirrtheit, Wahnideen und Sinnestäuschungen auf. Sie waren desorientiert, reagierten nicht auf Anreden und verkannten ihre Umgebung. Ähnliche Zustände kamen auch bei rauchvergifteten Feuerwehrleuten vor. Wie auch sonst haben diese Sinnestäuschungen einen sehr verschiedenen Inhalt. Meistens handelt es sich um Gesichts- oder Gehörshalluzinationen. Der Vergiftete spricht z. B. von wilden Tieren, die er in Käfigen zu sehen vermeint, hört Glocken läuten, oder läßt auch wohl Andeutungen von Visionen und Illusionen erkennen. Vereinzelt wurden Gehörs- und Geruchshalluzinationen in Verbindung mit Verfolgungsideen festgestellt. Eine so erkrankte Frau mußte interniert werden.

Die halluzinatorische Verwirrtheit kann auf dem Wege über eine gewisse Stupidität nach kurzer Zeit abklingen.

Halluzinationen sind in seltenen Fällen auch Begleiter von Wahnideen hypochondrischer Natur, und als Abhängigkeitsleiden von ihnen kommen gelegentlich Angstaffekte vor, die z. B. zu einem nächtlichen

---

[1]) Sibelius, l. c. IV, S. 105.

Fluchtversuch aus dem Krankenhaus Anlaß gaben. Vielleicht ist es der
Angstaffekt, der als Ursache der geschilderten psychotischen Gewalt-
taten anzusprechen ist.

γ) Geistige Depressivzustände.

Die recht häufigen Hemmungs- bzw. Ausfallssymptome seitens des
Zentralnervensystems als Folge der akuten Kohlenoxydvergiftung sind
prognostisch schlechter als die mehr oder minder reinen Reizzustände
zu beurteilen, ganz gleichgültig, ob sie ohne Intervall oder mit einem
solchen auftreten. Sie stellen nicht einheitliche Krankheitsformen dar.
Ihr allgemeiner Charakter ist der der Asthenie, eines Darniederliegens
der geistigen Funktionen, das sich mit körperlichen Störungen vergesellschaften kann. Die frühere Lebhaftigkeit geht verloren. Es besteht
gewöhnlich eine lähmungsartige Inaktivität, eine hochgradige Ermüdbarkeit der motorischen Innervationen neben geistiger und assoziativer
Schwäche. Gedächtnisstörungen brauchen nicht vorhanden zu sein.
Solche Menschen können ev. wieder bis zu der Möglichkeit des Arbeitens
kommen, es fehlt aber dann die dafür erforderliche anhaltende Aufmerksamkeit, die geistige Regsamkeit. Wesen und Leistung ändern sich. In
manchen Fällen zeigt sich auch schon bald nach der Vergiftung tiefe
Apathie, Willensenergie-, Initiativ- und Interesselosigkeit, ein Zerfall der
geistigen Persönlichkeit. Der Gesichtsausdruck ist stumpf. Die Kranken
werden einsilbig und zeigen stieres Schweigen. Manche sind auch scheu.
Ein durch in einen Raum gedrungenen Kohlendunst einer glühenden
Schlackenhalde Vergifteter stand da, sich fortwährend scheu umsehend,
aber vollständig unfähig, zu sprechen. Jede Berührung vermied er. Wenn
man auf ihn zuging, um ihn anzufassen, wich er zurück, drückte sich
nach allen Seiten, vermied aber an irgendeinen Gegenstand anzustoßen,
was auf den Beobachter einen „eigentümlich komischen Eindruck"
machte. Teilnahmlos sitzen schwerer und nachhaltiger Geschädigte
stundenlang da und brüten vor sich hin. Stupor mit Stummheit und
Regungslosigkeit hat sie erfaßt. Gemütliche Verstimmung oder auch
Stimmungslabilität bestehen bisweilen noch nach Jahren. Die Ausfälle
im Gemüts- und Gefühlsleben können alle Grade, bis zu gemütlicher,
nach längerer Zeit eintretender Verblödung umfassen. In ihr erreichten
bisweilen stumpfe Teilnahmlosigkeit und Gefühlsstumpfheit ihre äußersten
Grenzen: völlige Gleichgültigkeit gegen Angehörige und die weitere
Umgebung. Selbst der Tod eines eigenen Kindes läßt bei einer solchen
intellektuell Schwachen und Verblödeten die gemütliche Ergriffenheit
vermissen. Affekte bei solchen hervorzurufen, ist unmöglich.

Neben dem Verluste des Willens gibt sich bei schwerer, lange anhaltender Erkrankung oft auch Herabsetzung der Intelligenz zu erkennen,
die sich unter anderem durch eine Störung in der Merk- und Assoziationsfähigkeit kundgibt. Einzelvorstellungen, Vorstellungsreihen und die Ver-
knüpfung von Vorstellungen leiden. Dabei kann sich auch wohl ein zeitweiliger Intelligenzwechsel derart bemerkbar machen, daß manchmal auf
die gleiche Frage, z. B. eine Rechenaufgabe, eine richtige, ein anderes Mal
eine unrichtige Antwort gegeben wird[1]).

---

[1]) WESTPHAL, Arch. f. Psychiatrie Bd. 47, 1910, S. 884.

Der Korsakowsche Typus.

Mitunter macht das Krankheitsbild den Eindruck der KORSAKOWschen *Psychose*, die ja ätiologisch nicht einheitlich ist, sondern verschiedenen körperlichen Schädigungen ihr Entstehen verdanken kann. Sie stellt eine der häufigsten, nach einem mehrtägigen freien Intervall oder ohne ein solches entstehenden, exogenen psychischen Reaktionstypen auf Kohlenoxydvergiftung dar, und ist in dieser Ursächlichkeit gewiß nicht so gar selten verkannt worden. Wie bei anderen Entstehungsgründen, so können auch hier Polyneuritis bzw. Lähmungen das KORSAKOWsche Syndrom begleiten[1]). Für deren Entstehen ist das Hinzukommen mechanischer Momente nicht erforderlich. Am auffälligsten sind neben anderen Symptomen wie: Kopfschmerzen, Sprachstörungen, Schwindel, Bewegungsstörungen, Gedankenschwäche, Amnesie, die *Störungen in der Merkfähigkeit*, die verschieden umfangreich sein können. Das gedankliche Festhalten alltäglichster, für die Lebensführung notwendiger Ich- und Nichtichtatsachen wird unmöglich, und weit darüber hinaus führt dieser Krankheitsprozeß zu einer Hemmung in der geistigen Entwicklung, da neue Erfahrungen nicht gesammelt werden können. Die Orientierung über Zeit, Ort und Umgebung ist mangelhaft, weil die sinnliche Wahrnehmung durch die Mängel im Gedächtnis und im Urteil nicht verarbeitet und nutzbar gemacht werden kann. Die Krankheitseinsicht ist nicht vorhanden, weil die Möglichkeit der Beurteilung des Unterschiedes des früheren Zustandes gegenüber dem jetzigen fehlt.

Während der Erfahrung nach bei der ausgeprägten KORSAKOWschen Psychose der Trinker eine fast völlige Wiederherstellung fast nie vorkommt, sah man den gleichen Symptomenkomplex in 2—3 Monaten bei einer Frau in Besserung bzw. Heilung übergehen, die 3 Wochen nach der Kohlenoxydvergiftung psychisch krank geworden war und außerdem an Polyneuritis und Apraxie — sie faßte mit den Händen ungeschickt zu, konnte nicht allein essen usw. — gelitten hatte[2]). Bei einem anderen Vergifteten, der nach etwa $4^{1}/_{2}$ Wochen in analoger Weise geistig erkrankt war, blieb nach etwa einem Jahr ein nervöser Schwächezustand mit Anklängen an die überstandene Psychose (Gedankenschwäche) zurück.

Die Demenz.

Ein nicht unbeträchtlicher Teil von Geistesstörungen, in die die akute Kohlenoxydvergiftung entweder unvermittelt oder erst nach einer langsamen, mehr oder minder latenten Entwicklung übergeht, trägt den allgemeinen Charakter der Demenz. Man nannte diese Vergiftungsfolge, als sie zuerst bekannt wurde, Idiotie oder Idiotismus, jetzt auch akute Demenz bzw. akute stuporöse Demenz. Wie ich schon zu begründen versucht habe, muß jedes Unternehmen, besondere Eigenheiten in diesen Zustand hineinzukonstruieren, je nachdem er mit oder ohne Intervall nach der akuten Vergiftung sich einstellt, nicht nur gesucht erscheinen, sondern auch unfruchtbar bleiben. Intervall oder Nichtintervall haben weder an sich auf Gestaltung noch auf Verlauf des Leidens Einfluß. In dem einen oder anderen Falle kann sich die Demenz mit allen ihren Erkennungsattributen: Gedächtnis- und Urteilsschwäche, Abstumpfung

---

[1]) SCHULZ, Deutsche med. Wochenschr. 1908, Nr. 37.
[2]) SCHULZ, l. c.

oder Verlust des Gemütslebens, der Intelligenz usw., aus Schwachsinn entwickeln, kann sie in Monaten oder früher tödlich enden, kann sich vor dem schnellen tödlichen Ausgange ein apathischer Zustand einstellen, in dem der Kranke spontan nicht spricht, nicht essen will usw. und der zeitweilig von einer Erregungsphase unterbrochen wird, können Sinnestäuschungen und Wahnideen bestehen, kann Katalepsie angedeutet sein u. a. m. Aber jedes dieser akzessorischen Symptome kann auch fehlen. Neben den progressiven, tödlich endenden Formen gibt es auch regressive, die, abortiv gestaltet, in Tagen oder in Monaten in Heilung übergehen. Der Verlaufs- und Ausgangsmöglichkeiten gibt es wie bei anderen Demenzen viele. Die Bedingungen hierfür liegen zum wesentlichen Teil in individuellen Verhältnissen, d. h. in latenten konstitutionellen Systembedingungen. Ihnen ist der pro- bzw. regressive Charakter des Leidens und ihnen sind die Verschiedenheiten in den bereits geschilderten anfänglichen und späteren Zukunftsbildern zuzuschreiben. Sie machen es z. B., daß zwei zu gleicher Zeit durch Dynamitexplosionsgase vergiftete Brüder zwar dem gleichen Endresultat der Verblödung unterlagen, aber in einzelnen Symptomen Verschiedenheiten aufwiesen.

Bei manchen Kranken erscheint die Demenz schon bald, z. B. nach 2 Tagen. Nach dieser Zeit konnte ein durch Leuchtgas im Bade Vergifteter die Wochentage nicht nennen, wußte seinen Wohnort nicht, saß schweigend und stier blickend da, und war in der Nacht ruhelos, wohl weil dann Inkontinenz sich einstellte. Einen Tag vor seinem nach 16 Tagen erfolgenden Tode war er etwas klarer geworden. Bei einer vergifteten Frau konnte schon mit dem sechsten Tage nach der Vergiftung, wovon vier in Bewußtlosigkeit zugebracht worden waren, der apathische Blödsinn erkannt werden, der nach 23 Tagen mit dem Tode sein Ende fand[1]).

Körperliche Ausfälle, zumal in der Bewegung und in dem Kräftezustand, können die geistigen Störungen begleiten, schwer oder gering sein oder auch fehlen. Vereinzelt sah man solche Individuen sogar fett werden. Bei manchen von ihnen drängen sich unangenehme Empfindungs- und Gefühlsperversitäten u. a. m. in den Vordergrund. Die Vergiftung durch Kohlendunst versetzte einen Mann in ein mehrtägiges Coma. Nach 6 Tagen war bei ihm die Intelligenz abgestumpft. Es bestand Amnesie. Die Empfindung für alles Schickliche hatte er verloren. Nur seinen körperlichen Gelüsten suchte er zu genügen. Er führte ein fast nur vegetatives, ihm sehr bekömmliches Leben. Die Demenz war so ausgesprochen, daß er wie ein Kind geleitet werden mußte. Das Sehvermögen war fast geschwunden. Dieser Zustand änderte sich nicht[2]).

Vielmals sind Verbleiben in der unabänderbaren Demenz und tödliche Ausgänge nach Wochen oder Monaten auch nach scheinbar kurzer geistiger Aufhellung beobachtet worden.

Gelegentlich kommt es zu einer leichten *Besserung.* Ein durch Rauch vergifteter, für 5 Tage bewußtlos gewordener Mann, war alsbald verwirrt, völlig amnestisch und machte sehr bald danach einen verblödeten Eindruck. Nach einem halben Jahre befand er sich geistig besser, war aber noch pflegebedürftig[3]).

---

[1]) CRAMER, Zentralbl. f. allg. Pathol. Bd. II, 1891, S. 545.
[2]) RAFFEGEAU et BOUCHEREAU, Ann. méd.-psycholog. sér. VII, 9, 1889, p. 455.
[3]) QUENSEL, Med. Klinik 1912, Nr. 11.

Auch nichtintervalläre Formen können eine Entwicklung zu schwerer, aber *heilbarer Demenz* nehmen. Bei einem durch Leuchtgas vergifteten Manne war 9 Tage nach der Vergiftung, die zu einer viertägigen Bewußtlosigkeit geführt hatte, Amnesie neben geistiger Schwäche erkannt worden. Er war außerstande, abstrakte Vorstellungen aufzunehmen oder sie gar zu Schlüssen und Urteilen zu verarbeiten, gemütlichen Regungen blieb er fremd, selbst die Nachricht von der Erkrankung seiner Frau und Tochter ließen sein stereotypes Lächeln nicht verschwinden. Er war dement geworden. Dabei magerte er ab, konnte nicht mehr gehen und stehen, sondern lag mit im Hüft- und Kniegelenk gebeugten Beinen fast bewegungslos im Bett und hatte Inkontinenz von Harn und Kot. Alle diese Veränderungen schwanden. Nach etwa 6 Monaten war er geistig ungetrübt und körperlich gesundet[1]). Solcher Fälle von Heilung gibt es mehrere. Sie zeigen, daß mit der zunehmenden Erfahrung über Vergiftungsvorgänge auch größere Sicherheiten über Einzelheiten derselben erlangt werden. Vor vielen Jahrzehnten glaubte man überhaupt Heilungen von Kohlenoxydpsychosen ausschließen zu müssen. Der Satz von ESQUIROL: „les métiers qui exposent aux inhalations constantes des vapeurs de charbon prédisposent à l'aliénation mentale sous forme de démence incurable", hat eine Einschränkung erfahren.

In manchen Fällen, die zur Demenz führen, erscheinen als episodisches Ereignis anfangs *psychotische Erregungsattacken* von ein- oder mehrtägiger Dauer. Die Vergifteten schreien, sind ungebärdig, insultieren ihre Umgebung usw. Alsdann folgen Schwachsinn und Verblödung. Gelegentlich wiederholt sich auch wohl der Erregungszustand noch einmal nach mehreren Tagen.

Auch kurze *luzide Intervalle* kommen bei solchen Kranken vor. Ein durch Leuchtgas Vergifteter blieb 10 Tage lang semikomatös, wurde am fünfzehnten Tage maniakalisch, dann wieder ruhig und schließlich dement. Klare Intervalle von einigen Minuten Dauer unterbrachen den Zustand. Der Tod erfolgte nach 3 Monaten.

Selten nimmt die Erkrankung Züge der *Paranoia* (Dementia paranoides) an. Ein durch die Vergiftung lange bewußtlos gewesener Mann wurde gedächtnisschwach, still, apathisch, las viel in der Bibel und betete. Es folgte nach einem Jahre eine Verschlimmerung. Er wurde ängstlich, unruhig, aß tagelang nicht freiwillig, schlief schlecht, handelte unsinnig, hatte Erscheinungen, hörte Gott sprechen, hielt sich für verzaubert und hatte Verfolgungswahn. Er starb durch ein zufälliges Kehlkopftrauma[2]).

Pseudoparalyse.

Die Demenz kann bei den progressiven und regressiven Formen der Psychose auch einen Verlauf nehmen, der an *progressive Paralyse* erinnert. Schon im Jahre 1836 wurde Demenz und allgemeine Paralyse als eine Folge der Kohlenoxydvergiftung bezeichnet, und später sind mehrere solcher Vorkommnisse mitgeteilt worden. Ich sah einen durch Gichtgase vergifteten Obersteiger mit geradezu typischen, diesem Leiden zugehörigen Symptomen: Störungen des Gefühlslebens, schneller Wechsel der Stimmung von unmotivierter Heiterkeit zum Weinen, Vergeßlichkeit, Pflicht-

---

[1]) ROCHELT, Wien. med. Presse 1875, S. 1158.
[2]) GNAUCK, Charité-Annalen Bd. VIII, 1883.

verletzung gegenüber der Familie, Vergeudung des Arbeitslohnes für Nichtigkeiten, Störungen der Merkfähigkeit, Erinnerungsfälschungen und fortschreitende psychische Schwäche mit trauriger Gemütsstimmung. Dabei bestand zuletzt Inkontinenz für Harn und Stuhl mit Verlust für jedes Gefühl von Sauberkeit und Schicklichkeit. Der Tod erfolgte durch Marasmus. Bei anderen derartigen Kranken stellten sich auch Halluzinationen des Gesichts und Gehörs und zu der Verworrenheit und der Unruhe rasche, auffällig starke Abmagerung ein. Als allgemeine *Pseudoparalyse* wurde die Krankheit eines Trinkers bezeichnet, der 24 Stunden bewußtlos geworden war, dann aber geistige Störungen bekommen hatte. Er war gedächtnisschwach, verwirrt und unruhig. Eine rechtseitige Hemiplegie kam später hinzu. Besserung und Verschlimmerung des Zustandes wechselten in Tagen. Schließlich schwand die Hemiplegie und nach einiger Zeit auch die Apathie, so daß die Entlassung des Kranken nach etwa 2 Monaten erfolgen konnte [1]).

Die für die *differentielle Diagnose* zwischen den Kohlenoxyd- und anderen Psychosen gegebenen Richtlinien treffen angesichts der großen Vielfältigkeit in den Äußerungsformen der Kohlenoxydpsychose nicht so zu, daß man sich auf sie verlassen kann. Die klinische Abgrenzung der intervallären oder intervalllosen regressiven und progressiven „Kohlenoxydpseudoparalyse" von der progressiven Paralyse ist in gewissen Leidensabschnitten der ersteren nicht durchführbar. Für die Diagnose sollte verwertbar sein [2]), daß bei dem Leiden durch Kohlenoxyd in späterem Stadium die Motilitätsstörungen, speziell die Sprachstörungen fehlen, die Pupillarreaktion für Licht normal ist, die bei Paralytikern so häufig vorkommende unregelmäßige Form der Pupille fehlt, Paraplegie der Beine bei verhältnismäßigem Freibleiben der Arme vorkommt, die Demenz schnell einsetzt, Wahnideen so gut wie stets fehlen, jedenfalls nicht die Rolle wie bei der progressiven Paralyse spielen und der Verfall der geistigen Kräfte nicht gleichmäßig fortschreitet. Für jeden dieser und anderer angeblicher Unterschiede gibt es Gegenbeweise in den bekannt gewordenen Fällen. Selbst der in Wochen bis Monaten bei der Pseudoparalyse eintretende Tod könnte in der Schnelligkeit sein Analogon in der galoppierenden progressiven Paralyse finden. Wie diese hat unter Umständen auch die Kohlenoxydparalyse Erregungszustände.

Gegenüber der besonders schnell progredienten Form der Hirnsyphilis soll die intervalläre Demenz durch Kohlenoxyd in dem größten Teil ihrer Dauer Erregungszustände und Störungen seitens der zerebralen Nerven, besonders Augenmuskellähmungen, nicht auftreten lassen, während sie bei der ersteren häufig und schwer sind.

Und schließlich meinte man, daß die Kohlenoxyddemenz von der senilen bzw. arteriosklerotischen Demenz sich dadurch anatomisch unterscheide, daß der Ausfall von nervösen Rindenelementen (Tangentialfasern) durch Faserschwund nicht so bedeutend wie bei den letzteren Zuständen sei. Ich bin nicht der Ansicht, daß irgendeines der angegebenen Unterscheidungsmerkmale für das Erkennen des einen oder anderen Leidens ausreicht. Nur die Feststellung der Ursache kann diagnostisch zum Ziele führen.

---

[1]) GREIDENBERG, Annal. méd.-psycholog. VIII. sér., t. XII, 1900, p. 65.
[2]) SIBELIUS, l. c.

δ) Vergiftungsbilder, die von multipler Sklerose abzuleiten sind.

So wie eine traumatische Neurose unter Symptomen verlaufen kann, wie sie bei der multiplen Sklerose beobachtet werden, so liefern allem Anschein nach auch die Folgezustände der Kohlenoxydvergiftung bei manchen Menschen für sie die Bedingungen. Man hat gemeint, daß die so bezeichneten Erkrankungen nur eine Ähnlichkeit mit der multiplen Sklerose hätten, in Wirklichkeit aber auf encephalitische oder encephalomalazische Herde zurückzuführen seien. Es handele sich nicht um die echte multiple Sklerose, d. h. die Erkrankung, die durch Erhaltenbleiben von Achsenzylindern innerhalb vieler Herde gekennzeichnet ist[1]). Von praktisch-klinischem Standpunkt aus ist man jedoch genötigt, aus gewissen typischen, auch jahrelang anhaltenden Symptomen bei solchen Kranken auf sekundäre sklerotische Herde im Gehirn und Rückenmark zu schließen. Wie nicht anders zu erwarten ist, geben verschiedenartige Kohlenoxyd-Luftgemische den Grund für dieses Leiden ab. Die Schwere der Vergiftung ist hierfür nicht maßgebend. Die Primärsymptome wechseln. Ein Arbeiter, der an einem Leuchtgasreinigungskasten während 10 Minuten vergiftet worden war, bekam achttägiges Coma mit Konvulsionen, Hemiparese und alsdann skandierende Sprache und Intentionszittern. So war z. B. das Anziehen, wegen des Zitterns und Schüttelns, an dem der Kopf nicht beteiligt war, schwierig. Bei Ruhelage im Bett bestand kein Tremor, bei Gemütsbewegungen kamen nur einzelne kurze unwillkürliche Beugebewegungen beider Hände, wie beim Klavierspiel. Nach einer vorübergehenden Besserung erfolgte Verschlechterung. Nach 4 Jahren bot sich das Bild einer multiplen disseminierten Sklerose dar, die symptomatologisch besonders hervorspringen ließ: Zittern, zitternde Schrift, Steigerung der Reflexe, skandierende Sprache, Unsicherheit des Gehens, Drehschwindel, spastische Symptome, Abnahme der Intelligenz und eine gewisse psychische Schwäche[2]). Nystagmus fehlte in diesem Falle, ist aber sonst in diesem Symptomenkomplex gleichfalls beobachtet worden. Er war z. B. bei einem Manne vorhanden, der einen Tag nach der Kohlendunstvergiftung wieder arbeitete, nach 8 Tagen jedoch Ameisenlaufen in den Händen, bald auch in den Beinen und dazu Schwierigkeiten beim Gehen und Sichbücken bekommen hatte. Nach einem Jahre bestand Kopfzittern, nach 2 Jahren auch eine ataktische, zitternde, skandierende Sprache, nach 3 Jahren Gehstörungen, Intentionszittern bei Zielbewegungen und auch in der Ruhe. Der Zustand verschlimmerte sich dann noch weiter[3]).

Das Intentionszittern, das durch sklerotische Herde im Thalamus opticus oder auch in dem hinteren Abschnitt der inneren Kapsel und im Fuße des vom Sehhügel ausstrahlenden Stabkranzes bedingt sein kann, wurde in Symptomenkomplexen, die man der multiplen Sklerose zuschrieb, gelegentlich auch vermißt. Der Gang bei einem Kohlenoxydvergifteten, bei dem eine solche Leidensform angenommen wurde, war unsicher, zitternd, breitbeinig. Der Fuß hob sich kaum vom Boden ab.

---

[1]) STURSBERG, l. c.

[2]) BECKER, Deutsche med. Wochenschr. 1889. — Vierteljahrschr. f. ger. Med. 1893, Bd. 5, S. 131.

[3]) ÉTIENNE, in AVRAMOFF, Contribut. à l'étude des affect. nerv. chron. . . . . . . Nancy 1900.

Das Bein wurde im ganzen gehoben und nach einigem Zögern im ganzen, zuerst auf den Hacken, niedergesetzt.

Spastische Symptome in den Gliedmaßen als Kombination von spinalen und zerebralen Symptomen können auch mit Schwanken bei Fußschluß, Zungentremor und Beschwerden beim Harnlassen einhergehen. Die letzteren wurden bei zwei von mir beobachteten Erkrankungen, neben Unsicherheit in den zitternden Beinen, die sich durch Schwanken beim Gehen kundgab, stockender, verlangsamter Sprache, Steigerung der Sehnenreflexe in Armen und Beinen, festgestellt[1]). Beide Kranke, von denen der eine Leuchtgas, der andere beim Mauern in einem Kanal zufällig aus einer Fabrik dorthin geratenes Generatorgas eingeatmet hatte, zeigten unter den Symptomen eines schweren organischen Leidens des Gehirns und Rückenmarks mit progredientem Charakter auch jenes Symtom, das als Hinweis auf eine bestehende multiple Sklerose vielfach hervorgehoben wurde, nämlich den maskenähnlichen Gesichtsausdruck, der ev. auch mit der unwiderstehlichen Neigung zum Lachen verbunden ist. Dieses Zwangslachen trägt einen spastischen Charakter und stellt sich ohne hinreichenden Grund ein. Der maskenartig starre Ausdruck bei dem mit Generatorgas Vergifteten war mit einem stieren, leeren, unfixierten, in die unendliche Weite gerichteten Blick und mit Kopfzittern verbunden. Es zitterten auch die Zunge, die Gesichtsmuskulatur, z. B. beim Nasenrümpfen, die Lider, die Hände. In der Ruhe zitterten die genannten Teile fein- und schnellschlägig, bei Erregung oder Betätigungsdrang stark.

Mit den körperlichen können — wie dies bei meinen Kranken der Fall war — *geistige Störungen* verbunden sein. Die Merkfähigkeit war schwer geschädigt. Übungen im Wiederholen von mehreren zweisilbigen Zahlen ergaben ganz auffällige Defekte im Gedächtnis. Auch die Urteilskraft hatte gelitten. So vermochte der eine trotz langen Examinierens den Unterschied zwischen einem Korb und einem Kasten nicht anzugeben. Hierbei bestand ein gewisser Grad von Stimmungslabilität: leichtes Erregtsein, Ängstlichkeit, Gedrücktsein, Mißgestimmtsein. Die geistigen Fähigkeiten sanken bei beiden Kranken kontinuierlich. Die zeitliche und örtliche Orientierung sowie die Einsicht in den Krankheitszustand waren gut. In Übereinstimmung mit anderweitigen Erfahrungen über multiple Sklerose kann auch von der durch Kohlenoxyd veranlaßten festgestellt werden, daß bei ihrem längeren Vorhandensein wohl geistige Schwäche, aber keine psychotischen Zustände entstehen.

---

[1]) L. LEWIN, Obergutachten über Unfallvergiftungen 1912, S. 98 und Obergutachten für das Oberversicherungsamt in Königsberg 1913.

Die chronische Kohlenoxydvergiftung.

Der Bedingungen gibt es viele, unter denen Menschen wiederholt an einem Tage, und dies mehr oder minder lange Zeit hindurch — man nennt dies subchronisch bzw. chronisch — Kohlenoxyd durch Zufall oder beruflich aufzunehmen genötigt sind. Schon aus der Mitte des 16. Jahrhunderts berichtet AMATUS LUSITANUS über eine Frau, die glühende Kohlen aus einer Glashütte zu tragen pflegte und dadurch Krampfsymptome bekommen habe. Aber erst zu Beginn des vorigen Jahrhunderts wird über diese wiederholte Vergiftung in der heutigen Auffassungsweise berichtet. Ihr Entstehen darf nicht allein auf eine Kumulation des Gases im Körper zurückgeführt werden, für die man als Grund seine langsame Ausscheidung aus dem Körper annahm. Bei einem gewissen Sättigungsgrade des Blutes damit sollten die Giftwirkungen einsetzen [1]. Gerechtfertigt würde dies nur unter der Bedingung sein, daß der Betreffende dauernd, ohne Unterbrechung, das Gas einatmete. Wäre es anders, würde z. B. die Möglichkeit vorliegen, daß wiederholt am Tage reine Luft aufgenommen wird, so müßte durch den Atmungsprozeß notwendig die Dissoziation des im Blute vorhandenen Kohlenoxydhämoglobins zustande kommen und damit Folgen einer Überladung des Blutes mit diesem nicht mehr eintreten können. Obschon ich mithin eine *chemische Kumulation* in einem gewissen Umfange für möglich halte, sehe ich das für das Krankwerden Entscheidende in der *funktionellen Kumululation* [2], d. h. der Summation aller einzelnen, an sich kleinen Blutverschlechterungen und der dadurch notwendig werdenden ungenügenden Ernährung der Gewebe, vor allem auch der blutbildenden Organe. Es mag dahingestellt bleiben, ob man solche Verschlechterungen schon als Anoxhämie bezeichnen darf. Immerhin kann als sehr wahrscheinlich angenommen werden, *daß Gewebe nicht nur dadurch leiden, sondern auch in ihrem Beeinträchtigungszustande sekundäre Produkte mit Giftwirkungen zu liefern vermögen.* Der Zustand der durch Kohlenoxyd veränderten Gefäße hat mit der Entstehung einer chronischen Vergiftung nichts zu tun.

Eine zweite auf den vorstehenden Blättern genügend eingehend besprochene Notwendigkeit für die Entstehungserfüllung von Vergiftung bei oft wiederholter Gasaufnahme sind individuelle, nicht vorher erkennbare Daseinsbedingungen. Gerade ihre Mitwirkung läßt verstehen, warum nicht eben klug überlegte Versuche resultatlos verliefen, in denen ein Experimentator sich dem Einfluß des zu 0,21—0,24 in 1000 Atemluft enthaltenden Gases mehrfach z. B. 3 Stunden lang aussetzte. Hiervon war schon nach der Seite einer ev. schädigenden Kumulativwirkung kaum ein Erfolg zu erwarten, aber sicher mußte er fehlen, falls das Individuum nicht den geeigneten Empfindlichkeitsgrad für das Entstehenlassen von Giftwirkungen unter solchen Bedingungen besaß.

---

[1] HALDANE, Journ. of Physiol. t. XVII, 1895. — BENEDICENTI e. TREVES, Arch. ital. de Biologie t. XXXIV, 1900, p. 375. — GRÉHANT, l. c.
[2] L. LEWIN, D. med. Wochenschr. 1899, Nr. 43.

Unter sonst gleichen Umständen und gleicher Aufnahmedauer des Gases können sich zwei Individuen gesundheitlich verschieden verhalten. So erkrankte z. B. von mehreren Menschen einer schon nach wenigen Wochen seines Aufenthalts in einem kohlenoxydhaltigen Raume mit Kopfschmerzen, Neuralgien, Albuminurie usw., während andere 2—3 Jahre in derselben Atmosphäre sich ohne erkennbare Störungen aufhielten[1]). Es ist möglich, daß gewisse gleichzeitig bestehende Leiden, wie z. B. anämische Zustände, aus irgendeiner Ursache, Alkoholismus usw., die Entstehung und Vertiefung der chronischen Kohlenoxydvergiftung begünstigen können. Albuminurie und alimentäre Glykosurie, die man bei zwölf bzw. drei so vergifteten Menschen fand, führte man auf in der Kindheit erworbene Disposition und Heredität zurück. Durch die chronische Ernährungsstörung der Gewebe könnten auch alte latente Krankheitsprozesse, z. B. Tuberkulose wieder von neuem aufflackern.

Vereinzelt gelang es, die Mengen von Kohlenoxyd annähernd festzustellen, die auf Menschen in Aufenthaltsräumen längere Zeit hindurch bis zur Vergiftung eingewirkt hatten. Dies vollzog sich z. B. in einem Raum von 100 cbm, in dem 35 Menschen durch undichte Leitungen von Leuchtgas in der Zeit von 2—3 Jahren sämtlich gesundheitlichen Schaden genommen hatten. Die Atmungsluft enthielt stets wechselnde Kohlenoxydmengen von 1 : 100—1 : 10 000[2]). Fünf Menschen, darunter drei Kinder, die in ihrem Wohnraum aus einem fehlerhaft konstruierten Wärmeapparat längere Zeit hindurch Kohlendunst eingeatmet hatten, erkrankten. Die Luft enthielt an Kohlenoxyd 0,4—0,5 : 1000[3]). Die Zeit, in der gesundheitliche Schädigung erfolgte, schwankte in den vorliegenden Beobachtungen zwischen 2 Wochen, einigen Monaten oder einigen Jahren.

Eine solche Vergiftung kann leicht Anlaß zu irrtümlichen Diagnosen geben, besonders wenn es sich um eine allgemeine Nervosität, eine Herzneurose oder um anämische Zustände handelt. Aber auch Schwereres kann vorkommen und verkannt werden. Ein hochgradig anämisch gewordenes Kind griff sich immer an den Kopf und wehklagte über Schmerzen darin. Dabei bestand Pulsvermehrung, erhöhte Körperwärme und Erbrechen. Das Kind starb. Die Diagnose Meningitis mußte fallen gelassen werden, als man die Quelle für Kohlenoxyd im Zimmer erkannt hatte und überdies die Mutter gleichfalls dem Gase zum Opfer gefallen war[4]).

Wiederholt ist die irrige Diagnose Typhus gestellt worden. Dies war z. B., wie PETTENKOFER berichtet, bei einem Manne der Fall, der in einem stark geheizten Zimmer lebte und jedesmal eine Verschlimmerung seines sehr schlecht prognostizierten Leidens erfuhr, wenn außen die Temperatur sank. Schließlich nahm man in dem Zimmer den Geruch nach Leuchtgas wahr, das von einer Berststelle in der Straßenleitung durch das überwarme Zimmer angesogen wurde. Es erfolgte durch den Wohnungswechsel Wiederherstellung.

Die Prognose des Leidens kann im allgemeinen günstig gestellt werden, zumal bei jungen Individuen, die nicht lange dem Gase ausgesetzt ge-

---

[1]) MOREL et MOURIQUAND, Observ. XV, zit. in: ROGUES DE FURSAC, Annal. d'hyg. publ. 4e sér., t. XXI, 1914, p. 43.
[2]) COURMONT, Bullet. de l'Acad. de Méd. 3e sér., t. LXIV, 1910, p. 491.
[3]) KOREN, Norsk Magazin 1891, p. 550.
[4]) MAULWURF, Wien. klin. Wochenschr. 1891, S. 188.

wesen waren. Bei solchen, die das mittlere Lebensalter überschritten und lange Jahre Kohlenoxyd aufgenommen haben, soll, zumal wenn sie Alkoholisten sind, die Prognose ungünstig sein, weil u. a. Arteriosklerose und Intelligenzstörungen Platz griffen[1]). In dieser Verallgemeinerung wird dies für unrichtig gehalten[2]). Die Möglichkeit auch schlimmer Ausgänge besteht freilich.

Versuche, *Tiere* durch wiederholtes Atmenlassen kleiner Mengen von Kohlenoxyd krank zu machen, mißlangen dem einen[3]), während andere[4]) fanden, daß die Empfindlichkeit für Leuchtgas mit der Zahl der Einatmungen wächst und schließlich so gesteigert ist, daß der Tod erfolgt. Symptome, die den entsprechenden Leiden des wiederholt vergifteten Menschen gleichkämen, konnten nicht erzeugt werden. Das Experiment an Hunden ergab als Befund kaum anderes als Hyperämie des Gehirns und der Meningen, also das, was von BARBIER[5]) schon im Jahre 1822 und nach ihm von vielen anderen bei Menschen gefunden worden ist. Man wollte aber auch nach chronischer Kohlenoxydvergiftung von Hunden eine diffuse Entzündung der Nervenzentra, charakterisiert durch Auswanderung und perivaskuläre Anhäufung von Leukocyten, ferner Degeneration der Ganglienzellen, Veränderungen des interstitiellen Gewebes, Degeneration der Nervenfasern und plasmatische Exsudation beobachtet haben[6]). Eine weitere Bestätigung solcher Ergebnisse war bisher nicht erhältlich.

Die Gefahr einer solchen Vergiftung liegt in *gewissen Berufen oder in Zufälligkeiten*. Was bei der Besprechung der akuten Vergiftung hierüber gesagt worden ist, trifft auch hier zu. Es kommen von der ersten Gruppe hauptsächlich in Frage: Köche, Köchinnen, Heizer, Büglerinnen, Schneider, die mit Kohlen- oder Gasplätteisen arbeiten, Gasarbeiter, Gießer, Arbeiter an Lumpenkesseln und in Papierfabriken, Grubenarbeiter (Explosionsgase), Chemiker, Kellner, Köhler, Feuerwehrleute, Arbeiter an Motoren mit Generatorgas oder Petroleum. Zu der zweiten Gruppe gehören diejenigen, die Kohlendunst in raucherfüllten öffentlichen Aufenthaltsräumen aus schlechten Öfen oder aus Heißluftheizungen oder aus offenen Kohlengefäßen oder Leuchtgas aus Gasöfen, schlecht schließenden Hähnen ·oder aus nicht defekten oder defekten Schlauchleitungen oder geborstenen Gas-Straßenrohren usw. aufnehmen.

Die Erkrankungsbilder sind sehr verschieden. Im Beginne des Leidens, gewöhnlich nach einer Tagesarbeit, stellen sich Ohrensausen, Kopfschmerzen, Schwindel oder auch Sehstörungen ein. Anfangs weichen diese Symptome gewöhnlich schnell, wenn die Gasaufnahme aufhört. Schon das längere Atmen frischer Luft genügt hierfür.

Ein 29 Tage altes Kind, das gut gediehen war, wurde durch Kohlendunst, der aus einem Zimmerofen in kleinen Mengen kam, auffallend

---

[1]) BRUNEAU, De l'intoxication par l'oxyde de carbone, Paris 1893.
[2]) ROGUES DE FURSAC, Annal. d'hyg. publ. 4ᵉ sér., t. XXI, 1914, No. 1.
[3]) LELORRAIN, De l'oxyde de carbone, Straßbourg 1868.
[4]) v. BORZYSZKOWSKI, Die chron. Kohlenoxydvergiftung, Greifswald 1877. — DRIESSEN, Über die Einwirkung wiederholter Kohlenoxydvergiftung auf die Blutkörperchen. Würzburg 1889.
[5]) BARBIER, Bullet. de l'Acad. de Méd. 1822, 11. Nov.
[6]) CHARDIN, Wratsch 1884, p. 521.

bleich, lag mit halbgeschlossenen Augen und nahm die Brust nicht mehr. Erst nach 11 Tagen waren diese Symptome geschwunden[1]).

Die Wiederherstellung erfolgt nicht oder nicht ganz, wenn bei weiter fortgesetzter Einwirkung des Gases die natürlichen Kräfte des Körpers für den Ausgleich der bereits gesetzten Gewebsernährungsschädigungen nicht ausreichen. Dann kann für längere Zeit die Stabilisierung von den gleich anzuführenden Symptomen in irgendeiner Gruppierung erfolgen. In begreiflicherweise nur ganz seltenen Fällen ist der Nachweis des Kohlenoxyds im Blute gelungen.

Am häufigsten macht sich ein *anämisches Aussehen* bisher blühender Menschen bemerkbar. Die Gesichtsfarbe wird bleich, zeitweise auch fahl, blaßgrau, strohgelb oder später deutlich icterisch. Alle Abstufungen des Aussehens von einfacher Chlorose bis zu schwerster, auch perniziöser Anämie kommen vor. Die Schleimhäute können an dieser Verfärbung teilnehmen. Einzelne Vergiftete haben Präkordialangst. Hand in Hand damit geht eine allgemeine Schwäche. Die Individuen fühlen sich abgespannt, matt, abgeschlagen. Diese *muskuläre Asthenie* ist meist progressiv und eines der andauerndsten Symptome. Das Gehen ist erschwert. Die Beine wollen die Körperlast nicht tragen. Bisweilen sinken solche Menschen zusammen. Auch einseitige oder doppelseitige Armschwäche kann bestehen und der Zustand den Eindruck einer leichten Paraplegie machen.

Die Zahl der roten Blutkörperchen wurde bei einigen Kranken bis auf 1,5 Millionen gemindert gefunden. Bei einem Kranken hob sich diese Menge nach sechstägiger Sauerstoffbehandlung auf 6 Millionen. Zerfall der roten Blutkörperchen findet nicht statt[2]). Gelegentlich stellen sich *vasomotorische und trophische Störungen ein*: Ödem, besonders an den unteren Gliedmaßen, das auch wohl eine Phlegmasia alba dolens vortäuschen und auch bläuliche Flecke tragen kann, ferner fleckige, streifen- oder striemenartige, knötchen-, bläschen- oder blasenförmige, blutfleckige — besonders bei auch leichten Stößen entstehend — und ulceröse, mit Schmerzen oder stellenweiser Anästhesie einhergehende Hautveränderungen und Muskelatrophie. Bei einem Manne, der 11 Jahre in einem Kohlenoxyd enthaltenden Raume gearbeitet hatte, erschienen schwere und tiefe Ulcerationen an den Beinen. Sie heilten nach der Entfernung aus dem Raume wieder zu.

Zu den häufigeren Störungen gehören die vom *Magen und Darm* ausgehenden: Übelkeit, Erbrechen, Appetitlosigkeit, Verdauungsschwierigkeit, die so weit gehen kann, daß der Kranke nur flüssige Nahrung verträgt, saures Aufstoßen 2—3 Stunden nach der Mahlzeit, Übersäuerung des Magens angeblich in der Hälfte der Fälle, auch Leibschmerzen, Durchfall, ausnahmsweise auch Brechdurchfall, oder Entleerung reiswasserähnlicher oder selbst blutiger Stühle.

Auch die *Gefäße und das Herz* können leiden. Die schon im frühen Alter bei Feuerwehrleuten vorkommende Gefäßverkalkung wird auf die häufige Rauchaufnahme dem Grunde nach bezogen. Über dem Herzen nimmt man manchmal blasende Geräusche wahr, auch über der Vena jugularis das bekannte sausende Anämiegeräusch. Es können sich ferner einstellen: Palpitationen neben Schweratmigkeit und Oppressionsgefühl

---

1) CADET DE GASSICOURT, Journ. de Méd. de Paris 1888, No. 72.
2) REINHOLD, Münch. med. Wochenschr. 1904, S. 739.

in der Brust, und nächtlicherweile auftretende Andeutungen von Angina pectoris. Pulszahl und Körperwärme können sinken. Eine Frau, die wiederholt durch ein glühendes Kohlenbecken Kohlenoxyd eingeatmet und anfangs nur leichtes Unwohlsein dadurch bekommen hatte, wies nach etwa 12 Tagen auf: Hautcyanose, eine Wärme von 34,6° in der Achselhöhle, Kopfweh, Ohrensausen, Herzklopfen, allgemeine Müdigkeit, Beengung in der Brust und häufiges Erbrechen[1]). Sie wurde durch Behandeln mit Sauerstoff wiederhergestellt.

Eine Erkrankung mit viertägiger Erhöhung der Körperwärme beobachtete an sich selbst ein Chirurg, der infolge eines schlecht konstruierten Gasheizofens im Operationszimmer Kohlenoxyd wiederholt hatte einatmen müssen. Sein bis dahin blühendes Aussehen veränderte sich in eine fahl gelbliche Gesichtsfarbe, und dazu kamen, bisweilen nach einer euphorischen Erregung, allgemeine Mattigkeit und Verdrießlichkeit. An Kopfschmerzen und Magenstörungen litt auch die Operationsschwester. An einem bestimmten Tage setzte während des Operierens unter Zunahme der Mattigkeit ein mehrstündiger Schüttelfrost bei einer Körperwärme von 39,6° ein. Es wurde ein trüber, schmutziggrauer, hämoglobinhaltiger Harn mit Epithelialzylindern entleert. Dabei bestand ein leichter Icterus. Erst nach 3 Wochen waren Eiweiß und Formelemente aus dem Harn geschwunden. Einige Wochen später wiederholte sich das Leiden nochmals. Erst dann erkannte man die Ursache[2]). Hier muß noch eine vielleicht nur individuelle Eigentümlichkeit für das Entstehen des eigenartigen Leidens mitgewirkt haben.

Albuminurie fand man unter den obenerwähnten 35 Arbeitern zwölfmal. Kardiovaskuläre Störungen fehlten bei ihnen stets[3]). In anderen Fällen stellte man Ausscheidungen von 0,3—0,8 g täglich fest. Man nahm an, daß eine erbliche oder durch eine früher überstandene Albuminurie erworbene Prädisposition deren Neuerscheinen durch Kohlenoxyd begünstigte. Auch alimentäre Glykosurie kann entstehen. Von den genannten 35 Arbeitern hatten sie drei. Nur einmal wird von Peptonurie berichtet[4]).

Als schlimmste Folge der Kohlenoxydvergiftung wird die *Tuberkulose* bezeichnet. Man sah sie z. B. bei einem Arzte entstehen, der 12 Jahre lang mehrere Stunden täglich bei einer Gaslampe in einem sehr kleinen, mit Gasofen geheizten Zimmer gearbeitet und anfänglich eine serofibrinöse Pleuritis bekommen hatte. Sein Vertreter, der in dem gleichen Zimmer arbeitete, bekam Kopfschmerzen, Schwindel, Palpitationen, Neurasthenie. Man entdeckte einen feinen Riß im Gasleitungsrohr als Ursache. Frauen können Störungen der Menstruation und Männer Blasen-Prostatabeschwerden bekommen.

Die Funktionen des *Zentralnervensystems* können in weitem Umfang leiden. Sehr häufig sind Störungen des Schlafes, derart, daß am Tage, auch bei der Arbeit, Schlafsucht bzw. Betäubungsgefühl und in der Nacht Schlaflosigkeit besteht. Als Reizmittel gegen die erstere nehmen z. B. Köchinnen alkoholische Getränke, woraus sich der bei ihnen häufige

---

[1]) LINAS, in DOREAU, Contributions à l'étude de l'oxygène en thérap. 1881.
[2]) STEMPEL, Arch. f. klin. Chirurgie Bd. 64, 1901, Heft 2.
[3]) COURMONT, l. c.
[4]) KOREN, l. c.

Alkoholismus erklärt[1]). Die Änderungen im Charakter bekunden sich durch den Verlust von Aktivität und Energie. Willensschwäche bzw. Willenlosigkeit und Wille ohne Kraft bestehen. Der Kranke ist unentschlossen, unruhig, wechselt auch Absicht und Ausführung von Arbeiten. Er wird reizbar und zornmütig. Daher kommt der entsprechende Zustand der Köchinnen und vor allem der Heizer. Stimmungswechsel, innere Unruhe, nervöse Übererregung bei kleinlichsten Anlässen kommen neben Verdrossensein, Mißmut, Energielosigkeit und Schlaflosigkeit bei Feuerwehrleuten vor. Die Entwicklung solcher Zustände vollzog sich neben Magen-Darmstörungen und Anämie bei zufälliger Gasaufnahme schon in 14 Tagen.

Von subjektiven Störungen der allgemeinen Sensibilität zeigen sich als häufigste und konstanteste: Kopfschmerzen in Stirn oder Schläfen, seltener im Hinterhaupt. Sie beginnen oft nur mit Schwere im Kopf oder Kompressionsgefühl an den genannten Stellen, hindern den Schlaf, können intermittierend auftreten und weichen an frischer Luft. Sie nehmen mitunter die Form einer Migräne mit oder ohne Erbrechen an. Häufig wird über Schwindel geklagt, der bisweilen mit dem Gefühl der Trunkenheit oder Betäubung und Schwäche in den Beinen einhergeht. Bei 32 von 35 chronisch Vergifteten bestanden *als objektive Störung der allgemeinen Sensibilität* lumbosacrale oder cubitale oder intercostale Neuralgien, dauernd, oder für einen Tag oder eine Woche verschwindend, um dann wiederzukehren. Die Schmerzen haben gelegentlich ihren Sitz in den Enden der Gliedmaßen, können besonders heftig an den Nägeln sein, auch einen rheumatoiden Eindruck machen und weit irradiieren. Sie waren bei manchen von hyperästhetischen Plaques oder trophischen Störungen an der Haut begleitet[2]). Auch anästhetische oder hyperästhetische Zonen, sowie Parästhesien an Rumpf, Kopf und Gliedmaßen kommen vor. Ein Bureaubeamter, der bei einer durch eine lange Gummischlauchleitung gespeisten Gasglühlichtlampe arbeiten mußte, bekam Parästhesie im Gesicht zu Anämie, Verdauungsstörungen und Oppressionsgefühl in der oberen Sternalgegend[3]). Über Sehnervenreflexstörungen läßt sich Sicheres nicht aussagen.

Als *sensorielle Störungen* soll im Gewerbebetriebe, z. B. bei Köchen, Amblyopie vorkommen, die angeblich in Sehnervenatrophie enden kann[4]), vorübergehende Amaurosis und bei Plätterinnen Kongestion der Chorioidea. Diplopie durch Parese der Recti externi und der Recti superiores und inferiores einer Seite wurde vereinzelt festgestellt.

Das *Gedächtnis* kann leicht leiden, so daß das Individuum genötigt ist, lange nachzudenken, um sich etwas aus der Vergangenheit ins Gedächtnis zurückzurufen, oder es kann progressive Amnesie bestehen. Ein Bohner schlief mehrere Jahre in einem fensterlosen Raume, in den vom Korridor aus Leuchtgas aus einem nicht schließenden Hahn ausströmte. Es stellte sich eine solche Vergeßlichkeit ein, daß der Mann, um seinem Gewerbe nachgehen zu können, sich z. B. begleiten lassen mußte, da er den Weg nicht finden konnte. Es bestand die KORSAKOWsche Psychose.

---

[1]) ROGUES DE FURSAC, l. c.
[2]) COURMONT, HIRTZ, MOREL et MOURIQUAND, locis cit.
[3]) WENDL, Friedreichs Blätter Bd. 57, 1906, p. 470.
[4]) PICHON, bei RAFFEGEAU, Annal. méd. psychol. 1889, t. IX, p. 462.

Nach 18 Monaten erfolgte der Tod. Auch die geistige Leistungsfähigkeit und die Intelligenz können sich mindern. Seltener entwickelt sich einmal bei Köchinnen, Köchen, Heizern usw. aus den genannten Zuständen, aber auch ohne daß diese vorangegangen waren, ein psychotischer Zustand: Halluzinationen des Gesichts, Gehörs und Geschmacks, mit Wahnvorstellungen, Vergiftungswahn, Verfolgungsideen, die nicht fest haften [1]), manische Erregung und Delirien.

Der ursächliche Zusammenhang von „epileptischen Anfällen" mit der chronischen Kohlenoxydvergiftung ist mehr als zweifelhaft. Es ist aber wohl zu verstehen, daß ein Epileptiker, der nur selten Anfälle hatte, nach vier- bis fünfwöchigem Arbeiten in einem Raume mit Kohlenoxyd eine Zunahme derselben bekam. Auch Störungen in der Koordination der Bewegung sind sicher nicht festgestellt worden, wenn man nicht eine einmal beobachtete Dysarthrie hierher rechnen wollte. Das gleiche gilt von „Pseudotabes", Paralyse und Pseudoparalyse.

Als Sektionsbefund — wohl der einzige bisher aufgenommene — zeigte sich bei einem Knecht, der „eine Zeitlang" Kohlendunst aus einem Ofen aufgenommen und dadurch an Schwindelanfällen, Kopfschmerzen, Benommenheit und schläfrigem Wesen gelitten hatte, und dann eines Morgens bewußtlos aufgefunden worden war, ein Erweichungsherd im Thalamus opticus und frische Splenisation der unteren Lungenlappen. Bei chronisch vergifteten Hunden will man eine diffuse Entzündung der Hirnrinde gefunden haben [2]).

---

[1]) MOREAU DES TOURS, Les troubles intellectuelles ...
[2]) SPIRTOFF, Moniteur russe de Neurologie 1899, t. VII, bei ROGUES DE FURSAC, l. c.

Pathologisch - anatomischer, forensischer und therapeutischer Teil.

Der Befund an Leichen Kohlenoxydvergifteter.

1. Das äußerliche Verhalten der Leiche.

Nicht selten findet man die Leichen, wie ich schon hervorhob, auf dem Boden in der Nähe der Tür oder des Fensters des vergifteten Raumes, wohin die letzte und äußerste Willensanstrengung die Vergifteten gebracht hat. Der lähmende Einfluß des Gases auf die Bewegung überwand jedoch schließlich den Willen zur Rettung und hielt die Opfer in der tötenden Atmosphäre gefangen. Andere, die von großen, jäh auf sie einwirkenden Gasmengen überfallen wurden, sah man in eigentümlichen Stellungen. Ein Mann, der sich sein Frühstück an einem Gasofen bereitete, saß an diesem, mit dem Rücken an die Wand gelehnt. Leuchtgas war frei aus dem Ofen entwichen. Von fünf im gleichen Zimmer Vergifteten fand man den Vater in einem Winkel des Ofens auf einem Sessel, den Kopf auf den rechten Arm stützend, den er an die Seite eines Bettfußbrettes lehnte. Im anderen Winkel saß der Knecht neben einem Sessel, den Kopf nach rückwärts gebeugt, auf dem Boden. Zwei Kinder lagen in den Betten, und die Mutter stand tot neben dem Bette ihres schon früher durch Kohlenoxyd krank gewordenen Kindes. Ihr Oberkörper war gebeugt und ihr Kopf stützte sich auf den Bauch des Kindes. In ihrer Hand hielt sie einen Umschlag, der auf die Stirn des Kindes gelegt war.

Der Gesichtsausdruck solcher Vergifteter wurde ruhig oder auch verzerrt gefunden. Der vorgängige Angstzustand zeichnet sich oft den Zügen ein. Manche, die, sehr schnell vom Gase bewältigt, hinstürzen, weisen Kontusionen oder Wunden, und wenn der Sturz von einer Höhe, z. B. einer Leiter, stattgefunden hat, auch Frakturen auf. Verbrennungen meist höherer Grade kommen vor, wenn der durch Ofengase Betäubte mit einem Körperteile an den glühenden Ofen gefallen war.

Rußanflug im Gesicht, zumal an der Nasenöffnung, findet sich, wenn Rauch in dem Raume längere Zeit eingewirkt hat. Seine Menge braucht nicht bedeutend gewesen zu sein. Auch an Haaren, sowie an den Augen und selbst tief in der Trachea können Rußablagerungen vorhanden sein. Bei einem jungen Menschen, der durch Rauch vergiftet worden war, der sich aus brennendem Stroh entwickelt hatte, war nicht nur das Gesicht, sondern der ganze Körper von Ruß geschwärzt, und ein gleichzeitig Mitgeschädigter hatte Gesicht und Hände mit Kohlenruß und Kohlenstaub bedeckt.

Vor dem Munde liegen bisweilen Reste von Erbrochenem und weißer oder blutiger Schaum. Auch aus der Nase kann solcher, zumal beim

Umdrehen der Leiche, fließen. Die Zeichen des Urin- und Kotabganges fehlen selten. Der After steht gewöhnlich offen.

Eintritt und Dauer der Totenstarre bieten keine Besonderheiten dar. Bei vorangegangenem Kieferkrampf und Nackensteifigkeit trat sie einmal überhaupt nicht ein. Ein anderes Mal hielt sie 7 Tage an.

Der Grad der Fäulnis der Leiche kann zu keinem diagnostischen Hinweis benutzt werden, denn die sonst vorkommenden Verschiedenheiten werden auch hier beobachtet, selbst wenn die Gasvergiftung unter scheinbar gleichen Bedingungen bei mehreren Menschen gleichzeitig erfolgt war. Schnelle Zersetzung und langsame und unter geeigneten Bedingungen auch Mumifikation kommen vor.

Im allgemeinen weicht die *Hautfarbe der Kohlenoxydleichen* von dem Kolorit anderer ab. Aus dem Fehlen von mehr oder minder ausgedehnter Rotfärbung ist jedoch nicht der Schluß auf Nichtvorliegen einer Kohlenoxydvergiftung zu ziehen. Bei manchen der Leichen zeigt sich eine rosenrote, bei anderen eine dunklerrote bis violette Färbung an Gesicht Hals, Brust, Gliedmaßen. Bisweilen ist das Gesicht so hellrot bis vor der Beerdigung, daß Angehörige den Tod bezweifeln. Ich mußte auf deren Verlangen bei einem Offizier die Radialis öffnen, um die Beerdigung ermöglichen zu lassen. Die Rötlichfärbung kann auch nur auf einer Gesichtshälfte vorhanden und die andere blaß sein. Bei einem Vergifteten wiesen nicht nur Gesicht, Nacken, Hals, Brust, sondern auch Rücken, Penis und Hodensack eine auffallend rosenrote, netzförmige Figuren bildende Färbung auf. Auch hier zeigt sich, selbst bei gleichem Ausgang der Vergiftung, die Verschiedenheit innerer Vorgänge bei verschiedenen Menschen. Neben diffuser Rotfärbung oder auch für sich allein, finden sich an beiden oder nur einer Körperhälfte streifige Röte oder rosen- oder kirschrote Flecke. Gesicht, Rumpf und Gliedmaßen können sie aufweisen. Bei fünf unter gleichen Bedingungen durch Leuchtgas Gestorbenen fanden sie sich an der vorderen und inneren Fläche der Schenkel. Mitunter kommen neben rundlichen bis talergroßen hellroten noch violette, gleich den blauroten Ohren und den schmutzig blauvioletten Nägeln vielleicht aus dem asphyktischen Stadium herrührende Flecke vor. Man soll die ersteren unter Umständen noch an bereits grünlich faulen Leichen wahrnehmen können. Die eigentlichen hypostatischen Totenflecke an den abhängigsten Körperteilen, am Rücken usw., können gleichfalls noch hellrot gefärbt sein.

Die Rotfärbung der Haut bzw. der Flecke soll auffälliger als diejenige sein, die nach der Vergiftung durch Cyankalium oder Benzol oder durch die Einwirkung von Kälte an der Leiche oft sichtbar wird. An der Vorderfläche der Oberschenkel kommen gelegentlich auch hanfkorn- bis linsengroße Ekchymosen vor.

2. Der Zustand des Blutes.

Die geschilderte Farbe der Haut hat als Bedingnis eine entsprechende des Blutes. Daß dieses nicht immer hellrot ist, weiß man schon aus den bei Aderlässen gemachten Beobachtungen. Ich habe es wiederholt von gewöhnlichem Aussehen, andere haben es auch schwarzrot, oder auch dunkel und ganz schwarz gefunden. Hierin kann sich trotzdem Kohlenoxydhämoglobin finden. Nicht anders sind die Farbenvariationen in der Leiche, so daß dieses Färbungsverhalten diagnostisch a priori nicht verwertet werden kann. Die Blutfarbe hat in dieser Beziehung nur eine bedingte Wertigkeit. Man findet sie bisweilen noch nach 3—4 Tagen hellkirschrot, oft aber dunkel. Von zwei unter erkennbar gleichen Bedingungen Erstickten kann der eine dunkles, der andere hellrotes Blut haben. So war es z. B. bei zwei Kindern, die die Mutter im gleichen Raum zu Bett gebracht, nachdem sie ein Kohlenbecken in Brand gesetzt hatte. Sie ging fort und ertränkte sich. Die Kinder starben gleichfalls. Sie wiesen die angegebenen Unterschiede in der Blutfarbe auf[1]). Eine solche kann für das ganze Körperblut gelten oder auch so sein, daß neben dunklem, mitunter fast schwarzem Blut in Lunge, Herz und großen Gefäßen noch kirschrotes vorhanden ist. In drei Leichen war das Blut sehr dunkel, aber nur die kleinen Gefäße, z. B. an der Pia mater, ließen es in der dünnen Schicht hellrot erscheinen. Bei einer durch Kohlendunst erstickten Frau floß aus den Geburtsteilen hellrotes Blut.

Der falschen Meinung ist nicht beizupflichten, daß die Hellrotfärbung des Blutes durch die Vergiftung mit einem an Kohlenoxyd sehr reichen Gas, wie z. B. Leuchtgas, Wassergas, Holzgas oder Koksgas entstehe, während Kohlendunst dies nicht schaffe. Daher ist es auch unzulässig, hierauf irgendeinen differentialdiagnostischen Schluß zu bauen. Um so begründeter ist diese Zurückweisung, als bei gleichzeitiger Vergiftung mehrerer Personen, z. B. durch Leuchtgas, bei der einen das Blut hochrot, bei der anderen dunkel befunden wurde. Von zwei in demselben Bett vom Gift überfallenen Personen hatte die eine hellrotes, die andere „schwarzes" Blut.

Die Gerinnbarkeit des Kohlenoxydblutes weist keine Verschiedenheit gegenüber anderem auf. Die Angaben, daß es bei schnell eintretendem Tod vorwiegend flüssig sei und außerhalb des Körpers schnell gerinne, oder daß es schneller koaguliere, als normales, sind danach zu beurteilen. Bei manchen Leichen fand sich in den Gefäßen flüssiges, bei anderen geronnenes Blut. In einem Zimmer starb eine 78 Jahre alte Frau und ihr $1\frac{1}{2}$jähriger Enkel durch Kohlendunst. Bei ihr fand sich im Schädel Anämie und hellkirschrotes, flüssiges Blut, bei ihm Hyperämie der Sinus und überall dunkles geronnenes Blut. Wiederholt wurden in den großen Venen Thromben gefunden.

3. Die Nachweisbarkeit des Kohlenoxyds in der Leiche.

Für die Stellung der Diagnose auf Vergiftung durch Kohlenoxyd hat der Nachweis von diesem in irgendeinem bluthaltigen Körpermaterial die größte Bedeutung. Ich habe schon in einem früheren Kapitel[2]), auch auf Grund eigener Erfahrungen, darauf hingewiesen, daß es ausnahmsweise einmal, beim Bestehen besonderer Verhältnisse, möglich sein könnte, *während des Lebens* noch tagelang nach der Vergiftung im Blute das Gift nachzuweisen, daß dies im allgemeinen aber sehr unwahrscheinlich sei. Die Ansicht, daß das von Geweben und besonders von Muskeln aufgenommene und allmählich wieder an das kreisende Blut abgegebene

---

[1]) OLLIVIER, Annales d'hyg. t. XX, 1838, p. 118.
[2]) Vgl. S. 69.

Kohlenoxyd dies ermöglichen könne[1]), läßt ganz außer acht, daß ja auf dieses ebenfalls der zerlegende Einfluß des Sauerstoffs bei der Atmung sich erstrecken muß.

Die Nachweisbarkeit von Kohlenoxydhämoglobin in der Leiche kann von Einflüssen abhängen, die während des Lebens des Körpers vor, während und nach der Vergiftung tätig waren, d. h. von individuellen Verhältnissen, von Konzentration und Menge des aufgenommenen Gases, von dem Erfolgtsein des Todes in der vergifteten Atmosphäre bzw. von dem Zeiteintritt und der Dauer der Atmung in frischer Luft, dem Zustand der Atmung, der Art und Dauer der angewendeten Hilfe, besonders der künstlichen Atmung, von der Zeit des Todeseintritts vom Beginn der Vergiftung an, und von der Aufbewahrungsart der Leiche. Außerdem kann die gesamte Hantierung mit dem Untersuchungsmaterial, von der Auswahl seiner Entnahmestelle beginnend, bis zu seiner Aufbewahrungsart, dem Zeitraum bis zu seiner Untersuchung und die Methode der Untersuchung selbst zu dem Ausfall des Nachweises nach der einen oder anderen Richtung hin beträchtlich, wenn nicht sogar entscheidend beitragen.

Eine Erörterung und weitere Begründung dieser Gesichtspunkte erübrigt sich — sie laufen bis auf den letzten auf Umstände hinaus, die eine Spaltung des Kohlenoxydhämoglobins verzögern oder bewerkstelligen. Dazu gehört auch für den Fall, daß in einer bereits begrabenen Leiche das Gas nachgewiesen werden soll, die Berücksichtigung des Bodens, des Sarges und des Leichenzustandes. In einem lockeren Sand- oder Geröllboden könnte die Bodenventilation, sobald sie die Leiche trifft, in ihr vielleicht noch vorhandenes Kohlenoxydhämoglobin leichter als in einem dichten Tonboden spalten.

Über den Einfluß der *Fäulnis* auf kohlenoxydhaltiges Blut habe ich das Erforderliche bereits angegeben. Die Verhältnisse seiner Lagerung im Körper können Bedingungen schaffen, die es vor der Berührung mit Luft und ev. auch vor tiefgehenderer fauliger Zersetzung bewahren. So kommt es, daß sich das Kohlenoxyd in tief gelegenen oder abgeschlossenen Körperteilen: Gehirn, Knochenmark, Leber usw. erhalten kann. Selbst noch nach 2, 5[2]) und fast 6 Monaten fand man es im Blute der Brusthöhle bzw. in dem des Herzens, der Lunge, der Milz und Leber. Das bemerkenswerteste Vorkommnis in dieser Beziehung ereignete sich nach dem Explosionsunglück auf der Wellingtongrube in Whitehaven im Jahre 1910. Fünf Monate nach derselben wurden 136 Leichen hochgebracht. Bei 42 derselben wurde Verbrennung, Shok und Explosionsgewalt, bei 85 Erstickung durch Rauch bzw. Kohlenoxyd als Todesursache angenommen, bei 35 der Nachweis des Kohlenoxyds spektroskopisch geführt[3]) und bei 50 wurde der Tod durch Kohlenoxyd als nur wahrscheinlich angenommen. Dieses letztere Ergebnis ist gut deutbar. Die in der Grube vom Unglück überraschten Bergleute sind wahrscheinlich sehr akut durch Kohlenoxyd zugrunde gegangen. Sie atmeten, starben und blieben noch lange tot in einer Kohlenoxydatmosphäre. Hierdurch war ein Schutz gegen die Zerlegung des Kohlenoxydhämoglobins in ihrem

---

[1]) WACHHOLZ, Vierteljahrschr. f. ger. Medizin Bd. 31, 1906.
[2]) BROUARDEL, Annal. d'hyg. publ. 1878, p. 512. — BROUARDEL, Les asphyxies, p. 44.
[3]) HARRIS and THORP, The Lancet 1910, 10. Dec., p. 1693.

Körperinnern gegeben. Demgegenüber ist nicht ohne weiteres verständlich, daß bei der größeren Zahl ihrer verunglückten Genossen Kohlenoxyd im Blute fehlte. Als Erklärung hierfür könnte man annehmen, daß bei diesen der Tod erst nach einer längeren Atmung in einer nicht ebenso stark gasgeschwängerten Strecke erfolgt ist, so daß eine Zerlegung des in ihrem Körper vorhanden gewesenen Kohlenoxyds möglich wurde. Bei Vergiftung einzelner Personen in dem gleichen Wohnraum ist dieser Umstand wiederholt klar zutage getreten. Vater, Mutter und zwei Söhne wurden durch eine geschlossene Ofenklappe vergiftet. Der Vater lag am Morgen am Boden an der Tür, die Mutter im Bett bewußtlos, die Söhne ebenso. Die Lage des Vaters hatte es zuwege gebracht, daß er in der Nacht noch frische Luft zu atmen bekam und am Morgen taumelnd die Tür aufreißen konnte. Er und die vielleicht aus einem ähnlichen Grunde nicht schwer vergiftete Frau wurden wiederhergestellt. Der älteste Sohn war bereits in der Kohlendunstatmosphäre gestorben, der jüngere wurde röchelnd in die Klinik geschafft, wo er am Nachmittag starb. In seinem Blute war — wahrscheinlich wegen der langen Atmung in reiner Luft — kein Kohlenoxydhämoglobin, wohl aber in dem des älteren Bruders, dem wahrscheinlich aus einem äußerlichen Grunde keine oder nicht genügende frische Luft zukam[1]).

Es gelang auch sonst recht oft nicht, selbst mit guten Untersuchungsmethoden, Kohlenoxyd im Leichenblut zu erkennen, z. B. bei einem durch Leuchtgas vergifteten Manne, der nach 24 Stunden, bei einem anderen, der infolge von Einatmung von Wassergas beim Koksablöschen in einer Viertelstunde gestorben war. Hier wurde das Blut der Vena cava spektroskopisch und chemisch analysiert[2]).

Zur Sicherung eines positiven Ergebnisses bei beerdigten Leichen wurde empfohlen, da z. B. nach einem Jahre in den natürlichen Blutbehältern kein Blut mehr vorhanden ist, Fäulnistranssudate zu nehmen[3]). Ich bezweifle, daß dies noch Erfolg haben kann. Es wurde ferner ein besonderer Wert darauf gelegt, die Muskeln auf Kohlenoxyd zu untersuchen, das sich in ihnen länger hielte. Mit Hilfe eines Kompressoriums wollte man in einem Muskelstückchen mit dem Spektralapparat erkannt haben, wie bald durch Zehrung des Sauerstoffs der eine verwaschene Streifen des Hämoglobins entstehe, während ein kohlenoxydhaltiger Muskel nach dem gleichen Zeitraum die beiden Streifen des Kohlenoxydhämoglobins aufweise. Den Anlaß zu dieser Behauptung gab die Vergiftung einer Dienstmagd, die durch Kohlendunst gestorben war, nachdem sie 24 Stunden noch in reiner Luft geatmet hatte. Ihr Blut war dunkel und dickflüssig, ihre Intercostalmuskeln und Totenflecke aber hellrot.

Der Nachweis wurde erbracht, daß unter den genannten experimentellen Umständen Kohlenoxyd in Muskeln vergifteter Tiere nicht vorkommt, wofern es aus dem Blute geschwunden ist[4]). Auch im Muskelextrakt findet es sich nicht. Als besonders aussichtsvoll für den Kohlenoxydnachweis wurden am oder im Körper vorhandene *Blutergüsse* bezeichnet. Der Versuch an Katzen oder Kaninchen, denen man während

---

[1]) Voss, D. med. Wochenschr. 1892, S. 894.
[2]) Garnier, Compt. rend. de la Soc. de Biologie t. LV, 1903, p. 761. Bei einem dritten, durch Hochofengase Vergifteten fand Garnier 12,56 Kohlenoxyd im Blute.
[3]) Kratter, Arch. f. Kriminalanthropologie Bd. XIV, S. 231.
[4]) Okamoto, Vierteljahrschr. f. ger. Medizin, 3. Folge, Bd. XXVII, 1904, S. 49.

der Vergiftung durch Verwundung solche erzeugte, ergab, daß, während aus dem Blute der vergifteten Tiere das Kohlenoxyd wieder geschwunden war, es sich in den Extravasaten noch bis zum fünften Tage nachweisen ließ[1]). Zuerst wurde dies am Menschen festgestellt. Man fand einen Laternenanzünder bewußtlos am Fuße seiner Leiter, die an eine Gaslaterne angelehnt war. Er hatte eine Wunde am Kopfe und atmete noch etwa 5 Stunden. Im Blute des Herzens und der großen Gefäße fand sich kein Kohlenoxyd, wohl aber in den Ergüssen der Kopfhaut und in einem intermeningealen Extravasat, das unter der Schädelfissur infolge des durch Kohlenoxydeinatmung veranlaßten Sturzes entstanden war. Das Überdauern des Kohlenoxydhämoglobins in den Ergüssen sollte darin begründet sein, daß sie von der Zirkulation, also auch von der Sauerstoffbeeinflussung, ausgeschlossen wären.

Man könnte eher daran denken, daß die Sauerstoffmenge des Blutergusses nicht groß genug sei, um das in dem letzteren enthaltene und nach außen vor Veränderung geschützte Kohlenoxydhämoglobin zu zersetzen. Solbald die Extravasate mit der Luft in Berührung stehen, muß die Zersetzung erfolgen. Daher können die in der Nähe der äußeren Haut gelegenen schneller kohlenoxydfrei werden als das Blut innerer Gefäße, zumal das der Sinus. Im allgemeinen wird man an die Wertigkeit der Blutergüsse als Kohlenoxydbewahrer keine großen Hoffnungen knüpfen dürfen. Auch nicht an die Nachweisbarkeit des Kohlenoxydhämoglobins in eingetrocknetem Blut, in dem es angeblich monatelang seine spektroskopischen Eigenschaften bewahren soll. Ganz abzuweisen ist die naive Angabe, daß, wenn man aus solchem Blut Häminkristalle darstelle, diese heller braun aussähen als die aus gewöhnlichem Blut.

Um ganz sicher über Vorhandensein oder Nichtvorhandensein von Kohlenoxyd im toten Körper Auskunft zu erhalten, *halte ich es für erforderlich, Blut aus möglichst vielen Stellen des Körpers, auch aus Gefäßen der Gliedmaßen, zu untersuchen, weil ich davon überzeugt bin, daß die Bildung des Kohlenoxydhämoglobins sich nicht gleichmäßig und nicht gleichmäßig stark in allen Gefäßstrecken des Körpers vollzieht.* Daher kommt es auch, daß man im gleichen Körper, ja selbst im gleichen Organ, z. B. im Sichelblutleiter, den Lungen, im Herzen, stellenweise hellrotes neben duklem Blut finden kann. Es ist ferner erforderlich, daß jede solche Blutuntersuchung sofort nach der Entnahme an Ort und Stelle vorzunehmen ist, weil durch das Einfüllen in Fläschchen und längeres Stehenlassen die Möglichkeit des Nachweises sich verringern kann.

4. Befunde an Körperorganen.

a) Muskeln.

Gegenüber dem Nachweise des Kohlenoxyds als diagnostisch zuverlässigstem Zeichen sind Veränderungen, die man an inneren Organen, bald in dieser, bald in jener Form nach der Vergiftung fand, als zuverlässige Hinweise nicht zu gebrauchen, besonders weil sie fast durchweg auch das bescheidenste Maß von Konstanz vermissen lassen. ·Dies gilt z. B. von der Farbe der Muskeln, zumal der Pectoralmuskeln, die rosen-

---

[1]) Szigeti, Vierteljahrschr. f. ger. Medizin Bd. VI, 1893, Suppl. S. 64. — Michel, Ebenda, 3. Folge, Bd. XIV, 1897, S. 49.

rot bis zinnoberrot bis kirschrot sein soll. Dies kann in einem oder dem anderen Falle so, aber auch anders sein. Diese Färbung kann ganz fehlen oder in den verschiedenen Körperabschnitten verschieden sein, z. B. in den Halsmuskeln lebhaft kirschrot, in den Brust-, Bauch- und Oberschenkelmuskeln matt graurot und im Psoas und Iliacus trübe grau.

Im Muskel der Gliedmaßen und anderer Körperteile selbst sollten auch materielle Veränderungen, als fettige, zum geringen Teil hyaline Entartungszustände vorkommen: Verschmälerung eines Teiles der Fasern mit teilweisem Zerfall der Fibrillen[1]). In den letzteren zeigten sich als Einleitung der Degeneration kleine Körnchen, die sich allmählich vermehren und schließlich den ganzen Sarkolemmschlauch erfüllen. Diese einige Male gemachten Beobachtungen sind nicht zu bezweifeln. Die Veränderungen gehören aber zu ganz seltenen Vorkommnissen und gestatten keine Verallgemeinerung. Eine direkte Wirkung des Giftes auf die Muskeln lehne ich ab. Wo ausnahmsweise einmal der Muskel in der angegebenen Weise gelitten hat, könnte der Grund in einer durch die Ernährungsstörung veranlaßten Veränderung in den Gefäßwänden bzw. im Muskel gesucht werden.

b) Verbrennungen.

Brandwunden, die in irgendeinem Umfange und Grade an Leichen gefunden werden, legen zuerst den Verdacht auf eine Kohlenoxydeinwirkung nahe, der das Individuum ausgesetzt gewesen ist. Der Möglichkeiten für solche Verbrennungen liefert das praktische Leben viele. Für gewöhnlich liegt die entscheidende Bedingung für ihr Zustandekommen in der Minderung des Bewußtseins, die das Gas veranlaßt, und eine andere in der Muskelschwäche, die den in diesen Zustand geratenen Menschen verhindert, selbst mit dem Aufwand der letzten Willensenergie aus einer ihn gefährdenden Feuerquelle seinen Körper zu erretten. So kann es kommen, daß ein Arbeiter in einer Baubude sich zum Schutz gegen Kälte an ein offenes Kohlenfeuer setzt, einschläft, aus dem Schlaf in eine Kohlenoxydbetäubung fällt und seinen Kopf an den Rand des Kohlenbeckens herabfallen läßt. Die Verbrennung des Gesichts ist nun unausbleiblich. Oder es legt sich ein Arbeiter auf eine Schlackenhalde, um sich zu erwärmen. Der Kohlendunst macht ihn bald bewußtlos und die heißen Koksreste setzen seine Kleider in Brand und lassen ihn eines schlimmen Verbrennungstodes sterben.

Eine andere Gruppe von Vorkommnissen, die Leichen mit Brandzeichen auf den Obduktionstisch kommen läßt, hat als Grundlage ein *Verbrechen*. Der Verüber vergeht sich an dem Eigentum des Getöteten, oder begeht ein sexuelles Verbrechen, oder gerät mit dem Opfer in Streit und tötet es, und um die Tatspuren zu vernichten, zündet er die Wohnung an. Ich habe schon auf die Nachweismöglichkeit der Wahrheit in solchen Geschehnissen hingewiesen. Im allgemeinen kann man als zutreffend annehmen, daß, falls das Leichenblut Kohlenoxyd enthält, das Individuum, bevor es von den Flammen ergriffen wurde, Kohlenoxyd durch Rauch usw. eingeatmet, also während des Brandes noch gelebt hat. Andererseits wird Kohlenoxyd im Blute vermißt werden, wenn die Tötung

---

[1]) Sölder. Jahrb. f. Psych. u. Neurol. Bd. XXII, 1902, S. 287.

auf irgendeine Weise bewirkt worden und das tote Individuum in die Flammen geraten ist. Auf Grund dieses Indiziums wurde ein Arbeiter zu langer Zuchthausstrafe verurteilt, der seinen Vater — wie man annahm — nach einem Streit erschlagen und dann das Haus angezündet hatte. Es kann auch so sein, daß das Opfer nicht getötet, sondern nur verwundet und dann den Flammen ausgesetzt wurde. Hier könnte, wenn die Atmung in der Rauchatmosphäre nur kurze Zeit gedauert hat, Kohlenoxyd im Blute fehlen.

Eine letzte Gruppe von Verbrennungen bis zur Verkohlung umfaßt jene bei großen Bränden jäh ums Leben kommender Menschen. Auch hierbei kommen weite, von der Art des Brandes abhängige Verschiedenheiten vor. Der Brand der Opéra comique in Paris forderte 27 Opfer, die unverbrannt durch Gas erstickt waren und nur durch die Hitze bedingte Risse in den Lederhandschuhen aufwiesen. Bei anderen Bränden, z. B. dem Wiener Theaterbrand, kam es auch zu schweren Brandveränderungen der Leichen, in deren Blut Kohlenoxyd nachgewiesen wurde.

c) Magen. Darm. Nieren.

Rötung bzw. Entzündung finden sich gelegentlich an Kehldeckel, Pharynx, Ösophagus und Magen, an letzterem wie auch am Ösophagus baumartige Injektion der Gefäße, Ekchymosen, Suffusionen oder beträchtlichere Blutergüsse. Bei Tieren, denen 100—1000 ccm Kohlenoxyd in die Leibeshöhle eingelassen worden waren, fand man starke, stecknadelkopfgroße Hämorrhagien im Magen[1]). An Bauchfell und Eingeweiden kann eine Hellrotfärbung sichtbar sein.

Nach einer Vergiftung durch den Rauch einer blakenden Petroleumlampe fand sich in der Leiche der Darminhalt bis zur BAUHINschen Klappe durch Ruß schwarz gefärbt[2]). Andere Vergiftungsfälle wiesen Blutaustritte an der Darmschleimhaut, vereinzelt auch nekrotische und diphtheritische Entzündung mit Blutungen vom Coecum bis zum Mastdarm auf. Tuberkulöse Geschwüre wurden an der Ileocoecalklappe, dem Coecum und dem Colon bei gleichzeitiger Tuberkulose beider Lungen und Thrombose der Pulmonararterien des linken Unterlappens bei einer nach 3 Monaten gestorbenen Frau gefunden. Ekchymosen am Zwerchfell, ev. auch nach protrahiertem Vergiftungsverlauf, degenerative Veränderungen und capilläre Blutungen in der Leber[3]), der Milz und den Nieren, ferner Trübung der Epithelien in den Harnkanälchen oder Bluterguß in diese oder Ödem der BOWMANschen Kapsel sind seltene Vorkommnisse. In der Harnröhre erkannte man wiederholt Samenfäden.

d) Zirkulations- und Respirationsapparate. Verrußung.

Am Zirkulationsapparat lassen bisweilen die Gefäßwände fettige und hyaline Entartung und Wucherung der Intima erkennen. Nach wiederholter Rauchvergiftung sollen arteriosklerotische Prozesse erkannt wer-

---

[1]) RICHTER, D. med. Wochenschr. 1895, S. 516.
[2]) RAPMUND, Der beamtete Arzt 1900.
[3]) Nach CHAUFFARD (Journ. des Praticiens 1913, 15 mars) soll sich nach der Vergiftung durch Kohlenoxyd eine sekundäre Vergiftung hepatischen Ursprungs bilden können.

den. Einmal wird von Hydrothorax und Hydropericardium berichtet. Ekchymosen an dem Herzbeutel korrespondieren mit der gleichen Veränderung an anderen Organen. Das einmal beschriebene Vorkommen von Luft im Herzen[1]) hat mit dem Kohlenoxyd weder direkt noch indirekt etwas zu tun, ebensowenig wie die starke Herzerweiterung bei einem nach 1 Jahr und 3 Monaten nach einer Leuchtgasvergiftung gestorbenen Manne[2]). Bedeutungslos ist auch, daß im rechten Herzen, aber nicht im linken, geronnenes Blut gefunden wurde, um so mehr, als auch vom Gegenteil berichtet wird. Der Befund einer Myokarditis ist gleichfalls mit der Vergiftung zusammenhanglos.

An den *Luftwegen* sind die gefundenen Veränderungen ebenfalls nicht charakteristisch, wenngleich bemerkenswert. In Larynx, Trachea, Bronchien liegt oft ein zäher, dicker, weißlicher oder blutiger schaumiger Schleim. Die Schleimhäute der Epiglottis, der Cartilagin. arytaenoidei, der MORGAGNISchen Tasche, der Trachea, ja bis zu den feinsten Bronchien, können eine hellrote bis ziegelrote Färbung aufweisen. Unter günstigen Umständen zeigt sie auch das Gewebe der Lungen. Bei zwei durch Kohlenoxyd Erstickten änderte sich die Farbe der Lungenlappen, je tiefer man einschnitt, von Mennig- bis Zinnober- bis Carminröte.

Wie an den äußeren Atmungsöffnungen, so kann auch, falls rauchhaltige Gase aufgenommen worden sind, die innere Fläche des Kehlkopfs mit einer rußartigen Masse bedeckt sein. Diese *Verrußung* setzt sich unter Umständen noch viel weiter in die Tiefe fort. Es wird — freilich etwas zu bestimmt — angegeben, daß sich aus der mikroskopischen Untersuchung der Lunge beweisen ließe, ob jemand lebend oder tot verbrannt oder zu verbrennen oder zu ersticken versucht worden ist. Hat das Individuum gelebt, so fände man bis in die feinsten Bronchien hinein einen Belag von Ruß, der auch noch nach Tagen vorhanden sei, und selbst nachgewiesen werden könne, wenn der Tod nicht unmittelbar eingetreten sei. Sei das Individuum schon tot in die Flammen gekommen, so fände man diese Rußbeläge nicht. Der Nachweis gelinge so lange, als noch wenige Teile einer unverkohlten Lunge zur Verfügung ständen. Beim Fehlen der Rußspuren sei es ganz sicher, daß das Individuum nicht mehr gelebt habe, als es verbrannt wurde. Nach jahrelanger Einatmung von Rauch oder Kohlenstaub seien die Alveolarsepta zwar mit Kohlepartikeln durchsetzt, aber nie fände man den mehr oder weniger zarten Anflug von Ruß in den feineren Verzweigungen der Bronchien[3]).

Häufiger finden sich die Zeichen der Entzündung in den Luftwegen: starke Gefäßinjektion der Schleimhaut von der Epiglottis bis in die feinsten Bronchien hinein.

Bisweilen nimmt man nach Eröffnung der Brusthöhle von mit Leuchtgas Vergifteten den Geruch von diesem wahr.

In den Luftwegen können sich Teile des Mageninhalts finden, die bei ungünstiger Lage des betäubten Vergifteten dorthin gelangt sind, nachdem Kohlenoxyd das Erbrechen ausgelöst hat. Ein Soldat wurde beim Heizen einer Badestube durch dieses Gas vergiftet, ging hinaus, als ihm

---

[1]) SAMSON-HIMMELSTIERN, Rigaer Beiträge Bd. 5, Lief. 1, 1862.
[2]) SANGER-BROWN, Journ. Amer. Med. Assoc. 1906, 28. Apr., p. 1265.
[3]) COESTER, Vierteljahrschr. f. ger. Medizin Bd. 29, 1905, Heft 1.

schlecht wurde, fiel draußen auf den Rücken in den Schnee und erbrach. Bei der Leichenöffnung fand man an der Bifurkation der Trachea ein großes, fast nicht zerkautes Stück Fleisch, mit dem einen Ende in einen Bronchus und mit dem anderen in den anderen hineinragend, so daß Erstickung hat eintreten müssen[1]).

Bei einem anderen Vergifteten war breiiger Mageninhalt bis in die Bronchien mittlerer Größe gelangt, während über der Bifurkation ein Pfropfen von Speisebrei fest eingekeilt saß. Durch einen solchen Vorgang kann eine Aspirationspneumonie entstehen. Als Folgeerscheinung einer solchen entwickelte sich bei einem Vergifteten putride Bronchitis, Lungengangrän und schließlich ein Durchbruch des eitrig-jauchigen Prozesses durch die Pleura. Es entstand ein Pyopneumothorax.

Häufig begegnet man an den Lungen einem Ödem, das sich auch auf das die Bronchien umgebende Zellgewebe fortsetzen kann. Inkonstant ist der Blutgehalt der Lungen. Bald sind sie mit schaumigem hellrotem Blut überfüllt, bald weisen sie nur normalen Gehalt daran auf.

Über das Entstehen einer Lungenentzündung bei dieser Vergiftung habe ich meine Auffassung bereits dargelegt[2]). Die Befunde an der Leiche in solchen Fällen zeigen keine Besonderheiten. Meistens ist die Erkrankung doppelseitig. Sie kommt aber auch einseitig vor. Alle Lungenteile können betroffen sein. Bei einem Vergifteten fand man eine fibrinöse Pneumonie des mittleren rechten Lappens, z. T. in völliger Hepatisation. Diese ließ sich in einem Falle schon nach 12 Stunden nachweisen.

Als Folge eines langen asphyktischen Stadiums kann Emphysem vorhanden sein. Die gleiche Ursache haben die subpleuralen Ekchymosen, die man besonders zwischen den Lungenlappen und an der Lungenbasis fand. Kaum ein Tod durch Atemlähmung kommt zustande, bei dem sie nicht in irgendeinem Umfang gesehen werden.

Auch die häufig festgestellte Pupillenerweiterung rührt von den asphyktischen Atemstörungen her. Die Hornhäute sollen ziemlich lange einen milchigen Glanz zeigen. Im Experiment fand man nach Leuchtgasvergiftung bei Tieren als einen konstanten Befund: Extravasat und Thrombosen der Netzhautgefäße, namentlich in der Papille[3]). Allen diesen Zeichen kommt kein diagnostischer Wert zu.

e) Veränderungen an Nerven und im Gehirn.

Gelegentlich stellt man, wie vorher bereits dargelegt worden ist, eine periphersiche Neuritis an einer, oder an einer oberen und unteren Extremität fest. Bei einem durch Leuchtgas Vergifteten fand sich neben bronchiolitischen Herden bei angeblich normalem Zentralnervensystem Fragmentation des Myelins und Schwund von Achsenzylindern, mehr an den Enden der Gliedmaßen als an der Wurzel ausgeprägt[4]). An beiden Ischiadicis und ihren Zweigen bestand bei einem durch Kohlendunst

---

[1]) DIEBERG, Vierteljahrschr. f. ger. Medizin Bd. 25, 1864, S. 337.
[2]) Vgl. S. 238 ff.
[3]) SCHEIDING, Leuchtgasvergiftung und Fermentintoxikation, Erlangen 1888.
[4]) LONG et WICKI, Revue méd. de la Suisse romande 1902, p. 172.

vergifteten, bis zu ihrem Tode nach 9 Tagen komatös gebliebenen Mädchen Hyperämie und Ödem des Perineuriums. Es war auch eine Poliomyelitis, namentlich in den Vorderhörnern, vorhanden [1]).

Bei einer nicht geringen Zahl von ein oder mehrere Male durch Kohlenoxyd Vergifteten bilden sich, bald schneller, bald langsamer, im Gehirn gröbere materielle Veränderungen heraus, die diagnostisch verwertbar sind. Im Tierversuch sind solche nicht erzeugbar. Hyperämie am Gehirn wurde während des Lebens bei vergifteten Kaninchen hervorgerufen, denen man eine Glasscheibe in den Hirnschädel eingesetzt hatte.

Ganz vereinzelt waren bei Menschen an der weichen Kopfbedeckung blutige Extravasate, oder eine jauchige Osteomyelitis des Schädels bei einem Gasarbeiter, der wiederholt Gas beim Suchen nach einer schadhaften Stelle in einer Leitung eingeatmet hatte, erkennbar. Es waren nach Überstehen der üblichen Initialerscheinungen und einer Neuritis des Ischiadicus Verworrenheit, rasche Abmagerung und schließlich das Bild einer progressiven Paralyse mit tödlichem Ausgang nach etwa 5 Wochen eingetreten [2]).

Gasgeruch nahm man einmal nach Eröffnung und Einschneiden des Gehirns bis zum Corpus callosum wahr.

Die Beeinflussung der Gefäße durch Kohlenoxyd macht sich am Gehirn oft auffällig stark bemerkbar. In den Gehirnsinus und den Gefäßen der Plexus chorioidei findet man wechselnde Mengen von flüssigem, dunkelrotem oder hellrotem Blut, in dem wiederholt objektiv Kohlenoxyd nachgewiesen worden ist. In der Meningealvene fand sich einmal ein großes Gerinnsel.

Auch die übrigen Gehirnteile, zumal die Corticalsubstanz, weisen oft eine starke Blutfülle in zahlreichen Gefäßchen auf. Unter 64 Kohlenoxydvergifteten fand sich 48mal Hyperämie der Gehirnhäute und des Gehirns und davon 14mal sehr stark.

Im Gegensatz zu den Gehirnhyperämien, die sich nach verschiedenen anderen Arten von Erstickung, z. B. nach Strangulation, Ertränken, Unterbindung der Luftröhre oder auch durch Einatmung von Kohlensäure zeigen und während oder nach dem Tode abnehmen, blieb die durch Kohlenoxyd und besonders durch Leuchtgas bei Tieren erzeugte, obschon die Lage des Gehirns so war, daß eine Senkung des Blutes in die Schädelhöhle nicht eintreten konnte.

Neben einer Blutüberfüllung weisen Gehirnhäute und Gehirn oft *Ödem* auf. Bei jungen vergifteten Tieren fand es sich neben reichlichen Ergüssen in die Ventrikel und die Knochenvertiefungen an der Schädelbasis, bei Menschen: als Ödem der Pia mater, oder auch der anderen Hirnhäute. Wässerige oder blutig-seröse Ergüsse unter die Arachnoidea, in die Seitenventrikel und in die hintere Schädelgrube stellte man fest. In einer Leiche war auf der Pia ein milchweißes Exsudat und unter derselben ein Erguß von blutig-seröser Flüssigkeit. Bisweilen waren die Flüssigkeitsmengen so groß, daß man glaubte, annehmen zu dürfen, daß der Tod durch eine „seröse Apoplexie" erfolgt sei. Bei einem durch Leuchtgas Vergifteten verlief das Nachleiden unter dem Bilde der Lepto-

---

[1]) ROKITANSKY, Wien. med. Presse 1889, S. 52.
[2]) ZIEHE, Ärztl. Sachverst.-Zeit. 1903, S. 461.

meningitis serosa mit vorzugsweiser Beeinträchtigung der Pia der hinteren Schädelgruben und des oberen Halsmarks. Es hatte langanhaltende und starke Nackenkontraktur, aber ohne Erbrechen bestanden. Der anatomische Beweis für eine solche Diagnose konnte wegen des schließlich günstigen Verlaufs nicht erbracht werden. Einen Teil der nervösen Störungen bei dieser Vergiftung schrieb man wegen einer überaus starken Leukocytose der Cerebrospinalflüssigkeit der reaktiven Veränderung der Meningen zu. Bei einem Vergifteten fand sich mehr Serum an der linken als an der rechten Hemisphäre.

Eine entscheidende nosologische Bedeutung vermag ich dieser Veränderung nicht zuzuschreiben. Bedeutungsvoller sind die bisweilen auch an Tieren erzeugbaren, gleich der Gehirnhyperämie oft fehlenden *Blutungen*, die man am Gehirn schon vor fast 100 Jahren feststellte. Bei einem durch Kohlendunst gestorbenen Knaben fand sich ein Bluterguß über der ganzen konvexen Fläche der Pia mater, und bei einem anderen zahlreiche kleine Blutungen in das Gehirn. Derartige Feststellungen sind weiterhin oft gemacht worden. An der Entstehung von Veränderungen an der Gehirnmasse selbst dürften solche capillare oder anders gestaltete Blutungen nicht unwesentlich beteiligt sein. Bei vergifteten Vögeln soll stets etwas Blut in das Gehirn ergossen gefunden werden, was man schon beim Wegnehmen der Haut durch das transparente Schädeldach wahrzunehmen vermag.

In verschieden großem Umfang können bei Menschen in den Gehirnhäuten, zumal zwischen Arachnoidea und Pia, auch über die ganze Oberfläche der Hemisphären und, sich in die Furchen senkend, Blutaustritte vorhanden sein. Sie bilden sich mitunter schon nach kurzer Vergiftungsdauer, sind meistens reichlich und stellen Blutpunkte, capillare Apoplexien oder punktförmige bis grobe flüssige oder geronnene Extravasate dar, die auch in der weißen und grauen Gehirnsubstanz scheinbar wahllos sitzen können. Man fand sie im Stirnhirn, im Corpus striatum, symmetrisch im· Thalamus opticus, im Nucleus lentiformis beiderseits und auf die Capsula interna übergreifend, an dieser selbst, auch nur an Teilen derselben, ferner an den Pedunculi cerebri und in den Gehirnhöhlen. Die letzteren waren bei einem durch Koksgase Vergifteten beiderseits mit locker geronnenem schwarzrotem Blut angefüllt, besonders die linke Seitenhöhle, deren Vorderhorn in eine kleine kinderfaustgroße, mit den geronnenen Blutmassen vollständig ausgefüllte Höhle verwandelt war. Die Seitenflächen waren vielfach rauh und zerrissen, namentlich die Streifenhügel von den anliegenden Hirnmassen getrennt, in seiner unteren Partie sowie im unteren Teil des Sehhügels fanden sich mäßige Blutmassen eingelagert. Das Hinterhorn des rechten Seitenventrikels war in eine walnußgroße, mit Blutmassen gefüllte Höhle verwandelt. Von dort führte ein Durchbruch in den rechten Sehhügel, durch welchen man den kleinen Finger einführen konnte. Auch in diesem und dem Streifenhügel dieser Seite waren kirschgroße Blutansammlungen vorhanden. Die dritte und vierte Höhle war ebenfalls mit Blut angefüllt, in der Brückenmasse fand sich eine kirschgroße Blutung und ebenso im Kleinhirn, wo es sich an das verlängerte Mark anlehnt. In dem Blute ließ sich nicht Kohlenoxyd nachweisen. Es fand sich ferner Blut in den hinteren Schädelgruben zwischen den Blättern der Arachnoidea. Bei einem Manne betrug die ergossene Blutmenge einen Teelöffel voll. Ebenso kann der Bluterguß in den Wirbelkanal erfolgt sein.

Die Blutergüsse in die Gehirnsubstanz, bzw. Gefäßveränderungen,
durch die sie erst ermöglicht werden, sind wiederholt als alleinige oder
Mitverursacher der erkennbaren *degenerativen Veränderungen* angesprochen
worden, die an der Gehirnsubstanz bei manchen Vergifteten gefunden
werden und sich nicht makroskopisch, wohl aber mikroskopisch erkennen
zu geben brauchen. So fand man bei einer Frau, die nach der Vergiftung
3 Tage lang bewußtlos geblieben war, danach an Verwirrtheit, Unruhe,
Fieber, Hyperästhesie am ganzen Körper gelitten und nach 32 Tagen im
Coma geendet hatte, mikroskopisch in der Hirnrinde: diffus verbreiteten
Faserschwund in der tangentialen Schicht, Atrophie der Ganglienzellen
(Zerklüftung, Vakuolenbildung usw.), des Pons und der Medulla oblongata, in diesen Teilen und in den Stammganglien, Entartung eines Teiles
der Gefäße, sowie diffuse Wucherung der Glia im gesamten Mark des
Großhirns und an einer kleinen Stelle in der Decke des Aquaeductus
Sylvii[1]).

Häufiger festgestellt wurden *Erweichungsherde*. Ihr erstes Erkanntwordensein geht auf den Beginn des vorigen Jahrhunderts zurück[2]).
Damals fand man bereits bei einem, infolge einer leichten Kohlendunstvergiftung nach 1 Monat gestorbenen Manne, *Corpus striatum* und
Thalamus opticus sowie den mittleren Teil der Großhirnhemisphäre ganz
erweicht. Die Erweichungsherde können ein- oder beiderseitig liegen.
Unter 13 Fällen waren sie fünfmal einseitig, achtmal symmetrisch. Sie
finden sich an verschiedenen Stellen der Hemisphären, angeblich dem
Versorgungsgebiet je einer einzelnen Hirnarterie, und anscheinend am
häufigsten *im Gebiete einer Art. fossae Sylvii*. Das Alter des Vergifteten,
die Dauer der Einatmung und die Schwere der Vergiftung sind ohne
Einfluß auf das Entstehen dieser Veränderung, die sich nicht von einer
gewöhnlichen ischämischen unterscheiden läßt. Schon nach der jäh,
oder nach 1—8 Tagen zum Tode führenden Vergiftung ist sie, vor allem
im Linsenkern, gefunden worden, öfter nach längerem Kranksein von
2—3 Wochen oder Monaten.

Die Erweichungsherde haben eine sehr verschiedene Ausdehnung, von
Andeutungen bis zu Apfelgröße. Sie sehen weiß, mit einem Stich ins
Gelbliche oder Graue oder Bräunlichgelbe aus. Beim Abziehen der Pia
an einem solchen, an den seitlichen Partien der linken Hemisphäre erkrankten Gehirn, nahm man schon eine Schicht Hirnsubstanz mit, und
beim Aufgießen von Wasser ließ sich das veränderte Gewebe so fortspülen, daß sich in der Hirnsubstanz Höhlungen mit flockigen Wänden
bildeten. Histologisch stimmen sie überein und weisen auch keine Unterschiede von analogen Veränderungen aus anderen Ursachen auf. Ihr
Sitz ist gewöhnlich in den großen Gehirnganglien, seltener an der Konvexität der Hemisphären. Bei einem nach 14 Tagen Gestorbenen, der
vorher an einer rechtseitigen Lungenentzündung, tagelanger Bewußtlosigkeit, Lähmung, Gangrän u. a. m. gelitten hatte, zeigte sich, nachdem
das Gehirn etwa 1 Stunde lang an der Luft gelegen hatte, auf einer Schnittfläche der weißen Substanz (Centrum semiovale Vieussenii) der rechten

---

[1]) CRAMER, Zentralbl. f. allgem. Path. 1891, S. 545.
[2]) ANDRAL, Clinique méd. Paris 1834, t. V, p. 409.

Großhirnhemisphäre eine umschriebene, bis in die Rinde des Gyrus postcentralis gehende, nur bei scharfem Hinsehen wahrnehmbare, graurötrötliche Verfärbung von etwa Markstückgröße, die mikroskopisch Fettkörnchenzellen erkennen ließ [1]).

Der häufigste Sitz gröberer Erkrankung sind die basalen Ganglien, vor allem das *Corpus striatum*. Es kommen mancherlei Varianten in bezug auf den Sitz und die Ausdehnung des Gewebszerfalls in diesem Teil vor. Eine Frau wurde zugleich mit ihrem Mann und Kind durch Kohlendunst aus einem eisernen Ofen vergiftet. Das Kind starb alsbald, der Mann wurde bald wiederhergestellt, die Frau schon nach wenigen Tagen geisteskrank. Sie starb nach etwa 3 Wochen. In der Mitte des Corpus striatum fand sich innerhalb der weißen Substanz eine unregelmäßige, kirschkerngroße Erweichung, die nach der Grenze des Thalamus hin in eine etwas festere gelblichweiße Masse überging. Im Wasserstrahle flottierten rötliche Gefäßstränge. An der entsprechenden Stelle des rechten Corpus striatum lag eine kleinere, weniger fortgeschrittene Erweichung [2]). Bei einer anderen durch Kohlendunstvergiftung im Anschluß an eine viertägige Bewußtlosigkeit gestorbenen Frau saß ein pflaumenkerngroßer, mit kleinen Apoplexien umsäumter Erweichungsherd in der weißen Substanz der rechten Hemisphäre und im linken Corpus striatum.

Der Prozeß kann *auch auf benachbarte Teile übergreifen*. So fand sich bei einem während des Lebens unter anderem an rechtseitiger Hemiparese erkrankt gewesenen Manne ein etwa 1,5 cm im Durchmesser haltender grauer Erweichungsherd, der sich in den Seitenventrikel hinein erstreckte [3]). Weiter noch dehnte er sich bei einem durch Leuchtgas vergifteten und nach etwa 12 Monaten geisteskrank gestorbenen Mann aus. Hier lag im Corpus striatum beiderseits an vollkommen symmetrischen Stellen ein bohnengroßer gelber Herd, der das innerste Glied des Linsenkerns mitbetraf, zum größten Teil in der inneren Kapsel lag, jedoch ohne dieselbe ganz zu durchsetzen. Die ganze Ausdehnung des Herdes lag etwas vor dem Knie der inneren Kapsel. Derselbe maß im vertikalen und horizontalen Durchmesser ungefähr $^1/_2$ cm [4]).

Selten kommt es zu einer völligen Zerstörung des Corpus striatum. In einem Falle quoll beim Einschnitt in die linken Seitenhöhlen ein apfelgroßes Blutcoagulum hervor. Auf einem großen Querschnitt zeigten sich die Ganglien links, Corpus striatum und Nucleus lentiformis vollkommen zerstört. Die Zerstörung griff von da weiter bis zum Centrum Vieussenii.

Wie der Streifenhügel, so kann auch der *Nucleus lentiformis* symmetrisch oder unsymmetrisch herdartig in verschieden großem Umfange erkrankt sein. Der äußere, rötlichgraue Teil desselben, das Putamen, scheint nie oder selten zu leiden, sondern nur die beiden inneren Glieder, der Globus pallidus, und der nach vorn daran angrenzende Teil der inneren Kapsel samt dem Knie.

---

[1]) STOLPER, l. c. S. 213.
[2]) SIMON, Arch. f. Psychiatrie Bd. 1, 1868.
[3]) KRANNHALS, Petersb. med. Wochenschr. Bd. 9, 1884, S. 409.
[4]) GNAUCK, Charité-Annalen Bd. VIII, 1883.

Sichere, gesetzmäßige Abstraktionen sind aus dem Vorhandensein oder Nichtvorhandensein dieser Herde nicht zu machen[1]). Deswegen ist die Annahme durchaus irrtümlich, daß die symmetrischen Erweichungen im Globus pallidus *immer* dann vorhanden wären, wenn sich ein längerer komatöser Zustand an die Gifteinatmung angeschlossen hätte, und daß der makroskopische Befund der Erweichung an Ausgesprochensein mit der Dauer dieses Zustandes wachse[2]). Weder darf man behaupten, daß diese Erweichungsherde bei der protrahiert verlaufenden Vergiftung „konstant" seien, noch daß sie „wohl" fehlen, wenn die Vergiftung leicht abgelaufen wäre, noch „daß sie auch dann in entsprechender Ausbildung zu finden seien, wenn völlige Erholung aus dem komatösen Zustand stattgefunden hat und der Tod erst nach längerer Zeit durch Nachkrankheiten oder aus anderen, von der Vergiftung ganz unabhängigen Ursachen erfolgt ist"[3]). Nur eine enge persönliche Erfahrung kann — wie stets — solche durch reichliche Tatsachen widerlegbare Behauptungen aufstellen.

Auch die ganz akut ablaufende Vergiftung durch Kohlenoxyd kann Erweichung an symmetrischen Teilen des Globus pallidus entstehen lassen. Man fand sie z. B. bei einem in dieser Weise zugrunde gegangenen Mädchen, das zugleich mit drei anderen das Gas eingeatmet hatte. Von den vier Vergifteten wurden nur zwei gerettet[4]). In einem anderen Falle kehrte das Bewußtsein trotz langer Kohlenoxydaufnahme verhältnismäßig schnell wieder, der Kranke bekam aber die Symptome einer Schluckpneumonie und starb, ohne daß Lähmungen oder andere, auf ein Lokalleiden des Gehirns zu beziehende Erscheinungen aufgetreten wären. Im mittleren Gliede des Linsenkernes fand sich, an das Mark der inneren Kapsel anstoßend, ein Herd von graugelber Farbe und gallertartiger Weichheit, der im Vertikaldurchmesser 6 mm maß und einen nach der inneren Kapsel breiter werdenden Keil darstellte, dessen Basis etwa 6 mm, dessen Schneide 2,5 mm betrug. Der Erweichungsherd begann vorn in der Höhe des hintersten Endes des vorderen Schenkels der inneren Kapsel und reichte nach hinten bis zu einem Frontalschnitt, der gerade das vorderste Ende des Thalamus opticus traf. An ganz symmetrischer Stelle auf der rechten Seite, ebenfalls dem mittleren Gliede des Linsenkerns angehörig, zeigte sich ein kleinerer Herd gelber Erweichung[5]).

Unterschiede in der Zerstörung, die auf die Dauer des komatösen Zustandes oder des Krankseins zurückzuführen wären, gibt es nicht. So sah man nach 48stündiger Bewußtlosigkeit und Todeseintritt nach 19 Tagen eine Erweichung gewöhnlichen Charakters im Nucleus lentiformis und am hinteren Schenkel der Capsula interna[6]) entstehen, und nicht anders war die Veränderung bei einer Vergifteten nach einem achttägigen Coma, in dem der Tod erfolgt war[7]). Andererseits zeigte sich

---

[1]) Differentiell-diagnostisch geben solche Erweichungen, zumal im Linsenkern, einen Hinweis, aber keinen Beweis für das Vorliegen einer Kohlenoxydvergiftung.
[2]) Kolisko, Beiträge zur gerichtl. Medizin Bd. 2, S. 1.
[3]) Kolisko, l. c.
[4]) v. Sury, Zeitschr. f. Medizinalbeamte 1908, S. 571.
[5]) Poelchen, Arch. f. path. Anat. Bd. 112, 1888.
[6]) Broadbent, Brit. med. Journ. 1893, I, p. 1004.
[7]) Geipel, Münch. med. Wochenschr. 1909, 32.

nach einem siebentägigen in den Tod übergegangenen Coma in dem Gehirn einer Frau beiderseitige hellbräunliche Erweichung des Linsenkerns in einer Länge von 3 cm und einer Breite von 0,5 cm. Überdies waren auch Corpora quadrigemina und oberes Rückenmark erkrankt[1]).

Der Herd kann ganz begrenzt sein. Bei einem nach etwa 30 Stunden infolge von Kohlendunstvergiftung unter Lungenödem und klonischen Krämpfen Gestorbenen zeigten sich neben zahlreichen Blutpunkten, namentlich in der Marksubstanz, in den vordersten Teilen des Linsenkernes, hart angrenzend an die innere Kapsel, je ein grauroter, 2 cm langer Erweichungsherd, der sich nach hinten auf den ganzen Globus pallidus fortsetzte. An keiner Stelle ging die Erweichung in die innere Kapsel oder in den Thalamus über[2]).

In einem gewissen Sinne kann Heilung erfolgen. Bei einer Frau, die 4 Jahre zuvor eine Kohlenoxydvergiftung überstanden hatte und plötzlich mit Herzmuskelveränderungen gestorben war, fanden sich an symmetrischen Teilen des Globus pallidus etwa erbsengroße, von Narbengewebe umgebene Cystchen.

Verschiedentlich wurde auch in der *Capsula interna* ein Herd gefunden, so bei einem Knaben, der als Leiche mit denen von Eltern und Geschwistern gefunden wurde. In der inneren Kapsel jeder Seite saß ein Erweichungsherd, der durch gelbes bluthaltiges Ödem bedingt war. Der rechts von der Mittellinie gelegene hatte im größten Durchmesser $3/4$ cm Länge, der andere war noch größer.

Im *Thalamus opticus* fand sich bei einem durch Kohlendunst, wie es schien wiederholt Vergifteten, und eines Tages nach 24stündigem Kranksein akut gestorbenen Manne, außer hellroter Injektion der Piagefäße, ein haselnußgroßer, gelbweißer Erweichungsherd nur links. Vom Corpus striatum aus griff in einem anderen Gehirn die Erweichung auch in den Thalamus und in die Seitenventrikel über.

Die *Corpora quadrigemina* können an den lokalisierten Vorgängen regressiver Metamorphose teilnehmen. In einem mit doppelseitiger Pneumonie, Pleuritis und Eiterung, sowie Nekrose der Pleura verlaufenen Fall war nicht nur der Linsenkern, sondern auch ein über 1 cm im Quer- und Höhendurchmesser fassendes Gebiet, das im Bereiche des hinteren Vierhügelpaares, 3 mm tief unterhalb des Aquaeductus lag, erweicht.

Gleichwie in dem Gehirn, so können sich auch — was freilich selten vorkommt — im *Rückenmark* Veränderungen finden. Im Tierversuch zeigten sich gelegentlich die Plexus venosi spinales von Blut strotzend, bei Menschen die Sinus longitudinales ant. und die venösen Gefäße der Pia spinales stark hyperämisch, die Arachnoidea spinales von einzelnen, stecknadelkopfgroßen, dünnen Knochenplättchen eingenommen.

Lokalisierte Ödeme sowie Blutaustritte können gleichfalls vorhanden sein, die letzteren als kleine Extravasate, punktförmige Hämorrhagien, z. B. im Gebiete des 4. und 5. Dorsalnerven, in den zentralen Teilen der Hinterhörner oder als Blutergüsse in das filamentöse Gewebe zwischen Wirbelkanal und Dura mater oder in den Rückenmarkskanal[3]). Daß

---

[1]) POSSELT, Wien. klin. Wochenschr. 1893, Nr. 21, S. 377.
[2]) KOCH, Zur Encephalomalazie nach Kohlenoxydvergiftung 1892, S. 37.
[3]) CAUSSÉ, Annales d'hyg. publ. t. XLIV, 1875, p. 353.

myelitische Prozesse einsetzen können, läßt sich nicht nur aus Symptomen während des Lebens, sondern auch aus den degenerativen Befunden ersehen. In den Vorderhornzellen im Cervical- und Dorsalmark, viel weniger im Lenden- und Sacralmark fand man Degeneration bei einer durch Kohlendunst vergifteten Frau, die nach vorübergehender Besserung psychotisch und motorisch erkrankt und nach 4 Monaten gestorben war. Die Rückenmarkswurzeln waren normal[1]). Schwer alterierte Ganglienzellen wurden im unteren Cervical- und oberen Dorsalmark auch neben Gehirnveränderungen gefunden.

Nur sehr wenige Male sind gröbere Erweichungen festgestellt worden, so bei einer Frau, die durch das aus einem Rohrbruch der Straßenleitung in das Haus gedrungene Gas vergiftet worden war. Nach 5 Tagen war rechtseitige Paralyse und Decubitus am Kreuzbein, am zehnten Somnolenz und am zwölften der Tod eingetreten. Man fand an den hinteren Wurzeln Erweichungen. Noch viel ausgedehntere Läsionen fanden sich bei einem Mädchen, das unter kontinuierlichem Fieber, Pemphigus, Decubitus und rapider Abmagerung an den Beinen 9 Tage, bis zu ihrem Tode, bewußtlos geblieben war. Die von Blutpunkten durchsetzte graue Substanz des Rückenmarks war, vorwiegend auf der linken Seite, an Hals- und Brustmark stellenweise zu einer auf dem Durchschnitt grubig einsinkenden rötlichgrauen Pulpa erweicht. Außerdem bestand eine Thrombose der Vena poplitea crural. et iliac. sinistra[2]).

Aller Wahrscheinlichkeit nach greifen in manchen Fällen auch disseminierte Herdbildungen in Gehirn und Rückenmark Platz, die der echten multiplen Sklerose anatomisch so entsprechen, wie ich sie klinisch oben geschildert habe.

Zur *Erklärung der Entstehungsart der Erweichungsherde* im Zentralnervensystem sind wohl alle überhaupt in Frage kommende Möglichkeiten herangezogen worden. Wiederholt habe ich auf den vorangegangenen Blättern dargelegt, daß an das Kohlenoxyd als direkten chemischen Veränderer der Gehirnmasse nicht zu denken ist. Ich lehne auch unbedingt eine direkte entzündungserregende Wirkung auf das Nervensubstrat ab. Für die Erweichungen können meiner Ansicht nach nur sekundäre Umstände wirksam sein. Krankhafte Befunde, die man in manchen Fällen an Gehirngefäßen feststellte, schienen in dieser Beziehung eine Erklärung der krankhaften Zustände abgeben zu können. Man nahm an, daß das Kohlenoxyd eine parenchymatöse fettige Degeneration der Muskulatur der Gefäßwand hervorruft. Dadurch sollte Erweiterung der kleinen Arterien mit konsekutiver Stase und Gewebstod erfolgen. Nicht nur die Veränderungen in den Gefäßen, sondern auch die in den Nervenelementen des Gehirns ablaufenden, wurden als direkt durch das Gas erzeugte angesprochen. Bei progressiver Entwicklung der Gefäßveränderungen sollten dieselben destruktive oder wandverdickende Formen annehmen können, welche dann sekundär ischämische Veränderung hervorrufen.

Noch andere meinen, 'daß es infolge der fettigen bzw. kalkigen Degeneration der Arterienwand — Intima und Media — zu Blutungen um die Arterien herum komme, daß die Extravasate ihrerseits die

---

[1]) SÖLDER, Jahrb. f. Psych. Bd. 22, 1902, S. 287.
[2]) ROKITANSKY, l. c.

Arterien komprimieren, wodurch ein bestimmter Gehirnbezirk außer
Nahrung gesetzt, zertrümmert und in ischämische Erweichung übergeführt wird. Auch dadurch sollte die Ernährung gewisser Gehirnteile
gestört und in ihnen Zerfall erzeugt werden, daß durch Verfettung und
Zerreißung der Intima Blutaustritte zwischen ihr und der Adventitia
und dadurch Verschluß der ernährenden Gefäße, der kleinen Arterien
und Capillaren [1]) zustande käme, oder daß eine Thrombose sich ausbilde.
Nur ein Versiegen der Zirkulation in den die hauptsächlich befallenen
Gebiete versorgenden Arterien, durch ein mechanisches Moment, könne
die Ursache der Erweichung sein. Es handele sich letzten Endes um eine
Thrombosierung. Es entstände anfangs durch die Vergiftung eine Zirku-
lationsstörung, der mangelhafte Sauerstoffgehalt des Blutes bedinge eine
fettige Degeneration der Gefäßintima, und daran schlösse sich die Thrombenbildung, die ihrerseits die schweren Veränderungen nach sich zöge [2]).
Begünstigend für diese wirke nach der Annahme von POELCHEN[3]) die
Ursprungs- und Verlaufsweise der Gefäße, die das der Erweichung vor-
züglich anheimfallende Gebiet der Zentralganglien zu ernähren haben.
Es kommen in Frage die aus der Carotis interna entspringenden Arteria
cerebralis anterior und media, von denen die erstere nur den Kopf des
Nucleus caudatus, die letztere den größten Teil des Nucleus caudatus,
die Capsula interna, einen Teil des Sehhügels und den Nucleus lentiformis
versorgen. Dieser enthält für sein erstes und zweites Glied (Globus
pallidus) gleich der Capsula interna das Blut von den Art. lenticulo-
striatae int., für das dritte Glied (Putamen) durch die Art. lenticulo-
striatae ext. Diese Zentralarterien sind gleich an ihrem Ursprung außerordentlich eng und sehr lang. Ihre Länge beträgt, ehe sie capillar werden,
im Corpus striatum gegen 4—5 cm, während die Gefäße aus der Art.
fossae Sylvii sonst 2—3 cm lang sind. Sie entspringen, rechtwinklig
abbiegend, aus den großen Gefäßstämmen selbst, sie treten sofort in die
Hirnsubstanz ein und verästeln sich in derselben ohne Kommunikation
mit benachbarten Gefäßen. Sie sind Endarterien, besitzen keine Vasa
vasorum und sind deswegen allein auf die Ernährung durch das in ihnen
kreisende Blut angewiesen, von dessen Beschaffenheit sie völlig abhängen.
Daß gerade die Gefäße für den Globus pallidus zuerst erkranken, erkläre
sich durch die geschilderten Eigenheiten, während das Putamen durch
die lateralste Zentralarterie versorgt wird, die ein relativ weites Lumen
und besonders Anastomosen besitzt. Hiergegen wurde eingewendet,
daß so eng und relativ lang wie die angeführten Arteriolen auch die anderen Zentralarterien seien, und daß trotzdem im Putamen, dem Nucleus
caudatus, der inneren Kapsel und dem Thalamus keine Erweichung einträte [4]) und auch nicht einzusehen sei, warum das vergiftete Blut gerade
an den Gefäßen der inneren Linsenkernglieder deletärer wirken sollte,
als an den ebenso engen Endästen aller anderen Gehirnarterien. Es
handele sich vielmehr bei der Kohlenoxydvergiftung nicht nur um eine
Verminderung des Seitendrucks innerhalb der Carotis. Außer der plötz-
lichen Ausdehnung des Gefäßquerschnitts komme noch eine Verlängerung
der Gefäße zustande, so daß sie sich nach oben und hirnwärts und nach

---

[1]) POELCHEN, Berl. klin. Wochenschr. 1882, S. 399.
[2]) KOLISKO, l. c. — CHIARI, Straßb. med. Zeit. 1909, S. 165.
[3]) POELCHEN, l. c. und Arch. f. path. Anat. Bd. CXII, 1888.
[4]) Für die letztgenannten Gebiete trifft diese Annahme nicht zu.

außen gegen die SYLVIsche Spalte zu vorwölben müssen. Hierdurch würden die Ursprungsstellen jener Arteriolen verschoben werden und nach außen rücken, was die Zirkulationsmöglichkeit in ihnen beeinflussen muß. Auch die ödematöse Hirnschwellung könne zur Arteriolenkompression führen.

Den genannten Erklärungsversuchen kommt keine Sicherheit, ja vielleicht nicht einmal die Wahrscheinlichkeit zu. Es ist nicht annehmbar, daß nur Veränderungen an Gefäßen die Ursache von solchen im Gehirn seien, weil wiederholt auch bei exakter makro- und mikroskopischer Untersuchung der arteriellen Gefäße des Gehirns nirgendwo fettige Degeneration derselben gefunden worden ist, weder in Fällen, in denen nur Blutungen vorhanden waren, noch in solchen, die mit Erweichungsherden einhergingen. Der hier und da erhobene Befund von Gefäßdegeneration kann als Ursache von Erweichungsherden um so weniger gelten, als es eine Reihe von Giften, wie z. B. Arsen, Phosphor, chronischer Alkoholismus, Trinitrotoluol usw. gibt, die Verfettungen bedingen und doch keine Erweichung machen. Meines Wissens ist bisher nur einmal bei einem durch Phosphor vergifteten Manne ein gelber Erweichungsherd im rechten Linsenkern gefunden worden. Aus diesen Gründen ist es wissenschaftlich unmöglich, den krankhaften Zustand des Gehirns nach der Kohlenoxydvergiftung von einer veränderten Gefäßstruktur abzuleiten. Die gleiche Bewandtnis hat es mit der Gefäßthrombose als Erkrankungsursache. Wiederholt ist ausdrücklich darauf hingewiesen worden, daß thrombosierte Arterien gefehlt haben. Die ischämische Theorie in allen ihren Gestalten: der fettigen Degeneration der Intima, dem Kollaps der fettig entarteten Gefäße, der Erweiterung der kleinen Arterien mit konsekutiver Stase und Gewebstod, dem Gefäßverschluß durch das in die Adventitia extravasierte Blut und der Thrombose, bezieht sich jeweilig nur auf einen oder den anderen Fall, reicht aber, selbst wenn man eine Prädisposition durch Gefäßanordnung im weitesten Umfang hinzunimmt, nicht aus, um allgemeine Gültigkeit zu haben.

Meiner Überzeugung nach sind die krankhaften Prozesse, die sich im Gehirn abspielen, analog den an anderen Körperstellen vorkommenden, allgemein auf Ernährungsstörungen zurückzuführen, die, wenn einmal eingeleitet, *sekundär Produkte chemischer Umwandlung entstehen lassen können, denen verschiedenartige und verschieden schnelle Giftwirkungen zukommen.* Darunter gibt es gewiß solche mit entzündungserregenden Eigenschaften, die schnell eine grobe Encephalitis oder eine hämorrhagische Encephalitis bewirken, und andere, die gleichfalls, aber in langsamer Entwicklung, chemische Veränderungen am Gehirn hervorrufen, die sich zwar histologisch unserem Erkennen entziehen, aber funktionell das erzeugen, was auf den vorstehenden Blättern erschöpfend dargestellt worden ist.

Dies sind Gifte, die, langsam wirkend, z. B. eine progressive Demenz oder andere schwere Gehirnfunktionsstörungen veranlassen, ohne irgendwie mit unseren Hilfsmitteln erkennbare Spuren ihres Wirkens in das Gehirn einzuzeichnen. Das Nichterkennenkönnen derselben ist aber nur eine Folge der menschlichen Unfähigkeit. Veränderungen müssen vorhanden sein. Wollte man es anders haben, so entzöge man begrifflich der ganzen Pathologie die Basis und ließe sie etwas Phantastisches, „Dynamisches", sein. Eine Nurfunktionsstörung ohne materiellen Grund kann es weder pharmakologisch noch toxikologisch geben. Es ist möglich, daß die geschilderte Gefäßanordnung die großen Gehirnganglien besonders für Zerfallsprozesse bei einmal eingeleiteten Ernährungsstörungen prädisponiert, oder, was sehr in Frage kommt, daß *der chemische Bau*, bzw. die chemische Dignität dieser Gebilde, trotz scheinbarer Gleichheit, *von dem des übrigen Gehirns abweicht*[1]). Daß sie, oder ein oder das andere von ihnen, bei einem bestimmten Individuum erkranken, hat z. B. seine Analogie in dem Befallenwerden eines oder mehrerer Lungenlappen. Scheinbar regellos und doch gesetzmäßig waltet das, was individuelles toxisches Unglück genannt werden kann, in Vergiftungen wie in Krankheiten, die letzten Endes Vergiftungen sind. Es läßt bei dem einen Organe oder Organteile lebenswichtigen Charakters erkranken, während bei dem' vom Glück Begünstigten ev. nur Wirkungen an einem für das Leben und die Allgemeinfunktion des Körpers belanglosen Körperteil sich abspielen. Die Gründe für dieses verschiedene Walten dunkler Kräfte in dem einen oder anderen Sinne, das Einsetzen von energetischer Abwehr in irgendeiner Gestalt, oder die Passivität hoher Unempfindlichkeit gewisser Organe, oder das prädestinierte bedingungslose Unterliegen auf den ersten Angriff einer Schädlichkeit, ist ein Mysterium und wird es bleiben.

Beziehungen der Kohlenoxydvergiftung zur gerichtlichen Medizin.

1. Unfallfragen. Verantwortlichkeit für Kohlenoxydvergiftungen.

Die wichtigste gerichtlich-medizinische Frage, die sich an die Kohlenoxydvergiftung knüpft, ist die der richtigen Feststellung. Ich habe bereits an anderer Stelle auf die Irrtümer hingewiesen, die wiederholt, schon während des Lebens des Vergifteten, in der Diagnosenstellung begangen worden sind. Bis in die Neuzeit hinein ereigneten sich solche. Im Jahre 1910 erkrankten und starben sieben Mitglieder einer Familie, wie die Staatsanwaltschaft auf Grund einer Mitteilung annahm, infolge einer Vergiftung durch Schmalz, von dem aber viele andere Menschen ohne Nachteil genossen hatten. Erst durch diese Feststellung wurde verhindert, daß dem Lieferanten nicht sein Laden amtlich geschlossen wurde. Die Wahrheit kam aber schnell an das Tageslicht, als auch die Familie des Hauswirts unter den gleichen Symptomen erkrankte. Andere Male nahm man Wurst- oder Morphinvergiftungen an. Mit der letzteren Diagnose wurde eine Frau in das Krankenhaus gebracht. Sie war benommen, hatte eine röchelnde Atmung und Ödeme an den Beinen. Angehörige hatten angegeben, daß die Erkrankte Morphintropfen gegen Gallensteinkolik genommen hätte. Bei der Obduktion fanden sich in dem vorderen Teil der inneren Linsenkernglieder beiderseits symmetrisch röt-

---

[1]) L. Lewin, Die Nebenwirkungen der Arzneimittel. 3. Aufl., S. 7.

lichgelbe Erweichungsherde, und im linken Unterlappen einer Lunge ein nußgroßer pneumonischer Herd. Dies gab einen Hinweis auf die Todesursache, die dann ganz sicher in dem Eindringen von Leuchtgas aus einem Gasrohrbruch im Straßenboden festgestellt wurde[1]). Es braucht nicht auseinandergesetzt zu werden, von welcher Tragweite ein solcher gelungener Nachweis unter Umständen sein kann. Zivilrechtliche und strafrechtliche Folgen kann er haben oder vermeiden. Denn z. B. *die fehlerhafte Herstellung einer Heizanlage, der Menschenleben zum Opfer fielen, oder die auch nur Leiden veranlaßte, muß, meiner Auffassung nach, den Urheber genau so nach jeder Seite hin verantwortlich machen, wie derjenige es ist, der ein Haus auf ungenügenden Fundamenten oder Konstruktionen auf zu schwachen Trägern erbaut* und dadurch Unglück veranlaßt hat.

Dies gilt auch für Unfallvergiftungen Ich selbst habe viele Fälle von solchen kennen gelernt und die Grundlagen erörtert, die für ihre Beurteilung notwendig sind[2]). Für gewöhnlich kommt bei ihnen die Verantwortlichkeit für das Ereignis nicht genügend in Frage. In irgendeinem Umfange hat das Gas akut oder als Nachleiden eine körperliche Störung mit Einbuße von Arbeits- und Erwerbsfähigkeit, oder den Tod bewirkt. In beiden Fällen ist für das Gericht der eventuelle ursächliche Zusammenhang zu erweisen, falls ein solcher von irgendeiner Seite bestritten wird. Hierzu gehört Wissen und Gewissen. Ich habe Gutachten lesen müssen, in denen ich beides vermißte. Der Mangel an Gewissen gab sich durch die Leichtfertigkeit kund, mit der eine unter Umständen für das Schicksal ganzer Familien so wichtige Entscheidung behandelt wurde, und der Mangel an Wissen und Einsicht durch das Aufstellen von medizinischen Behauptungen, die auf den ersten Blick sich als falsch erwiesen. Auch sachfremde Professoren emanieren derartiges, gewöhnlich mit einer Sicherheit, die umgekehrt proportional ihrem Wissen ist. Anstatt einzusehen und zu erklären, daß sie in solchen Fragen unzuständig, weil dafür nicht vorgebildet sind, erteilen sie wissensnackte fehlerhafte Gutachten. Gar manche ungerechte, weil tatsächlich falsche Urteile sind auf diesem Wege zustande gekommen[3]). Pneumonien, Herzstörungen, Neuritiden, Psychosen und anderes, was nach einer überstandenen akuten Kohlenoxydvergiftung an Krankheiten sich früher oder später einstellen kann, hat erst in neuerer Zeit seine Anerkennung als mögliche Unfallfolge gefunden. Dieses nosologische Wissen muß beherrscht und in den Dienst der Entscheidung gestellt werden.

Eine Besonderheit stellen jene Fälle dar, in denen der Vergiftete nach irgendeinem Grade der Wiederherstellung Selbstmord begeht. Der ätiologische Zusammenhang von diesem mit einer Unfallvergiftung muß anerkannt werden. Schon während der Vergiftung kommen, wie ich schilderte, Erregungszustände vor. Diese können als Ausklänge zu einer solchen Tat führen, die das Individuum zwangsläufig begeht. Die Vergiftung durch Kohlenoxyd ist nicht die einzige, die derartiges bewirkt.

---

[1]) KOLISKO, Beiträge zur ger. Medizin Bd. 2, S. 1.
[2]) L. LEWIN, Amtliche Nachrichten aus dem Reichsversicherungsamt 1907, Nr. 3. — L. LEWIN, Obergutachten über Unfallvergiftungen, Leipzig 1912.
[3]) L. LEWIN, Die Toxikologie vor Gericht. D. med. Wochenschr. 1896, Nr. 17. — Deutsche. Juristenzeitung 1918.

Phosphor, tropeinhaltige Stoffe u. a. m. gehören in die gleiche Veranlassergruppe. Die Tat kann auch noch nach einigen Tagen begangen werden. Ein Arbeiter hatte bei einer Beschäftigung an einem Gasometer Leuchtgas in solchen Mengen eingeatmet, daß er betäubt von der Arbeitsstelle fortgetragen werden mußte. Kurze Zeit darauf, nachdem sich der Verunglückte wieder erholt hatte und auch in gewohnter Weise mehrere Tage zur Arbeit gegangen war, beging er Selbstmord durch Erhängen. Hier wurde der Zusammenhang mit dem Unfalle richtig erkannt und demnach unfallrechtlich entschieden. Ein anderer, der einen Selbstmordversuch mit Leuchtgas unternommen hatte und von den Folgen in 8 Tagen geheilt war, erhängte sich am Tage der Entlassung aus dem Krankenhause.

Sind Umstände unfallrechtlicher Natur vorhanden, die Vergiftungsfolgen nicht als Unfälle gelten lassen können, so wird bisweilen von den Geschädigten eine Klage erhoben auf Anerkennung des Vorliegens von Voraussetzungen des § 618 des Bürgerlichen Gesetzbuches: „Der Dienstberechtigte hat Räume, Vorrichtungen und Gerätschaften, die er zur Verrichtung der Dienste zu beschaffen hat, so einzurichten und zu unterhalten und Dienstleistungen, die unter seiner Leitung vorzunehmen sind, so zu regeln, daß der Verpflichtete gegen Gefahr für Leben und Gesundheit so weit geschützt ist, als die Natur der Dienstleistung es gestattet." Technischer Feststellungen bedarf es, um ein eventuelles Verschulden des Arbeitgebers zu erweisen. Ein solches wird besonders dann vorliegen, wenn er z. B. wiederholt auf Gasaustritt aus undichten Leitungen, oder wiederholtes Zurücktreten von Rauchgasen in Arbeitsräumen infolge ihrer mangelhaften Abführung, oder auf das Fehlen von Ventilationseinrichtungen in gasgefährdeten Werkstätten usw. aufmerksam gemacht worden ist, ohne schnell Abhilfe geschaffen zu haben.

Für die strafrechtliche Beurteilung eines Vergiftungstodes durch Kohlenoxyd kommt der § 222 des deutschen Strafgesetzbuchs in Frage: „Wer durch Fahrlässigkeit den Tod eines Menschen verursacht, wird mit Gefängnis bis zu 3 Jahren bestraft. Wenn der Täter zu der Aufmerksamkeit, welche er aus den Augen setzte, vermöge seines Amtes, Berufes oder Gewerbes besonders verpflichtet war, so kann die Strafe bis auf 5 Jahre Gefängnis erhöht werden." Es ist besonders wichtig, darauf hinzuweisen, daß nach einer Entscheidung des Reichsgerichts Fahrlässigkeit auch dann angenommen wird, wenn durch sie bei einer bestehenden tödlichen Krankeit der Tod beschleunigt worden ist. Falls also z. B. ein noch arbeitsfähiger Lungentuberkuloser infolge des Außerachtlassens pflichtgemäßer Sorgfalt seitens des Arbeitgebers akut durch Kohlenoxyd erkrankt, und im Anschluß daran Lungenblutungen oder andere Symptome bekommt und zugrunde geht, so würde auch dabei die Grundlage für ein Eingreifen des Strafrichters gegeben sein.

Liegt erweislich eine Fahrlässigkeit in bezug auf das Erfolgtsein einer akuten Vergiftung vor, so würde die Strafbarkeit vielleicht auch in den Fällen angenommen werden können, in denen Wiederherstellung erfolgte, der Tod aber einige Tage oder Wochen später, z.B. an Synkope, eintrat. Hier würde der Arzt das letzte Wort zu sprechen haben.

2. Die Gesetzgebung in bezug auf Kohlenoxyd.

Kohlenoxydvergiftungen stellen Unglücksfälle dar, für deren Verhütung gesetzliche, vorbeugende Maßnahmen in einem kaum nennenswerten Umfange getroffen werden könnten. Ihre Entstehungsursachen sind, wie die vorstehenden Blätter lehren, so überaus vielfältig und verschiedenartig, daß für jede von ihnen eine Sonderbestimmung erlassen werden müßte, und selbst wenn diese Unmöglichkeit zur Verwirklichung käme, so würde Wesentliches nicht damit erreicht werden, einmal, weil unglückliche Zufälle jeder Voraussicht spotten und deswegen nicht reglementierbar sind, aber auch weil das Beste, was in dieser Beziehung geleistet werden könnte, für die Aufklärung der Menschen aus verschiedenen Gründen nicht genügend erreichbar ist. Ein Gesetz, wie das in Preußen im Jahre 1794 gegen den „unvorsichtigen Gebrauch der Kohlen in verschlossenen Gemächern" erlassene[1]) zeigt die ganze medizinische Unfähigkeit des auch heute noch nicht ausgestorbenen legislatorischen Bureaukratentums.

In Frankreich, wo das Leuchtgas 1829 eingeführt wurde, hat schon 1836 eine amtliche Prüfungskommission in bezug auf die Konstruktion und Fabrikation der Gasleitungsrohre usw. fördernd gewirkt[2]). Eine oder die andere aus neuerer Zeit stammende Verhütungsmaßregel gegen das Eindringen von Kohlendunst in bewohnte Räume, wie z. B. das Verbot der Ofenklappen oder des Aufstellens von Koksöfen ohne geschlossenen Abzug zum Austrocknen in Neubauten, haben Gutes geschaffen. Andere Absichten, die vielerorts zur Ausführung geplant wurden, vor allem eine Einschränkung in der Verwendung von Wassergas oder ihm an Kohlenoxydgehalt nahestehenden Gasgemischen konnten zu einem Erfolge nicht führen. Nur so viel ist an Erkenntnis in dieser Beziehung gewonnen worden, daß diese Gasgemische für das Haus und für Kleinbetriebe in von Menschen bewohnten Häusern zu untersagen sind. Aus meinen Erfahrungen heraus muß ich ferner dringend davor warnen, in Großbetrieben diese Gase von den Zentralen aus in gemauerten Kanälen fortzuleiten, die in irgendeiner Art in den Boden verlegt sind. Diese sind nicht dicht zu halten, und ihre Reinigung ist mit bedeutenden Gefahren verbunden, selbst wenn vorher eine Lüftung vorgenommen worden ist. Der Flugstaub hält viel von dem Kohlenoxyd so fest, daß die Lüftung der Kanäle unzureichend für seine Entfernung ist. Erst wenn er aufgerührt wird, gibt er das Gas ab. Dies kann, wie ich mehrfach in Obergutachten darlegte, zur Vergiftung der reinigenden Arbeiter führen.

3. Kohlenoxyd und Verbrechen.

a) Psychotische Gewalthandlungen Kohlenoxydvergifteter.

Nicht nur in dem einleitenden Stadium der Vergiftung sondern auch später noch, ja, selbst nach der scheinbaren Wiederherstellung kann das Individuum Gewalthandlungen gegen sich, gegen andere oder gegen Objekte begehen. Es sind Rausch-, Verwirrtheits- oder Dämmerzustände,

---

[1]) Vgl. S. 23.
[2]) TRÉBUCHET, Ann. d'hyg. t. XXXI, p. 127, und t. XXXVII, p. 198.

die derartiges zuwege bringen und nicht gar so selten zu Verdächtigungen, Anklagen und sogar zu Verurteilungen geführt haben. Besonders will ich noch darauf hinweisen, daß auch chronisch dem Kohlenxyd ausgesetzte Arbeiter, zumal Heizer, in einen Dauerzustand von geistiger Erregung kommen können, der bei einer geeigneten Reizung explosionsartig zu einer Entladung in der Form einer kriminellen Handlung führt. Während die im Verlaufe der akuten Vergiftung oder bald nachher begangenen Straftaten für den der freien Willensbestimmung entzogenen Menschen keine strafrechtliche Sühne zur Folge haben können, wird bei der letztgenannten Gruppe der chronisch dem Gase ausgesetzten Menschen, falls alle Voraussetzungen hierfür vorhanden sind, wohl mit einer Minderung der Willensfreiheit gerechnet werden müssen.

Die Tatenbilder, die man bisher in allen diesen Beziehungen kennen gelernt hat, sind wechselvoll. Ein Mann wurde angeklagt wegen Beschädigung fremden Eigentums und tätlicher Widersetzlichkeit gegen Beamte. Bei der Vernehmung gab er an, daß ihm jedesmal das Blut zum Kopfe steige und er an der Luft schwindlig würde, nachdem er seine Kajüte mit Kohlen geheizt habe. In der Nacht vor dem Ereignis habe er mit Steinkohlen geheizt und bis nach Mitternacht gelesen. Von da an erinnere er sich an nichts mehr. Hier sprach ein hoher Grad von Wahrscheinlichkeit für die Nichtverantwortlichkeit. So war es auch bei dem Schiffskapitän der Fall, der, nachdem er in seiner Kajüte zufällig einer Kohlendunsteinatmung ausgesetzt gewesen war, den Schiffsjungen, der eintrat, um ihn zu wecken, niederschoß, oder bei dem Bahnwärter, der nebst seiner Frau und Schwägerin mit Kohlendunst vergiftet worden war, beim Heranrollen eines Bahnzuges halbbetäubt hinausging, und als er wieder zurückgekehrt war, die auf seine Aufforderung nicht aufstehende Frau erschlug und seiner Schwägerin eine schwere Verletzung beibrachte. Bei seiner Vernehmung gab der Mann an, in einem ihm unerklärlichen Aufregungszustande gehandelt zu haben. In dem Blute der Frau wurde Kohlenoxyd gefunden [1]).

b) Familienvergiftungen.

Es kommen Grenzfälle vor, bei denen die Entscheidung nicht leicht ist, ob die Willensfreiheit bei der Begehung der Tat bestand oder ausgeschlossen werden muß. Sie gehören zumeist in die Gruppe der Familientragödien. Selbstmorde im Verein mit gleichzeitigen Morden von Familienmitgliedern, besonders durch Leuchtgas, stellen häufige Ereignisse dar. Während der Kriegsjahre hat ihre Zahl stark zugenommen. In der Not dieser Zeit konnte man von Proletarierfrauen, die besonders stark durch sie gelitten hatten und sich in bitteren Klagen über ihr und ihrer Kinder Elend ergossen, als letztes, was ihnen zu tun übrig blieb, den Satz aussprechen hören: „Nächstens drehe ich den Hahn auf." So hat der geöffnete Gashahn manche Familie vernichtet. Mann und Frau fassen entweder gemeinsam hierfür den Entschluß oder nur einer von ihnen. Der eventuell Überlebende kann sich als Töter zu verantworten haben, aber nur selten sind die für eine Verurteilung notwendigen Bedingungen genügend klar feststellbar.

---

[1]) HOFFMANN, Lehrb. d. ger. Medizin 1909, S. 738.

Ein Mann, der kurz zuvor seine Frau durch Tod verloren hatte, war bewußtlos in seiner Wohnung, neben ihm sein totes Pflegekind, gefunden worden. Es lag bei beiden Kohlenoxydvergiftung vor, der Knabe hatte außerdem eine Schnittwunde am Arm. Der Mann kam im Krankenhause wieder zu sich, hatte aber keinerlei Erinnerung an das, was vorgegangen war. Er hatte vielleicht die Gashähne in der Wohnung aufgedreht und sich und dem Kinde Verletzungen mit einem Rasiermesser beigebracht. Von Zeugen wurde ihm das beste Zeugnis ausgestellt. Zwei Sachverständige nahmen an, daß hier eine retrograde Amnesie, hervorgerufen durch Kohlenoxydvergiftung, aber kein Anhalt dafür vorliege, Ausschluß der freien Willensbestimmung zur Zeit der Tat infolge von Bewußtlosigkeit oder krankhafter Störung der Geistestätigkeit anzunehmen [1]), während ein dritter Sachverständiger einen epileptischen Dämmerzustand (?) als nicht unwahrscheinlich annahm. Die Geschworenen kamen zum Freispruch.

c) Grundlose Beschuldigungen und Anklagen wegen Vergiftung durch Kohlenoxyd.

Bis in den Beginn des 16. Jahrhunderts reichen Erkrankungs- bzw. Todesvorkommnisse zurück [2]), denen eine nicht erkannte Kohlenoxydvergiftung zugrunde lag, und die deswegen Veranlassung gaben, eine andersartige Vergiftung durch eine fremde verbrecherische Hand anzunehmen. Und schon in diesen zurückliegenden Zeiten gab es Ärzte, die auf Grund von Wissen solche Irrtümer erkannten und den Beschuldigten entlasteten. Dies tat unter anderen an der Wende des 16. Jahrhunderts ZACCHIAS, der Leibarzt des Papstes Innozenz X. [3]). Ein Mann wurde tot im Gefängnis gefunden, unter Umständen, die den Verdacht erregten, daß er vom Gouverneur heimlich erdrosselt worden sei. Dies wurde als unmöglich erwiesen. ZACCHIAS zeigte, daß die Dämpfe eines im Gefängnis belassenen Kohlenbeckens die Todesursache gewesen seien.

Die gleiche Ursache vergiftete fünf Menschen, von denen vier alsbald starben. Nur ein Mann wurde wiederhergestellt. Eine Frauensperson, die mit den fünfen in einem Zimmer geschlafen hatte, erzählte dies eines Morgens den Nachbarn. Sie wurde beschuldigt, die Opfer vergiftet zu haben, unter denen sich auch die Frau des überlebenden Mannes befand, mit dem sie ein unerlaubtes Verhältnis unterhalten hatte. Durch ein Kohlenbecken, das in der Nacht zwischen den Betten geglüht hatte, waren alle vergiftet worden, nur sie nicht. Diese Möglichkeit habe ich bereits genügend gewürdigt [4]).

Deshalb darf nicht das Überleben eines Zimmergenossen herangezogen werden, um einen Giftmord zu beweisen oder eine Zufallsvergiftung auszuschließen.

Eine Frau wurde, als man bei ihrem Nichterscheinen frühmorgens die Wohnung zwangsweise geöffnet hatte, heftig zitternd und ganz apathisch gefunden. Ihr Mann, ihr Kind und eine Katze lagen tot da. Sie wurde wegen dringenden Verdachts des Mordes festgenommen, aber

---

[1]) HOFFMANN u. MARX, Zeitschr. f. Medizinalbeamte 1911, Nr. 14.
[2]) Vgl. S. 14.
[3]) ZACCHIAS, Quaestion. med. legal. t. III, 63, Cons. 44.
[4]) Vgl. u. a. S. 114 u. ff.

freigelassen, als die Ursache der Verhältnisse sachverständig klargelegt worden war[1]).

Trotz einer solchen elementaren Erfahrung haben Gerichte, geleitet von ununterrichteten Ärzten, wiederholt bei solchen Vorkommnissen angeblich Schuldige gefangen gesetzt. Ein Mann schlief mit einem Weibe in einem Bett. Als er mit Kopfschmerzen erwachte, fand er sie tot und zum Teil schon in starker Verwesung neben ihm liegen. Er wurde wegen Mordverdachtes verhaftet, starb aber selbst nach 26 Tagen an Gangrän der Halsmuskulatur und Lähmung des rechten Beines durch Neuritis ischiadica infolge der Kohlenoxydvergiftung, die er zugleich mit dem Weibe erlitten hatte[2]).

Wie unter Umständen ein Verbrechensverdacht aufkommen kann, wenn durch Kohlenoxyd die Gehirnfunktionen des Belasteten eigentümlich verändert worden sind, davon gibt das folgende Vorkommnis Kunde. Mann, Frau und Kind werden durch eine zu früh geschlossene Ofenklappe am 20. Januar vergiftet. Am 21. Januar morgens erwacht der Mann und findet seine Tochter tot auf dem Fußboden liegend, seine Frau schwer atmend und reaktionslos. Er schläft, neben ihr liegend, weiter bis 8 Uhr morgens. Als er jetzt erwacht und seine Frau noch immer nicht zu erwecken ist, kommt ihm der Gedanke an eine zu früh geschlossene Ofenklappe. Er öffnet sie, bleibt dann energielos auf dem Rande des Bettes stundenlang sitzen, geht dann in eine Restauration, um eine Tasse Kaffee zu trinken, kehrt wieder heim und bleibt dort sitzen. Am Vormittag des 22. Januar wiederholt sich das Tun vom Tage zuvor. Seine Frau stirbt am 24., er aber bleibt in dem Totenzimmer sitzen und meldet den Tod erst 18 Stunden später. Man verhaftet ihn, der auf die Beamten wegen seiner Verwirrung den Eindruck eines Betrunkenen machte, wegen Gatten- und Kindesmordes. Am 26. ist er wieder klar. Bei der Frau fand sich ein Erweichungsherd im Gehirn. Der Verhaftete wurde freigelassen[3]).

Schlimmer kann die Lage des Verdächtigten werden, wenn er mit dem Opfer in Feindschaft gelebt hatte. So war ein übel beleumundeter trunksüchtiger Mann im Gerede der Leute verdächtigt, seine erste Frau ertränkt zu haben. Mit der zweiten lebte er in Unfrieden und mißhandelte sie. Eines Morgens findet man ihn in höchst verwirrtem Zustande in seiner Stube und die Frau tot. Die Herbeieilenden sagen ihm ins Gesicht, daß er ihr Mörder sei. Er wird trotz Beteuerung seiner Unschuld verhaftet. Die gerichtsärztliche Untersuchung erklärt eine Kohlenoxydvergiftung, auf die der Beschuldigte hingewiesen hatte, für unwahrscheinlich, eine gewaltsame Erstickung aber für wahrscheinlich. Erst durch ein Obergutachten wurde das Vorliegen einer Kohlenoxydvergiftung von Mann und Frau erwiesen[4]).

Ein anderer Mann wurde wegen Mordverdachtes verhaftet, weil er mit einem Ehepaar, das tot aufgefunden worden war, in Feindschaft gelebt und weil man an seinem Rocke Blutspuren gefunden hatte. Nachdem man in dem Blute der Leichen Kohlenoxyd (nach 51 Tagen!) nachgewiesen hatte, wurde er freigelassen[5]).

[1]) Casper-Liman, Handb. der ger. Mediz. 1889, S. 607.
[2]) Alberti, D. Zeitschr. f. Chirurgie Bd. 20, 1884, S. 476.
[3]) Lesser, Atlas der ger. Medizin 1884. — Gnauck, Charité-Annalen 1883.
[4]) Zenker, Arch. f. klin. Med. Bd. 8, 1871, S. 52.
[5]) Serkowski, Przeglad lekarska XIII, 1874, S. 21.

Das Aufhören der durch Kohlenoxyd veranlaßten Amnesie bei einer angeblich Vergifteten bewirkte einmal eine Entlastung eines des Giftmordes Beschuldigten. Ein Mann wurde verhaftet, weil er seine Geliebte vergiftet haben sollte. Das Erinnerungsvermögen war bei dieser ganz geschwunden. Als ihr Gedächtnis zurückgekehrt war, bestätigte sie, daß sie gemeinsam durch Kohlenoxyd hatten sterben wollen[1]).

Unter den Beschuldigungsmöglichkeiten fehlt auch nicht diejenige *gegen Ärzte*, den Tod von Menschen, die in Wirklichkeit durch Kohlenoxyd umgekommen sind, durch eine giftige Arznei bewerkstelligt zu haben. Die durch den Tod einer ganzen Familie von fünf Menschen erregte Dorfbewohnerschaft nahm einen Racheakt an, weil der verstorbene Bauer seinerzeit gegen die Ernennung des einen der Ärzte zum Kreisarzt gestimmt hatte. Nur mit Mühe gelang es, die Leute so lange ruhig zu halten, bis die Gerichtskommission eingetroffen war und die Todesursache festgestellt hatte.

d) Falsche Selbstbeschuldigung eines Mordes in der Kohlenoxydpsychose.

Die geistige Störung durch Kohlenoxyd brachte auch einen Mann zu der *Selbstbeschuldigung*, seine Frau erschlagen zu haben. In seiner Amnesie mit Verwirrtheit konfabulierte er, zum Teil wohl auch durch Suggestivfragen veranlaßt, alle Einzelheiten des Vorganges: wie sie in Streit miteinander geraten seien, wie seine Frau zu fliehen versucht habe, wie er sich dann zum Schlafe hingelegt hätte und durch die Nachbarn aufgeschreckt worden sei. Die nähere Untersuchung ergab die wahre Ursache. Die Kinder hatten in der Nacht das Rufen der Mutter gehört, daß der Vater stürbe und sein Jammern, daß er nun bald erlöst würde. Es waren die Heizgase aus dem von außen her zu heizenden Ofen in den Schlafraum gedrungen. Nachdem man vor dem Eintreffen der Untersuchungskommission das Zimmer geheizt hatte, war es mit Rauch und Qualm erfüllt[2]).

Ein nicht kohlenoxydvergifteter Mann beschuldigte sich, seine Schwester durch das Gas vergiftet zu haben, das er aus Oxalsäure und Schwefelsäure entwickelt und in das betreffende Zimmer geleitet hätte. Sie war aber eines ganz anderen Todes gestorben. Der Mann wurde als geisteskrank erkannt und in einer Anstalt interniert[3]).

e) Falsche Verurteilung wegen Giftmordes.

Auf unzulängliche ärztliche Gutachten hin ist in einem solchen Falle auch schon Verurteilung wegen Giftmordes erfolgt. Eine Frau rief von ihrem Fenster aus Passanten zu, daß ihr Mann gestorben sei. Man fand zu ebener Erde ihren Bruder, im ersten Stockwerk ihren Mann tot vor. Ärzte fanden bei der Obduktion des letzteren eine Rötung im Magen und schlossen unbegreiflicherweise auf Tod durch Gift. In dem von einem der Opfer erbrochenen Mageninhalt fand sich ein Stückchen Insektenflügel, was Veranlassung gab, eine Kantharidenvergiftung (!!) an-

---

[1]) DE BEAUVAIS, Annal, d'hyg t. XXXI, 1894, p. 376.
[2]) LANDGRAF, Blätt. f. ger. Med. Bd. 45, 1894, S. 172.
[3]) BROUARDEL, Les asphyxies, p. 20.

zunehmen. Der Richterspruch lautete auf lebenslängliche Zwangsarbeit. Später stellten sich in dem gleichen Hause mehrere schwere Vergiftungen ein. Bei der Nachforschung ergab sich, daß Kohlenoxyd aus einem naheliegenden Kalkofen eindringen konnte. Die Vergiftungen hörten auf, nachdem dieser verlegt worden war. Die Frau wurde im Wiederaufnahmeverfahren freigesprochen[1]).

f) Vortäuschung oder Vornahme einer Kohlenoxydvergiftung für verbrecherische Zwecke.

Es fehlen in diesem Kapitel auch nicht die verbrecherischen Machenschaften, die darauf hinauslaufen, *den Anschein einer Kohlenoxydvergiftung vorzutäuschen, um ein anderweitiges Verbrechen zu verdecken.* So vergiftete ein Mann seine Frau mit Opium und ließ aus einem hinter dem Fensterladen gelegenen, absichtlich verletzten Gasrohr Leuchtgas in das Zimmer treten. Ein herbeigerufenener Arzt schenkte der Erzählung von dem Vorliegen einer Gasvergiftung Glauben. Die Frau starb trotz Wiederbelebungsversuchen. Die Obduktion gab keine Aufklärung. Auf dem Kopfkissen des Bettes fand man jedoch beim Nachsuchen einen Fleck, der bei der Analyse als Opiumextrakt erkannt wurde. Der Mann wurde überführt und gehenkt.

Es gibt weitere derartige Fälle. Die Geliebte eines Mannes kommt, ihrer Aussage nach, mit ihrem betrunkenen Liebhaber abends nach Hause. Im Nebenraum schlief die Frau des Mannes. Am anderen Morgen findet man den Mann tot im Bett vor. Aus Mund und Nase floß ihm Blut. Die Geliebte sagte aus, daß sich der Mann habe erstechen wollen, daß sie ihn daran gehindert habe, daß sie dann bewußtlos hingestürzt und als sie am anderen Morgen erwacht sei, sie ein ausgebranntes Kohlenbecken im Zimmer gesehen und aus Verzweiflung sich durch Erhängen habe töten wollen. Der Strick sei gerissen. Die Ehefrau hatte in der Nacht starkes Stöhnen gehört, das der gerichtlichen Annahme nach von dem Manne hergerührt habe. Die Sachverständigen nahmen an, daß die des Mordes durch Ersticken Angeklagte, wenn sie bis zum Morgen im Zimmer gelegen hätte, auch hätte umkommen müssen[2]), daß sie deswegen wahrscheinlich in einen Nebenraum gegangen sei, während der Mann durch Kohlendunst erstickte, daß sie dann, als sie sein Stöhnen hörte, zurückgekommen sei und ein Fenster geöffnet habe, um nicht selbst umzukommen und den Verdacht von sich abzulenken. Es erfolgte Verurteilung zu lebenslänglicher Zuchthausstrafe[3]).

Ein anderes Vorkommnis sollte sich folgendermaßen abgespielt haben: Ein Ehepaar aß um 6 Uhr. Der Mann zündete dann, wie er angab, weil sie beide in den Tod gehen wollten, ein Kohlenbecken an und stellte es zwischen sich und seine Frau in die Nähe des Bettes, so daß beide den Kohlendampf einatmen mußten. Die Frau bekam bald eine röchelnde Atmung. Um $11^3/_4$ Uhr hob der Mann den Arm seiner Frau in die Höhe, um zu sehen, ob sie noch lebe. Sie war tot. Wiederholt füllte er dann den Ofen von neuem, auch mit neu gekauften Kohlen, und setzte sich deren Emanationen aus. 5 Tage und 5 Nächte hindurch wiederholte er immer

---

[1]) BROUARDEL, DESCOUT et OGIER, Annal. d'hyg. publ. t. XXXI, 1894, p. 376.
[2]) Diese Annahme ist durchaus irrig.
[3]) OLLIVIER, Annal. d'hyg. t. XX, 1838, p. 118.

wieder erfolglos den Versuch, sich zu töten, nachdem er sogar zwei Kohlenbecken in Brand gesetzt hatte. In dieser Zeit saß er immer am Bette
der toten Frau ohne, bis auf Wasser, Nahrung zu sich genommen zu
haben. Die Anklage hielt alle diese Angaben für erdichtet und verurteilte
den Mann wegen Erdrosselung seiner Frau zu lebenslänglichem Zuchthaus [1]).

Gelegentlich diente das Leuchtgas auch zu einem *simulierten Raub-
mordattentat*. Ein Junge hatte die Kasse seines Vaters bestohlen. Er
öffnete sodann die Gashähne. Halbvergiftet fand man ihn. Er stellte
es als ein Attentat der Hausleute dar und bekannte erst nach Tagen
den wahren Hergang.

Man hielt, nicht mit Unrecht, das Kohlenoxyd für besonders geeignet, um mit ihm *einen Mord so zu begehen, daß er als Selbstmord
erscheinen könnte*. Der Mörder könnte sich mit einer gewissen Wahrscheinlichkeit darauf verlassen, daß, falls sein Opfer dem Tode entginge,
es zum Teil wegen der ev. vorhandenen Amnesie nicht imstande sein
könnte, nähere Angaben über Einzelheiten des Vorgangs zu machen.
Ich halte es aber nicht wohl für möglich, daß ein Schuldner heimtückischer-
weise seinen Gläubiger mit Kohlenoxyd vergiftet, in der Annahme, daß
der amnestisch gewordene Vergiftete nach dem Erwachen sich weder des
Gläubigers noch der Höhe der Schuldsumme erinnern würde. Dagegen
könnte eine solche heimliche Vergiftung zur *Vornahme eines unsittlichen
Attentats* benutzt werden. Einmal wurde dies an einem hysteroepileptischen
Mädchen von einem Kurpfuscher versucht. Er nahm „Räucherungen‟
vor, indem er auf die glühenden Kohlen eines Bügeleisens Weihrauch
schüttete und sie nach Überhängen eines Tuches über den Kopf veranlaßte, die Dämpfe einzuatmen. Das Mädchen wurde sprachlos, betäubt
und fast ohnmächtig. Das Verbrechen wurde durch gewarnte Angehörige
in diesem Stadium verhindert [2]). Es erfolgte die Anklage auf Grund
des § 177 des Strafgesetzbuchs, der mit Zuchthaus bestraft, wer eine
Frauensperson zum außerehelichen Beischlafe mißbraucht, nachdem er
sie zu diesem Zweck in einen willenlosen oder bewußtlosen Zustand versetzt hat.

Schwer entscheidbar kann die Frage werden, ob neben der freiwilligen
oder erzwungenen Kohlenoxydvergiftung noch eine andere Tötungsart
an einem Individuum angewandt worden ist, und welcher Erfolg einem
jeden der beiden Eingriffe an dem schließlichen Tode zukam. In einem
solchen Falle hatte der Tote um den Hals ein weißes baumwollenes Tuch
dreimal fest gebunden und in der Gegend des Kehlkopfs geknotet. Nach
dem Abnehmen desselben erkannte man eine wie eine Strangulations-
marke aussehende Veränderung. Am Abend vor dem Tode des Betreffenden hatte man ihn in heftigem Streit mit einem anderen, wegen Geld-
zahlung, gehört. Der letztere wurde verhaftet, aber wieder freigelassen.
Man hatte den Toten auf dem Fußboden des noch nach Rauch riechenden
Schlafzimmers gefunden und in seinem Blute Kohlenoxyd sicher nachgewiesen [3]). Dies mußte mit Recht genügen, um die Todesursache in dem
Kohlenoxyd und nicht in einer Strangulation zu erblicken.

---

[1]) Devergie, Annal. d'hyg. publ. t. XXIII, 1840, p. 176.
[2]) Reubold, Friedreichs Blätter f. ger. Med. Bd. 48, 1897, S. 48.
[3]) Kompe, Blätt. f. ger. Med. Bd. 56, 1905, S. 97.

In einem ähnlichen, früheren Vorkommnis entschied man anders.
Man hatte eine Frau tot in ihrem, keinerlei Unordnung zeigenden Bette
gefunden. Im Ofen, dessen Klappe geschlossen war, lagen noch nicht
völlig ausgebrannte Kohlen. Der Mann erschien halb bewußtlos, konnte
sich kaum auf den Füßen halten und suchte, nachdem er den Klopfenden
die Tür geöffnet hatte, wieder auf sein Lager zu gelangen. Er gab an,
daß der Ofen am Abend gefüllt und angezündet und später die Klappe
geschlossen worden sei. Kurz vor der Beerdigung entdeckte man am Halse
der Verstorbenen eine Strangfurche ohne selbst die geringfügigsten Verletzungen in ihrer Nachbarschaft. Das Herzblut „erinnerte lebhaft an
die helle Kirschsaftfarbe des Kohlenoxydblutes“. Auch objektiv ließ
sich Kohlenoxyd in diesem Blute nachweisen. Trotzdem, und obschon
die Verstorbene kaum in Frage kommende Zeichen der Gegenwehr am
Körper aufwies, nahm man an, daß der Mann die Frau erdrosselt habe
und fand hierfür eine weitere Bestärkung darin, daß er sich noch vor der
Sektion erhängt hatte. Beide, so konstruierte man, wollten sich durch
Kohlendunst töten, erreichten ihren Zweck jedoch aus irgendeinem
Grunde nicht. Infolgedessen würde die Frau, vielleicht aus Mitleid mit
ihrem Leiden, in der Betäubung erdrosselt worden sein. Der Mann wäre
durch die dauernde Einwirkung des Kohlenoxyds an jedem weiteren
selbstmörderischen Eingriff auf sich verhindert worden. Ich halte den
Tod der Frau für einen Kohlenoxydtod. Falls der Mann die Strangulation
bewerkstelligt haben sollte, so konnte dies ebenso eine unter dem Einfluß des Kohlenoxyds zustande gekommene psychotische Handlung
gewesen sein, wie sein eigener, durch Erhängen bewerkstelligter Selbstmord. Der gelungene Nachweis des Kohlenoxyds in dem hierfür charakteristischen roten Blute muß in solchen Fällen genügen, um auch die
ätiologischen Schlüsse für die letzten Folgen zu ziehen.

Für die endliche Entscheidung über das Vorliegen oder Nichtvorliegen einer Kohlenoxydvergiftung muß das gesamte Wissen über sie verwendet werden. Wer dieses nicht besitzt, sollte sich gutachtlich nicht
darüber äußern, weil der Schaden, der durch Sachunkenntnis veranlaßt
wird, hier vielleicht mehr als bei anderen Vergiftungen auch vitale Inter-
essen vieler Menschen zu gleicher Zeit zerstören kann.

Statistische Feststellungen über die Kohlenoxydvergiftung.

Es gibt aus keinem Lande eine halbwegs zuverlässige Statistik über
die Häufigkeit von Vergiftungen mit kohlenoxydhaltigen Luftgemischen,
und es kann auch keine solche geben. Die Gründe hierfür liegen zutage.
Vorerst gibt es der Veranlassungen für diese Vergiftung so viele und verschiedenartige, vom häuslichen Herd bis zu den Klein- und Großbetrieben,
und vom gewöhnlichen unglücklichen Zufall bis zum Selbstmord und
Mord, daß sie von offiziellen Stellen nicht kontrollierbar sind. Sodann
aber ist es unmöglich, die unbewußten oder bewußten Diagnosenfehler —
die falschen Buchungen — bei diesem Leiden schon während des Lebens
oder nach dem Tode in ihrem ganzen Umfang festzustellen. Schon allein

diese Gruppe macht, meinen Schätzungen nach, ein Vielfaches der offiziell bekannt gewordenen Fälle aus. Als weiterer, die Kenntnis der Wahrheit hindernder Umstand ist anzuführen, daß in den öffentlichen Statistiken nur die Vorkommnisse stehen können, die von amtlichen Stellen gemeldet werden. Die Dürftigkeit dieser Meldungen ist aber deswegen so groß, weil der weit überwiegende Teil der Vergiftungen überhaupt nicht dorthin gemeldet wird, von wo aus eine sichere Häufigkeitsfeststellung dieser Vergiftung geliefert werden könnte. Aus diesen und manchen anderen Gründen geben die vorhandenen Zahlen nur einen schwachen Abglanz der Wirklichkeitsverhältnisse. Die Angaben, die ich folgen lasse, müssen, falls man auch, was notwendig ist, die leichteren Vergiftungen mit berücksichtigt, sowohl für die Gesamtzahl der Betriebsvergiftungen als auch der Selbstmorde — die ein unerfahrener Skribent in Deutschland zu den großen Seltenheiten rechnete — mindestens verzehnfacht werden.

Im Leichenschauhaus in Berlin waren

1860—1863	durchschnittlich	8	Selbstmörder durch Kohlenoxyd		
1867—1869	„	21	„	„	„
1870—1875	„	27,1	„	„	„
1876—1878	„	34,4	„	„	„

In den öffentlichen Krankenhäusern und im Leichenschauhaus von Berlin waren in den Jahren:

1876—1878 { 432 Vergiftete mit 282 Toten
davon 155 (36%) Kohlenoxydvergiftete mit 118 (42%) Toten.

In den öffentlichen Krankenhäusern Berlins waren im Jahre:

1911 { 108 Leuchtgasvergiftete mit 7 Toten,
9 Kohlendunstvergiftete mit 2 Toten,
2 Rauchvergiftete mit 2 Toten.

Es starben nach einer anderen Quelle *in Berlin* im Jahre:

1911 { 209 Menschen durch Gift. Unter
168 Selbstmordfällen waren
57 Leuchtgasvergiftete.

Mir sind in den Jahren:

1912—1914 allein etwa 80 Leuchtgasvergiftungen aus Berlin bekannt geworden.

Gerade diese haben, wie ich schon hervorhob, in den Kriegsjahren zu Selbstmordzwecken eine sehr erhebliche Steigerung erfahren. An einem einzigen Januartage des Jahres 1919 wurden in einer Zeitung zwölf solcher Vergiftungen für Selbstmord aus Berlin gemeldet. Und diese stellen noch nicht einmal die Gesamtzahl dar.

In *Preußen* starben an Kohlenoxyd:

| | Vergiftungen überhaupt | | Gasvergiftungen | | | |
| | | | durch Kohlendunst usw. | | durch Leuchtgas | |
	Männer	Frauen	Männer	Frauen	Männer	Frauen
1902	242	126	111	48	11	10
1903	282	120	81	42	21	10
1904	284	132	82	48	18	10
	808	378	274	138	50	30
	1186		492			

Diese Zahlen geben aus den angeführten Gründen nur einen Bruchteil der wahren Werte der Vergiftungstodesfälle wieder, *da u. a. die Selbstmorde durch Gift bzw. kohlenoxydhaltige Gasgemische nicht darin enthalten sind.* Für die Vorstellung des Umfangs der Vergiftung durch solche Gase überhaupt sind sie völlig wertlos. Nach amtlichen Quellen waren diese in Hüttenbetrieben in den Jahren 1900 und 1901 „zahlreich".

In Hamburg mehrten sich bis zu den Jahren 1903—1905 die Kohlenoxydvergiftungen stetig. In diesem Zeitraum betrugen sie über 25% aller Vergiftungen, wohl wegen des Ansteigens der Leuchtgasvergiftungen. Von 1905—1912 sank diese Zahl auf 18,5%, weil die Zahl der Rauchvergiftungen durch schädliche Öfen abnahm[1]. Diese Statistik ist, da sie nur die Krankenhausfälle kennt, unvollständig.

Für das Deutsche Reich werden von gastechnischer Seite an *Leuchtgasvergiftungen* angegeben[2] für das Jahr:

1907
- 98 Unfälle mit 104 Personen, 38 Tote durch Einatmung aus offenen Beleuchtungshähnen.
- 18 Selbstmorde und vorsätzliche Tötungen,
- 69 Unfälle mit 101 Personen und 80 Toten durch Einatmung aus Badeöfen, Heizöfen usw.

Es gibt, wie die vorstehende Tabelle lehrt, *mehr männliche als weibliche Selbstmörder mit Kohlendunst.* Dies geht auch aus noch zeitlich weiter geführten Erhebungen hervor[3]. So starben in Frankreich von 1827—1880 durch Selbstmord mit Kohlenoxyd

Männer	*Frauen*
8299	5653

d. h. im Durchschnitt jährlich 180 Männer gegenüber 123 Frauen. Auf je 1000 Selbstmorde kamen bei Männern 56 durch Kohlenoxyd gegenüber 17 durch andere Gifte.

Im Jahre 1891 starben nach einer offiziellen Statistik in Frankreich 848 Menschen durch Selbstmord mit Kohlenoxyd, davon 483 Männer und 365 Weiber. Es gab aber auch Jahre, in denen das Verhältnis anders war.

In *Frankreich* liegen die Verhältnisse bezüglich der bekannt gegebenen Kohlenoxydvergiftungen anders als in Deutschland. Die statistischen

---

[1] Festschrift des Allgem. Krankenhauses 1912, S. 239.
[2] SCHÄFER, Journ. f. Gasbeleuchtung 1908, Nr. 38.
[3] SOQUET, Annal. méd. psych. t. X, 1889, p. 378. *Die hier wiedergegebenen Zahlen sind beträchtlich höher als die weiter unten von VIBERT mitgeteilten.*

Erhebungen sind, soweit der Selbstmord in Frage kommt, etwas zuverlässiger. Die Zahlen zeigen selbst innerhalb dieser engen Begrenzung das Anwachsen der Kohlenoxydvergiftung.

Es starben in 10 Jahren durch Selbstmord mit Kohlendunst		
Jahr	Männer	Frauen
1835	109	69
1836	85	71
1837	81	77
1838	101	100
1839	110	79
1840	103	94
1841	103	89
1842	102	94
1843	117	89
1844	98	92
	1032	854
	1886	

Um das Überwiegen der Kohlenoxydvergiftung über alle anderen Vergiftungsarten darzulegen, braucht nur noch hinzugefügt zu werden, daß in den genannten 10 Jahren (1835—1844) an Todesfällen sich gegenüberstehen:

Durch Kohlendunst	*Durch andere Gifte*
1886	865

Dies geht auch aus der folgenden Zahlentafel[1]) hervor, die zugleich das gewaltige Anwachsen der Kohlenoxydselbstmorde erkennen läßt.

Jahre	Die mittlere jährliche Zahl		
	aller Selbstmorde	der Selbstmorde durch verschiedene Gifte	der Selbstmorde durch Kohlendunst
1836—1840	2574	69	180
1841—1845	2951	65	204
1846—1850	3446	66	266
1851—1855	3639	63	323
1856—1860	4002	89	322
1861—1865	4661	97	351
1866—1870	4990	105	304
1871—1876	5276	105	343
1876—1880	6259	120	463
1880	6683	138	533
1881	6741	136	499
1882	7213	124	557
1885	7902	191	594
1890	8410	177	784
1891	—	—	848
1892	9285	172	829
1893	9054	212	772
1894	9703	212	914
		2141	9086

---

[1]) VIBERT, Précis de Toxicologie Paris 1900, p. 4. — BROUARDEL, Les asphyxies, p. 17.

Es bildete, wie man hieraus ersieht, die Kohlenoxydvergiftung aus
dem einen Beweggrunde des Selbstmordes schon allein $^4/_5$ aller Vergiftungstodesfälle. Aus den angeführten Gründen geben die Selbstmord-
statistiken durch Kohlenoxyd von der Wahrheit nur ganz entfernte
Werte an. Und mit noch größerer Berechtigung gilt dies von allen anderen,
nicht gewollten Kohlenoxydvergiftungen, einschließlich der beruflichen.
Selbst die für enge Berufskreise gemachten Angaben sind bezüglich ihrer
Vollständigkeit nur mit Vorsicht zu benutzen. So weiß ich z. B., wie
wirklich durch Raucheinatmung krank gewordene Feuerwehrleute um
eine Entschädigung für die Einbuße an Arbeitskraft auch erfolglos haben
kämpfen müssen, weil ihre Leidenssymptome anders gedeutet wurden.
In Paris sollen von solchen durch Rauch vergiftet worden sein [1]):

1894	8	1901	4	1904	12
1895	1	1902	5	1906	6
1897	15	1903	5	1907	12

Die Vergiftungsgefahr durch *Wassergas* ergibt sich aus vielen, *besonders amerikanischen* Zählungen. Es hatten in der Union

108 Städte in 20,5 Jahren 40 Todesfälle (1,95 %) durch Leuchtgas
108 „   „   7,5   „   45   „   (6   %)   „   Wassergas

In *Neuyork* ereigneten sich in 7 Jahren (1881—1887):

Vergiftungen durch Leuchtgas   Vergiftungen durch Wassergas
            9   177

Im Monat Januar 1888 starben in Neuyork ebenso viele Menschen
durch Wassergas wie in *Boston* durch Leuchtgas in den vorangegangenen
55 Jahren.

In *Baltimore* kamen von 1880—1885 durch Wassergas 45 Menschen
um, in *San Franzisko* 1887, bald nach der Einführung des Gases 11, ebenso
viele in *Chikago* in 1886—1887.

Aus Neuyork berichtete der Coroner 75 Kohlenoxydvergiftungen,
die in den ersten Wochen 1913 vorkamen.

Auch in anderen Ländern der Welt stellt *praktisch* das Kohlenoxyd
das Gift höchster Ordnung dar, und übertrifft in dieser Beziehung meiner
Ansicht nach noch bei weitem das Blei.

Eine Erhöhung der Betriebsgefahr ist überall da eingetreten wo Heiz-
und Beleuchtungsgase mit hohem Gehalt von Kohlenoxyd — Wassergas,
Generatorgas usw. — in Benutzung genommen wurden. Zahlreiche derartige Vergiftungen und jähe Todesfälle habe ich selbst kennen gelernt.
Sie würden sich nicht so häufig ereignen, *wenn die Forderung, die ich
seit Jahren gestellt habe* [2]), *endlich erfüllt würde, den Arbeiter so frühzeitig
wie möglich auf solche Gefahren hinzuweisen.* Betriebsleiter glauben
immer noch, daß dies nicht anginge, weil die Arbeiter dann werkflüchtig
würden. Nichts kann irriger sein. Der Zimmermann arbeitet auf einem

---

[1]) Coullaud, Annal. d'hyg. publ. t. XII, 1909, p. 490.
[2]) L. Lewin, Die Belehrung der Arbeiter über die Giftgefahren in gewerblichen
Betrieben. Vorbericht über die Konferenz in Hagen. Berlin 1905.

schmalen Balken in der Höhe stehend, und der Matrose im Sturm in den Wanten, und der Bergmann angesichts mit Absturz drohender Kohle, obschon sie die Gefahren kennen. Würde der Arbeiter über die giftigen Gase, in deren Wirkungksreis er kommen kann, aufgeklärt werden, dann würde viel Unglück verhütet werden.

Gesichtspunkte für die Prophylaxe der Vergiftung.

Die Prophylaxe hat als Grundlagen: die individuelle Sorgfalt bei dem Umgange mit kohlenoxydhaltigen Luftgemischen und die aus höherer technischer und toxikologischer Erkenntnis hervorgehenden Sicherungen in Betrieben und unter anderen Verhältnissen, in denen das Gas in größeren Mengen frei werden kann. Die erstere kann, wie ich soeben dargelegt habe, durch Belehrung, die schon in der Volksschule, in Fortbildungs- und Fachschulen zu beginnen hat und später durch Belehrungszettel für Fabrik- und Heimarbeiter fortgesetzt werden sollte, ganz wesentlich anerzogen werden[1]). Sie wird sich nie in einem Umfange erzielen lassen, der jedes Vergiftungsunglück ausschließt. Dies ist in der Anlage der verschiedenen Menschen begründet. Auch höhere Gewalt läßt sich als unabwendbare Vergiftungsursache nicht ausschalten. Die Technik und der gute Wille, die Aufklärung über die Arbeit in den Dienst der Verhütung und Abwehr zu stellen, können ganz Hervorragendes leisten. Durch langjährige Erfahrungen habe ich die Überzeugung erlangt, daß es kaum ein hierhergehöriges Verhütungsproblem gibt, das technisch nicht gelöst werden kann, falls auch die erforderlichen materiellen Mittel seitens der Auftraggeber zur Verfügung gestellt werden. Diese erwerben hierfür, abgesehen von der Erfüllung einer gesetzlichen Pflicht, das Gefühl, human gehandelt und eine Deckung bezüglich ihrer Verantwortlichkeit erlangt zu haben. Die Vertreter der Technik, zumal Heiztechniker, Betriebsingenieure, aber auch Fabrikdirektoren, denen die Einsicht in die toxikologischen Forderungen und deren so große soziale Bedeutung noch mangelt, müssen sich das erforderliche Wissen aneignen, weil es einen integrierenden Teil des für ihr Tun Notwendigen darstellt. Man begegnet auf diesem Gebiet nicht gar so selten der dies hindernden Anmaßlichkeit eines hohlen Herrenbewußtseins oder dem Dünkel des Besserwissens „vom technischen Standpunkt aus". Beides ist verwerflich und findet gar nicht so selten zu irgendeiner Zeit seine Selbstkorrektur. Ich habe manchen unter der Qual einer drohenden oder eröffneten Anklage stehenden Vertreter dieser Gruppe gesehen, der bedauerte, sich nicht schon früher von medizinischen Sachverständigen genügend beraten gelassen zu haben. Die Technik bedarf solcher Beratung, will sie nicht gelegentlich die schmerzliche Erfahrung machen, durch unzweckmäßiges Tun Menschen an Leib und Leben geschädigt zu haben oder ev. auch zivilrechtlich schwer haftbar dafür gemacht zu werden.

Was in dem Kapitel über das Vorkommen des Kohlenoxyds in gasigen Produkten[2]) aus menschlicher Hantierung sowie in dem über die Ent-

---

[1]) L. Lewin, Die Belehrung der Arbeiter über die Giftgefahren in gewerblichen Betrieben. Berlin 1905.
[2]) Vgl. S. 32.

stehungsmöglichkeiten dieser Vergiftung [1]) dargelegt worden ist, belehrt ohne weiteres über die Gesichtspunkte, die für Verhütungsvorrichtungen als Grundlage dienen können. Es erübrigt sich, auf Einzelheiten einzugehen, die, in ihrer Gesamtheit ungemein zahlreich, für jeden Betriebszweig spezialistisch beherrscht werden müssen. Auf einige allgemeine Gesichtspunkte sei hier hingewiesen.

Die *Raumentlüftung* durch Ventilationsfenster, drehbare oder aufklappbare Oberfenster, die mittels Zugstangen zu betätigen sind, oder ähnliche Einrichtungen leisten meistens, selbst bei starkem natürlichen Auftrieb von Gasen und Dämpfen, nicht Genügendes und vor allem nichts Konstantes, weil sie von der Windrichtung, Windstärke, Temperaturverhältnissen usw. abhängen. Erforderlich ist, durch Ventilatoren (Schrauben- oder Zentrifugalventilatoren) die Entlüftung des Raumes herbeizuführen. Mit den Schraubenventilatoren (Niederdruckventilatoren) reicht man meistens aus. Sie versagen jedoch, selbst in großer Gestalt, als volle Hilfe da, wo Dämpfe mit Kohlenoxyd sich massig entwickeln.

Für Betriebe halte ich das Prinzip örtlicher Absaugung möglichst für jede Entwicklungsstelle von Kohlenoxyd für das Erfolgreichste. Die speziellen Vorrichtungen hierfür müssen sich dem Arbeitsinstrument und der Arbeitsweise anpassen. Ich habe, nach alledem was ich selbst sah, die Überzeugung gewonnen, daß diese freilich mit gewissen Aufwendungen verknüpfte örtliche Absaugung in viel weiterem Umfange, als es bisher geschah, durchführbar ist. In Verbindung mit einem Zentrifugalventilator, einem Exhaustor mit großer Tourenzahl, kann ventilatorisch Außerordentliches geleistet werden. Eine zentrale Sauganlage saugt aus den am besten im Fußboden längs der Bodenkanten verlegten, mit Ventilationsöffnungen versehenen Ventilationskanälen, die in einem Sammelkanal münden, die verdorbene Luft ab. Diese kann nach eventueller Reinigung bzw. Unschädlichmachung, z. B. mittels Schornsteins, ins Freie gelassen werden.

In Werkräumen mit stark kohlenoxydhaltiger Luft sollte für jeden Arbeiter beträchtlich mehr als 10—15 cbm Luftraum bei fünf- bis achtmaliger Lufterneuerung in der Stunde verlangt werden.

Für den *Wetterbedarf in Bergwerken* werden gefordert mindestens 750 l = $^3/_4$ cbm pro Kopf und Minute, falls keine besondere Luftverschlechterung vorhanden ist. Rechnet man mit solchen, dann werden 3 cbm und, wo Schlagwettergefahr ist, bis zu 10 cbm pro Kopf der Belegschaft gefordert.

Gasleitungen, zumal die Leitungen für Generatorgas usw., mit großem Querschnitt sollten, wie ich schon anführte, nicht mittels gemauerter Kanäle, sondern von dem Herstellungsorte an in Metallröhren, die mit leicht zugänglichen Reinigungsöffnungen versehen sein müßten, in den Werkraum geleitet werden. Ihre Dichtigkeit ist alle 2—3 Monate zu prüfen. Vor ihrer Reinigung, die in gewissen Zeiträumen vorgenommen wird, ist das ganze Leitungssystem mindestens 12 Stunden lang künstlich zu entlüften, weil der Flugstaub Kohlenoxyd innig und lange festhält.

An Hochöfen sind Gasleitungen, Gaskanäle, Staubsammler so anzulegen, daß sie, ohne befahren zu werden, gereinigt werden können.

---

[1]) Vgl. S. 131.

Es sollte zum Prinzip erhoben werden, in Betrieben Gasentnahme- oder Probenhähne, die leicht zugänglich sind, und durch Zufall oder Vergeßlichkeit offen werden könnten, so einzurichten, daß sie nur mit Schlüssel öffenbar sind. Für manche Verhältnisse in Häusern und Wohnungen, wo Hähne für Beleuchtung oder Heizung Vergiftungs- oder auch Explosionsgefahr schaffen, ist das gleiche zu berücksichtigen.

Gummischläuche, die über Gashähne gezogen werden müssen, sollen an diesen befestigt werden um ihr Abgleiten zu verhüten. Eisendraht ist wegen der Gefahr des Durchschneidens nicht zu empfehlen. Ich habe in Betrieben solche Schläuche durch Schellen sichern lassen. Solche sollten für diesen Zweck in sicherer und leicht anpaßbarer Konstruktion käuflich sein.

Überall, wo glühende, Kohlenoxyd enthaltende Massen wie Koks, Schlacke usw., abgelöscht werden müssen, sind Einrichtungen zu treffen, die das Hineingelangen des sich dabei bildenden Wassergases in die Atmungsorgane verhindern. Der Schutz der Arbeiter und der Menschen in der nahen Umgebung des Fabrikterrains hat so zu erfolgen, daß die nicht geringe Gefahr, *auch im Freien* bei ungünstiger Windrichtung vergiftet zu werden, beseitigt wird [1]).

Sind bei einer bestimmten Arbeit die gewohnheitsmäßig jäh sich entwickelnden Gas- oder Rauchmengen groß und nach Lage der Dinge nicht so schnell abführbar, wie es zur Vermeidung einer Vergiftung erforderlich wäre, so sind Arbeiter, Soldaten auf Kriegsschiffen usw., die ihnen ausgesetzt sind, mit Sauerstoff-Atmungsapparaten zu versehen, die während der gefährlichen Zeit angelegt werden müssen.

Zur Verhütung oder Gefahrminderung von *progressiver* körperlicher Schädigung bei denjenigen, die arbeitsmäßig viel Kohlenoxyd aufzunehmen genötigt sind, ist an eine Verkürzung der täglichen Arbeitszeit, unter Zugrundelegung der hohen Gefahrenklasse, zu der solche Arbeiter gehören, zu denken.

Die Behandlung der Kohlenoxydvergiftung.

1. Allgemeines.

Veranlassung für ein Eingreifen bei dieser Vergiftung gibt eigentlich nur die akute Lebensgefahr, die durch Minderung oder Stillstand der Atmung bedingt wird. Sie ist die Folge der durch das veränderte Blut akut im Gehirn, speziell in dem Atmungszentrum gesetzten Ernährungsstörung. *Die normale Erregbarkeit dieses und anderer Gehirnteile für endogene, für ihre normale Funktion notwendige Reizimpulse wiederherzustellen und zu erhalten, muß das Ziel aller Bemühungen sein.* Die hierfür zu verwendenden Mittel erkennt man, wenn man sich die wesentlichen Symptome der akuten Vergiftung vergegenwärtigt. Klar muß man aber darüber sein, daß, selbst wenn die Ursache, nämlich das Kohlenoxydhämoglobin, aus dem Blute geschwunden ist, die durch dasselbe veranlaßten ersten Störungen noch nicht aufzuhören brauchen. Hier wie so

---

[1]) L. Lewin, Obergutachten über Unfallvergiftungen 1912, S. 80.

oft bei Krankheitszuständen gilt nur selten der Satz: cessante causa cessat effectus. Fortzeugend gebiert recht oft die im Gehirn einmal eingeleitete Störung weitere. Trotzdem muß, besonders wenn eine Bewußtseinsstörung besteht, so bei dem Kranken eingegriffen werden, als wäre der Satz für jeden Fall zutreffend. Dazu gehört in erster Reihe seine Entfernung aus dem vergiftenden Raum. Sie reicht bei manchem Vergifteten aus, um das Bewußtsein wiederkehren und leichte Atmungsstörungen schwinden zu lassen. Der hierbei bisweilen erfolgende Eintritt psychischer oder motorischer Errgungszustände hat nicht viel zu besagen. Besteht z. B. Trismus, so ist der Mund zuvor zu öffnen und mit einer Sperrvorrichtung zu versehen, und Krämpfe sind durch eine ganz leichte Äthernarkose zu beseitigen. Es genügen hierfür etwa 10 g Äther, die von einem Tuch aus eingeatmet werden können. Nach vielfachen eigenen, auch experimentellen Erfahrungen über Krampfzustände bei Vergiftungen kann ich diese Methode als zuverlässig empfehlen. Der Äther ist dem Chloroform unbedingt vorzuziehen, vor allem wegen der Flüchtigkeit seiner Wirkung und der Hebung der Herzarbeit. Das letztere erwies sich einmal bei einem Vergifteten als hilfreich, der auf einen eine halbe Stunde dauernden Zustand von Scheintod heftige, den Anschein von Tobsucht darbietende, bei völliger Bewußtlosigkeit vor sich gehende konvulsivische, sich rasch wiederholende Anfälle bekam, die jedesmal mit einem lauten Schrei begannen. Es trat dann Kontraktion der den Mund öffnenden Muskeln ein, so daß die Spalte geöffnet und die Mundwinkel nach unten verzogen wurden, ferner Kontraktion der Sternocleidomastoidei, Kontraktion der Muskeln an der Vorderfläche des Rumpfes (Aufsitzen im Bett), hierauf folgten krampfhaftes Emporrichten auf die Füße, Schlagen der Arme und Wiederhinfallen. Nach wiederholter Einatmung sehr geringer Mengen von Chloroform trat mehrstündiger Schlaf ein, aus welchem der Kranke mit vollem Bewußtsein erwachte.

2. Die Methoden der Wiederbelebung.

Hält die Bewußtlosigkeit trotz des Aufenthaltes des Vergifteten in der frischen Luft noch weiter an, so sind Maßnahmen für die Wiederbelebung einzuleiten.

Die Aufgabe, Scheintote wieder zu beleben, erfordert die Berücksichtigung verschiedener Gesichtspunkte. Ich formuliere sie folgendermaßen [1]:

1. die künstliche Nachahmung der Atmung,
2. die unter Umständen für das Gelingen der künstlichen Atmung notwendige Entleerung von fremden, flüssigen, in die Lungen gelangten Stoffen,
3. die Durchblutung von Organen, vor allem des Gehirns, bei ungenügender bzw. zeitweilig nicht vorhandener Herzarbeit, sowie die Entlastung von blutüberfüllten Gefäßstrecken im Körper.

Für das zielbewußte Handeln zur Erreichung dieser Zwecke ist es ziemlich belanglos, durch welchen Einfluß der Zustand des Scheintodes zustande gekommen ist. Denn in letzter Instanz handelt es sich nur

---

[1] L. Lewin, Ein Verfahren für die künstliche Atmung bei Scheintoten und Asphyktischen. Münch. med. Wochenschr. 1912, Nr. 47.

darum, den Mechanismus wieder in Gang zu setzen, dessen Betätigung die ausreichende Atmung ermöglicht. Der wichtigste Teil derselben ist aber das Atmungszentrum. Der harte und lange Kampf, den dasselbe z. B. gegen die Angriffe gewisser Gifte führt, die seine Energie lähmen können, lehrt, wie außerordentlich groß seine Widerstandskraft ist. Selbst wenn seine rhythmische Automatie längst ein Ende genommen hat und die inneren Atmungsreize nur in großen Zwischenräumen noch einen kümmerlichen, unzulänglichen Atmungsakt auszulösen vermögen, wird mit Recht der Eindruck erweckt, daß, wenn die augenblicklichen Lebensbedingungen zu bessern wären, auch das lebenswichtige Kopfmark alsbald seine Automatie wiedergewinnen müsse.

In vier Gruppen lassen sich die Methoden der Wiederbelebung teilen:
1. solche, die reflektorisch das Atmungszentrum anregen,
2. solche, die Exspiration und Inspiration durch mechanische Verengerung und Erweiterung des Brustraumes erstreben,
3. solche, die außer dieser Beeinflussung des Brustraumes gleichzeitig noch die Forderung erfüllen können: die Lunge von aspirierten Flüssigkeiten zu befreien und eine bessere Durchblutung vor allem des Gehirns herbeizuführen.
4. Entgiftende und symptomatisch entgegenwirkende Einflüsse.

Mit den Methoden einer jeden Gruppe lassen sich gelegentlich Erfolge erzielen. Es bestehen aber ziemlich weitgehende Differenzen in ihren inneren Wertigkeiten. Keiner *von den reflektorisch wirkenden Eingriffen* ist weiter ausbaufähig.

a) Reflektorisch wirkende Eingriffe.

Als leichteste reflektorisch wirkende Mittel kommen *Haut-* bzw. *Schleimhautreize* von nicht zu großer Stärke in Frage. Sie machen der Bewußtlosigkeit und auch leichteren Atmungsstörungen oft ein schnelles Ende. Dafür sind verwendbar: Anspritzen von kaltem Wasser, oder besser ein Strahl kalten Wassers, der auf die Nackengrube oder die Brust fällt, oder auch eine kalte Begießung mit sofort nachfolgendem Frottieren.

Von *chemischen Mitteln*, die reflektorisch der Bewußtlosigkeit entgegenwirken und gleichzeitig Puls und Atmung heben, ist an erster Stelle auf das Riechen von konzentrierter Essigsäure hinzuweisen[1]). In Betrieben, in denen die Gelegenheit für solche Vergiftungen durch Druck- oder Sauggasanlagen usw. reichlicher gegeben ist, sollten kleine weithalsige Gläser, in denen sich mit Essigsäure getränktes Bimssteinpulver findet, vorrätig sein. Ich habe überraschende, augenblicklich eintretende Erfolge durch das, wenn auch nur ganz geringfügige Einatmen des Essigsäuredampfes beobachtet. Das Riechen an Ammoniaklösungen (Salmiakgeist) ist aus bestimmten Gründen zu vermeiden. Ist Senfmehl schnell erhältlich, so wird ein mit lauwarmem oder kaltem Wasser daraus hergestellter Teig auf die Waden oder die Fußsohlen gelegt, was die Bewußtlosigkeit und Reflexerregbarkeit schnell günstig beeinflußt. Das gleiche ist von Essigklistieren (2—3 Eßlöffel von pharmazeutischem (6%igem) Essig auf ein Klistier) zu erwarten.

An Bedeutung und Nutzfähigkeit ragt unter den andersartigen Eingriffen das LABORDEsche Verfahren des rhythmischen Ziehens an der Zunge

---

[1]) L. LEWIN, Münch. med. Wochenschr. 1917, Nr. 29.

hervor, wodurch gewisse Zungennerven gereizt und dadurch das Atmungszentrum reflektorisch erregt wird. Obgleich hierbei recht oft Schwellung und Suffusionen der Zunge vorkommen, ist die Methode doch als eine der besten vorhandenen anzusehen, soweit es sich nur um Erregung des Atmungszentrums handelt, also nur um eine Teilerfüllung derjenigen Forderungen, die ich eingangs dieser Auseinandersetzungen aufstellte. Bei manchen Kohlenoxydvergifteten hat diese Methode gute Dienste geleistet. Bei ZOLA wurde sie zu spät angewendet. Er war schon tot. Dagegen war sie bei dessen Frau, die nicht mehr atmete und keinen Puls hatte, erfolgreich[1]).

Die elektrische Reizung des Phrenicus (positiver Pol auf den M. scalenus anticus, negativer in die Magengrube) hat nur eine geringe Bedeutung. Es sollte durch die Kontraktion des Zwerchfells der Brustkasten erweitert werden. Es ist schade, mit der Verwendung dieser Methode die Zeit für besseres Tun zu verlieren.

b) Methoden, die auf dem Prinzip der mechanischen, rhythmischen Lüftung des Brustraumes beruhen.

Diese Methoden finden am häufigsten Verwendung. Sie setzen neben einer gewissen Geschicklichkeit *genügende menschliche Kraft* voraus. Ob es sich darum handelt, durch bimanuelle Kompression des Thorax die Exspiration zu erzwingen und die Inspiration durch seine Wiederausdehnung vermöge seiner Elastizität zustande kommen zu lassen — oder ob man Inspiration und Exspiration bei dem auf dem Rücken liegenden Scheintoten selbst bewerkstelligen muß durch zehnmal in der Minute vorgenommenes Ziehen beider Arme nach hinten über den Kopf, Spannung des Pectoralis mit Hebung des Thorax und darauffolgendes seitliches Andrücken der Oberarme des Scheintoten an die Brust (Methode von SYLVESTER) — oder ob man durch Wälzen des Scheintoten auf den Bauch Exspiration und durch darauffolgende Lagerung auf die Seite, also eine den Thorax entlastende Supinationsbewegung, Inspiration erzeugt (Methode von MARSHAL-HALL), oder welches andere ähnlich wirkende Verfahren man einschlagen mag, das, 10—15mal in der Minute ausgeführt, einen beträchtlichen Aufwand an Kraft erfordert — immer wird es, *um ev. stundenlang eine solche Arbeit zu leisten*, vieler Menschen bedürfen, die nicht stets zur Verfügung stehen.

Hierzu kommt, daß es sehr oft noch besonderer Assistenz oder Maßnahmen bedarf, um die leicht zurückfallende Zunge zu fixieren.

c) Methoden, die neben der Beeinflussung des Brustraumes noch anderes leisten.

Diese Gruppe wird durch die Methode der SCHULTZEschen Schwingung repräsentiert. Sie ist noch anstrengender als die vorgenannten und erfordert noch mehr Hilfskräfte, ist aber meiner Überzeugung nach die beste: Der Kopf des Vergifteten wird zwischen den Knien gehalten, während zwei Helfer die Beine fassen und diese sowie den Rumpf möglichst oft heben und senken. Ich habe einen Atmungstisch konstruiert, der diese Methode mühelos und in viel ergiebigerer Weise sich vollziehen

---

[1]) LABORDE, Bullet. de l'Acad. de Méd. 1902, Nr. 32.

Lewin, Kohlenoxyd. 23

läßt[1]). Er dient gleichzeitig als Tragbahre, ist zusammenlegbar und kann in seiner Längsachse durch eine Griffbewegung nach beiden Seiten, insgesamt um 145° gedreht werden. Der Vergiftete wird auf ihm durch eine einfache Bandage befestigt. Durch eine 10—20 Sekunden dauernde rhythmische Senkung des Tisches am Kopfende wird bei vollendeter Kopfstandstellung eine eventuelle Entleerung von Flüssigkeit aus der Lunge, eine Verkleinerung des Brustraumes durch die gegen das Zwerchfell drängenden Baucheingeweide und damit eine passive Exspiration veranlaßt. Bewegt man den Tisch alsdann nach der entgegengesetzten Seite in die Fußstandstellung, so wird sich der Thorax erweitern, weil Baucheingeweide und Zwerchfell wieder nach unten sinken. Beide Bewegungsphasen kann man 10—15mal in der Minute sich vollziehen lassen Mit alledem werden die Forderungen erfüllt, die an eine Wiederbelebungsmethode, zumal bei der Kohlenoxydvergiftung, gestellt werden können. Es wird bewirkt:

1. daß dadurch auch eine unangenehme Anhäufung von Gift in bestimmten Organen oder Organteilen, zu denen es Beziehungen hat, zumal im Beginne der Einwirkung, gemindert wird;
2. daß gasige bzw. dampfförmige Gifte bei dieser starken Lungenventilation leichter den Körper verlassen;
3. daß entzündliche Hyperämien, die akut entstehen würden, hintangehalten werden;
4. daß auch eine Entlastung des kleinen Kreislaufs von pathologischer Blutüberfüllung dadurch herbeigeführt wird;
5. daß unter Umständen dem Herzen Arbeit abgenommen wird;
6. daß eine bessere Ernährung lebenswichtiger zerebraler Teile mit noch funktionsfähigem Blut zustande kommt;
7. daß auch durch Gift geschaffene giftige Zersetzungsprodukte eiweißartiger Natur von ihrem Entstehungsorte fortgeschwemmt und einer konzentrierten Einwirkung entzogen werden können;
8. daß aus allen genannten Gründen die Grenzen für die Verwendung des Apparates mit einer nicht geringen Aussicht auf Erfolg auch noch weiter, als bisher angedeutet wurde, gezogen werden können.

Auf diesem Wege allein ist meiner Überzeugung nach die Rettung vor allem in denjenigen Fällen noch möglich, wo die Atmung versagt oder durch Insuffizienz dem Versagen gleichkommt. Andere Vorrichtungen, wie z. B. der „Pulmotor", der sich den Atembewegungen des Vergifteten automatisch anpaßt, sind demgegenüber wertlos, falls die Atmung auf dem bezeichneten Punkte steht.

d) Entgiftende und symptomatisch entgegenwirkende Einflüsse.

Die Verwendung des Sauerstoffs.

Als Grundlage der Sauerstoffverwendung für diese Vergiftung dient die an sich richtige Annahme, daß die Geschwindigkeit des Dissoziationsvorganges des Kohlenoxydhämoglobins durch reinen Sauerstoff fünfmal so groß sei, als die durch Luft, in welcher der Partiardruck des Sauerstoffs nur $^1/_5$ beträgt. Mit zunehmender Sauerstoffspannung mindere sich bei gleichbleibendem Kohlenoxyddruck die Bindung des Kohlenoxyds an

---

[1]) L. Lewin, Münchn. med. Wochenschr. 1912, Nr. 47.

Hämoglobin. Der Wirkungserfolg der Sauerstoffatmung bei vergifteten Tieren und Menschen wird als Beweis für die Richtigkeit dieser theoretischen Überlegung angeführt. Während z. B. ein Hund, der mit 1% Kohlenoxyd gemischte Luft einatmete, bereits nach 20 Minuten starb, ging ein anderer noch nicht nach $2\,^1/_2$ Stunden zugrunde, der Sauerstoff mit 1% Kohlenoxyd eingeatmet hatte. Andrerseits sank der Kohlenoxydgehalt des Blutes eines Hundes, der mit 1% Kohlenoxyd enthaltender Luft partiell vergiftet worden war und nach 15 Minuten in seinem Blute 18,1% Kohlenoxyd enthalten hatte, nach dreistündiger Zuführung von frischer Luft auf 4,5%. Ließ man dagegen ein solches Tier Sauerstoff atmen, so fiel der Kohlenoxydgehalt in 1 Stunde von 16,2% auf 1,1%[1].

Ja, es wurde sogar angegeben — was ich in diesem Umfange nicht bestätigen kann —, daß Meerschweinchen in einer Sauerstoffatmosphäre mit 2% Kohlenoxyd nicht einmal betäubt werden und hinfallen, bei 3% nur kraftlos werden und erst bei einem Gehalt von 5—6% nach 3—6 Minuten auf die Seite fallen[2]. In reinem Sauerstoff vertragen nach HALDANE Mäuse dreizehnmal so viel Kohlenoxyd bis zur toxischen Wirkung als in der atmosphärischen Luft. Reinem Sauerstoff unter zwei Atmosphären Druck ausgesetzt, ertragen die Mäuse $^1/_3$ Vol. Kohlenoxyd. Wird jedoch der Druck herabgesetzt, so sterben die Tiere sehr bald, und das gesamte Hämoglobin erweist sich mit Kohlenoxyd gesättigt.

Auch wenn bereits schlimme Symptome eingesetzt haben, z. B. das Herz von Tieren mehrere Minuten zu schlagen aufgehört hatte, erzielte man durch künstliche Atmung mit reinem Sauerstoff oder mit komprimierter Luft sein Wiederaufleben[3]. Dementsprechend wurde bei kohlenoxydvergifteten Menschen oft ein Nutzen von der lange fortgesetzten, — wie ich glaube zuerst von BABINGTON im Jahre 1815 verwendeten — Sauerstoffeinatmung beobachtet. In einzelnen Fällen kam man schon mit 5—10 Litern aus. Das Bewußtsein kehrte wieder und die Atmungsstörung regulierte sich.

Leider versagt hierbei der Sauerstoff auch so oft, daß man zu der Überzeugung kommen muß, daß die Bedingungen für eine Besserung des Vergiftungszustandes durch ihn nicht so einfach liegen, wie die theoretische Überlegung es glauben machen will. Nach alledem, was andere und auch ich selber an Negativem gesehen haben, darf man ihm wenigstens bei dieser Vergiftung nicht die souveräne therapeutische Stellung einräumen, die er heute in der Vorstellung vieler besitzt. Für seine Wirkung ist die Voraussetzung, daß er mit dem in die Lunge strömenden Blute in innige Berührung kommt. Dafür ist aber eine ausreichende Herztätigkeit notwendig, die nicht immer besteht. Aber selbst wenn sie gut ist und der Sauerstoff die Dissoziation des von ihm erreichbaren Kohlenoxydhämoglobins zuwege bringt, so wird dadurch nicht die Wiederherstellung der einmal eingeleiteten *tieferen* Funktionsstörungen erkrankter Gehirnteile gewährleistet, selbst wenn das Blut ganz kohlenoxydfrei geworden ist. *Das Fortbestehen der akuten Störungen muß unter solchen Umständen von anderen Faktoren als dem Kohlenoxyd im Blute abhängen.* Entweder müßte man annehmen, daß hier sich noch ander-

---

[1] GRÉHANT, Compt. rend. de l'Acad. des Sciences t. CXXXII, p. 574.
[2] SCHWARTAU, Ther. der Kohlenoxydvergiftung. Göttingen 1897.
[3] MOSSO, l. c.

weitige schädigende Stoffe im Blute finden, die das vergiftende Werk des Kohlenoxyds fortsetzen, oder daß eine akute Fortentwicklung der einmal eingeleiteten, vielleicht der regressiven Gewebsmetamorphose zugehörenden Prozesse stattfindet. Das letztere ist das Wahrscheinlichere. Unter solchen Umständen ist an eine bessernde Wirkung des Sauerstoffs nicht zu denken. So kommt es denn, daß seit dem Beginn des vorigen Jahrhunderts eine übergroße Zahl von Fällen bekannt geworden ist, in denen bisweilen einmal im Beginne der Sauerstoffatmung eine vorübergehende Besserung in tetanoiden Krämpfen oder dem komatösen Zustande oder der Atmung eintrat, der Zustand selbst aber sich nicht änderte und entweder in den Tod oder in schwere Nachleiden überging, auch wenn für viele Stunden sehr große Mengen Sauerstoffs (48 Ballons) ev. sogar noch neben künstlicher Atmung in Verwendung traten und überdies noch Kochsalzinfusion und Venäsektion gemacht worden waren[1]). Ich selbst sah einmal, auch nach Verbrauch von fünf Stahlflaschen komprimierten Sauerstoffs großen Kalibers in 5—6 Stunden nicht die geringste Änderung im Aussehen der Kranken, noch in der Bewußtseinsstörung, noch in der Dyspnoe eintreten. Solche Erfahrungen, die zu den gewöhnlichen gehören, müssen mit Recht die Rühmungen des Sauerstoffs als Allheilmittel bei der Kohlenoxydvergiftung stark niederdrücken, oder sogar als haltlos bezeichnen lassen.

Liegt seiner Verwendung zur Einatmung wenigstens ein Stück guter Erkenntnis zugrunde, so ist sein Einbringen in das Unterhautgewebe als eine unüberlegte Handlung zu betrachten, die nicht nur nicht Nutzen schafft, sondern auch den Vergifteten noch weiter zu schädigen geeignet ist. Nachdem einem Kranken davon 4 l beigebracht worden waren, entstand an der Haut der rechten Flanke ein Brandschorf, und für Tage lang ein zweifaustgroßes Emphysem an Flanke und Scrotum. Das Folgende mag zur Beurteilung dieser „Therapie" dienen: Einem mit Leuchtgas vergifteten und komatös in das Krankenhaus eingelieferten Mädchen, *das regelmäßig atmete*, wurden in der ersten Stunde etwa 50 l Sauerstoff unter die Haut der Schenkel und in die Flanke injiziert. Danach entstand ein Emphysem bis zu den Clavikeln. Man setzte die Beibringung des Gases weiter fort, so daß in den ersten 10 Stunden 180 l verbraucht wurden (!). Die Kranke lag trotzdem noch immer im Coma mit einem enormen Emphysem da, das sich bis zu den Wangen und Lidern ausdehnte. Der Hals war mindestens um das Doppelte angeschwollen. Am anderen Morgen reagierte sie auf Anrufen. Trotzdem injizierte man weiter den Sauerstoff, so daß schließlich in 22 Stunden 230 l davon verbraucht worden waren. Nach 24 Stunden war kein Kohlenoxydhämoglobin mehr im Blute. Das Emphysem schwand[2]). Was aus der Kranken weiterhin geworden, erfährt man nicht.

Als völlig nutzlos und unter Umständen gefährlich muß auch die subkutane Einspritzung von Wasserstoffsuperoxyd angesehen werden. Angeblich soll es Kohlenoxydhämoglobin in Kohlensäure und Oxyhämoglobin umwandeln. Selbst wenn es dies vermöchte, so fehlt die Grundbedingung für den Erfolg, nämlich die Möglichkeit des gegenseitigen Erreichens, um aufeinander wirken zu können.

---

[1]) SIBELIUS, l. c. S. 67.
[2]) PIC et DURAND, Lyon méd. t. CXXII, 1914, p. 841.

Aderlaß. Kochsalzinfusion. Bluttransfusion.

Wenn der Aderlaß auch nicht mehr wie in alten Zeiten bei der Behandlung dieser Vergiftung das wesentlichste Hilfsmittel darstellt, so ist er dennoch als ein durchaus empfehlenswertes Mittel anzusehen, um aus dem Körper Blut zu entfernen, das während des akuten Leidens nicht nur als funktionsunfähig, sondern sogar als funktionsstörend anzusehen ist. Neben dieser Entlastung, die zugleich als eine Teilentgiftung anzusehen ist, bewirkt der Aderlaß u. a. eine Beschleunigung des Blutkreislaufs, ein Größerwerden des Pulses, eine bessere Füllung der Arterien, eine Verminderung der hier stets drohenden Gefahr von Blutergüssen in Organe, vor allem in das Gehirn, und eine Anregung zur Blutregeneration. Es sind etwa 400—750 ccm Blut aus einer Armvene abzulassen. Je frühzeitiger es geschieht, um so aussichtsvoller die Wirkung, die sich durch die üblichen Zeichen des wiedererwachenden Lebens kundgibt. Gewöhnlich fließt das dicke Blut nur langsam, selbst nur tropfenweise aus. Es kommt vor, daß trotz breit eröffneter Vene gar kein Blut ausfließt, und daß es gelegentlich einmal aus der Vena basilica 10 cm hoch herausspritzt. In selbst schweren, scheinbar rettungslos verlorenen Fällen mit tiefem Coma, Atmungslähmung, Trismus usw. trat der Erfolg nach der Venäsektion, ev. mit nachfolgender Kochsalzinfusion schnell und als Dauerwirkung ein. Es braucht nicht betont zu werden, daß ein solcher Erfolg auch ausbleiben kann. Dies trifft gleichfalls für die *Kochsalzinfusion* zu. Sie ist bei einzelnen Vergifteten ohne Erfolg vorgenommen worden, leistet aber in der Regel, zumal wenn eine Venäsektion vorangeschickt worden ist, sehr Wesentliches, vielleicht das Beste, bei dieser Vergiftung. Man darf annehmen, daß durch sie das in erweiterten Gefäßpartien stagnierende kranke und auch atmungsuntüchtige Blut in Bewegung gesetzt wird, daß der zur Zirkulation erforderliche Blutdruck dadurch wiederhergestellt und die Nierensekretion vermehrt wird und lebenswichtige nervöse Zentren einen höheren Erregungsgrad bekommen. Nach Infusion von 300—800 ccm einer 0,9%igen Kochsalzlösung von etwa 37° sah man nach 15 Minuten bis nach 1 Stunde bei schon stundenlang mit künstlicher Atmung ergebnislos behandelten Vergifteten als Erstes den Cornealreflex wiederkommen, Reaktion auf Anrufen sich einstellen, die Cyanose von Lippen und Händen schwinden, die Atmung ruhiger und den Puls wieder fühlbar werden. Ich halte es für ärztliche Pflicht, den Eingriff jedesmal auszuführen.

Wo aus irgendwelchen Gründen die Infusion nicht vorgenommen werden mag, ist an ihre Stelle die Hypodermoklyse, d. h. die subcutane Injektion oder der Einlauf einer etwa 40° warmen, sterilen 0,9%igen Kochsalzlösung, oder der RINGERschen Lösung oder eines anderen „künstlichen Serums" zu setzen. Man läßt die Lösung in einer Menge von $^1/_2$—2 l aus einem Irrigator unter die Haut der Brust, am besten in das subclaviculare Gewebe oder in das Unterhautgewebe der Oberschenkel einlaufen. Der den Irrigator und die Infusionsnadel verbindende Gummischlauch ist vor der Injektion mit der Flüssigkeit gefüllt zu halten.

Von der Milchinfusion (300 ccm), die sich bei einem Vergifteten hilfreich erwies, ist abzusehen.

Gegen die Salzinfusion sind zugunsten der Bluttransfusion Einwände erhoben worden, die sich auf Tierexperimente stützen. Danach sollte die erstere auf die Erhaltung von Tierleben nach künstlichen tödlichen

Blutverlusten keinen entscheidenden Einfluß ausüben, wohl aber die letztere. Tiere, die mehr als 3% des Körpergewichts an Blut verloren hatten, starben, gleichviel ob die Kochsalzinfusion gemacht wurde oder nicht. Diese Versuchsart und die daraus gezogenen Schlüsse sind nicht für den Zustand der Vergiftung von Menschen durch ein Blutgift verwendbar. Die Verhältnisse liegen hier, aus den schon oft erörterten Gründen, ganz anders als bei dem einfachen Blutverlust.

Soll an die Stelle der Salzinfusion die Bluttransfusion treten? Dies ist trotz aller Beharrung von der Gegenseite zu verneinen. Die Begründung, daß man dadurch normales Blut an die Stelle des durch einen reichlichen Aderlaß entfernten verderbten setzt, ist irrig. Das transfundierte Blut ist kein normales, lebensfähiges, oder zum Leben des noch in den Adern zurückgebliebenen irgend etwas beitragendes. Dies gilt auch für das zu transfundierende Menschenblut, das ja überhaupt ganz allein in Frage käme. *Ich halte auch die Unterschiede des Blutes innerhalb der Kreise verschiedener Individualitäten für so groß, daß von einem bedingungslosen Weiterleben der Blutkörperchen des einem in dem anderen kaum die Rede sein kann.* Mögen sie vielleicht auch nicht in dem Umfange aufgelöst werden wie die Blutkörperchen des Tierblutes in dem des Menschen, so können sie doch nicht mehr die Funktionsintegrität als Sauerstoffträger besitzen. Dies allein würde genügen, um von der Anwendung der Bluttransfusion abzuraten. Hierzu können sich aber — auch wenn defibriniertes Blut übertragen wird — sekundäre unangenehme Wirkungen gesellen: Verstopfung von Capillarbezirken durch verklebte Blutkörperchen, ev. auch Gerinnungen im Blute als Folge der Schädigung der weißen Blutzellen durch gelöstes Hämoglobin u. a. m.

Es ist nach allem diesen unrichtig, die Transfusion defibrinierten Menschenblutes, das übrigens auch nicht immer leicht gerade im Bedarfsfalle zu erlangen ist[1]), als Indicatio vitalis anzusprechen und leichtfertig, z. B. die Gefahr der Thrombenbildung bzw. etwaige Lungenembolien danach geringer einzuschätzen, als das Vorhandensein von etwas mehr Kohlenoxyd im Blute. Die wirklichen Erfolge drängen nicht einmal zu der Bluttransfusion. Bis 1885 wurde von 23 Fällen solcher Transfusionen berichtet, bei denen der Erfolg achtmal günstig, einmal zweifelhaft und vierzehnmal ungünstig war. Solcher Ergebnisse gibt es auch noch eine erhebliche Zahl aus späterer Zeit. Die Bluttransfusion ist überflüssig, gefährlich und deswegen zu meiden.

Anderweitige Mittel.

Die Idee, das Kohlenoxyd in der Blutbahn durch Kupferchlorür chemisch zu binden, veranlaßte die eßlöffelweise Verabfolgung des alten *Liquor antimiasmaticus Koechlini*[2]). Danach sollte bei einem Vergifteten, der an psychischer Depression litt, schnelle Besserung erfolgt sein.

Anderen Komatösen und Asphyktischen gab man, nachdem bereits Venäsektionen sich als erfolglos erwiesen hatten, je 20 Tropfen *Schwefelkohlenstoff* in einem Teelöffel Zuckerwasser alle 10 Minuten. Binnen einer halben Stunde hatten sich vier der Vergifteten erholt.

---

[1]) Man hat auch das durch Aderlaß entleerte arterialisierte und defibrinierte Blut des Vergifteten nach einiger Zeit wieder eingespritzt. Zu welchem Zweck wohl?
[2]) MARTEN, l. c.

Sofortige Besserung der Atmung erfolgte bei einem schwer Vergifteten nach subkutaner Einspritzung von *salzsaurem Apomorphin*, das Erbrechen veranlaßt hatte.

Als überraschend wurde bei einem 10 Stunden lang der Einwirkung von Leuchtgas ausgesetzt gewesenen komatösen Mädchen die subkutane Einspritzung von *Nitroglycerin* bezeichnet. Es wurde alsbald 1 mg in die Herzgegend injiziert. Hiernach besserte sich der Puls schnell, die Cornea reagierte wieder, und nach einer halben Stunde begann das Coma zu schwinden. Am nächsten Tag war sie wieder gesund.

Ebenso sah man nach Einatmung des bei dieser Vergiftung gleichfalls paradox erscheinenden *Amylnitrit* rasche Wiederbelebung und Heilung eintreten [1]).

Im Experiment will man von der Einwirkung des *Extr. Secalis cornuti* gute Wirkungen gesehen haben, und als exzitierende Mittel wurden besonders der *Essigäther* und die *Moschustinktur* empfohlen.

Durchgreifende oder halbwegs sichere Erfolge sind von keinem der genannten Stoffe zu erwarten.

Schließlich ist noch eine dritte Anwendungsart der Kochsalzlösung, nämlich das wiederholte Einlaufenlassen in den Mastdarm, verwendet worden. Hierdurch sollte einer eventuellen Wasserverarmung des Körpers entgegengewirkt werden, weil in der Bewußtlosigkeit die Wasserabgabe durch Harn, Atmung und Haut ohne Ersatz weiter geht.

---

[1]) Maximowitsch, Petersburg. med. Wochenschr. 1877, Nr. 91.

Register.

Abfälle der Gasanstalt 168.
Abmagerung 206.
Abort 229.
Abortivformen der Vergiftung 193.
Absaugung, örtliche 349.
Absorptionskoeffizient für Hämoglobin 55.
Absynthtrinker 266.
Absynthismus u. K. 117, 266.
Aceton, Gewinnung 147.
Acetylengas 38.
Achillessehnen-Reflex 256.
Aderlaß 8, 15, 357.
Aerogengas 170.
Ärzte, Beschuldigungen gegen 340.
Äthylen 163.
Ageusie 236.
Agraphie 181.
Agrikultur - Sprengungen 182.
Ahorn und Leuchtgas 113.
Akkomodation 255, 274, 275, 278.
Akrolein 239.
Akusticus 284.
Albuminurie durch K. 119, 165, 226, 308, 311.
Aldehyd 38, im Blak 155.
Alkohol 52.
— löst Kohlenoxyd 55.
— u. K. 117, 261.
Alkoholismus u. K.-Vergiftung 198.
Alter u. K.-Vergiftung 118.
Aluminium u. K. 57.
Amaurose 278, 312.
Amblyopie 277, 312.
Ameisenlaufen 305.
Ameisensäure 56.
— aus K. 50, 55, 57.
Ammonal 49.
Ammoniak, Pneumonie nach 240.
Amnesie 147, 151, 153, 166, 286, 312, 338, 340.
— bei einem Hund 185.
Amylnitrit bei K.-Vergiftung 359.
Anämie 310, 312.
Anämie, perniziöse 224.

Anämische mit Kohlenoxydblut 30.
Anästhesie 253.
— bei Lähmung 262.
Angina 12.
Angina pectoris 169, 224, 247.
Angstaffekte 299.
Anklagen wegen K.-Vergiftungen 338.
Ankylose bei Lähmung 262.
Anoxämie durch K. 99.
Anthracit, Gas aus 46.
Apathie 174, 302.
Aphasie 12, 290 ff.
— motorische 263.
Aphonie 233.
Apomorphin bei K.-Vergiftung 359.
Apoplektische Vergiftungsformen 193.
Apoplexie 11.
— u. Alter 119.
— hystérique 297.
— seröse 324.
Aquaeductus Sylvii 326.
Arachnoidea, Ödem 324.
Argandbrenner, Gase im 40.
Arm, Lähmung 212, 263.
— sensible 262.
— Tetanus 267.
Armnerven, Entartungsreaktion 261.
Arsen, Amnesie 287.
Arteria cerebralis anterior 331.
— media 331.
Arteriae lenticulo-striatae 331.
Arterien, s. auch bei ihren einzeln. Bezeichnungen.
Arteriosklerose 321.
Aspergillus fumigatus 243.
Asphaltarbeiter 140.
Aspirationspneumonie 242, 323.
Assoziationsfähigkeit 300.
Asthenie 300.
— muskuläre 310.
Asthenopie 274.
Ataxie der Bewegung 181.
Athetosis 271.

Atmung und Kohlenoxydhämoglobin 67.
— Einfluß auf Vergiftung 116.
— Störungen *230*, 19, 191.
— künstliche 352.
Atmungstisch von Lewin 354.
Atrophie 265.
— bei Lähmung 262.
Atypische Vergiftungsformen 193.
Auerbrenner, Gase des 40.
Auge, Störungen am 271.
Augenachsen 272.
Augenmuskeln 274, 312.
— Lähmung 160.
Auskochen der Sprengstoffe 179.
Auspuffgase 38, 153.
Ausscheidung von K. 67 ff.
Automobil, Dämpfe 38, 154.
Axillarlähmung 263.

Bacillus oligocarbophilus 112.
Bäckerkohle, Gase aus 33.
Backofen, Wandern seiner Gase 132.
Badstuben 3, 6.
Balken, glimmende 132, 133, 269.
Bariumcarbonat 52.
Bauchdeckenreflex 255, 256.
Bauchhöhle, K. in die 122, 125, 127, 207, 266, 321.
Behagen durch die K.-Vergiftung 190.
Behandlung der K.-Vergiftung 8, 350.
Beine, Lähmung 263.
— Ödem 213.
Beinnerven, Entartungsreaktion 261.
Benoidgas 170.
Benzindampf 171.
Benzinmotoren 38, 153.
Benzolgase 150.
Berberis 112.
Bergbau, Kohlenoxyd im 36 ff.

Bergbau, Sprengstoffgase im 178.
Bergleute 153, 236, 299, 309.
— Nystagmus der 273.
Bergwerke, Brandgase 153.
— Wetterbedarf im 349.
Beschuldigungen K.-Vergifteter 338.
Bewegung, Störungen durch Kohlenoxyd 256, 6, 12.
— Lähmung der 254, 258.
— Einfluß der B. auf die K.-Vergiftung 117.
Bewußtlosigkeit 285, 286.
Bienen u. K. 97, 109.
Bierfässer 141.
Blak 148, 155, 270 s. auch Rauch.
Bläschen und Blasen der Haut 215, 218, 223.
— im Munde 220.
Blase, Störungen in der 259, 311.
Blatta orientalis 109.
Blaugas 42.
Blausäure 179.
— aus Celluloidverpuffung 47.
Bleiacetat für K.-Blut 81.
Bleischmelzen 140.
Bleisubacetat für K.-Blut 81.
Blepharospasmus 272.
Blick, stierer 176.
Blindheit 24, 195, 278, 298.
Blütenpflanzen u. K. 112.
Blut, faulendes mit K. 66.
— Normalvorkommen von K. im 29.
— Verschiedenartigkeiten 115.
— Menge von K. im 72 ff.
— Farbe in der Leiche 315.
— Gehalt an K. an verschiedenen Körperstellen 74.
— Gehalt an K. in trächtigen Tieren 128.
— im Harn 180.
Blutbrechen 22, 223.
Blutdruck 246.
Blutergüsse für K.-Nachweis 318.
Blutfarben 18, 20, 24, 25.
Blutfarbstoff u. K. 59, 60 ff.
Blutflecke der Haut 216.
Blutgefäße s. Gefäße.
Blutkörperchen, rote u. K. 70.
— Verminderung der 225.
— Zahl der 310.
— weiße u. K. 71.
Blutlaugensalz 51.
— Gewinnung 147.
Blutserum u. K. 71.
Bluttransfusion 357.
Blutung im Gehirn 176, 325.
— an der Conjunctiva 272.

Blutung an der Retina 282.
— in die Haut 216.
— im Mundinnern 220.
— im Darm 321.
— aus Nase 219, 232.
— Nase und Hals 214.
— an den Luftwegen 236.
— in die Milz 225.
— in die Niere 227.
Boden, Absorption v. Leuchtgasbestandteilen 135.
Bohnen u. K. 113.
Bowmansche Kapsel, Ödem 321.
Brand der Haut 216 ff., s. auch Gangrän, Decubitus.
Brände, Rauch bei 151.
— Vergiftung durch 74, 321.
Brand der Oper 256.
Brandgase 36, 153.
Brandwetter 37.
Brandwunden an Leichen 320.
Braise chimique 162.
Braunkohlen, Kohlenoxyd in 31, 32.
— Gase aus 34, 46.
— Vergasung 41.
Braunkohlengas 41.
Braunkohlenteer, Gase aus 42.
Brechen s. Erbrechen.
Briketts 138, 162.
Bromoform 51.
Bronchektasie 236.
Bronchien 235.
Bronchitis capillaris 180, 235, 242.
— putrida 236, 323.
Bronchiolitis 237.
Bronchopneumonie s. Pneumonie.
Brust, Gangrän der 217.
Brustbeklemmung 153.
Brustschmerzen 153.
Buchbinder 140.
Buchenholzgas 41.
Bügeleisen, offene 138.
Büglerinnen 309.
Bunsenbrenner, Kohlenoxyd im 41.

Caisson-Arbeiten 182.
Calciumcarbid 39.
Calciumcarbonat 51, 52, 53.
Calciumverbindungen u. K. 57.
Caloriferen 159.
Campher, Harn reduz. danach 211.
Camphoglykuronsäure 211.
Capsula interna 327, 328, 329, 331.
— Blutungen in die 325.
— Herde in der 305.

Carbialin 43.
Carbid 147.
Carbolsäure für K.-Blut 81.
Carbon-Natronöfen 162.
Carbonylferrocyankalium 58.
Carburierung 44, 170.
Carmin für die K.-Blutbestimmung 87.
Celluloidexplosion 177.
— Gase der 46.
Chemiker 309.
Chemische Betriebe, K. in 147.
Cheyne-Stokessche Atmung 231, 233.
Chlor im Harn nach K.-Vergiftung 204.
Chloroform, Quelle für K. 30.
— K. aus 51.
— Amnesie nach 287.
— bei Krämpfen 269.
Cholerabazillen u. K. 113.
Chorea 266, 271.
Chorioidea 312.
Chromsäure u. K. 57.
— für die K.-Bestimmung 92.
Chronische Kohlenoxydvergiftung 165, 307.
Cigarrettenrauch 36.
Cobitis fossilis schafft Kohlenoxyd 29.
Colon, diphtherit. Exsudat im 220, 224.
Colorimetrische Methode f. K.-Blut 87.
Coma 302.
— diabeticum u. K.-Vergiftung 199.
Conjunctivitis 271.
Convulsionen s. Krämpfe.
Cornea 272.
— Unempfindlichkeit 277.
Cornealreflex 272.
Corpora quadrigemina 328.
Corpora restiformia 253.
Corpus striatum, Erweichung 165, 326, 327, 329, 331.
— Blutung in 325.
Corrugator supercilii 268.
Cremasterreflex 255.
Cucullaris, Krampf 269.
Cyankalium 51.
Cyanose 231, 311.
Cylindrurie 226.
Cystitis 228.

Dämmerzustände 294, 298, 336.
Darm 223.
— Befunde in der Leiche 321.
Dauerbrandöfen 161.

Dawsongas 45, 173.
Decubitus 206, 216 ff., 231, 244.
Delirien 12, 156, 299, 313.
Dementia paranoides 303.
Dementia praecox u. K.-Vergiftung 198.
Demenz 301, 181, 267, 279, 293, 294 ff.
— senile 304.
Depressivzustände 300, 296.
Dermographie 297.
Destillationsretorten 167.
Diabetes 207, 178, 224.
— alimentärer 308, vgl. auch Glykosurie.
Diagnose, falsche 165, 308, 333.
Differentialdiagnose der ak. Vergiftung 196.
Digestionsapparat 219.
Dimethylsulfat 240.
Diphtheritis u. K. 261.
— diphtheritische Entzündung im Darm 321.
— diphtherit. Exsudat 220.
Diplopie 274, 312.
Disposition f. K.-Vergiftung 114 ff.
Dissoziation von K.-Hämoglobin 68, 69, 115.
Dolomitöfen 147.
Doppelbilder s. Diplopie.
Dosen, giftige, des K. 122, 123.
Drehschwindel 305, s. auch Schwindel.
Druck als Lähmungsursache 259.
Druck und Sauerstoff, Einfluß auf K.-Vergiftung 99.
Druckgasgenerator 175.
Duffgas 46.
Duodenum, Blut im 223.
Dynamit 48, 49, 120, 179, 245, 267, 272.
Dysarthrie der Sprache 291, 313.
Dysphagie 220.
Dyspnoe 166, 191, 230, s. auch Atmungsstörungen.

Ecchymosen im Munde 220.
— an der Conjunctiva 272.
Economiser 144.
Eichenholz, Vergasung 41.
Einwurfstrichter am Generator 174.
Eisen, Durchgängigkeit für Kohlenoxyd 55.
Eisenschmelzöfen 145.
Eiserne Öfen 158.
Eiter in Bronchien 235.
Eiweißzerfall 203 ff.
Ekrasit 49.
Emphysem 297, 323.

Emphysem der Haut 214, 220.
Empfindung, Störung durch Kohlenoxyd 249, 6, 11, 12.
Encephalitische Herde 274.
Entartungsreaktion 261, 263.
Enten u. K. 125.
Entlüftung 349.
Epilepsie 10, 199.
— epileptiforme Krämpfe 266, 270.
Epileptiker 313.
Epithelialzylinder im Harn 311.
Erbrechen 13 ff., 191, 221.
Erdgas, Kohlenoxyd in 32.
Erinnerungsbilder, Schwund 288 ff.
Ernährung und Glykosurie 208.
Erregung, heitere durch K. 190.
— psychotische 296, 297, 303.
Erstickung u. K.-Vergiftung 3, 5, 10, 99 ff.
Erweichung im Rückenmark 259.
Erweichungsherde im Gehirn 263, 325 ff., 339.
— Erklärung ihres Entstehens 330.
Erytheme 184, 214.
Essigdampf, therapeutisch 15.
Essigäther b. K.-Vergiftung 359.
Evonymus europaeus und Leuchtgas 113.
Exophthalmus 272.
Explosion des Kohlenoxyds 54.
— von Wassergas 44.
— in Gruben 183.
— von Leuchtgas 170.
Explosionsgase 48, 270, 285, 292.
Extensoren, Lähmung 263, 264.
Extr. Secalis cornuti bei K.-Vergiftung 359.

Facialis, Lähmung 153, 169, 174, 176, 251, 252, 259, 262, 264, 267, 286.
Fackel 148.
Fahrlässigkeit des Arbeitgebers 335.
Fällungsnachweis von K.-Hämoglobin 81.
Familienvergiftungen durch K. 337.
Faradische Erregbarkeit bei Lähmung 261.
Faulendes Blut mit K. 66.
Fäulnis u. K. 112, 317.

Fäulnisbakterien u. K. 113.
Feldziegeleien 147.
Femoralis 259.
Fermentintoxikation u. K. 106.
Ferrozyankalium f. K.-Blut 81.
Ferrizyankalium für K.-Blut 82.
Fett, Destillation 170.
Feuerwehrleute 151, 220, 221, 222, 225, 232, 237, 272, 292, 299, 309, 310.
Fibrilläre Zuckungen 265.
Fieber 11, 12, 184, 218, 219, 311.
Film, Verbrennungsgase 47.
Fische u. K. 124.
Fleisch- und K.-Vergiftung 199.
Fleisch unter K. 112.
Flexoren, Lähmung 263.
Fliege 109.
Flimmern vor den Augen 283.
Flimmerzellen u. K. 105.
Flözbrand 153, 286.
Flugstaub 349.
— an Hochöfen 144, 171, 172.
Flüssiges Kohlenoxyd 54.
Foetor ex ore 219.
Fötus u. K. 128, 229.
Forensisch Medizinisches 14, 314.
Formentrocknung 146.
Formaldehyd 27.
— aus Kohlenoxyd 55.
— u. K.-Blut 80.
Frauen u. K. 117.
Fröhlichkeit 298, s. auch Erregung.
Frösche 96, 102, 105, 124.
Füllöfen 161.
Fulminat 49.
Fumarole des Mont Pelée 32.
Fuß, Ödem am 213.
Fußklonus 256
Fußsohlenreflex 255.

Gangrän 216 ff., 326.
— am Hinterhaupt 252.
— am Halse 339, s. auch Decubitus.
Ganglien des Gehirns verändert 326.
Ganglion Gasseri 276.
Gärung u. K. 112.
Gas, s. Leuchtgas.
Gas-Plätteisen 166.
Gas-Wasserheizapparat 166.
Gasabsperrventil 168.
Gasäther 154.
Gasätherlampe 155.
Gasarbeiter 167, 271, 309, 324.

Gasausströmung 164, s. auch
  Leuchtgas.
Gasbadeöfen 166.
Gasglühlichtlampe 312.
Gaskanäle 131, 349.
— einer Hochofenanlage
  136, 172.
Gaskochapparat 165.
Gaskondensationstopf 169.
Gasleitungen 134, 349.
Gasleitungsarbeiter 169.
Gasofen der Gasanstalt 271.
Gasöfen 165, 309.
Gasolin 154.
Gasolinofen 170.
Gasreinigungsmasse 167.
Gasreinigungskästen 167,
  270.
Gasrohr-Brüche 135, 136.
Gasröhren 131.
Gasrohrleger 169, 255.
Gasschieber, vorzeitiges
  Öffnen 176.
Gasschnellheizer 165.
Gaswanderung 131 ff.
Gaswaschapparate an Hoch-
  öfen 172.
Gaswascher, Vergiftung
  durch 165.
Gaumen, Blutung 219.
— mit diphtherit. Exsudat
  224.
Gaumenreflex 256.
Gaz pauvre 45.
Gebläsemaschinen 176.
Gedächtnis, s. Amnesie.
Gefäße, Störungen in den
  104, 126, 244, 248, 321.
— Einfluß auf die Vergif-
  tung 116.
— mit verschiedenem K.-
  Gehalt 74.
— Verkalkung 324.
— des Gehirns 310.
Gefühllosigkeit s. Anästhe-
  sie.
Gefühlsperversität 302.
Gefühlsstumpfheit 300.
Gehirn, Störungen in 12, 13,
  323.
— Bindung von K. 102 ff.
— Beteiligung an Lähmung
  259.
— Blutungen 325, s. auch
  Blutungen.
— ohne Veränderungen 166,
  s. auch Erweichungs-
  herde usw.
Gehirnhöhlen, Blutungen
  325.
Gehirnhyperämie 324.
Gehirnödem 324.
Gehör 283, 156, 277.
— Halluzinationen 284.
Geistesstörungen s. Psy-
  chosen.

Gelatinedynamit 49, 249.
Gemütsleben, Störungen
  302.
Generator 41..
— anblasen 175.
— Arbeiter am 121, 309.
— Vergiftung am 174.
Generatorenraum, Abwan-
  derung von Gas aus 176.
Generatorgas 44, 45, 173,
  295, 298, 306.
— Leitungen für 349.
Generatorglocke im
  Reinigerraum 175.
Geranium u. Leuchtgas 113.
Geräuschempfindlichkeit
  298.
Gerbsäure, Kohlenoxyd aus
  51.
Gerichtliche Medizin u. K.-
  Vergiftung 14, 314, 333.
Gerinnbarkeit des K.-Blutes
  316.
Geruch 284.
— Verlust 16.
Gesamtstickstoff im Harn
  203.
Geschichte der K.-Vergif-
  tung 1.
Geschlecht, Einfluß auf K.-
  Vergiftung 117, 118.
Geschlechtsapparat 228.
Geschmack 16, 284.
Gesetzgebung in Bezug auf
  K. 336.
Gesicht, Lähmung 263.
Gesichtsfarbe 310, 311.
Gesichtsfeld 147, 277.
Gewalthandlungen K.-Ver-
  gifteter 299, 300, 336.
Gewerbliche Vergiftung 17,
  22.
Gewichtsverlust bei K.-Ver-
  giftung 206.
Gewöhnung an K. 120.
Geyser 166.
Gichtgas 43, 171, 256, 300.
Gichtreinigung 144.
Gichtstaub 43.
Gichtverschlüsse 171.
Gichtgasleitung 171, 172.
Gießer 309.
Gießöfen 145.
Giftmord 14.
— falsche Verurteilung
  wegen 340.
Glaskörper, Trübung 276.
Gleichgewichtsorgan 258.
Gliederlähmung s. Läh-
  mung.
Globus pallidus, Anämie 139.
— Erweichung 327, 328, 331.
Glossy skin 212.
Glottisödem 233.
Glotzauge 274.
Glühkohle für Kutschen 258.

Glutäen, Gangrän 217.
Glykosurie 165, 207, 225.
— alimentäre 308, 311, s.
  auch Diabetes.
Goldchlorid u. K. 57.
Grubenarbeiter s. Bergleute.
Grubenbrand 36 ff.
Grubenexplosion 50, 183.
Grubengas 50.
— Explosion 183.
Grubenholz, Brand von 37.
Grubenverzimmerung, bren-
  nende 37.
Guhrdynamit 48, 179.
Gummischläuche an Gas-
  hähnen 165, 350.
Gyrus postcentralis 326.

Hähne an Generatoren 175
Hämaturie durch K 1 19
  195, 226.
Hämochromogen f. K.-Blut-
  nachweis 84.
Hämoglobin, Verschied n-
  artigkeit des 115.
— Bindung an K. 123.
— im Harn 311.
Hämolyse von K.-Blut 70.
Hämoptöe 236, 297, s. auch
  Blutung.
Härteöfen 146.
Halbwassergas 45.
Halluzinationen 189, 298,
  313.
Harn 225 ff.
Harnzylinder 226.
Harnkanälchen 321.
Harnlassen, Beschwerden
  306.
Harnmenge u. K.-Diabetes
  210.
Harnstoff, Menge 203.
Harnverhaltung 228.
Harzdestillation 170.
Harzgas 42, 170.
Haut, Aufnahme von K.
  durch 128, 129.
— Anästhesie 253 ff., 285.
— Verfärbung 11.
— Erkrankung 20, 211, 214,
  262, 310.
— Blutungen 216.
— Emphysem 214.
— Nekrose 4, 216.
— der Leichen 315.
Hautreflex 255.
Hautreize bei K.-Vergiftung
  352.
Hefepilze u. K. 113.
Heißblasen des Generators
  44.
Heißluftheizungen 309.
Heizanlage, Fehler der
  158 ff., 160.
— Verantwortlichkeit 334.
Heizer 309, 313.

Heizgase, Zurücktreten
155 ff.
Heizkessel 156.
Hemianästhesie 236.
Hemianopsie 279.
Hemiplegie *263*, 150, 236,
254, 256, 297.
— mit Ödem 213.
Herpes bei Lähmung 262.
Herpes zoster ophthalmicus
276.
Herz, Störungen am *244*,
146, 147.
— Arhythmie 174, 187.
— bei chronischer K.-Ver-
giftung 310.
Herzbeutel, Ecchymosen 322.
Herzklopfen 162, 247, 311.
Herzkranke u. K. 116.
Hippursäure 205.
Hirnsyphilis u. K.-Vergif-
tung 304.
Hirse u. K. 111.
Hochofen 52.
— Gase *171*, 42, 74.
— Vorsichtsmaßregeln an
349.
— Schlackenhalden d. 134.
Holz, Gas aus 37, 41, 45.
— Rauch von 151.
— Verkohlung von 143.
Holzfaser, Rauch von 149.
Holzkohle 55.
— Gase aus 33, 53.
— Gewinnung 142.
— für offenes Feuer 138.
Hühner u. K. 125.
Hund u. K. 126, 188.
Husten 12, 234, 236.
Hutformenfabrik 177.
Hyazinthe 112.
Hydrochinon u. K.-Blut 79.
Hydropericardium 32
Hydrosulfit f. K.-Blutnach-
weis 84.
Hydrothorax 321.
Hyperästhesie 252, 312.
Hyperalgesie 253.
Hypodermoklyse 357.
Hypoglossus 174, 220, 252.
Hysterie 199, 270, 293, 296, 297.

Icterus 224, 311.
Idiotie 301.
Ileocöcalklappe, Tuberku-
lose an 243.
Ileum, Blut im 223.
Impotenz 151, 228.
Individualität u. K. *114*, 15,
65, 292, 308.
— u. Dissoziation des K.-
Hämoglobins 67.
— bei Tieren 22.
Induktionsstrom reduziert
Kohlensäure 53.
Infiltrate, blutige 168.

Infusion von Kochsalz 357.
Infusorien u. K. 109.
Inkontinenz des Harns 227,
233.
Insekten u. K. 109.
Intelligenz, Defekte 181, 300.
Intentionszittern 305.
Intervalläre Psychosen 293.
Intravenöse Beibringung 25.
Invertlampe 40.
Jodjodkalium u. K.-Blut 80.
Jodpentoxyd 29, 30, 57, 90.
Jodsäureanhydrid s. Jod-
pentoxyd.
Irrereden u. Psychosen 299.
Ischurie 228, 236, 297.
Ischiadicus 251.
— Perineuritis 252.
— Neuritis 324.
— Schmerzen 251, 259, 262,
286, 339.

Käfer u. K. 97.
Kalilauge u. K. 57.
Kalium u. K. 58.
Kaliumferrizyanid u. K. 58.
Kaliumpermanganat u. K.
58, 79.
Kalköfen 147.
Kaltblüter, giftige K.-Dosen
für 123, 124.
Kamingase 150.
Kaninchen u. K. 125, 187.
Karpfen u. K. 107, 124.
Katalepsie 302.
Katzen u. K. 126.
Kehldeckel 233.
Kehlkopf 233.
— diphtherit. Exsudat 224.
Kellner 309.
Keratitis ulcerosa 272.
Kerosolen 154.
Kerze 40.
— Rauch der 229, s. auch
Qualm, Blak.
Kesselanlage, Wandern
ihrer Gase 132.
Kesselheizer 144.
Kesselschmiede 177.
Ketone im Blak 155.
Kinder u. K.-Vergiftung 118,
119.
Kinematograph 158.
Knallgas 54.
Knallquecksilber 49.
Kniephänomen 255.
Knochenkohle, Fabrikation
147.
Köche 309, 312.
Köchinnen 159, 253, 313,
Alkoholismus der 311.
Kochmaschine 156.
Kochsalz für Einläufe 359.
Kochsalzinfusion 357.
Körpereiweiß bei K.-Vergif-
tung 203 ff.

Körperschwäche u. K. 116.
Körperwärme, Erhöhung
201.
— Sinken 202, s. auch Fieber.
Kohle, glühende 10.
— mit Kohlenoxyd 31.
— Destillation der 51.
— präparirte 139.
— Wasserdampf auf glü-
hende K. 52.
Kohlenarten, Kohlenoxyd
bei der trockenen De-
stillation 39.
Kohlenbecken 20, 33, 137,
139, 186.
Kohlenbügeleisen 139.
Kohlencarbonit 49.
Kohlendampf (Kohlendunst),
Vergiftungsgeschichte
durch 2 ff., 5, 7, 17, 19,
20, 32.
— im Gewerbe 137, 139.
— Vergiftungen durch 73,
74 ff.
— giftige Dosen 123.
— Erkennen der Vergiftung
196.
— Verwechselung 160.
— als Strafmittel 4, 5.
— Statistik 344, 346.
Kohlengruben, Vergiftung
in 73.
Kohlenkasten, Entzündung
im 139.
Kohlenmeiler 143.
Kohlenofen, Wandern sei-
ner Gase 132.
Kohlenoxyd, Entdeckung
des 23, 24.
— Ausscheidung 67.
— direkte Wirkung auf
Gewebe 102.
— Menge im Blut 72 ff.
— Vergiftung durch reines
197.
— akute K.-Vergiftung 186.
— Entstehungsmöglichkeit
der Vergiftung 131.
— Nachweis in der Leiche
316, 318.
— qualitat. Nachweis 75.
Kohlenoxyddiabetes s. Dia-
betes.
Kohlenoxyd-Fieber 200, s.
auch Fieber.
Kohlenoxydhämoglobin 59,
60 ff.
— chemisches Erkennen
79.
— Dissoziation des 65 ff.
— Spektroskopie 75 ff.
— Wirkung von 106.
Kohlenoxydkalium 58.
Kohlenoxyd-Knallgas 54.
Kohlenoxydnickel s. Nickel-
kohlenoxyd.

Kohlenoxydpsychosen 291,
  s. auch Psychosen.
Kohlenoxysulfid 57.
Kohlensäure 36, 38, 39, 40 ff.
— in Kohlengasen 33, 34.
— Reduktion der 53.
— Kohlenoxydbildung aus
  27.
— Rolle im Kohlendunst
  96, 98.
Kohlenstaub bei Explosio-
  nen 50, 183.
Kohlentopf s. Kohlenbecken.
Köhler 143, 309.
Kokerei 143.
Koks 55.
— Gewinnung 142.
— Ablöschen 142, 194, 350.
— Gas aus 34, 45, 53, 141,
  263, 267, 269, 290, 298,
  325.
Koksfeuer, offenes 140 ff.
Kokskorb (Koksofen), offener
  34, 140, 238, 247, 251.
— Wandern seiner Gase
  132.
Koksstaub 145.
Konditor 17.
Kontrakturen 262, 265, 268.
Kopfschmerzen 9, 14, 249,
  312.
Kopfzittern 305, 306, s. auch
  Zittern.
Korsakowsche Psychose
  301, 157, 296.
Kot, Unwillkürliche Ent-
  leerung 223, s. auch In-
  kontinenz.
Kraftmaschinen, liefern K.
  38.
Krämpfe 266, 268, 290, 295.
Krampfhusten 234.
Kranführer 146.
Kresol 52.
Kresolyt 49.
Kresse 110.
— u. Leuchtgas 114.
Kreuzbein, Nekrose 159, 217.
Kriegs-Sprengstoffe 184.
Kronleuchter als K.-Quelle
  135.
Krupp in den Luftwegen 234.
Küchenschabe 109.
Kumulative Wirkungen 307.
Künstliche Atmung 351.
Kupferchlorür u. K. 58, 93.
— als Gegengift 358.
Kupfersulfat für K.-Blut 81.

Labyrinth, Hyperämie 284.
Lähmung der Bewegung
  258, 256.
— am Auge 273.
Lampen im Bergbau 182.
Lampe, qualmende 148.
Landrys Paralyse 251.

Lärchenholzgas 41.
Laryngitis 233.
Late rigidity 268.
Lattichsamen 111.
Leber 224.
— Blutungen 321.
Leberglycogen 224.
Leblanc-Verfahren 147.
Leiche, Verhalten der 314.
— Eindringen von K. in 129.
Leichenblut mit K. 65, 73, 315.
Leimkochen 140.
Lemna 111.
Lepidium sativum 111.
Leptomeningitis serosa 324.
Leuchtgas 163, 120, 187, 193,
  194, 196, 220, 221, 224,
  229, 231, 233, 237, 243,
  257, 263, 270, 277, 282,
  295, 302, 356.
— Explosionsfähigkeit 170.
— Zusammensetzung 39.
— Entgiftung 169.
— giftige Dosen 122.
— K. im 39.
— Verbrennungsprodukte
  des 40.
— Wandern von 135.
— Wirkung a. Pflanzen 113.
— Wirkung auf Tiere 323.
— Vergiftung durch 74.
— bei offenem Fenster 202.
— chronische Verg. 308.
— Gasgeruch im Gehirn 324.
— Geruch in der Leiche 322.
— Statistik der Vergiftung
  344, 345, 347.
Leuchtpistolen 130.
Levator palpebrae super.
  274.
Lewinsches Reagens auf
  Akrolein 38.
Licht, ausgelöschtes 175, s.
  auch Blak, Qualm.
Lider, Schwellung 272.
Lidflattern 180.
Lidzittern 273.
Linde u. Leuchtgas 113.
Linsenkern s. Nucleus len-
  tiformis.
Liquor antimiasmaticus 358.
Lokomotivrauch 35, 150.
Lötkolben, Erhitzungsofen
  für 140.
Luftballons 167.
Luftgas 170.
Luftheizanlagen 159.
Lüftung des Brustraums 353.
Luftwege 230 ff.
— anatom. Veränderungen
  322, s. auch Lungen.
Lumbarschmerzen 251.
Lumpen, Behandlung 145.
Lungen, Aufnahmeort für
  K. 126.
— Ausscheidung von K. 68.

Lungen, Erkrankung 12 und
  die folgenden Stichworte.
Lungenblutungen 236 f.
Lungenemphysem 237.
Lungenentzündung s. Pneu-
  monie
Lungengangrän 323.
Lungenkranke u. K. 116.
Lungenödem 237, 153, 184,
  242, 323.
Lungensplenisation 313.
Lupinen 111.
Lyddit 49.

Magen 221.
— Befunde in der Leiche
  321.
Magengase, Kohlenoxyd der
  29.
Mageninhalt in den Luft-
  wegen 322.
Magnesiumcarbonat, Re-
  duktion 53.
Mais, Wachstum u. K. 113.
Mamma, Gangrän 217, 218.
Manganoxyd 51.
Mania 174.
— transitoria 162, 298.
Männer u. Frauen, Verhält-
  nis zu der K.-Vergiftung
  345.
Mantelofen 159.
Marmorbearbeitung 140.
Martinofen 146.
Märtyrer, Tod durch Koh-
  lenoxyd 5.
Maskenartiges Gesicht 170,
  306.
Masseteren 267.
Maurer u. Kamingase 150.
— Vergiftung 176.
Maus und K. 97, 124, 125, 162.
— Reaktion auf K. 78.
Meerschweinchen u. K. 125.
Mehlwürmer u. K. 97.
Melancholie 298.
Melinit 49.
Mengenbestimmung von K.
  86.
Menièrescher Symptomen-
  komplex 258.
Menschen mit Normalkoh-
  lenoxyd im Blut 29.
Menstruation 229, 311.
Mercaptan 43, 44.
Merkfähigkeit 300 ff., 306.
Metall, Abstich an Hoch-
  öfen 173.
Metallarbeiter 17.
Metallgießereien 145.
Metalloxyde, liefern Koh-
  lenoxyd 51.
Meteoriten, Kohlenoxyd in
  31.
Methämoglobin für K.-Blut.
  Nachweis 82.

Methan 37, 50, 59, 163, 169.
— und Luft 183.
Migräne 312.
Milchsäureausscheidung 205.
Milz 224.
— Blutungen 321.
Minen 181.
Minengas 49, 292.
Mineralöl, Gase aus 42.
Mineralöldestillation 170.
Mineure 210.
Mischgas *173*, 45, 177, 241.
Molge cristata 109.
Mondgas 46.
Monoplegie 263.
Monteure 140.
— für Gas 169.
Mord durch Kohlenoxyd 186.
Morgan-Generator 46.
Morphin, Amnesie 287.
— und K.-Vergiftung 198.
Moschus bei K.-Vergiftung 359.
Motorische Reizzustände 265.
Motoromnibus 154.
Mund, Blutflecke 216.
Mundhöhle *219*.
Musculocutaneus 252, 253.
Muskeln, glatte und quergestreifte u. K. 104, 105.
— Nachweis von K. in 318.
— Leichenbefund an 319.
— Zustand bei Lähmung 260, s. auch die folgenden Stichworte.
Muskelatrophie 260.
Muskelkrämpfe 191.
Muskellähmung 184, 189.
Muskelschwäche 256.
Muskelschwund 176, s. auch Atrophie.
Muskelsinn 285.
Mydriasis 274, s. auch Pupille.
Myopathische Lähmungsursache 260.

Nachkrankheiten d. K.-Vergiftung 16, 20, 26.
Nachschwaden 50, 179.
Nachweis, chemischer, für K.-Blut 80 ff.
— Dauer der Nachweisbarkeit 69.
Nackenmuskeln, Starre 295. 324.
Nägel, Schmerzen der 312.
— Veränderungen der 219.
Nahschußwunden 184.
Nase 232.
— Blutflecke 216.
— Blutung 184, 219, 232.
Natriumäthylat u. K. 59.

Natriumhydrosulfit u. K.-Blut 80.
Natriummethylat u. K. 59.
Natriumsulfat 52.
Natronlauge u. K.-Blut 79.
Naturgas, Kohlenoxyd in 32.
Nebligsehen 277.
Nekrosen der Haut 216.
Nervi, Bindung von K. durch 102.
— Veränderungen an 323, s. auch die entsprechenden Nervennamen.
Nervensystem, Veränderung am 248.
Netzhautgefäße mit Thromben 323.
Neugeborene mit Kohlenoxyd 29.
Neuralgien 298.
— lumbosacrale, intercostale usw. 312, s. auch die einzelnen Nervenamen.
Neurasthenie 156.
— u. K.-Vergiftung 199, 311.
Neuritis 184, 250, 251.
— Optici 259.
Neurosen 198, 293.
Nichtintervalläre Psychosen 293.
Nickel u. K. 59.
Nickelkohlenoxyd 58, 188.
Nickeltetracarbonyl 58.
Niederschläge im K.-Blut 81.
Niere 225.
— Blutungen 321.
— Befunde in der Leiche 321.
Nitrocellulose 46.
— Gase aus 49.
Nitroglycerin 179, 247, 285.
— bei K.-Vergiftung 359.
Nitrokörper, Gase aus 49.
Nitrose, Gase 179.
Nucleus caudatus 331.
Nucleus lentiformis, Erweichung 206, 268, 327 bis 329.
— Blutung 325.
Nystagmus 168, 272, 273, 278, 305.

Oculomotorius, Lähmung 174, 252, 272, 274.
Ödem 310.
— des Gehirns 324.
— der Haut 212,
— der Lungen 323, s. auch Lungenödem.
Ölgas 42.
Ölgasbehälter 170.
Öllampen, qualmende 148, s. auch Blak u. Qualm.
Ofen, Verstopfung durch Ruß 20.

Ofen, rauchender 149.
— Risse im 158.
Ofenbau, Fehler im 160.
Ofengase 131.
Ofenklappe, Schluß der 156.
Ofentüren, Schluß der 156.
Ohrensausen 247, 283, 311.
Ohrenklingen 258.
Ohrenschmerzen 283.
Ohrmuschel, Gangrän 217.
Opalina ranarum 109.
Oppressionsgefühl 310; 312.
Opticus 277.
— Neuritis 259, 278.
Orbicularis palpebrarum 268, 275.
Orbitalgefäße 272.
Orbitalnerven, Druckempfindlichkeit 297.
Orientierungssinn 181.
— Verlust 298.
Osteomyelitis, jauchige 219, 251, 324.
Oxalsäure als Kohlenoxydquelle 30, 50.
Ozon u. K.-Blut 97.
— und K. 59.

Palladiumasbest für K.-Bestimmung 93.
Palladiumchlorür u. K. 57. 84 ff.
Palladiumpapier 86.
Palladiumwasserstoff u. K. 56.
Papier, Rauch von 149.
Papierfabriken 145.
Papillen 283.
— Exsudat 282.
Parästhesie 252, 312.
Paraffinöl-Destillation 170.
Paralyse u. K.-Vergiftung 198, 303, 313.
Paramäcien 109.
Paranoia 293, 303.
Paraplegie 254, 264.
Patellarreflex 255.
Pathologische Anatomie der K.-Verg. 314.
Pechdestillation 144.
Pechkoks 34, 144.
Pectoralis major, Ödem am 213.
Pectoralmuskeln, Krampf 268.
Pedunculi cerebri, Blutungen 325.
Pemphigus 206, 218, 262.
Penis, Erektion 228.
Pentairgas 170.
Peptonurie 224, 311.
Peritonealhöhle, K. in die 127.
Peroneus, Lähmung 233, 261, 263.
— Schmerzen 176, 251.

Persönlichkeitsgefühl 258.
Petechien 216.
Petroleumbenzin 154.
— Carburierung 170.
Petroleumlampe 40.
— Qualm der 148, 270.
Petroleummotoren, Allgase 38, 153.
Pflanzen u. K. 27, 28, 110.
Phaseolus multiformis u. K. 113.
Phenol 52.
Phlegmasia alba dolens 310.
Phosgen 52, 57.
— Pneumonie durch 240.
Photophobie 272.
Phrenici 231.
— Reizung 353.
Phtisis, ulceröse 243, s. auch Tuberkulose.
Physostigmin 274.
Pia mater, Ödem 324.
Pikrinsäure, 49.
— für K.-Blut 81.
Pilze, niedere, u. K. 113.
Platinchlorid für K.-Blut 59, 81.
Platinschwamm u. K. 59.
Plätterinnen 139, 166, 177, 312.
Pleurahöhle, K. in die 127.
Pleuritis 159, 311.
— eitrige 242.
Plexus brachialis 231, 253.
— chorioidei 324.
Plisséebrennereien 166.
Pneumococcus 239.
Pneumonie *238*, 12, 143, 150, 153, 168, 172, 184, 195, 233, 235, 238, 323.
— endotoxica 239.
— exotoxica 239.
Poliomyelitis 323.
Polineuritis 174, 251, 252, 260.
Polyurie 226.
Pons, Blutung 325.
Postmorbidformen der Vergiftung 195.
Präcordialangst 251.
Probehähne an Generatoren 175.
Progressive Paralyse s. Paralyse.
Prophylaxe der K.-Vergiftung 348.
Propylen 163.
Prostata, Störungen 311.
Pseudoödem 206.
Pseudoparalyse 294, 303, 313, s. auch Paralyse.
Pseudotabes 313.
Psychopathische Konstitution 116.
Psychose *291*, 156, 169, 181, 223, 285.

Psychose, intervalläre und nichtinvalläre 293.
— u. Alter 119.
— Gewalthandlungen Vergifteter bei 336.
Ptosis 274.
Pulmonararterie, Thrombose 243.
Puls, Verminderung 246.
— Unregelmäßigkeit 246.
Pulsvermehrung s. Tachykardie.
Pulver 48, 49.
Pulvergas 184.
Pupillarreflex 255 f.
Pupillen 274, 275.
Pupillenerweiterung 323.
Pupillenreaktion, paradoxe 275.
Pupillenstarre 156, 275.
Putamen 327, 331.
Pyocyaneus und K. 113.
Pyopneumothorax 323.
Pyrogallol u. K.-Blut 51, 79.
Pyroxylin 49.

Qualm 148, 155, 270, s. auch Blak.
Quecksilberoxyd u. K. 57, 92.

Rachen, Blutflecke 216.
Rachenhöhle 219.
Radialis, Lähmung 263.
Radium reduziert Kohlensäure 53.
— und K. 56.
Raubmord, simulierter 342.
Rauch 8, 12, 120, 206, 232, 234, 235, 237, 241, 243, 244, 246, 315.
— Kohlenoxyd im 35.
— Wirkung auf Pflanzen 113.
— durch Stroh 119.
— von Kerzen 229.
— aus Mehl 225.
— Wandern von 132.
— Vergiftung durch 146, 147, 221, 272, 292, 298, 302.
— als Strafmittel 5.
— Statistik der Vergiftung 344, 347.
Rauchabzug, Fehler im 160.
Rauchen im Bett 151.
Räume, Nachweis von K. in 77.
Raumentlüftung 349.
Rauschartige Zustände 294, 298, 299, 336.
Rezidivformen der Vergiftung 194.
Rectum, K. in das 128.
— diphtherit. Exsudat im 224.
Rectus externus, internus 274.

Reflektiertes Licht für K.-Blut 83.
Reflexe 255.
Reflexkrämpfe 266, 270.
Regen und Rauchabführung 157.
Regenwurm u. K. 125.
Reiniger an Generatoren 175.
Reinigungskasten 282, s. a. Gasreinigungskasten.
Reinigungsklappen an Gichtgasleitung 172.
Reizbarkeit 298.
Reseda, Wachstum u. K. 112.
Resorcin u. K.-Blut 79.
Retina, Blutung 282.
— Venen 283.
Ricin für K.-Blut 81.
Ringersche Lösung 357.
Rohrbruch 134 ff.
Rohrleger 140.
Rohrleitung, von Generatorengas 175.
Rombergsches Symptom 259.
Rotblütige Tiere u. K. 98.
Rotfärbung der Haut 18, 22.
— des Blutes 22.
Rosol, Gewinnung 147.
Rösten von Erzen 42.
Rüböl, Gas aus 42.
Rückenmark, Beteiligung an Lähmung 259.
— Erkrankung 328, 329, 330.
Ruß im Gesicht 314.
— im Darm 321.
— in Räumen 33.

Salbeiöl 266.
Salpeterpapier, Dämpfe von 153.
Salzfrösche u. K. 102.
Samen, Ergießung 228.
Samt, Trocknung von 145.
Sauerstoff, Verarmung d. K. 98 ff.
— bei K.-Vergift. 24, 354.
Sauggasanlage 176.
Sauggas-Generator 46, 175.
Schachtöfen, reduzierende 147.
Schankwirtschaften 152.
Scheintot 351.
Schicklichkeitsgefühl, Verlust 302, 304.
Schieferschwefelteer, Gas aus 42.
Schielen 274, 276.
Schießbaumwolle 46.
Schildkröten u. K. 124.
Schimmelpilze u. K. 113.
Schlacke, Ablöschen der 350.
— glimmende 132, 133.
Schlackenhalden 133.
Schlackenlauf an Hochöfen 173.

Schlaf u. K.-Vergiftung 121.
— Störungen im 311.
— bei Kohlenfeuer 17.
Schlagende Wetter *182*, 32.
— Explosionen 50.
Schlammpeizger, s. Cobitis.
Schlauchlösung an Koch-
apparaten 165.
Schlauchplättereien 167.
Schlechte Wetter 153.
Schlingstörungen 251, 262,
264.
Schluckbeschwerden 150,
160, 220.
Schmelzer 146.
Schmelzöfen 145.
Schmerzen 250.
— in Augäpfeln 272.
— in Beinen 169.
— in Gliedmaßen 174.
— im Leib 223, s. auch die
Nerven u. Muskeln.
Schmiede, fahrbare 140.
Schmiedeesse, Wandern
ihrer Gase 132.
Schmieröl, Gas aus 42.
Schnecken u. K. 109, 110.
Schornstein, Verhinderung
der Funktion 156 ff.
Schornsteinfeger 150.
Schreckpsychose 292.
Schrei vor Krämpfen 269.
Schriftstörung 156, 305.
Schultzesche Schwingung
353.
Schüttelfrost 311, s. auch
Fieber.
Schwachsinn 302.
Schwaden 179.
Schwangerschaft 229.
Schwarzpulver 48, 49, 181.
Schwefelsäure, gepaarte
205.
Schwefelkohlenstoff bei K.-
Vergiftung 358.
Schwefelwasserstoff 129.
— u. K.-Blut 79.
Schweflige Säure 36.
Schweiß 211, 257.
Schweißarbeit 177.
Schwellungen bei K.-Läh-
mung 262.
Schwindel *257*, 13, 146, 305,
312.
— als Nachleiden 16.
Sclera, Unempfindlichkeit
277.
Scrotum, Parästhesie am 174.
Sehnenreflexe 255, 306, s.
auch Reflexe.
Sehnerv s. Opticus.
Sehschärfe 276.
Sehstörungen *276*.
Seifen, Gas aus 42.
Seitenventrikel, Erweichun-
gen 327.

Selbstbeschuldigung, fal-
sche 340.
Selbstmord durch K. 3, 23,
186, 299.
— Statistik 344, 345, 346.
Selbstzünder 165.
Senf u. K. 113.
Sensibilität, Störungen 252,
312.
— Lähmung 262.
Shimose 49.
Sicherheitslampen 182.
Siemensgas 45.
Silbenstolpern 156, 291.
Silbernitrat zur K.-Bestim-
mung 57, 89, 90.
Siliciumfluorwasserstoff-
säure 240.
Siliciumoxyd 51.
Sinnesorgane 271.
Sinnestäuschungen 169.
Sklerose, multiple 120, 168,
195, 196, 305.
Skrubber 174.
— mit schlechtem Ver-
schluß 171.
Sodaverfahren 147.
Somnolenz 174.
Sonnenschein u. Rauchab-
führung 157, 158.
Sinnestäuschungen 299, s.
auch Halluzinationen.
Spätwirkung des K. 120.
Speichelfluß 219.
Speisen in den Luftwegen
323.
Spektrophotometrische Be-
stimmung für K. 95.
Spektroskopie von K.-Blut
75.
Spektrum des Kohlenoxyds
55.
Sperling u. K. 124, 125.
Sphincteren, Lähmung 264
Sprachstörungen 153, 162,
168, 251, 262, 264, 290,
305.
Sprachverlust 298.
Sprengkapseln 49.
Sprengstoffe 48, 178, 235,
241, 266, 268, 299.
Sprengungen 181.
Stahl, Kohlenoxyd im 31.
Stahlwerk 176.
Staphylococcus pyogenes
u. K. 113.
Statistik der K.-Vergiftung
343.
Staub, kohlenoxydhaltiger
144.
Staubsammler an Hochöfen
171, 172, 349.
Stauungspapille 283.
Steinkohlen 39.
— Brand von 37.
Steinkohlengas 33.

Steinkohlengas, Explosivi-
tät 39, s. auch Leucht-
gas.
Steinkohlengruben mit
Kohlenoxyd 31, 50.
Steinkohlenteer 144.
Sternocleidomastoidei,
Krampf 269.
Stereognostischer Sinn 285.
Stickoxyde 179.
— bei der Celluloseyer-
puffung 47.
Stickstoff, Menge im Harn
203 ff.
Stimmungswechsel 298, 300.
Stochlöcher an Generatoren
155.
Stoffwechselstörungen 202.
Strangurie 228.
Straßenboden, Platzen von
Gasröhren im 135 ff.
Stroh, Rauch von 119, 149.
Strychnin u. K.-Vergiftung
198.
Stupor 300.
Sublimat für K.-Blut 81.
Subpleurale Ecchymosen
237.
Superphosphat 240.
Symptomatologie d. akuten
Vergiftung 187, 189, 199.
Synergie des Kohlenoxyds
261.
Syphilis 252.

Tabak, Rauch des 36, 151.
Tachykardie 151, 169, 177,
180, 218, 244, 256.
Talgkerzen, glimmende 148.
Tannenholzgas 41.
Tannin für K.-Blut 81.
Tauben u. K. 125.
Taubheit 195, 283, 298.
Teerpech 34.
Teer, Ölgas aus 42.
Teilnahmlosigkeit, stumpfe
300.
Tetanie 269, 271, 272.
Tetanus 199, 267.
Thalamus opticus, Herde im
305, 313, 325, 326, 329.
Therapie der Vergiftung 15.
Tibialis, Schmerzen am 250,
251.
Tiere, natürliches Vorkom-
men von Kohlenoxyd im
29.
— chronische Vergiftung
durch K. 309.
— Versuche am 21, 22, *24*,
25.
Tischler 140.
Tobsucht 190, 298.
Tod im Stehen 257.
— durch K., Statistik **345**.
Torf, Vergasung 41, 46.

Trachea 233.
Trächtige Tiere u. K. 128.
Tränendrüsenentzündung 272.
Transfusion 357.
Transsudate, K.-Nachweis in 318.
Traubenzucker u. K.-Blut 79.
Tremor s. Zittern.
Trichodina pediculus 109.
Trigeminus 174, 220, 237, 251, 252, 255, 264, 276, 277, 284, 286.
Trinitrokresol 49.
Trinitrotoluol 49.
Trismus 267.
Trockenschrank als Vergiftungsquelle 166.
Trophische Störungen 214, 310.
Tuberkulose 243.
— u. chronische K.-Vergiftung 311.
— des Darms 321.
Tunnelbauten, Sprengungen bei 182.
Tunnels, Kohlenoxyd in 35, 150.
Tyndallsches Experiment 70.
Typenmaschinen 167, 225.
Typhus u. K.-Vergiftung 199.
Typische Vergiftungsformen 189.

Übelkeit 221.
Ulcerationen 310.
Ultraviolette Strahlen s. Kohlensäure 53.
— Wirkung auf Kohlensäure 55.
Undichtigkeit von Öfen 158.
Unfallfragen 333.
Unfallhysterie 297.
Unsittlichkeitsattentat unter K.-Wirkung 342.
Unterhautgewebe, K. in das 127.
Urämie u. K.-Vergiftung 199.
Urobilinurie 224.
Urteilsschwäche 293, 301.

Vasomotorische Störungen 310.
Vena cruralis, Thrombose 330.
Vena iliaca, Thrombose 330.
Vena poplitea, Thrombose 330.
Ventilation 349.
Ventilatorenraum v. Hochofen 172, 176.

Ventilreinigung am Generator 174, 175.
Verantwortlichkeit für K.-Vergiftungen 333.
Verblödung 181, 292.
Verbrechen u. K. 336.
— u. K.-Vergiftung 338, 341.
— und Brandzeichen an der Leiche 320.
Verbrennung, Kohlenoxydbildung bei der 32.
Verbrennungen bei Explosionen 184.
— an Leichen 320.
Verbrennungsmethode für K.-Bestimmung 93.
Verbrennungswärme des Kohlenoxyds 54.
Verfolgungsideen 299, 303, 313.
Vergiftungsbilder bei Menschen 189.
Vergiftungsfolgen 199.
Verkalkung d. Gefäße 310.
Verlaufsformen der Vergiftung 189.
Verrussung 321, 322.
Verurteilung, falsche 340.
Verwechselung der K.-Vergiftung 197.
Verwirrtheit 147, 292, 293, 336.
— halluzinatorische 299.
Verzinkerei 146.
Viskosität von K.-Blut 70.
Vitiligo 151, 214.
Vögel u. K. 125.
— Vergiftung der 188.
Vorderhörner 323.
Vorkommen des Kohlenoxyds 27.
— natürliches in Tieren u. Menschen 29.
— in der Natur 31.

Wagen, beheizter 139, 258.
Wahnideen 293, 299, 313.
Wandern von Kohlendunst 22, 131, 289.
Warmblasen des Generators 44.
Warmblüter, giftige K.-Dosen für 124, 125.
Wärmezylinder 139.
Wärmenecessaire 139.
Wasserdampf-Zentralheizung 158.
Wassergas 9, 43, 173, 223, 246, 247, 272.
— giftige Dosen 123.
— Statistik d. Vergiftungen 347.

Wassergas, Ölcarburiertes 44.
Wasserstoffsuperoxyd u. K.-Blut 80, 97.
— bei d. K.-Vergiftung 356.
Weißblütige Tiere u. K. 109.
Wetter, schlagende 31, 32, 182.
— matte 31.
— schlechte 153.
Wiederbelebung 351 ff.
Willensschwäche 312.
Wilsongas 46.
Wind- u. Rauchabführung 157.
Winderhitzer an Hochöfen 173.
Winterschlafende Tiere u. K. 124.
Wortverständnis, Verlust 291.
Wunden, Eindringen von K. in 130.
Wurst- u. K.-Vergiftung 199.

Zähne, Ausfallen u. Caries 220.
Zahnfleisch, Bläschen am 220.
Zea-Mais u. K. 113.
Zementfabrik 132.
Zentralheizung 158, 160.
— Vergiftung an der Feuerung für 155.
Zerstörungswut 299.
Ziegelarbeiter 158.
Ziegeleien 147.
Ziegelöfen 158.
Zigarrenrauch 36.
Zinkhütten 146.
Zinkoxyd 51.
Zitterbewegungen 146, 168, 257, 265, 269, 272, 282, 305, 306.
— am Kopfe 176.
— der Beine 247.
— der Zunge 306.
Zola 74, 117, 353.
Zona 237, 264.
Zornmütigkeit 299.
Zoster faciei 215.
Zuckerharn s. Diabetes.
Zuckerfabrik, Gasreiniger in 168.
Zuckerstich 209.
Zündschnur 179.
Zunge 220.
— Tremor 306
— Lähmung 264.
Zwangsbewegungen 271.
Zwangslachen 306.
Zygomaticus 268.

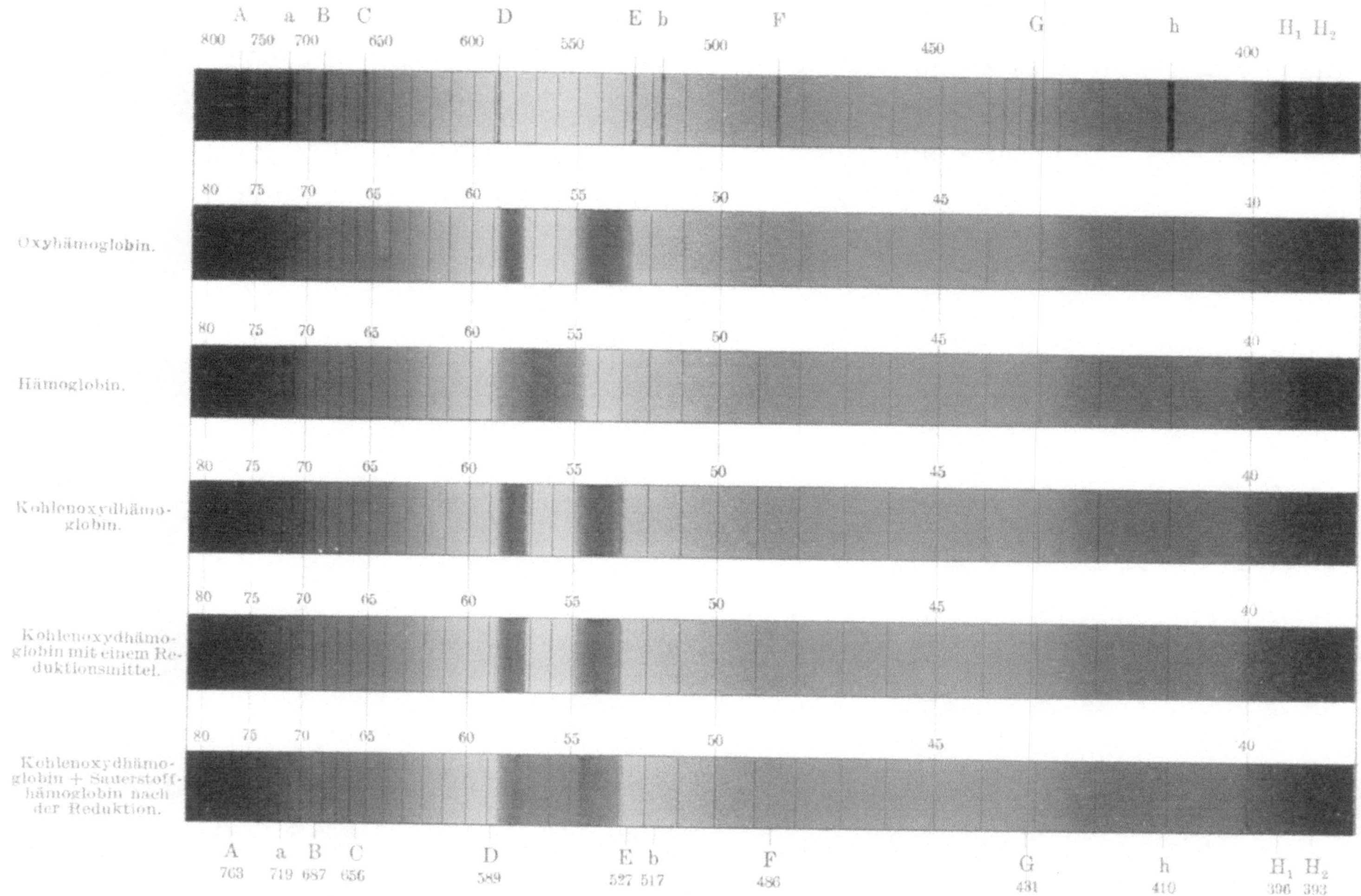

Lewin, Kohlenoxyd.

Verlag von Julius Springer in Berlin.